高职高专护理专业"十二五"规划教材

总主编 王维利

儿科护理学

ERKE HULIXUE

主 编 许 玲 方 勤
副主编 刘安诺 王 茜
编 者（以姓氏笔画为序）
　　　方 勤（黄山职业技术学院）
　　　王 茜（蚌埠医学院）
　　　王国琴（省立儿童医院）
　　　许 玲（皖西卫生职业学院）
　　　刘安诺（安徽医科大学护理学院）
　　　芮 芳（巢湖职业技术学院）
　　　李 娜（蚌埠医学院）
　　　陈晓红（皖西卫生职业学院）
　　　梁蓓蓓（安庆医药高等专科学校）
　　　魏良铜（皖西卫生职业学院）

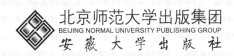

北京师范大学出版集团
BEIJING NORMAL UNIVERSITY PUBLISHING GROUP
安徽大学出版社

图书在版编目(CIP)数据

儿科护理学/许玲,方勤主编. —合肥:安徽大学出版社,2012.2(2022.12重印)
ISBN 978-7-5664-0102-1

Ⅰ.①儿… Ⅱ.①许…②方… Ⅲ.①儿科学:护理学 Ⅳ.①R473.72

中国版本图书馆 CIP 数据核字(2011)第 076048 号

儿科护理学

许 玲 方 勤 主编

出版发行:	北京师范大学出版集团
	安 徽 大 学 出 版 社
	(安徽省合肥市肥西路 3 号 邮编 230039)
	www.bnupg.com
	www.ahupress.com.cn
印 刷:	合肥远东印务有限责任公司
经 销:	全国新华书店
开 本:	787 mm×1092 mm 1/16
印 张:	24.5
字 数:	596 千字
版 次:	2012 年 2 月第 1 版
印 次:	2022 年 12 月第 7 次印刷
定 价:	38.00 元

ISBN 978-7-5664-0102-1

统筹策划:李 梅 钟 蕾   装帧设计:李 军
责任编辑:钟 蕾 陈志兴   责任印制:赵明炎
特约编辑:宋文琪

版权所有　侵权必究

反盗版、侵权举报电话:0551-65106311
外埠邮购电话:0551-65107716
本书如有印装质量问题,请与印制管理部联系调换。
印制管理部电话:0551-65106311

编写说明

受安徽大学出版社之邀,安徽医科大学护理学院携手全省高校护理学院(系)、医学专科院校护理系的教师和部分医院临床高级护理人员,共同编写了这套护理学专科专业教材。编写这套教材的目的很明确:一是为安徽省护理专业的教材建设打下基础;二是为安徽省护理专业教师提供一个教学交流的平台;三是为安徽省护理学科"十二五"规划的完成与发展做出贡献。编写全程都做了精心的设计。本套教材的编写思路和要求如下:

● **态度知识技能并重** 学做人——是教育的基本要求,也是职业教育的重点;尊重他人与自己,认知社会与职业,提高学生的情商,反映在教学的每一个环节;教师有责任以课堂教学为平台、以教材为媒介,帮助学生提高情商,帮助学生认知护理专业的职业价值;这在每册教材的每一章学习目标和内容中都有所体现。学知识——是学生的主要任务;能提高学生获取知识的积极性是优秀教材的特性之一;本套教材期望通过新颖活泼的编写方式来予以体现。学技能——是学生应用知识从事护理职业的关键;技能按其性质和表现特点,可区分为动(操)作技能和智力技能(如归纳、演绎、分析、写作之类)两种。护理专业学生的操作技能培养与教材中操作原则、流程的编写密切相关,而智力技能涉及教材内容编写的方方面面,我们强调在教材编写中,注意各种技能之间的相互影响,努力以学生已形成的技能来促进其新技能的形成,即技能正迁移;在教材内容编写中做到明确、准确、精确、有意义、有逻辑、有系统,前后呼应,融会贯通,避免学生已形成的技能阻碍了新技能的形成,即技能负迁移,这是本教材努力追求的。

● **编写体例新颖活泼** 学习和借鉴优秀教材特别是国外精品教材的写作思路、写作方法以及章节安排;摒弃传统护理专业教材中知识点表述按部就班、理论讲解抽象和枯燥无味的弊端;学习和借鉴优秀人文学科教材的写作模式,风格清新活泼。抓住学生的兴趣点,让教材为学生所用,便于学生自学,尤其是避免学生面对教材、面对专业课程产生畏难情绪。

● **注重人文知识与专业知识的结合**　教材中适当穿插一些有趣的历史和现实事例。注重教材的可读性,改变专业教材艰深古板的固有面貌,以利于学生在学习护理专业知识的同时,提高其人文素质素养,起到教书育人的作用。

● **以学生及职业特征为本**　现代教育观和职业教育规范要求我们教师在编写这套教材时,努力做到以学生为中心,以学生未来从事的护理职业特征为本,并且考虑到医疗卫生改革的现状和临床护理发展变化的趋势。在教材编写中多设置提问、回答等互动环节,为学生参与教学提供必要条件。教材发挥的作用是在学生听教师授课的同时,还要自己动手、动脑;强调锻炼学生的思维能力以及运用知识解决问题的能力。

● **与时俱进更新教材内容**　将最新的知识吸收到教材中。教材中用到的示意图、实物图、实景图、流程图、表格、思考题等都要注重其前沿性,让学生开拓知识视野。

目前,我国护理学已由原来医学一级学科下设的二级学科增列为国家一级学科,这为我国护理专业的发展提供了很好的契机。在这套教材出版后,我们期望全体参加编写教师仍然能保持团队合作的精神,安徽医科大学护理学院愿意继续携手安徽省医学院校护理专业各学科教师,以校际学科教研组的形式开展学科学术研究和教学合作与交流,共同讨论使用本套教材时发现的问题与解决问题的方法,为这套教材再版做好准备。

王维利

2011 年于合肥

前　言

　　为了配合我省"十二五"发展规划纲要的实施,进一步推动我省护理教育事业健康发展,培养大批应用型护理人才,安徽医科大学护理学院、安徽大学出版社规划组织了本套教材的编写。

　　儿科护理学是现代护理学的重要组成部分,是研究小儿生长发育、儿童保健、疾病防治和临床护理的一门学科。根据全国卫生类教材评审委员会对规划教材编写的原则和要求,本教材以高职高专护理学专业学生的培养目标为依据,以提高学生素质为核心,坚持思想性、科学性、先进性、启发性、适应性相结合的原则,对护理教学内容进行了精选和更新,力求反映学科的基本理论、基本知识和基本技能。全书共分17章,1～3章为儿科基础,4～17章为儿科各系统常见疾病的护理。全书以"必需、够用"为基础,强调对学生能力的培养,在内容上注重循序渐进、深入浅出、图文并茂,并以小贴士的形式扩充相关知识,以有利于学生的学习和发展。在编写案例上,以护理程序为主线,突出以人为中心这一基本思想,对各系统疾病中的患儿进行系统化整体护理。

　　另外,本书具体有如下几个方面特点:①本教材注重与国家执业护士资格考试相衔接,贴近考试的大纲内容,便于学生取得相应执业资格;②贴近教师的教学要求,便于教学;③贴近学生的学习习惯,便于学习掌握;④突出了实用性的特点,符合高职高专护理教学实际。

　　本教材在编写过程中,得到了各有关学校大力支持,安徽医科大学护理学院、蚌埠医学院、皖西卫生职业学院多位老师参与各章节的审阅、文稿的整理和校对工作,在此一并表示衷心的感谢。本书全体编者都以高度认真负责的态度参与了工作,但由于时间仓促和编写水平所限,难免有缺憾和不当之处,真诚希望广大师生和护理同仁在使用本教材过程中提出宝贵意见和建议。

许 玲

2011年6月20日

目录

1 第一章 绪 论

第一节 儿科护理学概述 …………………………………… 1
一、儿科护理学的任务 …………………………………… 1
二、儿科护理学的范围 …………………………………… 2
三、儿科护理的理念 ……………………………………… 2
第二节 儿科护理的特点 …………………………………… 3
一、小儿身心发育特点 …………………………………… 3
二、儿科临床工作特点 …………………………………… 4
三、儿科护理工作特点 …………………………………… 5
第三节 儿科护士的角色与素质要求 ……………………… 6
一、儿科护士的角色 ……………………………………… 6
二、儿科护士的素质要求 ………………………………… 7
第四节 儿科护理的发展趋势 ……………………………… 8

10 第二章 儿科基础知识

第一节 小儿年龄分期及各期特点 ………………………… 10
一、胎儿期 ………………………………………………… 11
二、新生儿期 ……………………………………………… 11
三、婴儿期 ………………………………………………… 11
四、幼儿期 ………………………………………………… 11
五、学龄前期 ……………………………………………… 11
六、学龄期 ………………………………………………… 12
七、青春期 ………………………………………………… 12

第二节　生长发育 ··· 12
　　一、生长发育规律及影响因素 ·· 12
　　二、小儿体格生长发育及评价 ·· 14
　　三、小儿感知、运动、语言的发育 ·· 22
　　四、小儿心理发展及异常心理行为问题 ······································ 25
第三节　小儿营养与喂养 ·· 27
　　一、能量与营养素的需要 ·· 28
　　二、婴儿喂养 ··· 30
　　附：辅助食物的制作 ·· 37
　　三、幼儿膳食安排 ··· 37
　　四、学龄前小儿膳食 ·· 38
　　五、学龄儿童膳食 ··· 38
　　六、青春期少年膳食 ·· 38
第四节　儿童保健 ··· 39
　　一、各年龄期儿童保健重点 ··· 39
　　二、体格锻炼 ··· 43
　　三、意外事故的预防 ·· 45
　　四、计划免疫 ··· 47

第三章　住院患儿的护理　52

第一节　儿科医疗机构的设置和护理管理 ·· 52
　　一、儿科门诊 ··· 52
　　二、儿科急诊 ··· 54
　　三、儿科病房 ··· 55
第二节　小儿健康评估的特点 ··· 57
　　一、健康史的采集 ··· 57
　　二、身体状况的评估 ·· 59
　　三、家庭评估 ··· 60
第三节　住院患儿的一般护理和心理护理 ·· 61
　　一、住院患儿的一般护理 ·· 61
　　二、住院患儿的心理护理 ·· 62
第四节　与患儿及其家长的沟通技巧 ·· 65

一、小儿沟通特点 ·· 65
　　二、与患儿沟通的技巧 ·· 66
　　三、与患儿家长的沟通 ·· 67

第五节　小儿用药特点及护理 ·· 67
　　一、各年龄期小儿用药特点 ······································ 67
　　二、药物的选用及护理 ·· 67
　　三、药物剂量的计算 ··· 68
　　四、给药方法 ··· 69

第六节　儿科护理技术操作 ·· 69
　　一、一般护理法 ··· 69
　　二、协助检查诊断操作 ·· 74
　　三、协助治疗的操作 ··· 75

第四章　新生儿与新生儿疾病

第一节　新生儿总论 ··· 85
　　一、新生儿分类 ··· 85
　　二、正常足月儿的特点及护理 ·································· 86
　　三、早产儿的特点及护理 ··· 89

第二节　新生儿窒息 ··· 91
　　一、疾病概要 ··· 91
　　二、护　理 ·· 93

第三节　新生儿缺氧缺血性脑病 ·· 94
　　一、疾病概要 ··· 94
　　二、护　理 ·· 96

第四节　新生儿颅内出血 ··· 97
　　一、疾病概要 ··· 97
　　二、护　理 ·· 99

第五节　新生儿呼吸窘迫综合症 ·· 100
　　一、疾病概要 ··· 100
　　二、护　理 ·· 101

第六节　新生儿肺炎 ··· 103
　　一、疾病概要 ··· 103

二、护理 ··· 104

第七节　新生儿黄疸 ······························ 106
　　一、疾病概要 ····································· 106
　　二、新生儿溶血病 ······························· 108
　　三、新生儿黄疸的护理 ························ 109

第八节　新生儿败血症 ···························· 110
　　一、疾病概要 ····································· 110
　　二、护理 ··· 111

第九节　新生儿寒冷损伤综合症 ················ 113
　　一、疾病概要 ····································· 113
　　二、护理 ··· 114

第十节　新生儿代谢紊乱 ························ 116
　　一、新生儿低血糖症 ··························· 116
　　二、新生儿低血钙症 ··························· 117

第十一节　新生儿重症监护及气道护理 ······ 118
　　一、新生儿重症监护 ··························· 118
　　二、气道管理 ····································· 119

122　第五章　营养障碍性疾病

第一节　营养不良 ································· 122
　　一、疾病概要 ····································· 122
　　二、护理 ··· 124

第二节　单纯性肥胖症 ···························· 126
　　一、疾病概要 ····································· 126
　　二、护理 ··· 127

第三节　维生素 D 缺乏性佝偻病 ··············· 129
　　一、疾病概要 ····································· 129
　　二、护理 ··· 132

第四节　维生素 D 缺乏性手足搐搦症 ········· 134
　　一、疾病概要 ····································· 134
　　二、护理 ··· 135

第五节　锌缺乏症 ································· 137

一、疾病概要 ……………………………………………………… 137
二、护 理 ………………………………………………………… 138

第六章 呼吸系统疾病 140

第一节 小儿呼吸系统解剖生理特点 …………………………… 140
一、解剖特点 ……………………………………………………… 141
二、生理特点 ……………………………………………………… 141
三、免疫特点 ……………………………………………………… 142

第二节 急性上呼吸道感染 ……………………………………… 143
一、疾病概要 ……………………………………………………… 143
二、护 理 ………………………………………………………… 144

第三节 急性感染性喉炎 ………………………………………… 146
一、疾病概要 ……………………………………………………… 146
二、护 理 ………………………………………………………… 147
附：小儿气管切开术的护理措施 ………………………………… 148

第四节 急性支气管炎 …………………………………………… 149
一、疾病概要 ……………………………………………………… 149
二、护 理 ………………………………………………………… 150

第五节 肺炎 ……………………………………………………… 151
一、疾病概要 ……………………………………………………… 152
二、护 理 ………………………………………………………… 154
三、其他几种常见病原体所致的肺炎 …………………………… 156

第六节 支气管哮喘 ……………………………………………… 157
一、疾病概要 ……………………………………………………… 157
二、护 理 ………………………………………………………… 160

第七章 消化系统疾病 163

第一节 小儿消化系统解剖生理特点 …………………………… 163
一、口 腔 ………………………………………………………… 163
二、食 管 ………………………………………………………… 164
三、胃 ……………………………………………………………… 164

四、肠　　道 …………………………………………………… 164

　　五、肝　　脏 …………………………………………………… 164

　　六、胰　　腺 …………………………………………………… 164

　　七、肠道细菌 …………………………………………………… 165

　　八、健康小儿粪便 ……………………………………………… 165

第二节　口炎 ………………………………………………………… 165

　　一、疾病概要 …………………………………………………… 165

　　二、护　　理 …………………………………………………… 167

第三节　小儿腹泻 …………………………………………………… 168

　　一、疾病概要 …………………………………………………… 168

　　二、护　　理 …………………………………………………… 173

第四节　小儿体液平衡特点和液体疗法 …………………………… 176

　　一、小儿体液平衡特点 ………………………………………… 176

　　二、小儿常见水、电解质和酸碱平衡紊乱 …………………… 178

　　三、小儿液体疗法及护理 ……………………………………… 181

185　第八章　循环系统疾病

第一节　小儿循环系统解剖生理特点 ……………………………… 185

　　一、心脏的胚胎发育 …………………………………………… 185

　　二、胎儿血液循环和出生后的改变 …………………………… 186

　　三、各年龄正常小儿心脏、心率、血压的特点 ……………… 187

第二节　先天性心脏病 ……………………………………………… 188

　　一、疾病概要 …………………………………………………… 188

　　二、护　　理 …………………………………………………… 193

　　附：先天性心脏病的介入治疗与心导管检查术 ……………… 195

第三节　病毒性心肌炎 ……………………………………………… 196

　　一、疾病概要 …………………………………………………… 196

　　二、护　　理 …………………………………………………… 197

200　第九章　泌尿系统疾病

第一节　小儿泌尿系统解剖生理特点 ……………………………… 200

一、解剖特点 ………………………… 200
　　二、生理特点 ………………………… 201
第二节　急性肾小球肾炎 …………………… 202
　　一、疾病概要 ………………………… 202
　　二、护　理 …………………………… 204
第三节　肾病综合症 ………………………… 208
　　一、疾病概要 ………………………… 208
　　二、护　理 …………………………… 211
第四节　泌尿道感染 ………………………… 215
　　一、疾病概要 ………………………… 215
　　二、护　理 …………………………… 217

第十章　造血系统疾病

第一节　小儿造血和血液特点 ……………… 222
　　一、造血特点 ………………………… 222
　　二、血液特点 ………………………… 223
第二节　小儿贫血概述 ……………………… 224
　　一、贫血的分度 ……………………… 224
　　二、贫血的分类 ……………………… 224
第三节　营养性缺铁性贫血 ………………… 225
　　一、疾病概要 ………………………… 225
　　二、护　理 …………………………… 228
第四节　营养性巨幼红细胞性贫血 ………… 231
　　一、疾病概要 ………………………… 231
　　二、护　理 …………………………… 233
　　附：其他常见小儿贫血性疾病 ……… 235
第五节　出血性疾病 ………………………… 236
　　一、特发性血小板减少性紫癜 ……… 236
　　二、血友病 …………………………… 238
第六节　急性白血病 ………………………… 241
　　一、疾病概要 ………………………… 241
　　二、护　理 …………………………… 242

247　第十一章　神经系统疾病

第一节　小儿神经系统解剖生理特点及常用检查方法 …… 247
一、小儿神经系统解剖生理特点 …… 247
二、小儿神经系统常用检查方法 …… 248

第二节　化脓性脑膜炎 …… 249
一、疾病概要 …… 249
二、护理 …… 252

第三节　病毒性脑炎和脑膜炎 …… 254
一、疾病概要 …… 254
二、护理 …… 256

第四节　脑性瘫痪 …… 257
一、疾病概要 …… 257
二、护理 …… 259

261　第十二章　内分泌疾病

第一节　概述 …… 261

第二节　先天性甲状腺功能减低症 …… 262
一、疾病概要 …… 262
二、护理 …… 264

第三节　生长激素缺乏症 …… 265
一、疾病概要 …… 265
二、护理 …… 267

第四节　性早熟 …… 267
一、疾病概要 …… 267
二、护理 …… 269

第五节　儿童糖尿病 …… 270
一、疾病概要 …… 270
二、护理 …… 273

第十三章 免疫缺陷病和结缔组织病 ……276

第一节 小儿免疫系统发育特点 …………………………… 276
  一、非特异性免疫特点 …………………………………… 277
  二、特异性免疫特点 ……………………………………… 277

第二节 原发性免疫缺陷病 ………………………………… 278
  一、疾病概要 ……………………………………………… 278
  二、护　理 ………………………………………………… 281

第三节 风湿热 ……………………………………………… 282
  一、疾病概要 ……………………………………………… 282
  二、护　理 ………………………………………………… 284

第四节 小儿类风湿病 ……………………………………… 286
  一、疾病概要 ……………………………………………… 286
  二、护　理 ………………………………………………… 287

第五节 过敏性紫癜 ………………………………………… 288
  一、疾病概要 ……………………………………………… 288
  二、护　理 ………………………………………………… 290

第六节 川崎病 ……………………………………………… 292
  一、疾病概要 ……………………………………………… 292
  二、护　理 ………………………………………………… 294

第十四章 遗传代谢性疾病 ……296

第一节 概述 ………………………………………………… 296
  一、遗传的物质基础 ……………………………………… 296
  二、遗传性疾病的分类 …………………………………… 297
  三、遗传病的治疗 ………………………………………… 298
  四、遗传病的预防 ………………………………………… 298

第二节 21－三体综合征 …………………………………… 299
  一、疾病概要 ……………………………………………… 299
  二、护　理 ………………………………………………… 300

第三节 苯丙酮尿症 ………………………………………… 301
  一、疾病概要 ……………………………………………… 301

二、护　理 ································· 303

第四节　糖原累积病 ································· 304
　　一、疾病概要 ································· 304
　　二、护　理 ································· 305

307　第十五章　常见心理行为疾病

第一节　注意力缺陷多动障碍 ································· 307
　　一、疾病概要 ································· 307
　　二、护　理 ································· 309

第二节　儿童多发性抽动障碍 ································· 311
　　一、疾病概要 ································· 311
　　二、护　理 ································· 312

315　第十六章　小儿常见传染病

第一节　麻疹 ································· 315
　　一、疾病概要 ································· 315
　　二、护　理 ································· 319

第二节　水　痘 ································· 320
　　一、疾病概要 ································· 320
　　二、护　理 ································· 322

第三节　百日咳 ································· 323
　　一、疾病概要 ································· 323
　　二、护　理 ································· 325

第四节　手足口病 ································· 326
　　一、疾病概要 ································· 326
　　二、护　理 ································· 328

第五节　猩红热 ································· 329
　　一、疾病概要 ································· 329
　　二、护　理 ································· 331

第六节　流行性腮腺炎 ································· 332
　　一、疾病概要 ································· 332

二、护理 333
第七节　中毒性细菌性痢疾 335
　　一、疾病概要 335
　　二、护理 336
第八节　小儿结核病 338
　　一、结核病概述 338
　　二、原发型肺结核 341
　　三、急性粟粒型肺结核 343
　　四、结核性脑膜炎 344

348　第十七章　常见急症及危重症

第一节　小儿惊厥 348
　　一、疾病概要 348
　　二、护理 350
第二节　急性颅内压增高 352
　　一、疾病概要 352
　　二、护理 353
第三节　急性呼吸衰竭 354
　　一、疾病概要 354
　　二、护理 356
第四节　充血性心力衰竭 358
　　一、疾病概要 358
　　二、护理 360
第五节　急性肾衰竭 362
　　一、疾病概要 362
　　二、护理 364

366　参考文献

367　中英文名词对照

第一章

绪 论

引言

儿科护理学的服务对象是处于不断生长发育中的小儿,具有不同于成人的特征及需要,小儿具体有哪些特点？儿科护理的理念与其他专科护理相比有何不同？儿科护理工作的具体任务有哪些？儿科护士承担了哪些角色？作为一名合格的儿科护士应具备哪些素质要求？通过本章的学习,你将熟悉或掌握这些内容。

本章学习目标

1. 掌握儿科护理学的概念、儿科护理工作的特点。
2. 熟悉儿科护理学的任务和范围、儿科护理理念、小儿身心发育特点和儿科临床工作特点、儿科护士的角色与素质要求。
3. 了解我国儿科护理学的发展趋势。
4. 树立以患儿及家庭为中心的整体护理理念,在护理工作中体现儿科护士的基本素质。

第一节 儿科护理学概述

儿科护理学(Pediatric Nursing)是一门研究小儿生长发育规律、儿童保健、疾病防治和护理,以促进小儿身心健康的护理学科。其研究和服务对象是从胎儿至青少年时期的小儿,他们的共同特点是身心正处于不断的发育与成长之中,在解剖、生理、病理、疾病及社会心理等方面都与成人有所不同,应得到特别关注。

一、儿科护理学的任务

目前儿科护理学的任务是根据各年龄阶段小儿的特点,为小儿提供综合性、广泛性的护理。具体包括：

1. 研究小儿生长发育规律,了解营养和教养的需要,从而促进健康小儿的体格、智能、行为等各方面的发展；

2. 按照护理程序,运用护理专业理论和技术,对患儿实施身心整体护理;

3. 提供儿童保健措施,预防各种影响小儿身心健康的疾病和不利社会因素,降低发病率和死亡率;

4. 帮助残障小儿有效地利用其残留功能,使临终的患儿减少痛苦,给予临终关怀;

5. 开展育儿方面的健康教育咨询与指导,开展儿科护理研究工作。

二、儿科护理学的范围

儿科护理学与临床儿科学都属于儿科医学范畴,二者是一个紧密联系且不可分割的整体。其研究对象的年龄范围应是从精卵细胞结合至青春期,我国卫生部规定的临床服务对象是以初生至14周岁作为儿科的就诊年龄范围。

随着医学、护理模式的转变,儿科护理学的范围已由既往单纯的疾病护理转变为"以儿童及其家庭为中心"的整体护理;由单纯的患儿护理转向对所有儿童提供有关生长发育、疾病防治、保障和促进身心健康的全面服务;由单纯的三级医疗保健机构承担的工作任务逐渐转变为由护理人员带动全社会都参与和承担的小儿保健护理工程;护理时间和空间也由单纯的住院期间拓展为整个小儿发展阶段。因此,一切涉及小儿健康和卫生保健的问题都属于儿科护理学的范围。

三、儿科护理的理念

(一)提供以家庭为中心的护理

家庭是小儿生活的中心,是小儿心理依赖的重要支托。小儿患病后更需要有父母、家长的照顾,而且父母也特别期望自己能参与照顾患病的孩子。因此,儿科的医护人员必须尊重、支持、鼓励并提高家庭的功能,建立小儿及其家庭为中心的独特的护理形式。在提供护理时,提供以家庭为中心的护理,不仅要考虑小儿的需求,还要考虑所有家庭成员的需求,应认识到不同结构和背景的家庭,对护理的期望、家庭支持方式、信息需求等都是有差异的。

以家庭为中心的护理包括两个方面:

1. 为满足小儿和家庭的需要,护理人员应尽量为小儿家长创造机会和条件,使他们具备照顾和护理患儿的能力;

2. 护理人员和小儿家长之间建立一种互动关系,使家庭成员获得对家庭生活的把握感,促进家庭能力的提高,激励家庭的行为向积极的方向发展。

(二)尽可能提供无创性照护

儿科护理进展迅速,但目前治疗疾病和延长生命的很多措施是有创的,这些措施常给小儿带来很大的心理和身体压力,有可能造成小儿焦虑、恐惧、愤怒、失望、羞愧等心理压力,以及引起失眠、疼痛、体温变化等身体不适症状。如何减少医疗措施的损伤性,尽量避免儿科操作和程序对小儿身心的伤害,这是儿科护理人员所面对的问题。对此必须充分认识并积极采取措施,安全有效地减少或控制压力源,尽可能提供无创性照护。

无创性照护包括三个主要的原则:

1. 防止或减少小儿与家庭分离；
2. 帮助小儿建立把握感和控制感；
3. 防止或减少小儿身体的伤害和疼痛。

其具体措施包括：在小儿住院期间促进家长与患儿保持亲密关系；在所有治疗和操作之前进行解释工作和心理护理；控制疼痛；允许小儿保留自己的私人空间；提供游戏项目及场所让小儿发泄恐惧、攻击性等不良情绪；为小儿提供自己做出选择的机会；尊重文化差异等。

（三）对小儿负责，进行危险管理

家长把小儿的照护托付给医护人员，希望能得到较好的医疗和护理，避免因差错事故造成对小儿的伤害。护士有责任提高自身知识水平，以识别干预需求，并采取护理措施保护小儿，具体措施为：

1. 通过危险管理，使卫生保健机构识别、评估，减少对患儿、护理人员及其他相关人员造成的伤害；
2. 通过质量保证，将护理过程、护理结果与护理标准对照，以监控护理质量；
3. 通过质量促进，检查护理服务的结构和过程，持续研究和改进护理过程和护理结果以提高护理质量，满足患儿及其家长需求。

对护理文件的管理是进行危险管理和质量保证的核心部分。一旦出现医护纠纷，护理文件记录是唯一的法律依据。应准确、全面、有序地记录护理评估的内容、护理计划、患儿对治疗的反应等，还必须记录治疗和护理过程中所有可能影响小儿康复的意外事件。

第二节　儿科护理的特点

一、小儿身心发育特点

（一）解剖特点

从外观上看，小儿身材大小、身体各部分的比例、头面比例等与成人明显不同，如体重、身高、头围、胸围等的增长以及骨骼的发育、牙齿的萌出等都在不断地发生变化，各器官的发育亦遵循一定的规律。只有熟悉小儿的正常发育规律，才能更好地做好护理保健工作。例如：出生后小儿大脑的发育最早最快，新生儿和小婴儿头部相对较重，颈部肌肉和颈椎发育相对滞后，抱婴儿时应注意保护头部；新生儿颅骨缝未闭合，囟门处缺少保护；婴儿胃呈水平位，贲门括约肌较松弛，易发生吐奶；婴幼儿咽鼓管宽、短且直，有鼻咽炎时易发生中耳炎；小儿髋关节附近的韧带较松，臼窝较浅，容易发生脱臼及损伤。

（二）生理特点

随着小儿年龄的增长，其神经、消化、呼吸、心、肝、肾等各系统器官的功能也逐渐完善，但在其功能尚未成熟时，易发生功能紊乱，如小儿年龄越小，生长越快，需要摄入的热量与液体相对比成人多，但由于消化吸收功能尚未成熟，极易出现消化不良、腹泻、呕吐等。不同年龄的小儿有不同的生理生化正常值,如心率、血压、呼吸、周围血象、血清生化检验值等。熟悉这些特点对收集护理资料、进行护理评估有着重要的意义。

(三)免疫特点

小儿对疾病的防御能力差,对一些病原菌具有易感性。新生儿可从母体通过胎盘和乳汁获得特异性抗体IgG,暂时形成被动免疫,因此在最初的几个月中很少患麻疹、腺病毒感染等传染病;6个月后来自母体的IgG浓度下降,而自行合成IgG的能力一般要到6~7岁时才能达到成人水平。母体IgM不能透过胎盘,小儿易患革兰氏阴性杆菌感染;婴幼儿期SIgA缺乏,小儿易患呼吸道和胃肠道感染;其他体液因子如补体、趋化因子、调理素等活性低下,同时皮肤、黏膜娇嫩易破损,淋巴系统发育未成熟,在护理中应特别注意消毒隔离,并按时预防接种。

(四)心理—社会特点

小儿身心发育尚未成熟,缺乏适应环境及满足自身需要的能力,依赖性较强,须特别地给予保护和照顾;同时,小儿时期是心理行为发育和个性发展的重要时期,可塑性大,也是受教育的最佳时期。小儿心理发育过程受家庭、学校、社区的深刻影响,在护理中应以小儿及其家庭为中心,与小儿父母、幼教工作者和学校教师等共同配合,根据不同年龄阶段小儿的心理发育特征和心理需求,采取相应的护理措施。

二、儿科临床工作特点

(一)疾病特点

小儿疾病种类与成人有很大不同,婴幼儿以先天性、遗传性和感染性疾病较为多见。由于小儿对疾病的抵抗能力弱,所以患急性传染病或感染性疾病时往往起病急、来势凶,易并发败血症,并常伴有呼吸衰竭、循环衰竭和水、电解质紊乱。此外,小儿病情发展过程波动、易反复,故应密切观察以便及时发现问题并进行处理。

(二)诊治特点

不同年龄阶段小儿在发生疾病时有不同的临床表现,故在诊断时应重视年龄因素。如小儿惊厥在新生儿期多与产伤、颅内出血有关;发生在6个月内应考虑有无婴儿手足搐搦症或中枢神经系统感染;发生在3岁以上,则高热惊厥、中枢神经系统感染、癫痫可能性大。另外,年幼儿常不能主动反映或准确诉说病情,在诊治过程中,除详细向家长询问病史外,还需严密观察病情并结合必要的辅助检查,才能尽早作出确切的诊断和处理。由于小儿发育不成熟,机体免疫力低下,患病时易发生多系统并发症,治疗时除针对主要疾病进行外,还应加强支持治疗,注意并发症或并存疾病的治疗。

(三)病理特点

对同一致病因素,小儿与成人的病理反应和疾病过程会有相当大的差异,不同年龄的小儿之间也会出现这种差异。如由肺炎球菌所致的肺炎,婴儿常表现为支气管肺炎,而成人和年长儿则引起大叶性肺炎;维生素D缺乏时,婴儿易出现佝偻病,而成人则出现骨软化病。

(四)预后特点

小儿处于生长发育期,各器官组织修复再生能力较强,发生疾病时经过适当的治疗和护理,往往能迅速痊愈,如骨折后小儿比成人易于矫正和恢复,脑炎恢复期较短,后遗症比成人少;但小儿危重病症病情变化快,可未见明显临床症状而猝死,如小儿败血症、重症肺炎等。因此,临床的早期诊断和治疗显得尤其重要,适时正确的处理、细致耐心的护理有助于患儿转危为安,有益于疾病的转归预后。

(五)预防特点

加强预防措施是使小儿疾病的发病率和死亡率下降的重要环节。由于小儿的免疫力低下,预防在整个小儿时期显得尤为重要,甚至以前认为无法防治的疾病,在胎儿和新生儿时期进行及早防治。如及早筛查和发现先天性、遗传性疾病以及视觉、听觉障碍和智力异常,并加以干预和矫治,可防止发展为严重伤残;在小儿时期注意合理营养,积极进行体育锻炼,可防止小儿肥胖症,并可对成年后出现的高血压、动脉粥样硬化引起的冠心病起到预防作用;及时诊治小儿尿路感染,可防止延至成人时发展为晚期慢性肾炎而致肾功能衰竭。重视小儿预防保健工作,也使营养不良、肺炎、腹泻等多发病、常见病的发病率和病死率明显降低。

预防措施包括计划免疫和传染病管理、生长发育的监测、新生儿先天性和遗传性疾病的筛查和干预、儿童保健、卫生宣教等。这些措施使小儿传染病、常见病的发病率和死亡率明显下降,有利于增强小儿体质,因此儿科的重点已从疾病治疗转向健康促进和疾病预防。

三、儿科护理工作特点

(一)评估难度大

由于患儿不能清楚描述自己的发病时间、发病情况、症状等疾病史,或因害怕吃药、打针而隐瞒病情,或为逃避上学而夸大病情,使疾病史的可靠性受到干扰;患儿不知道或不愿意配合体格检查;婴幼儿留取尿、粪便、血等标本比成人困难,不能主动配合辅助检查,因此,使护理评估的难度加大。

(二)观察任务重

小儿出现健康问题时不能及时、准确地表达自己的痛苦;患病时病情变化快,处理不及时易恶化甚至危及生命。因此护理人员要有高度的责任心和敏锐的观察力,并认真、细致地观察,及时发现问题。

(三)护理项目多

由于小儿的自理能力差,在护理过程中,会有大量的生活护理和教养工作内容,如饮食、睡眠、个人卫生、锻炼及游戏等。同时,由于小儿好奇、好动并缺乏经验,容易发生意外伤害。因此,要加强安全管理,防止发生意外事故。

(四)操作要求高

由于小儿认知水平有限,护理操作时不能予以配合,增加了操作难度,对护理人员的操作技术提出了更高的要求。如头皮静脉穿刺时,穿刺的难度比成人大;在口服给药时,患儿多不愿意自己吃药,需要护理人员喂服等。

(五)心理影响大

儿童期是人格形成的重要阶段,具有很大的可塑性。生活中的任何经历包括生病、住院、打针、吃药等刺激,小儿都会产生记忆,而这些记忆对其心理发展会造成较大影响。因此,护理人员要注意心理护理,多给予关爱和呵护,尽可能减少对患儿心理的负面影响。

第三节 儿科护士的角色与素质要求

一、儿科护士的角色

随着儿科护理学范围和任务的扩展,儿科护士的角色有更大范围的扩展,儿科护士被赋予了多元角色。

(一)疾病护理者

儿科护士的主要角色是为小儿和家庭提供直接的护理。首先按照护理程序,全面评估小儿的身心状况,明确小儿及其家庭在面临疾病和伤害时所产生的反应,作出护理诊断,制定护理计划并具体实施,评价护理效果。这一护理过程应以小儿的生理和情感需求为基础,根据小儿生长发育不同阶段的特点而制定具体措施,同时还应根据小儿年龄特点逐步培养其自理能力。

(二)健康教育者

儿科护士的基本角色就是通过照护使小儿恢复健康。目前卫生保健的重点已从疾病的治疗转向疾病预防和健康维护,每一名儿科护理人员都应建立预防保健观念,在护理小儿的过程中根据各年龄阶段小儿的智力水平,向小儿及家长有效地解释疾病诊断、治疗和护理的过程,帮助建立自我保健意识,培养良好的生活习惯,纠正不良行为。同时,还应向小儿家长宣教科学育儿知识,使他们采取积极的态度和行为,以达到预防疾病、促进健康的目的。

(三)心理咨询者

儿科护士在对小儿疾病治疗和护理的同时,更应了解小儿及其家人的心理、社会需求,促进小儿的心理健康。通过倾听他们内心的感受,关心他们可能受到的心理伤害,解答他们的问题,澄清他们的疑惑,并根据不同年龄阶段小儿的心理发育特征和心理需求,采取相应的心理护理措施,使他们能够以积极有效的方法去应付心理压力。

(四)合作协调者

儿科护士作为健康保健队伍中的一员,应与其他专业人员进行协调和合作。如需与医生讨论有关治疗和护理方案;与营养师讨论有关膳食安排,以使与诊断、治疗、救助儿童的有关保健工作得以互相配合,保证小儿获得最适宜的整体性医护照顾。护士还需与小儿及其家长进行有效的沟通,让家庭共同参与小儿护理过程,以保证护理计划的贯彻执行。

(五)权益维护者

儿科护士是儿童权益的维护者,作为患儿及家庭的代言人,应帮助其作出适当的决定,包括让家庭清楚地了解他们可利用的卫生资源,告知治疗和护理的程序,让家庭共同参与小儿的护理过程。同时,护士还应保护小儿和家庭免受不恰当、不道德或违法医疗活动的伤害。

(六)护理研究者

儿科护士应积极进行护理研究工作,通过研究来验证、扩展理论知识,发展护理新技术,指导和改进护理工作,提高儿科护理质量,促进护理专业发展。同时还需探讨隐藏在小儿征状及表面行为下的真正问题,以能更实际、更深入地认识问题、解决问题。

二、儿科护士的素质要求

(一)道德品行素质

1. **热爱儿科护理事业,具有敬业奉献精神** 儿科护理工作项目多、工作量大,除对疾病的护理外,还要承担大量的生活护理和教养工作,所以儿科护士应热爱儿科护理事业,具有为小儿健康服务的敬业奉献精神。

2. **尊重并爱护儿童,具有高度的责任感** 小儿的健康成长不但需要物质哺育,也需要精神营养,其中"爱"是重要的精神营养要素之一。儿科护士要发自内心地尊重小儿、爱护小儿,与小儿建立平等友好的关系,使小儿具有安全感、信任感、满足感;同时儿科护士应具有高度的责任感,工作要细心、耐心,操作要规范、轻柔、敏捷,观察病情要认真、仔细。这就要求儿科护士具有诚实的品格、高尚的道德情操。

3. **为人师表,具有良好的文明修养** 好模仿是小儿年龄阶段的特点,护士的言谈举止、行为作风对小儿都有着潜移默化的影响。因此儿科护士必须做到以身作则,在小儿面前注意自己的仪表和谈吐举止,严于律己,加强自身的修养。

(二)专业素质

1. **具备合理的专业知识结构** 儿科护士必须具有系统完整的专业理论知识,熟悉小儿生长发育过程中的变化及生理、心理和社会的需要,从而全面地护理小儿。

2. **具有精湛的护理操作技能** 随着医学科学的发展,儿科护理技术已发展到具有比较完善的临床护理技术、抢救技术及先进的检查技术的阶段。儿科护士必须熟练掌握这些相关的技术,以便减轻患儿的痛苦,从而取得最佳的护理效果。

3.具有多学科、多方面的知识　小儿护理中始终贯穿着儿童教养的内容,要求儿科护士还要掌握其他学科如营养学、预防保健学、儿童心理学、儿童教育学,以及自然科学、社会科学、人文科学等相关知识,甚至掌握一门外语,并具备一定的计算机水平。

4.具有敏锐的观察力和综合判断能力　儿科护士必须树立整体护理观念,能用护理知识解决患儿的健康问题;能积极开展护理教育和科学研究,勇于创新进取。

(三)身体心理素质

1.具有健康的心理和身体　儿科护理工作任务繁重,护士应有健康的身体、乐观开朗的性格、平和稳定的心态、宽容豁达的胸怀以及团结协作的精神。

2.具有有效的人际沟通技巧　婴幼儿不能或不完全能用言语与成人交流,他们的需要和痛苦大多通过表情、哭声、手势等表达,因此儿科护士应善于观察、了解小儿不同需求的表达方式,掌握与小儿有效沟通的技巧,同时还要不断与患儿家长交流信息,建立良好的人际关系。

第四节　儿科护理学的发展趋势

我国医学对儿科护理学发展的贡献

我国医学在小儿疾病的防治与护理方面有丰富的经验。在我国医学发展史和丰富的医学典籍中有很多关于小儿保健与疾病预防等方面的记载。如我国现存最早的医学经典著作《黄帝内经》中对儿科病征已有记录;唐代杰出的医学家孙思邈在其所著的《备急千金要方》中就比较系统地解释了小儿的发育过程,提出了小儿喂养和清洁等方面的护理原则。

2001年,国务院在颁布实施的"中国儿童发展纲要(2001～2010年)"中提出了"改善儿童卫生保健服务,提高儿童身心健康"的总目标。目前卫生保健的重点已从疾病的治疗转向疾病预防和健康维护。因此,儿科护理工作也从医院走向家庭、社区、学校及康复中心等,从单纯的疾病护理发展为儿童保健、疾病防治和疾病临床护理的综合护理,从单纯以"身"为主的护理改变为"身心"兼顾的护理。专业特点日趋明显,专业分化逐渐形成,派生出围生医学、新生儿监护、儿科重症监护等不同专业领域。儿童护理工作的重点已不再是"我们为儿童及其家庭做什么",而是"我们应该和儿童及其家长一起共同做什么"。所以,以家庭为中心的护理和社区卫生保健服务是儿科护理的发展趋势。

我国正在制定2011年～2020年的中国儿童发展纲要,此纲要将确定未来十年我国儿童事业发展的主要目标和政策措施,即围绕健康、教育、法律保护和环境营造四个优先领域,加大人力、物力投入,改善广大儿童的生存和发展环境。

社会人群人口学特征的变化对儿科护理的发展也会产生一定的影响。目前我国小儿占全国总人口的1/3,同时18岁以下儿童和青少年的年龄结构呈增大趋势。该变化使青少年的健康问题日趋重要,卫生资源分配将重新调整,以满足不同年龄小儿的需要。儿科护士应适应青少年医学发展的需要,并能为不同文化背景的小儿提供照护。

21世纪儿科疾病谱将继续发生变化,小儿健康将面临新的挑战,主要体现在以下几个方面:

1. 感染性疾病仍然是威胁小儿健康的主要问题,一些已经得到控制的传染病(如结核)在全球范围内呈回升趋势,艾滋病等新的传染病在世界范围内的广泛传播,这些将对小儿健康构成新的威胁;

2. 小儿精神健康将成为人们越来越关注的问题;

3. 成人疾病的儿童期预防将成为儿科工作者面临的一项新任务;

4. 小儿时期的意外伤害将成为21世纪儿科和儿童保健领域的一个前沿课题;

5. 环境污染对小儿健康的危害将越来越受到人们的关注;

6. 青春期医学和多门学科对儿科学的渗透也是21世纪的热门课题;

7. 儿科疾病的基因诊断和基因治疗将得到发展和普及。

儿科学的发展对儿科护理也提出了更多、更高的要求。因此,儿科护士要不断学习先进的科学技术,提高自身知识水平,掌握多种护理技能,以发挥在儿科护理领域的独特作用;要继续弘扬求实创新精神、拼搏奉献精神、团结协作精神,为提高儿童健康水平和中华民族的整体素质作出更大的贡献。

本章小结

本章主要介绍了儿科护理学的概念、任务、范围,儿科护理的理念,儿科护理特点,儿科护士的角色及素质要求,以及儿科护理学的发展趋势。重点强调了儿科护理学的概念及儿科护理的特点。

本章关键词:儿科护理学;儿科护理;儿科护士

课后思考

1. 实施儿科护理时,应遵循的护理理念是什么?
2. 儿科护理与其他专科的护理相比,有哪些特点?
3. 作为一名儿科护士应具备哪些素质要求?

(王 茜 许 玲)

第二章 儿科基础知识

案例

4个月婴儿,男,第一胎,出生体重3kg,身长50cm,头围34cm,母乳喂养,未添加辅食。门诊体检:体重6kg,身长64cm,头围41cm,生后3天已接种过卡介苗、乙肝疫苗,2个月口服过脊髓灰质炎减毒活疫苗糖丸。

问题:
1. 该婴儿体格生长发育是否正常?
2. 家长应如何在日常生活中促进该婴儿感知觉的发展?
3. 护士如何指导家长合理添加辅食?
4. 该婴儿现在应该接种的疫苗是什么?

本章学习目标

1. 掌握小儿年龄分期及各期特点,生长发育规律,小儿体格生长常用指标及其测量方法,母乳喂养的优点及护理,人工喂养乳品的配制和注意事项,辅食添加原则和顺序,计划免疫的程序,接种过程中的注意事项,预防接种的反应及处理方法。
2. 熟悉影响生长发育的因素,感觉、运动和语言发育,小儿心理发展及异常心理行为干预,小儿对能量及营养素的需要,小儿各年龄期的保健重点,计划免疫的方式。
3. 了解小儿体格生长发育的评价,儿童的膳食安排,体格锻炼的方法及注意事项,儿童常见的意外事故种类及预防。
4. 树立以患儿及家庭为中心的整体护理理念,积极运用所学知识,有效地为患儿实施护理措施和健康教育。

第一节 小儿年龄分期及各期特点

小儿与成人最大的区别在于小儿处于连续生长发育的动态期,各组织器官逐渐发育完善,功能不断趋于成熟,心理和社会行为也有相应的发展。根据小儿生长发育不同阶段的特点和发育任务,将小儿年龄划分为7个时期。护理人员应以整体、动态的观点认识各期小儿的特点和特定的健康问题,有针对性地采取护理措施。

一、胎儿期

从卵子和精子结合至小儿出生称为胎儿期(fetal period),约40周(280天),包括胚胎期(受孕到孕8周)和胎儿期(孕9周到出生)。此期特点是:胎儿生长迅速,且完全依赖母体生存,母亲的营养、情绪、疾病及环境等对胎儿的生长发育有着重大影响,尤其是最初3～4个月,可因孕母感染、创伤、药物、吸烟、酗酒、接触放射性物质、营养缺乏等造成严重不良后果,如畸形、发育不良、流产、死胎、早产等。另外,此期的一些变化还可导致新生儿发生疾病和死亡,因此应重视孕期和胎儿保健。

二、新生儿期

从出生后脐带结扎至生后28天称为新生儿期(neonatal period)。此期的特点是:小儿脱离母体开始独立生活,生理和解剖上都发生巨大变化,各系统功能真正开始创建与巩固。由于其生理调节和适应能力不够完善,容易发生新生儿窒息、溶血、感染、寒冷损伤综合征等疾病。另外,新生儿期的死亡率较高,约占婴儿死亡率的1/2～2/3。

孕期满28周(体重≥1000g)至出生后足7天,称为围生期(perinatal period)。此前包括胎儿后期、分娩过程、新生儿早期,是小儿经历巨大变化和生命遭到最大危险的时期,死亡率最高。努力改进分娩技术,切实加强围生期保健是降低围生期小儿死亡率的重要措施。

三、婴儿期

从出生至满1周岁为止称为婴儿期(infancy),包含了新生儿期。此期是小儿体格生长、动作和认知能力发育最迅速的阶段。小儿对热量和营养素的需求,尤其对蛋白质的需求量相对较高,但消化吸收功能尚不成熟,容易发生消化功能紊乱和营养不良。6个月以后,小儿体内来自母体的抗体逐渐减少,而自身免疫功能尚未成熟,易患感染性疾病。

四、幼儿期

1周岁后至满3周岁为止称为幼儿期(toddler's age)。此期的特点是:小儿体格生长速度较婴儿期减慢,但小儿开始探索环境,其活动范围渐广,接触外界环境的机会增多;智能发育较前期突出,语言、行为、思维、社会适应能力明显增强,试图了解"不"是什么意思,自主性和独立性不断发展;对危险的识别能力不足,是最易发生意外伤害和中毒的时期;小儿的乳牙出齐,膳食发生改变,由乳类逐渐过渡到成人饮食。另外,幼儿会面临大小便控制、活动范围被限制等挑战。

五、学龄前期

3周岁后到6～7岁(入小学前)为止称为学龄前期(preschool age)。此期的特点是:体格发育稳步增长,中枢神经系统发育逐步趋向完善,大动作、精细动作以及语言能力进一步发育,同时表现出旺盛的精力、强烈的好奇心和求知欲;个性开始形成,自理能力增强,具有高度可塑性;防范意识差,意外伤害有时发生;易患免疫性疾病。

六、学龄期

从6～7岁到青春期为止称为学龄期(school age)。此期小儿体格生长稳步增长,到本期结束前,除生殖系统外,其他各系统均已发育到接近成人水平,其中淋巴系统发育迅速;同时小儿进入学校接受教育,其智力发育进一步成熟,分析、理解、综合能力逐步完善,是增长知识、接受科学文化教育的重要时期;在学校和社会生活中开始逐步面对各种复杂的关系;容易出现因学习而导致的相应问题,如近视、驼背、精神紧张等;该期是自我观念发展的关键时期。

七、青春期

从第二性征出现到生殖功能基本发育成熟、身高停止增长为止,称为青春期(adolescence)。女孩一般从十一二岁开始至十七八岁为止,男孩一般从十三四岁开始到20岁为止,但存在较大的个体差异,与地区、种族、营养都有关系。此期是人生第二个生长发育的高峰时期,生长发育在性激素作用下明显加快,身高、体重快速增长;生殖系统开始发育并逐渐成熟,第二性征逐渐明显;智能发育跃进,开始有相对独立的思维能力,对各种事物开始有自己的看法,但心理尚未成熟且不稳定;另外,由于接触社会增多,外界环境对其影响大,常引起心理、行为、精神等方面的不稳定。

第二节 生长发育

"生长"一般指形体的增加,包括细胞数量的增加和体积的增大、器官系统的形态变化,是量的增加,可用相应的测量值来表示;"发育"一般指功能的演进,是一个逐渐从低级向高级发展变化的过程,为质的改变,包含个体在生长、成熟、学习过程中能力的提高。两者意义不同,但又相互联系,密不可分。小儿的生长发育遵循一定的规律,并受许多因素影响,监测和促进儿童生长发育是儿科护理工作者的重要任务。

一、生长发育规律及影响因素

(一)生长发育规律

1.连续性和阶段性 生长发育在整个小儿时期是连续不断进行的,从未停止,每一阶段的发展均以前一阶段为基础。如小儿先会爬,再会坐,然后会站、会走;先会咿咿呀呀,然后会说词、句子。但在各个时期中,生长发育又并非匀速进行,有快有慢,如:体重和身长在婴儿期增长最快,在幼儿期、学龄前期和学龄期增长相对缓慢,到青春期又加快,所以出现生长发育的两个高峰时期即婴儿期和青春期。

2.各系统器官发育的不平衡性 因人体对各系统器官功能的要求不同,故各系统器官的发育也遵循一定的规律。神经系统发育最早,生殖系统发育最迟,淋巴系统的发育先快后回缩,皮下脂肪在年幼时较发达,而肌肉组织要到学龄期才迅速发育(见图2-1)。

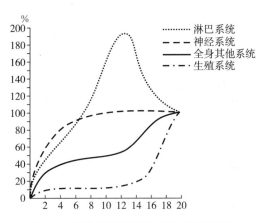

图 2-1 出生后主要系统的生长发育规律

3.顺序性 生长发育按照一定的顺序进行(见图 2-2):(1)由上到下(小儿先学会抬头,挺胸,再学会坐,最后会走);(2)由近到远(先抬肩和伸臂,再控制双手的活动;先控制腿,再控制脚的活动);(3)由粗到细(先会用全手掌握持物品,再发展到能以手指端拾取);(4)由简单到复杂(先画直线后画圆圈、画人;先学会咿呀发音,而后学会说单字和句子);(5)由低级到高级(先学会看、听、感觉事物,再发展到记忆、思维、分析和判断)。

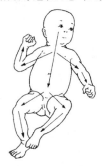

图 2-2 小儿生长发育的顺序

4.个体差异性 生长发育虽然遵循上述的一般规律发展,但每个小儿都有其独特的生长发育方式,因此生长发育的个体差异较大。有的小儿生长得较快,有的却较慢。小儿何时能达到某一关键时期(如会坐)是可以预测的但不一定精确。由于生长发育有较大个体差异,因此用于评价生长发育的指标常有一定的正常范围。

(二)影响生长发育的因素

1.遗传因素 遗传因素对发育有着深远的意义。许多身体方面的特征如皮肤、毛发颜色、脸型特征、身材高矮、性成熟早晚、对疾病易感性等都由遗传决定;个性的多种方面如气质、活动水平、反应性等也多是遗传而来的。

2.性别因素 男、女孩的生长发育存在差异。一般男孩在体格发育上更突出,女孩在语言发育上更突出。男孩似乎难于平静地坐着;他们的行为以探索性为多,当有其他男孩在场时容易激发一些高活动量的行为;他们容易冲动,难于抵御外界干扰,意外伤害事故的发生率较高。因此,评价小儿生长发育,男女标准应有所区分。

3.营养状况　是影响小儿生长最重要的因素。充足而合理的营养是小儿生长发育的物质基础,年龄越小受营养因素的影响越大。如胎儿在子宫内营养缺乏,不仅会使胎儿体格生长落后,严重时还会影响脑的发育。长期的营养不良不仅会导致体格发育的迟滞,还会影响到小儿智力、心理和社会适应能力的发展;而营养过盛导致的肥胖症,也会影响小儿正常的生长发育。

4.疾病和药物　各种疾病明显地影响着小儿的生长发育。所有导致消化和吸收障碍的疾病(如吸收不良综合征、消化酶缺乏等)都对生长发育带来负面作用;慢性疾病使体重和身高的发育都相对落后;而一些先天性疾病(如先天性心脏病)、遗传性疾病(如唐氏综合征)、代谢性疾病(如黏多糖症)会使小儿生长迟缓或者心理、精神发育不良。有些药物可影响生长发育。如长期或大量应用链霉素可影响听力和肾脏;长期应用肾上腺皮质激素可使身高增长速度减慢,体重增加。

5.孕母状况　胎儿的发育受孕母的营养、疾病、情绪、劳动和生活环境等多种因素的影响。妊娠早期,若孕母感染风疹病毒、柯萨奇病毒或接触放射线、服用某些药物可导致胎儿先天畸形或生长发育受阻;孕母严重营养不良可以导致流产或胎儿发育迟缓。

6.环境　包括物理环境和家庭的经济、社会、文化状况等。良好的居住环境和卫生条件、和谐的家庭氛围、父母的爱抚、健康的生活方式和科学的护理等都会促进小儿生长发育,反之,则会有不良影响。

二、小儿体格生长发育及评价

(一)体格生长常用指标及测量方法

1.体重　是各器官、组织和体液的总重量,是衡量小儿体格发育和营养状况最重要的指标,也是临床实际工作中小儿用药量及输液量的重要依据。

我国正常新生儿的平均出生体重为 3.2～3.3kg,一般男婴比女婴重 100g。出生后第一周由于新生儿摄入不足、皮肤蒸发大量水分、大小便排泄相对多,体重可暂时性下降 3%～9%,一般 3～4 天达最低点,以后逐渐回升,常于 7～10 天左右恢复至出生时的体重;这一过程称为生理性体重下降(physiological weight loss)。生后提前补液体或喂乳,可减少体重下降的值。

小儿年龄越小,体重增长越快。前 6 个月婴儿平均每个月体重可增加 600～800g,6 个月婴儿平均体重是 7.26kg,约为出生体重的 2 倍。后 6 个月体重增长速度减慢一倍,平均每月增加 300～400g。1 周岁时婴儿体重是出生体重的 3 倍(9kg),2 岁时增至出生体重的 4 倍(12kg)。然后进入规律的体重增长期,一般每年增长 2～2.75kg,直至青春期。进入青春期后,由于性激素和生长激素的共同作用,使体重的增长出现第二个生长高峰。由于女孩青春期比男孩约早 2 年,12 岁左右女孩体重可超过同龄男孩,14、15 岁以后男孩体重又可超过同龄女孩。

在临床用药和输液时,我们应以个体儿童的实际体重为依据;当无条件测量体重时,为了方便,也可按以下公式粗略计算小儿的体重:

3～12月　体重(kg)=(月龄+9)/2；

1～6岁　体重(kg)=年龄×2+8；

7岁～12岁　体重(kg)=(年龄×7-5)/2。

体重测量在小儿晨起、空腹、脱去衣裤鞋袜、排尿、排便后测量最佳,若已进食,应在进食后2h测量。若室温低或儿童体质弱,也可先穿衣测量,然后减去衣物的重量。如需每日测量体重,最好固定在同一时间、用同一磅秤进行。测量时,婴儿用电子体重秤测量(见图2-3),将尿布铺在电子秤上,调节零点,将婴儿全裸轻轻放于秤盘上。护士两手守护在婴儿附近,以保证安全。等秤平稳,读数恒定后,读数精确至10g；1～3岁的幼儿用坐式体重秤测量(见图2-4)；3岁以上用站式体重秤测量,小儿站立于站板中央,两手自然下垂测量。

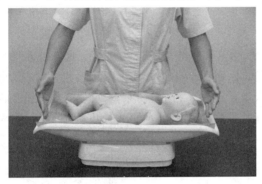　　　　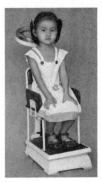

图2-3　使用电子体重秤测量体重　　　图2-4　使用坐式体重秤测量体重

2.身高(长)　是从头顶到足底的距离,反映骨骼发育的情况。一般3岁以内仰卧位测量,称为身长；3岁以上直立位测量,称为身高。

身高(长)的增长规律与体重相似。1岁以内增长最快,其中前6个月增长更快。小儿出生时平均身长为50cm,在前6个月平均每月增长2.5cm,后6个月平均每月增长1.25cm。婴儿身长的增加为突发性发生而非逐渐增加。6个月时平均身长为65cm,1岁时达到75cm；出生后的第二年增长速度相对缓慢,约增长10cm,2岁时达到85cm；2岁以后至青春前期身高平均每年增长5～7cm；到青春期出现第二个增长高峰。

为了方便评价小儿的生长发育状况,我们可用以下公式来估算2岁～12岁小儿的身高(长)：

2～12岁　身高(长)(cm)=年龄×7+70。

测量身长时,3岁以下小儿用身长测量板卧位测量(见图2-5)。脱去小儿帽、鞋、袜及外衣,让小儿仰卧于量板中线上,头顶接触头板,测量者一手按直小儿膝部,一手移动足板使之紧贴小儿足底,读数精确至0.1cm；3岁以上小儿用身高计测量(见图2-6),小儿取直立位,两眼直视前方,足跟靠拢,足尖分开约60°,足跟、臀部、双肩和枕骨隆凸都接触立柱或墙壁,测量者移动身高计头顶板与小儿头顶接触,读数准确至0.1cm。

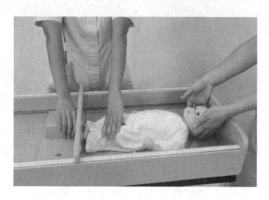
图 2-5 使用测量板测量身长

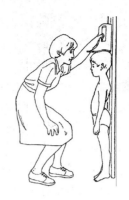
图 2-6 使用身高计测量身高

身高(长)包括头部、脊柱和下肢的长度,而这三部分增长速度并不一致。婴儿期头部发育较早,其次是脊柱,下肢发育较晚。它们的比例在小儿的成长进程中会发生变化(见图 2-7)。临床上有时需要用上部量和下部量来进行比较、帮助判断某些疾病。头顶到耻骨联合上缘的长度为上部量,与脊柱的增长有关;耻骨联合上缘到足底的长度为下部量,与下肢长骨的发育有关。两者相加即为身高(长)。新生儿上部量＞下部量,身长中点在脐上;2岁时身长中点在脐以下;6岁时中点在脐与耻骨联合上缘之间;12岁时中点在耻骨联合上缘,即上、下部量相等;12岁以后,下部量超过上部量。

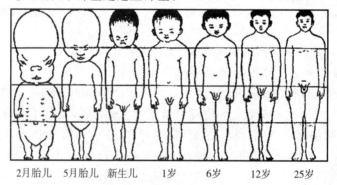
图 2-7 胎儿时期至成人头部、脊柱、下肢长度比例变化

3.坐高(顶臀长)　指头顶到坐骨结节的高度,反映头颅与脊柱的发育。3 岁以下小儿取仰卧位测量,称为顶臀长;3 岁以上取坐位测量,称为坐高。坐高与身高的比例反映了身体上下部比例的改变,比坐高的绝对值有意义。小儿出生时顶臀长占身长的 67%,以后随年龄的增长,坐高占身高的百分数下降,6～7 岁时约为 55%,14 岁时约为 53%。

3 岁以内小儿用测量板测顶臀长(见图 2-8):小儿平卧于量板上,测量者一手提起小儿小腿使膝关节屈曲,大腿与底板垂直而骶骨紧贴底板,一手移动足板紧压臀部,读数精确至 0.1cm。3 岁以上小儿用坐高计测量(见图 2-9):小儿坐于坐高计上,身体先前倾使骶部紧靠量板,再挺身坐直,大腿靠拢紧贴凳面与躯干成直角,膝关节屈曲成直角,两脚平放地面,移下头板与头顶接触,读数精确至 0.1cm。

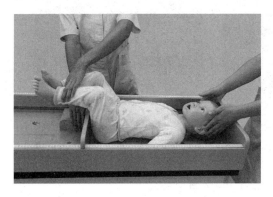
图 2-8　顶臀长的测量

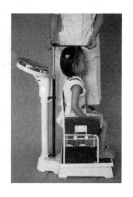
图 2-9　坐高的测量

4.头围　经眉弓上方、枕后结节绕头一周的长度,反映颅骨和脑的发育。胎儿期脑部的生长占据全身各系统的首位,所以出生时头围相对较大,平均 33~34cm。前半年婴儿头围每月大约增加 1.5cm,后半年为每月增加 0.5cm。6 个月时,平均头围为 43cm;1 岁时,为 46cm;2 岁时,为 48cm;5 岁时,为 50cm;15 岁时,接近成人,为 54~58cm。头围的测量在 2 岁以内价值最大。

头围用软尺测量(见图 2-10):让小儿取坐位、立位或仰卧位,测量者将软尺"0"点固定于小儿头部右侧眉弓上缘,软尺紧贴头皮绕枕骨结节最高点和左侧眉弓上缘回至"0"点,记录读数精确至 0.1cm。

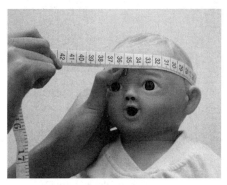
图 2-10　头围的测量

5.胸围　平乳头下缘水平绕胸一周的长度,反映胸廓、胸背部肌肉、皮下脂肪和肺的发育。小儿出生时胸围为 32cm,比头围略小 1~2cm,左右径大于前后径。胸围增长速度略快于头围,在 1 岁时胸围与头围相等,可达 46cm;1 岁后胸围超过头围,差值约为岁数减 1。

测量胸围时,小儿取卧位或立位,双手自然下垂或平放,测量者将软尺"0"点固定于小儿一侧乳头下缘(乳腺已发育的女孩,固定于胸骨中线第四肋间),软尺紧贴皮肤绕至背部两侧肩胛骨下角下缘,再经另一乳头下缘回至"0"点,取平静呼吸时的中间读数,记录读数精确至 0.1cm。(见图 2-11)

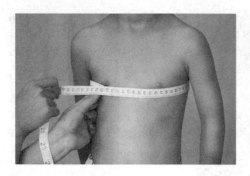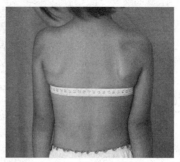

图 2-11 胸围的测量

6.腹围 平脐(小婴儿以剑突与脐之间的中点)水平绕腹一周的长度。2岁前腹围与胸围大约相等,2岁后腹围较胸围小。患腹部疾病如有腹水时需测量腹围。

测量腹围时,小儿取卧位,测量者立于小儿的右侧。为小婴儿测量腹围时(见图2-12),将软尺"0"点固定于剑突与脐连线的中点,经同一水平线绕腹一周,回至"0"点;为较大儿童测量时,软尺"0"点固定于脐部(见图2-13),平脐绕腹一周,读数记录精确至0.1cm。

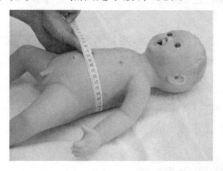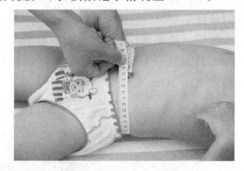

图 2-12 小婴儿腹围的测量　　　　　图 2-13 较大儿童腹围的测量

7.上臂围 反映上臂肌肉、骨骼、皮下脂肪的增长,常用来评估小儿营养状况。生后1年内上臂围增长迅速,1~5岁间增长缓慢,每年增长1~2cm。因此,在无条件测量体重和身高的地方,可用上臂围测量筛查5岁以下小儿的营养状况。上臂围>13.5cm的,为营养良好;12.5~13.5cm的,为营养中等;<12.5cm的,为营养不良。

测量上臂围时,让小儿上臂自然平放或下垂,测量者将软尺"0"点固定于小儿肩峰与尺骨鹰嘴连线中点,软尺紧贴皮肤绕上臂一周,周径与肱骨成直角,回至"0"点,读数记录精确至0.1cm。

(二)体格生长的评价

根据各阶段小儿的生长发育规律及特点,正确评价其生长发育状况,及时给予科学的指导和干预,对促进小儿的健康成长十分重要。

1.评价要求

(1)必须采用精确的测量工具。

(2) 必须采用一致的测量方法。

(3) 必须定期纵向观察,以了解生长趋势。

(4) WHO 推荐美国国家卫生统计中心(NCHS)汇集的测量资料作为国际参照人群;中国卫生部建议采用 1995 年中国九大城市儿童的体格生长数据作为中国儿童参照人群值。

2. 评价内容

(1) 发育水平:将小儿某一年龄阶段时的某一项体格生长指标测量值(横断面测量)与参考人群值比较,得出此小儿该项体格生长指标在此年龄段的生长水平,通常以等级表示其结果。包括所有单项体格生长指标,如体重、身高(长)、头围、胸围等,可用于个体或群体小儿的评价。

此方法简单、易于掌握与应用。对群体小儿体格发育水平评价可了解该群体小儿的体格状况;对个体小儿评价仅表示该小儿现在的水平,不能预示其生长趋势。

(2) 生长速度:定期连续测量小儿某一单项体格生长指标(纵向观察)即得到该小儿该项指标的生长速度。以生长曲线来表示生长速度最简单、直观。定期体检是生长速度评价的关键,体检间隔时间不宜过长。通过这种动态纵向观察个体儿童生长规律的方法,可发现每个小儿的生长轨道,体现个体差异,能真实了解小儿生长状况。

(3) 匀称程度:是对小儿体格生长指标之间关系的评价。如以坐高(顶臀长)/身高(身长)的比值反映下肢发育状况,按实际测量计算结果与参照人群的数值比较,结果以匀称、不匀称表示。

3. 评价方法

(1) 均值离差法(标准差法):适合于正态分布状况,按年龄的体重、按年龄的身高标准差评估,是我国目前儿童保健领域常用的体格评估方法。根据不同年龄、性别,固定分组,通过大量人群的横断面调查算出的均值($\bar{x}$)为基准值,以其标准差(SD)为离散值,均值加减 1 个标准差,则包含 68.3% 的总体;加减 2 个标准差,则包含了 95.4% 的总体,加减 3 个标准差,则包含了 99.7% 的总体,可由此制定出 5 等级评估。

这种评估法优点是简单易行,缺点是只能用单项指标评估,不能对小儿整体进行评价,也不能对生长动态进行评价。

(2) 百分位法:按年龄的体重、按年龄的身高百分位评估法是近年来世界上常用的方法。适合用正态或非正态分布的状况。常分为第 3、10、25、50、75、90、97 百分位数。P_3 代表第 3 百分位,P_{97} 代表第 97 百分位,从 P_3 到 P_{97} 包括了全部样本的 95%,P_{50} 即为中位数,约与标准差法的均值相当。

(3) 曲线图法:是将小儿的生长发育数值(体重、身高、头围等)作为纵坐标,以年龄为横坐标绘制成的曲线图(见图 2-14)。也可制定观察期限,记录身高的增加值或(和)体重增加值,再绘成曲线。该法能直观、快速地了解小儿生长情况,通过连续跟踪观察可以清楚地看到小儿生长的趋势和变化状况,及时发现生长偏离的现象,以便及早发现原因并采取措施。

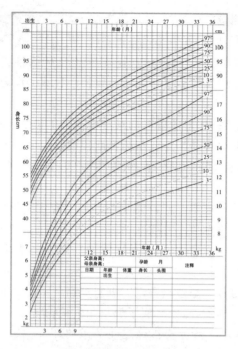

图 2-14　生长发育曲线图

(4)指数法:用两项指标间相互关系作比较,如 BMI 指数法(即 Kaup 指数),即为单位面积的体重数,计算公式为:体重(kg)/[身高(m)]^2。它既反映了一定体积的重量,又反映了机体组织的密度,是评估婴幼儿营养状况的一个较好指标。该指数有一个先增大和渐减小的过程,我国的转折点为 6 岁以后。一般,若 BMI<12,可判断为营养不良;12～13.3,为偏瘦;13.5～18,为正常;18～20,为营养优良;>20,为肥胖。

(三)与体格生长有关的其他系统的发育

1.骨骼

(1)头颅骨:除了头围以外,可以通过囟门和骨缝的情况来评价颅骨和脑部的发育。颅骨缝出生时尚分离,一般于 3～4 个月内闭合。前囟为顶骨和额骨形成的菱形间隙(见图 2-15)。出生时前囟对边中点连线长度为 1.5～2.0cm,6 个月左右开始逐渐变小,1～1.5 岁内闭合。后囟为顶骨与枕骨构成的三角形间隙,出生时就很小或已经闭合,最迟生后 6～8 周闭合。

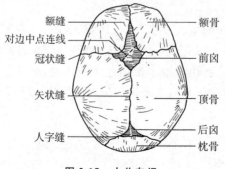

图 2-15　小儿囟门

前囟检查在儿科临床工作中很重要。前囟闭合过早或过小可见于小头畸形;前囟闭合过迟或过大可见于维生素 D 缺乏性佝偻病、先天性甲状腺功能减低症、脑积水等;前囟饱满提示颅内压增高,见于脑炎、脑膜炎、脑积水、脑出血等;前囟凹陷多见于脱水或极度消瘦患儿。

(2)脊柱:脊柱的增长主要反映脊椎骨的发育,与其他体格生长发育指标的增长类似,生后 1 岁以内脊柱增长最快。新生儿脊柱仅轻微后凸;3 个月有抬头动作时,出现颈椎前凸;6 个月会坐时,出现胸椎后凸;1 岁能行走时,出现腰椎前凸;6~7 岁时,由韧带固定。

(3)长骨:长骨的生长和成熟与体格生长密切相关。长骨的生长主要依靠其干骺端软骨骨化和骨膜下成骨作用,使之增长、增粗。干骺端骨骺融合,标志着长骨生长结束。

随着小儿年龄的增长,长骨干骺端骨化中心按一定的顺序和骨解剖部位有规律地出现,出现的时间、数目可反映长骨的生长成熟度。出生时腕部无骨化中心,出生后腕部骨化中心的出现次序为:头状骨、钩骨(3 个月左右);下桡骨骺(约 1 岁);三角骨(2~2.5 岁);月骨(3 岁左右);大、小多角骨(3.5~5 岁);舟骨(5~6 岁);下尺骨骺(6~7 岁);豆状骨(9~10 岁)。10 岁时出全,共 10 个,故 1~9 岁腕骨骨化中心的数目约为其岁数加 1。股骨远端骨化中心在出生时已形成,故 4 个月前的小儿需做检查,并可检测此骨化中心加以鉴别。

通过 X 线检查不同年龄小儿长骨骺端骨化中心出现的时间、数目、形态变化,并将其标准化,即为骨龄。骨龄测定有助于诊断某些疾病。如生长激素缺乏症、甲状腺功能减低症等骨龄明显落后;中枢性性早熟、先天性肾上腺皮质增生症时骨龄则超前。

2.牙齿 人的一生有两副牙齿,即乳牙和恒牙。小儿生后 4~10 个月(平均 6 个月)开始萌出乳牙,若 12 个月时仍未萌出者则为乳牙萌出延迟,2.5 岁时出齐,共 20 颗。乳牙萌出顺序是有规律的,一般下颌先于上颌、由前向后。最先长出的是中切牙,然后是侧切牙、第一磨牙、尖牙,最后是第二磨牙(见图 2-16)。2 岁以内乳牙的数目大致为月龄减 4~6。

6 岁左右开始萌出第一颗恒牙,即第一恒磨牙,亦称为六龄牙,长在第二乳磨牙之后。之后乳牙按萌出顺序脱落,被恒牙替换,12 岁左右萌出第二恒磨牙,18 岁左右萌出第三恒磨牙(即智齿),也有人终生未出智齿。恒牙一般在 20~30 岁出齐,共 28~32 颗。

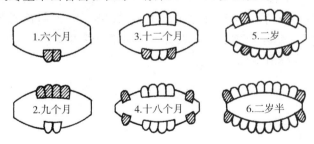

图 2-16 乳牙萌出顺序

出牙是一个生理过程,出牙时有些小儿可以出现低热、流涎、过分吮指、咬硬物、烦躁、睡眠不安等现象。较严重的营养不良、佝偻病可出现出牙延迟、牙质差等问题。食物的咀嚼有助于牙齿的生长。

3.脂肪组织 脂肪组织的生长主要表现为脂肪细胞数目的增加和体积的增大。脂肪细胞数目的增加从胎儿中期开始直至 1 岁末达到高峰,以后减速增长,2~15 岁时脂肪细胞数目可增加5倍左右;细胞体积的增大则是从胎儿后期至出生时增加1倍,以后逐渐减慢,进入青春期,脂肪细胞体积又开始增加。全身脂肪组织占体重的百分比与生长发育的速度相一致:出生时,占体重的16%;1岁时,增加至22%;5岁时,占体重的12%～15%;至青春期,比例会再次上升,且有明显性别差异,女孩上升显著可达24.6%,是男孩的2倍,故青春期女孩大多显得丰满。皮下脂肪占全身脂肪的50%以上,因此皮下脂肪的测量不仅可反映全身脂肪量,还能反映肥胖与营养不良的程度。

4. 肌肉组织　肌肉组织随着躯体和四肢活动的增加而逐渐发育,所以胎儿期肌肉组织发育较差。出生后,肌肉组织的发育基本与体重增加平行,主要是肌纤维增粗。5岁以后肌肉组织发育显著增强,青春期肌肉发育尤为加速,男孩比女孩更突出。肌肉的生长与营养状况、运动量有密切关系。因此让婴儿经常进行被动或主动性的运动,如爬、行、体操、游戏等,可促进小儿肌肉纤维增粗,肌肉活动能力和耐力增强。

5. 生殖系统　在各系统中发育最迟,到青春期才开始迅速发育,持续6～7年,女孩一般为12～18岁,男孩为13～20岁。青春期一般分为三个时期:青春前期,女孩9～11岁、男孩11～13岁,体格生长迅速,出现第二性征;青春中期,14～16岁,体格生长达高峰,第二性征全部出现,性器官基本成熟;青春后期,女孩17～21岁、男孩19～24岁,体格生长停止,生殖系统完全成熟。

(1)女性生殖系统的发育:出生时卵巢发育已较完善,但卵泡处于原始状态尚不成熟。进入青春前期受垂体前叶促性腺激素的作用开始成熟,呈现为卵巢内滤泡发育,乳房出现硬结。随着卵巢的迅速增长,雌激素水平不断上升,促进女性器官发育及第二性征出现:9～10岁,骨盆开始加宽,乳头发育,子宫逐渐增大;10～11岁,乳房发育,阴毛出现;11～13岁,左右乳房进一步增大,有较多阴毛、腋毛,出现月经初潮;15～16岁,子宫发育达成人水平。月经初潮是性功能发育的主要标志,大多在乳房发育1年后或第二生长高峰后出现。

(2)男性生殖系统的发育:出生时睾丸大多已降至阴囊,约10%尚位于下降途中某一部位,一般于1岁内都能降至阴囊,少数未降者即为隐睾症。在青春期以前,男孩外阴处于幼稚状态,进入青春前期后,睾丸进一步发育,其分泌的雄激素促进第二性征的出现。10～11岁时睾丸、阴茎开始增大;12～13岁时开始出现阴毛;14～15岁时出现腋毛,声音变粗;16岁后长胡须,出现痤疮、喉结,肌肉进一步发育。遗精是男性青春期的生理现象,多在阴茎生长1年后或第二生长高峰后出现。

三、小儿感知、运动、语言的发育

(一)感知觉发育

1. 视觉　新生儿已有视觉感应功能,但视觉不敏锐,只能看清15～20cm范围内的事物;1个月后可凝视光源,开始有头眼协调,头能随物体的移动在水平方向转动90°;3～4个月时头眼协调较好,可随物体水平移动180°,喜看自己的手;6～7个月时目光可随上下移动的物体垂直方向转动;8～9个月时能看到小物体;18个月时能区别各种图形;2岁时可区别垂直线与横线;5岁时能分辨各种颜色;6岁时视深度充分发育,视力可达1.0。

2. 听觉　出生时鼓室内无空气却有羊水潴留,听力差;生后3～7日时听觉已相当良好,

3个月时头可转向声源,有定向反应,听到悦耳声时会微笑;7～9个月时能区别语言的意义;13～16个月时能听懂自己的名字,可寻找不同响度的声源;2岁时能听懂简单的吩咐;4岁时听觉发育完善。听觉的发育和小儿的语言发育直接相关,听力障碍的小儿若不能在语言发育的关键期或之前得到确诊并干预,则可因聋致哑。

3. 嗅觉和味觉　出生时味觉和嗅觉的发育都已很完善,对乳香味、酸、甜、苦等各种味道的反应都不同。3～4个月时能区别愉快与不愉快的气味,4～5个月时甚至对食物轻微的味道改变也很敏感,7～8个月时对芳香气味有反应。应合理添加各类辅食,使小儿的味蕾适应不同的味道。

案例问题解答:

如何促进4个月时婴儿感知觉的发育?

孩子对接触的物体很容易失去兴趣,对没有见识过的物体有很强的好奇心。最能提高孩子感知觉能力的方法是经常改变接触的环境。除了在家中变换玩具,包括日常用品、不同的图片、画报等,还应经常户外活动,接触大自然,看看初升的太阳,傍晚的月亮,红花绿草,看车辆行驶;鸟儿飞翔,小狗奔跑,使他视觉追踪。边看边说"红花真好看"、"小汽车开走了"等。还可带孩子玩照镜子、藏猫猫等游戏,促进孩子认知能力的发展。小儿4个月时已经能够识别味道的浓淡,可以开始添加辅食,多让孩子尝试各种不同的味道。

4. 皮肤感觉　包括触觉、痛觉、温度觉及深感觉。新生儿触觉很灵敏,尤其是眼周、口周、手掌、足底等部位。新生儿痛觉比较迟钝、泛化,2个月时开始逐渐改善。温热感在出生时就很灵敏,尤其是对冷的反应。2～3岁时小儿能通过接触,区分物体的软、硬、冷、热等;5岁时能区分体积相同而重量不同的物体。

5. 知觉　是人脑对客观事物整体属性的反应,知觉的发育与上述各种感觉的发育密切相关。5～6个月时通过动作的发展和手眼的协调,通过看、听、咬、摸、闻、敲击等活动逐渐了解事物各方面的属性。之后,随着语言的发展,知觉逐渐完善。小儿1岁开始有时间和空间知觉;3岁时辨上下;4岁时辨前后;4～5岁时有时间概念,诸如昨天、今天、明天等;5岁时辨自身左右。

(二)运动功能发育

运动发育可分为大运动和精细运动两大类。

1. 大运动发育

(1)抬头:新生儿俯卧时能抬头1～2秒;3个月时抬头较稳;4个月时抬头很稳。

(2)坐:6个月时能双手向前撑住独坐;8个月时能坐稳。

(3)翻身:7个月时能有意识地从仰卧位翻身至俯卧位,然后从俯卧位翻至仰卧位。

(4)爬:应从3～4个月时开始训练,8～9个月时可用双上肢向前爬。

(5)站、走、跳:11个月时可独自站立片刻;15个月时可独自走稳;24个月时可双足并跳;30个月时会独足跳。

大运动的发育大致归纳为:"二抬四翻六会坐,七滚八爬周会走。"

2.精细运动发育　3～4个月时握持反射消失;6～7个月时出现换手与捏、敲等动作;9～10个月时可用拇、食指捏取物品,喜撕纸;12～15个月时学会乱涂画、用匙;18个月时能叠2～3块方形积木;2岁时可叠6～7块方形积木,会翻书。

(三)语言的发育

语言的发育与大脑、咽喉部肌肉的正常发育及听觉的完善有关。语言对于小儿社会性行为的发展具有重要的意义,其发展要经过发音、理解和表达3个阶段。

小儿出生时已会哭叫;1～2个月时咿呀发音;6个月时能听懂自己的名字,出现辅音;12个月时能说简单的字词,如"再见"、"没了"等;18个月时能用15～20个字,可指认并说出家庭主要成员的称呼;24个月时能指出简单的人、物名和图片;3岁时能说由2～3个字组成的短句,4岁时能讲述简单的故事情节。

小儿动作、语言和适应性行为的发育过程见表2-1。

表2-1　小儿动作、语言与适应性能力的发育过程

年龄	精细动作	语言	适应周围人物的能力与行为
新生儿	无规律,不协调动作,紧握拳	能哭叫	铃声使全身活动减少
2个月	直立位及俯卧位时能抬头	发出和谐的喉音	能微笑,有面部表情,眼随物转动
3个月	仰卧位变为侧卧位,用手摸东西	发"咿"、"呀"元音	头可随到的物品或听到的声音转动180°,注意自己的手
4个月	扶着髂部能坐,可以在俯卧位时用手支持抬起胸部,手能握持玩具	笑出声	抓面前物体,自己玩手,见食物时表示喜悦,较有意识地哭和笑
5个月	扶腋下能站得直,两手能各握玩具	能喃喃地发出单音节	伸手取物,能辨别人声音,望镜中人笑,能辨别熟人和陌生人,自拉衣服,自握玩具
7个月	会翻身,自己独坐,将玩具从一手换到另一手	能发出"爸爸"、"妈妈"等复音,但无意识	能听懂自己的名字,自握饼干吃
8个月	会爬,会自己坐起来和躺下去,会扶栏杆站起来,会拍手	能重复大人所发的简单音节	注意观察大人的行为,开始认识物体,两手会传递玩具
9个月	试着独站,会从抽屉中取出玩具	能懂几个较复杂的词句,如"再见"等	看到熟人会伸手要人抱,能与人合作游戏
10～11个月	能独站片刻,扶椅或推车能走几步,能用拇、食指对指拿东西	开始说单词,能用一个单词表示很多意义	能模仿成人的动作,会招手说"再见",抱奶瓶自食

续表

年龄	精细动作	语言	适应周围人物的能力与行为
12个月	能独走,弯腰拾东西,会将圆圈套在木棍上	能说出物品的名字,如灯、碗等,指出自己的手、眼	对人和事物有喜憎之分,穿衣能合作,会自己用杯喝水
15个月	走得好,能蹲着玩,能叠一块方木	能说出几个词和自己的名字	能表示同意或不同意
18个月	能爬台阶,有目标地扔皮球	能认识并指出自己身体的各个部位	会表示大、小便,懂命令,会自己进食
2岁	能双脚跳,手的动作更准确,会用勺子吃饭	能说出2~3个字构成的句子	能完成简单的动作,如拾起地上的物品,能表达喜、怒、哀、乐
3岁	能跑,会骑三轮车,会洗手、洗脸,穿、脱简单衣服	能唱短歌谣,数几个数	能认识画上的东西,识别男女,自称"我",有自尊心、同情心,会怕羞
4岁	能爬梯子,会穿鞋	能唱歌	能画人像,初步思考问题,记忆力强,好问
5岁	能单腿跳,会系鞋带	开始识字	能分辨颜色,数10个数,知道物品用途及性能
6~7岁	能参加简单劳动,如扫地、擦桌子、剪纸、泥塑、结绳等	能讲故事,开始写字	能数几十个数,会简单的加、减运算,喜欢独立自主,形成性格

四、小儿心理发展及异常心理行为问题

(一) 小儿心理发展

1. 注意 分无意注意和有意注意。婴儿期以无意注意为主,强烈的刺激能让小儿产生无意注意。随着年龄的增长逐渐出现有意注意,但稳定性比较差。到了5~6岁,小儿才能较好控制自己的注意力,但注意力集中时间较短,只有15分钟左右;7~10岁时大约是20分钟;11~12岁时约为30分钟,注意的范围也扩大。

2. 记忆 是将所学得的信息识记、贮存和"读出"的神经活动过程,可分为感觉、短暂记忆和长久记忆3个系统。其中长久记忆又分为再认和重现两种。再认是以前感知过的事物再次在眼前重现时能被认识,比如看到妈妈的脸知道之前见过她,她是自己的妈妈,就是再认;重现是以前感知的事物虽不在眼前重现,但可在脑中重现,比如妈妈不在,脑海中出现妈妈的脸,就是重现。5~6个月的小儿开始有再认,而直到1岁以后小儿才有重现,随年龄的增长,重现能力会慢慢增强。幼儿只按事物的表面特性记忆,以机械记忆为主;随着年龄的增加,理解、语言思维能力加强,逻辑记忆逐渐发展。

3. 思维 1岁以后的儿童才开始产生思维;在3岁以前都只有初级的形象思维,没有抽

象思维;3岁以后开始有初步抽象思维;6~11岁以后逐渐学会分析、分类、比较等抽象思维的方法,开始具有进一步独立思考的能力。

4.想象 新生儿无想象能力;1~2岁小儿开始有无意想象的萌芽,以模仿生活中成人部分动作为主;3岁以后想象的内容逐渐增多,但仍以无意想象为主;学龄期的儿童有意想象和创造性想象开始迅速发展。

5.情绪、情感 新生儿有丰富的情绪和情感。新生儿因生后不适应宫外环境,较多处于消极情绪中,表现为不安、啼哭,而哺乳、抱、摇、抚摸等动作则可使其情绪愉快。1个月时积极情绪开始增多。婴幼儿情绪表现的特点为时间短、反应强、易变化、外显、真实。随着年龄的增长,小儿对不愉快因素的耐受性逐渐增加,开始有意识地控制自己的情绪,使情绪趋向稳定;同时情感也日益分化,产生诸如安全感、荣誉感、责任感等。

6.个性和性格 婴儿由于一切生理需要均依赖成人,所以对亲人的依赖性和信任感表现得比较明显;幼儿能独立行走,有语言、动作的表达能力,可以表达自己的需要,故有一定自主感,但又不能完全脱离对亲人的依赖,所以这一时期常出现违拗言行与依赖行为交替的现象;学龄前期儿童生活基本能自理,主动性增强,但是刚开始应用主动性,容易失败,在主动行为失败时容易出现失望和内疚情绪;学龄期儿童开始正规学习生活,重视自己勤奋学习的成就,如不能发现自己学习潜力将产生自卑情绪;到青春期体格生长和性发育开始成熟,社交增多,心理适应能力增强但容易波动,在感情问题、伙伴问题、职业选择、道德评价和人生观等问题上处理不当时易发生性格变化。性格一旦形成即相对稳定。

7.意志 是自觉克服困难完成预期目标的心理过程。新生儿没有意志;婴幼儿开始有萌芽,比如为了让家长表扬自己坚强,暂时忍住不哭等。此后,随着年龄的增长,语言思维的发展,成人的教育等,小儿的意志逐渐形成,有的表现为自觉、坚持、自制等,也有的表现为依赖、任性、冲动等。因此要注意培养小儿积极的意志品质。

(二)小儿常见的异常心理行为问题

小儿在发育过程中出现的异常行为问题较为常见,对小儿身心健康的影响很大,但容易被家长忽略,或被过分严重估计。因此,区别正常和异常的儿童行为非常必要。多数儿童的行为问题可在发育过程中自行消失。

1.屏气发作 表现为呼吸运动暂停的一种异常性格行为问题,多发于6~18月婴幼儿,5岁前会逐渐自然消失。屏气发作常在发怒、恐惧、剧痛、剧烈叫喊时出现;常有换气过度而使呼吸中枢受抑制,哭喊时屏气,脑血管扩张,脑缺氧时可有昏厥、丧失意志、口唇发绀、躯干、四肢挺直,甚至四肢抽动;持续0.5~1分钟后呼吸恢复,症状缓解,口唇返红,全身肌肉松弛而清醒;一日可发作数次。这种婴儿性格多暴躁、任性、好发脾气。对此类儿童应加强家庭教养,遇矛盾冲突时应耐心说理解释,避免粗暴打骂,尽量不让孩子有发脾气、哭闹的机会。

2.吮拇指癖、咬指甲癖 3~4个月后的婴儿生理上有吮吸要求,常自吮手指尤其是拇指以安定自己。这种行为常发生在饥饿时和睡前,多随年龄增长而消失。但有时婴儿因心理上得不到满足而精神紧张、恐惧、焦急,未获父母充分的关爱,又缺少玩具、音乐、图片等视听觉刺激,孤独时便吮拇指自娱,渐成习惯,直至年长时尚不能戒除。长期吮手指可影响牙齿、牙龈及下颌发育,致下颌前突、齿列不齐,妨碍咀嚼。咬指甲癖的形成过程与吮拇指癖相似,也是情绪紧张、感情需求得不到满足而产生的不良行为,多见于学龄前期和学龄期儿童。对这类孩子要多加爱护和关心,消除其抑郁、孤独心理;当其吮拇指或咬指甲时应将其注意力分散到其他事物上,鼓励儿童建立改正坏习惯的信心,切勿打骂讽刺,使之产生自卑心理。

3. 遗尿症 正常幼儿在2～3岁时已能控制排尿,如在5岁后仍发生随意排尿即为遗尿症,大多数发生在夜间熟睡时,称为夜间遗尿症。遗尿症可分为原发性和继发性两类:原发性遗尿症较多见,无器质性病变,多因控制排尿的能力迟滞所致;继发性遗尿症大多由于全身性或泌尿系疾病如糖尿病、尿崩症等引起。

继发性遗尿症在处理原发疾病后症状即可消失。原发性遗尿多发生在夜间,偶见白天午睡时,每周1～2次至每夜1次、甚至一夜数次不等。健康状况欠佳、疲倦、过度兴奋、紧张、情绪波动等都可使症状加重,有时会自动减轻或消失,亦可复发。约50％的患儿的发作次数逐渐减少,并于3～4年内自愈。也有一部分患儿持续遗尿至青春期,这往往造成严重的心理负担,影响正常生活与学习。

原发性遗尿症的治疗首先要取得家长和患儿的合作。医生应指导家长安排适宜的生活制度和坚持排尿训练,绝对不能在小儿发生遗尿时加以责骂、讽刺、处罚等,否则会加重患儿心理负担。应训练患儿将排尿间隔时间逐渐延长,每次排尿务必排尽;晚餐后应控制饮水量,睡前排尿,尽量避免过度兴奋;睡熟后父母可在经常遗尿之前唤醒,使其养成觉醒时主动排尿的习惯。

4. 儿童擦腿综合征 是儿童通过擦腿引起兴奋的一种运动行为障碍。在儿童中并不少见,女孩与幼儿中更多见。智力正常的儿童,发作时神志清醒,多在入睡前、醒后或玩耍时发作,可因注意力分散而终止。发作时,女孩喜坐硬物,手按腿或下腹部,双下肢伸直交叉夹紧,手握拳或抓住东西使劲;男孩多表现为俯卧在床上来回蹭,或与女孩有类似表现。

尽量使儿童生活轻松愉快、解除其心理压力、鼓励其参与各种游戏活动等心理行为治疗,是公认的必要措施。以有趣事物分散儿童的注意力、让儿童在疲倦后入睡、醒后立即起床等行为均可减少其发作机会。应保持儿童的会阴清洁。儿童擦腿综合征多随年龄增长而逐渐自行缓解。

5. 注意力缺乏多动症 学龄儿童中常见的行为问题,主要表现为注意力不集中、多动、冲动行为,常伴有学习困难,但智能正常或接近正常。男孩发生率明显高于女孩。病因尚不明确。

第三节 小儿营养与喂养

营养是小儿健康成长的重要条件,它不仅是维持小儿机体功能和能量的需要,也是预防疾病、恢复健康、促进小儿生理和智力发育必不可少的因素之一。然而,由于小儿自身的消化功能尚未完全发育成熟,所以,在为小儿提供营养时,既要考虑小儿对营养的需求,也要考虑其消化吸收功能。

一、能量与营养素的需要

(一)能量的需要

能量由蛋白质、脂肪和碳水化合物供给。人体能量代谢的最佳状态是达到能量消耗与能量摄入的平衡,能量缺乏和过剩都对身体健康不利。能量以千卡(kcal)或千焦耳(kJ)为单位,换算关系为1kcal=4.184kJ。小儿每日所需能量主要用于以下五个方面:

1. **基础代谢** 是指在清醒、安静及空腹状态下,于18~25℃的环境中,人体为维持生命中最基本的生理活动所需的能量,包括维持体温、呼吸、循环、肌肉张力、胃肠蠕动及腺体分泌等。婴幼儿时期基础代谢相对较高,所需能量约占总需能量的50%~60%,约为每日55kcal/kg(230.2kJ/kg);基础代谢所需要的能量随着年龄增长而逐渐减少,12岁以后与成人相近,占总需能量的25%,约为每日25~30kcal/kg(104.6~125.6kJ/kg)。

2. **生长发育** 此项需求是小儿特有。所需能量与小儿的生长速度成正比,婴儿期是生长发育的高峰,此项能量约占总能量的25%~30%;以后逐渐减少。青春期所消耗能量再次增加。若饮食所供给的热量不足,生长发育即会停顿或迟缓。

3. **活动** 此项需要量与小儿体格大小、活动种类、强度、持续时间有关。爱哭闹、爱活动的小儿与同年龄同体重的安静小儿相比,活动所需的能量可多3~4倍。初生婴儿睡眠时间较多,这项需要较少,以后随年龄增长而增加。

4. **食物特殊动力作用** 人体进食后,在食物消化、吸收及转化过程中需要消耗能量。此项需要量与食物成分有关:摄入蛋白质、脂肪和碳水化合物时,分别使代谢增加30%、4%和6%。其中,蛋白质的特殊动力作用最大,故以奶类为主要食物的婴儿此项所需能量约占总能量的7%~8%,采用混合膳食的年长儿则占5%。

5. **排泄的消耗** 每天摄入的食物不能完全吸收,一部分食物未经消化吸收即排泄于体外,此项热量损失不超过10%。

上述五个方面能量的总和是小儿总能量的需要量。年龄越小,总能量需要相对越大。实际应用时,主要依据小儿年龄、体重及生长速度来估计每日总能量的需要。常用的简单估算方法是:1岁以内婴儿每日需要量为110kcal/kg(450kJ/kg),以后每增长3岁减去约10kcal/kg(40kJ/kg),至15岁时为60kcal/kg(250kJ/kg)左右,成人后为30kal/kg左右。以上所列为一般小儿所需能量的平均数,个体之间尚存在较大差异。

(二)营养素的需要

1. **产能营养素**

(1)碳水化合物(糖类):是机体能量的主要来源,所产生的能量占总能量的45%~60%。碳水化合物也参与构成细胞和组织及促进消化道运动等。小儿对碳水化合物的需要量相对成人较多,1岁以内婴儿每日约需10~12g/kg,儿童每日约需8~10g/kg。摄入过多时易引起虚胖、肌肉松弛、下肢浮肿等;相反,若长期缺乏可引起营养不良、低体重、酸中毒等,从而影响生长发育。碳水化合物(糖类)主要由谷类、根茎类食物以及食糖供给,蔬菜和水果中含量较少。

(2)蛋白质:是构成机体细胞和组织的重要成分,是机体的生长发育和组织修复所必需的物质,同时具有参与调节人体的生理活动、供给能量、运输多种小分子物质、促进生化反应、防御病原体入侵等多种功能,也可作为能量来源。蛋白质所产生的能量占总能量的8%~15%。由于小儿生长发育需要正氮平衡,故蛋白质按体重计算需要量比成人高。婴儿饮食中蛋白质含量约占总能量的15%,母乳喂养每日需蛋白质2g/kg;因牛乳中蛋白质的利用率略低于人乳,故牛乳喂养者需要3.5g/kg;单纯植物性食物喂养者约需要4.0g/kg。1岁以后,需要量相对减少,至青春期又增加。蛋白质主要来源于奶、蛋、鱼、瘦肉和豆类等。

(3)脂肪:是体内储存能量的主要形式,也是人体组织细胞的重要成分,同时脂肪可提供必需脂肪酸,协助脂溶性维生素的吸收,防止散热及机械保护功能。脂肪所提供的能量约占每日总需能量的35%。婴幼儿每日约需脂肪4~6g/kg,6岁以上约为每日约需脂肪为2~3g/kg。必需脂肪酸(如亚麻油酸)维持人体正常生理功能,必须由食物供给。长期缺乏脂肪可导致营养不良、低体重、脂溶性维生素缺乏等;脂肪过多可引起食欲下降、腹泻等。脂肪主要来源于乳类、肉类、鱼类、各种植物油,或由体内糖类和蛋白质转化而来。

2.非产能营养素

(1)维生素:是维持正常生长及生理功能所必需的营养素,与酶关系密切,是构成许多辅酶的成分,参与和调节新陈代谢过程。维生素种类很多,水溶性维生素包括维生素 B_1、B_2、B_6、C 等,体内不能贮存,必须每日供给;脂溶性维生素包括维生素 A、D、E、K,吸收后可在体内贮存,无需每日供给,但因排泄较慢,缺乏时症状出现较迟,过量则易蓄积中毒。各种维生素的作用和来源如表2-2所示。

表2-2 各种维生素的作用和来源

	维生素种类	作用	来源
水溶性维生素	维生素 B_1	构成脱羧辅酶的主要成分,为糖代谢所必需,维持神经、心肌的活动机能,调节胃肠蠕动,促进生长发育	米糠、麦麸、豆、花生、酵母
	维生素 B_2	为辅黄酶主要成分,参与机体氧化过程,维持皮肤、口腔和毛发的健康	肝、蛋、乳类、蔬菜、酵母
	维生素 B_6	为转氨酶和氨基酸脱羧基的组成成分,参与神经、氨基酸及脂肪代谢	各种食物,亦可在肠道内由细菌合成
	叶酸	其活动形式四氢叶酸参与核苷酸的合成,有生血作用	各种食物,包括绿叶蔬菜、肝、肾、酵母等
	维生素 B_{12}	参与核酸的合成,促进四氢叶酸的形成,促进细胞及细胞核的成熟,对生血及神经组织代谢有重要的作用	肝、肾、肉等动物食品
	维生素 C	参与人体的羟化和还原过程,对胶原蛋白、细胞间黏合质、神经递质的合成与类固醇的羟化、氨基酸代谢、抗体及红细胞的生成等均有重要作用。增加抵抗力,并有解毒作用	各种水果、新鲜蔬菜

续表

	维生素种类	作用	来源
脂溶性维生素	维生素A	促进生长发育,维持上皮细胞的完整性,增强皮肤黏膜的抵抗力,是形成视紫质所必需的成分,促进免疫功能	肝、鱼肝油、胡萝卜素等
	维生素D	调节钙磷代谢,促进肠道对钙磷的吸收,维持血液钙、磷浓度以及骨骼、牙齿正常发育	紫外线照射皮肤、肝、鱼肝油、蛋黄类
	维生素K	肝脏利用、合成凝血酶原	肝、蛋、豆类、肠内细菌
	维生素E	促进细胞成熟与分化,是一种有效抗氧化剂	麦胚油、豆类、蔬菜

(2)矿物质:包括常量元素和微量元素。离子化元素如钙、磷是正常凝血和神经肌肉功能所必需。由于它们是骨骼的重要组成部分,故又称大元素。必需微量元素具有明显的营养作用及生理功能,如铜、铁、锌、锰、硒、碘、铬等。缺乏后产生特征性生化紊乱、病理改变及疾病。儿童易因微量元素代谢不平衡引起疾病,如肠病性肢端皮炎是遗传性缺锌病,缺碘引起克汀病,缺硒引起克山病,缺铁引起贫血。

(3)膳食纤维:在肠道内不吸收,无营养功能,但可调节肠道功能,包括纤维素、半纤维素、果胶、木质素等。纤维素能够吸收水分,使肠粪体积增加,肠蠕动加速,可促进排便;半纤维素可与铁、锌、钙、磷结合,减少其吸收;果胶在吸水以后可以形成凝胶,能够降低食物中糖密度,减少食饵性胰岛素分泌;木质素能够吸收酸性化合物(如胆酸)。小儿适宜的摄入量为每日20~35g。膳食纤维主要来源于谷物类、新鲜蔬菜、水果等。

(4)水:是体液的重要组成成分,参加体内所有的新陈代谢及体温调节活动,是人类赖以生存的重要条件。小儿处于生长发育时期,新陈代谢旺盛,能量需要多,而水的需要量决定于能量的需要,又由于小儿的肾脏浓缩功能差,水分从尿液排出较多,因此所需水分相对地较多。摄入蛋白质和无机盐多者,水的需要量增加,如牛乳中含蛋白质及盐类较多,故婴儿每日需水约100~150mL/kg,以后每增长3岁约减少25mL/kg。婴幼儿每日摄入量少于60mL/kg,即可出现体内水平衡失调,发生脱水及电解质紊乱等症状。

二、婴儿喂养

婴儿喂养有母乳喂养、混合喂养、人工喂养三种方法。

(一)母乳喂养

母乳是婴儿最理想的天然营养品,对婴儿的健康生长发育有不可替代作用。一个健康的母亲可提供足月儿正常生长到6个月所需要的营养素、能量、液体量。

1. 母乳的成分

(1)碳水化合物:母乳中90%的碳水化合物为乙型乳糖。乙型乳糖可促进双歧菌和乳酸杆菌的生长,抑制大肠杆菌繁殖,预防肠道内有害物质的生长,使婴儿很少发生腹泻。另外,乙型乳糖还有利于小儿脑的发育。

(2)蛋白质:由白蛋白和酪蛋白组成,两者的比例为4:1,优于牛乳。母乳中的白蛋白为乳清蛋白,在婴儿胃内形成细小柔软的凝块,有利于消化。母乳蛋白中富含必需氨基酸,能促进婴儿神经系统和视网膜的发育。

(3)脂肪:母乳中脂肪颗粒小,对胃肠道的刺激小;母乳含不饱和脂肪酸较多,初乳中更高,有利于脑发育;母乳的脂肪酶使脂肪颗粒易于消化吸收。

(4)维生素:母乳中维生素D含量较低,母乳喂养的婴儿应补充维生素D,并鼓励家长让婴儿尽量多参与户外活动,促进维生素D皮肤的光照合成;母乳中维生素K含量亦较低,乳母应合理膳食,除了多吃蔬菜、水果以外,还应适当补充维生素K,以提高乳汁中维生素K的含量。

(5)矿物质:母乳中矿物质的含量较低,适宜婴儿不成熟的肾发育水平。母乳矿物质易被婴儿吸收,如母乳中钙、磷比为2:1,比例适当,钙的吸收好;母乳中锌利用率高,铁吸收率(49%)高于牛奶(4%)。

(6)免疫因子:母乳(尤其是初乳)中含有较多的免疫因子,尤其是SIgA、乳铁蛋白、双歧因子、巨噬细胞等。

2.不同时期的母乳成分变化　孕后期与产后4～5日内的乳汁称为初乳;5～14日为过渡乳;14日以后的乳汁为成熟乳;产后10个月以后的乳汁为晚乳。初乳量少,淡黄色,碱性,每日量约15～45mL;初乳含脂肪较少而蛋白质较多(主要为免疫球蛋白),维生素A、牛磺酸和矿物质的含量颇丰富,并含有初乳小球(充满脂肪颗粒的巨噬细胞及其他免疫活性细胞),对新生儿的生长发育和抗感染能力十分重要。随哺乳时间的延长,蛋白质与矿物质含量逐渐减少。过渡乳量增多,脂肪含量逐渐增高,蛋白质及矿物质逐渐减少。成熟乳量达高峰,而且随小儿的生长发育而增加,泌乳总量每天可达700～1000mL,质较稳定,但所含蛋白质更少。晚乳总量和营养成分均少,营养价值下降,不能满足小儿生长发育的需要。

每次哺乳过程中乳汁的成分亦在发生变化。开始时分泌的乳汁含脂肪低而蛋白质高,以后乳汁中脂肪含量逐渐增加而蛋白质含量逐渐降低,哺乳结束前的乳汁中脂肪的含量最高。

3.母乳喂养的优点

(1)营养丰富、易于消化吸收:母乳中含有一定量的机体消化功能、脑发育和生长发育所必需的脂肪酸、乳糖、水和氨基酸等。

(2)增进婴儿免疫力:母乳中含有丰富的免疫成分,如初乳中的SIgA可保护呼吸道及消化道,能有效抵抗病原微生物的侵袭、减少过敏反应;初乳中的乳铁蛋白是重要的非特异性防御因子,可通过夺走大肠杆菌、多数厌氧菌及白色念珠菌赖以生存的铁,抑制它们的生长;双歧因子能促进双歧杆菌的生长,对大肠杆菌起抑制作用,因此,母乳喂养的婴儿较少发生腹泻;巨噬细胞既有抗白色念珠菌和大肠杆菌的能力,还能合成补体、溶菌酶等。

(3)喂哺简便、经济:母乳的温度适宜、不需准备、方便、新鲜、避免污染变质、省时、省力、经济。

(4)增加母婴情感交流:在哺乳过程中,母婴直接接触,通过目光接触、拥抱、语言可增进母子感情,使婴儿获得安全感,有利于婴儿心理和社会适应性的发育。

(5)对乳母有益:母亲产后即哺乳,可刺激催乳素分泌,有助于子宫收缩,加快子宫早日复原;哺乳可推迟月经复潮,抑制排卵,有利于计划生育;同时,哺乳母亲乳腺癌和卵巢癌的发病率降低。

4. 母乳喂养的护理　建立良好的母乳喂养有三个条件，一是孕母能分泌充足的乳汁；二是哺乳时出现有效的射乳反射；三是婴儿有力的吸吮。世界卫生组织（WHO）和我国卫生部制定的《婴幼儿喂养策略》建议出生6个月内完全接受母乳喂养。

(1) 鼓励母乳喂养：宣传母乳喂养的优点，排除各种干扰因素，从妊娠期开始，不断强化孕妇产后哺乳的信心。

(2) 促进乳母健康：保证乳母每日充分、合理地补充能量和营养物质，活动适量，睡眠充足，精神愉快，生活有规律。

(3) 尽早开奶、按需哺乳：吸吮对乳头的刺激可反射性地促进泌乳。应尽早开奶（产后15分钟～2小时内）。尽早开奶可减轻婴儿生理性黄疸、生理性体重下降及低血糖的发生。对0～2个月的小婴儿每日多次、按需哺乳，使吸吮有力，乳头得到多次刺激，乳汁分泌增加。

(4) 哺喂方法：哺乳前先给婴儿更换清洁尿布，母亲用温水毛巾（忌用肥皂或酒精之类）清洁乳头、乳晕。哺乳时可采取不同姿势（见图2-17），一般乳母宜采取坐位，哺乳一侧的脚垫高（可置一只板凳于脚下），一手抱婴儿于怀中，使其头、肩部枕于乳母哺乳侧肘弯部，另一手拇指和其余四指分别放在乳房上、下方，用手掌托住乳房，使整个乳头和大部分乳晕置入婴儿口中而不堵鼻。仔细观察小儿吸吮及吞咽情况，若乳汁流出过急，婴儿有呛、溢乳时，可采取食、中指轻夹乳晕两旁的"剪刀式"哺乳姿势。两侧乳房先后交替进行哺乳，每次尽量使一侧乳房排空后再换另一侧，下次哺乳时则先从未排空的一侧开始。哺乳结束时，用食指向下轻按婴儿下颌退出乳头，避免在口腔负压情况下拉出乳头，导致乳头损伤；哺喂后可再挤出少许乳汁涂在乳头及乳晕上，利用乳汁富含蛋白质和抑菌的作用使表皮修复。将婴儿轻轻竖直抱起，头靠在母亲肩上或抱在膝上，轻轻拍背（见图2-18），排出咽下的空气后右侧卧位放于床上，以防溢乳。

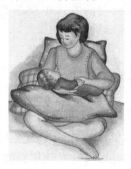 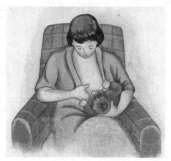 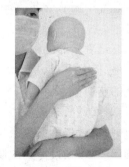

图2-17　哺乳时的姿势　　　　　　　　　　图2-18　拍背

(5) 不应限制喂养的时间，应让婴儿吃饱，除非母亲感到乳头有疼痛。用拍足、捏、拧或摇的方式叫醒熟睡中的孩子来喂奶，是不可取的。每次哺乳时听到婴儿的咽乳声，哺喂后婴儿能安静入睡，每天大便、小便的次数和性状正常，体重按正常速度增加（婴儿生后最初2个月每周测体重1次，以后逐渐延长至每2周、每1个月1次），表示奶量足够。

(6) 指导母亲做好乳头保健：孕母在妊娠后期每日用清水擦洗乳头；乳头内陷者用两手拇指从不同的角度按捺乳头两侧并向周围牵拉，每日1至数次；哺乳后可挤出少许乳汁均匀地涂在乳头上。这些方法可防止因出现乳头皲裂或乳头内陷而中止哺乳。如出现乳头皲裂,用温水洗净并暴露,干燥后涂少许羊毛脂;如发生急性乳腺炎,患侧暂不哺乳,用吸乳器将乳汁排空,并积极治疗。

(7)指导断奶:随着婴儿的生长,母乳已不能完全满足婴儿需要,从4～5个月开始应逐渐添加辅助食品。8个月后逐渐减少哺乳次数直至断奶,一般于生后10～12个月内完全断奶,在炎热夏季或婴儿患病时不宜断奶,可延至秋凉时进行,以免发生腹泻等消化紊乱,但最迟不宜超过1岁半。

5.不宜哺乳的情况　凡是母亲感染HIV、患有严重疾病(如慢性肾炎、糖尿病、恶性肿瘤、精神病、癫痫或心功能不全等)应停止哺乳。乳母患急性传染病时,可将乳汁挤出,经消毒后哺喂。乙型肝炎的母婴传播主要发生在临产或分娩时,是通过胎盘或血液传递的,因此乙型肝炎病毒携带者并非哺乳的禁忌证。母亲感染结核病,但无临床症状时可继续哺乳。

(二)人工喂养

人工喂养是指由于各种原因母亲不能哺喂婴儿,完全以其他乳制品(如牛乳、羊乳等)或代乳品进行喂哺的方法。

1.常用乳类及代乳品

(1)鲜牛乳:牛乳中含蛋白质量较人乳高,但以酪蛋白为主(占总蛋白量的80%)。酪蛋白遇胃酸后容易凝结成坚韧的乳块,不易消化;脂肪含量与人乳相似,但所含的不饱和脂肪酸较人乳少,仅为2%,脂肪球大且不易消化;矿物质含量比人乳多3～3.5倍,增加婴儿肾脏的溶质负荷,对婴儿肾脏有潜在的损害;乳糖含量较少,其中主要为甲型乳糖,易于大肠杆菌生长;缺乏各种免疫因子,故牛乳喂养的婴儿患感染性疾病的机会较多。

鲜牛乳不能直接用来喂养婴儿,必须经稀释、煮沸、加糖三个步骤进行加工。

稀释:根据婴儿月龄给予不同程度的稀释,使酪蛋白、矿物质的含量降低,减轻婴儿消化道、肾负荷。生后不满两周者可用2:1乳(2份牛乳加1份水)。以后随日龄增长,婴儿消化能力的不断增加,逐渐增至3:1或4:1(3或4份牛乳加1份水),至1～2个月后不必稀释。

煮沸:经过煮沸3～4分钟的牛乳既达到灭菌目的,又使其中的蛋白质变性,在胃中凝块变小。除煮沸方法外,还可用巴氏消毒法(将乳汁加热至65℃～68℃并持续30分钟),对乳质的破坏较少。家庭中可采用水浴法,将牛乳置于乳瓶中隔水蒸,煮沸不超过5分钟后立即冷却。

加糖:婴儿食用全牛乳应加糖。这不是为增加牛乳甜味,或增加能量(因牛乳与母乳能量相近),而是改变牛乳中宏量营养素的比例,利于吸收,软化大便。一般每100mL牛奶中可加蔗糖5～8g,称之为5%～8%糖牛乳。加糖过多或过少均不利于婴儿营养。

婴儿乳量计算:以每日所需总能量和总液量计算。婴儿每日所需总能量110kcal/kg(460kJ/kg),需水量150mL/kg。

例如:4个月时体重为6kg的婴儿:

每日需要总能量:110kcal/kg×6kg=660kcal

每100mL牛乳中所含能量:66kcal(其中蛋白质4kcal/g×3.5g,脂肪9.3 kcal/g×3.7g,

碳水化合物4 kcal/g×4.6g)。

100mL 牛乳加 5g 糖(5%糖牛乳)后共得能量:66kcal＋4kcal/g×5g＝86kcal。

每日需 5%糖牛乳量(X)为:100:86＝X:660,得

$$X=100\times 660/86=767mL(约750mL左右)$$

每日需水量:150mL/kg×6kg＝900mL

除牛乳外需水量:900－750＝150mL

将全日牛乳及水量平均分次哺喂。

(2)配方奶粉:配方奶粉是以母乳为标准,对牛奶进行全面改造,使其最大限度地接近母乳。如调整清蛋白与酪蛋白的比例,补充适量的维生素与矿物质,脱去鲜牛乳的部分盐分,加入脱盐乳清蛋白,加上适当的植物油代替牛乳脂肪,强化婴儿生长时所需要的微量营养素如核苷酸、维生素 A、D、β 胡萝卜素和微量元素铁、锌等。在不能进行母乳喂养时,配方奶粉是首选的乳制品。使用时按年龄选用。

(3)蒸发乳:鲜牛乳经蒸发浓缩至一半容量而制成。使用时加一倍水即成全脂牛乳。蒸发乳在加工过程中,蛋白质、脂肪变得易于消化吸收,适用于新生儿、体弱儿,特别是低出生体重儿。

(4)羊乳:成分与牛乳接近,营养价值相仿,乳白蛋白的含量高于牛乳,酪蛋白的含量低于牛乳,乳凝块较细、软,脂肪颗粒较小,与人乳相似,易于吸收。但羊乳中叶酸含量很少,维生素 B_{12} 也少,长期喂哺羊乳易致巨幼红细胞性贫血,所以使用时需另外补充叶酸或维生素 B_{12}。

(5)豆奶:以大豆为基础的配方奶,可用于对牛奶蛋白过敏或乳糖不耐受的婴儿。

2.奶粉的调配方法　合理的奶粉调配在保证婴儿营养摄入中至关重要,在调配奶粉时,按以下程序进行。

(1)每次调配奶粉前要洗净双手。

(2)将沸腾后冷却至 50℃左右的温开水倒入消毒过的奶瓶中,注入所需的量。水温过高,会使奶粉中的乳清蛋白产生凝块,影响消化吸收。另外,某些对热不稳定的维生素将被破坏,奶粉中的免疫活性物质也会被破坏。

(3)调配的奶粉量及水量必须按奶粉标签上的比例冲泡,一般市售配方奶粉配有统一规格的专用奶匙,用专用奶匙以平匙量出所需的量,倒入奶瓶中。如盛 4.4g 奶粉的专用奶勺,一勺奶粉宜加入 30mL 温开水;盛 8.8g 奶粉的专用奶勺,一勺宜加入 60mL 温开水(重量比均为 1:7)。奶粉过浓会加重婴儿肾脏负担,并可能引起便秘、消化不良、失水等;过稀则会导致营养不足,影响婴儿的体格发育。

(4)盖上瓶盖,轻轻摇晃瓶身,使奶粉充分溶解,奶的浓度均匀。

在奶粉调配过程中的注意点有:①在配奶前奶瓶、奶嘴应彻底清洗或消毒;②奶嘴的软硬度与奶嘴孔的大小应适宜;③调配的奶量应是婴儿需求的量,多余的奶液不要留至下次;④冲调好的奶粉不能再煮沸,以免蛋白质、维生素等营养物质的结构发生变化,失去原有的营养价值;⑤奶液应现配现用,配好的奶液在常温下存放不能超过 2 小时,以免细菌繁殖。

3.人工喂养的喂哺方法　喂哺前,先给婴儿更换清洁尿布。测试牛奶的温度,奶温应与体温相似,可将奶液滴于手腕内侧(见图 2-19)或将奶瓶贴于面部,以不感到烫为宜。喂哺时应将婴儿抱起,斜卧于喂食者怀中(见图 2-20)。持奶瓶使之斜位,使奶嘴及奶瓶的前半部充

满乳汁,以免婴儿吸入过多空气。将乳头放于婴儿舌上。每次喂哺时间持续 5~25 分钟,任何情况下不应勉强婴儿进食过多。喂哺完毕竖抱婴儿,轻轻拍其后背,促使其将吞咽的空气排出,再将婴儿置于右侧卧位以防止吐奶。一般牛乳喂养以 3~4 小时一次为宜,每日 6~7 次,随月龄增长而增加牛乳量,减少喂哺次数,但婴儿食量存在个体差异。条件许可时,母亲尽量自己进行人工喂哺,增加母亲与婴儿接触和交流的机会,促进婴儿身心发展。

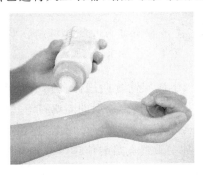
图 2-19　测试乳温

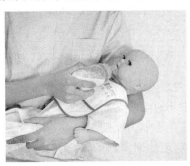
图 2-20　人工喂养姿势

(三)混合喂养

母乳不足或其他原因不能全部用母乳喂养,需用牛、羊乳或其他代乳品进行补充或替代的方法称为混合喂养,可以分为补授法和代授法两种。

1. 补授法　是补充母乳量不足的方法。每次先哺母乳,将两侧乳房吸空后,再根据婴儿需要适当补充乳品或其他代乳品。适宜 4 个月以内的婴儿。此法定时吸空乳房,不减少母乳哺喂次数,有利于刺激母乳分泌。多在母乳分泌量确实不足且无法改善、婴儿体重增加不满意以及某些情况不能完全母乳喂养时使用。

2. 代授法　母亲乳汁足够,但因特殊原因不能完全承担哺喂,不得不实行部分母乳喂养时,用代乳品 1 次或数次代替母乳的方法。母乳喂养婴儿 4~6 个月时,采用此法可以逐渐中断母乳。此方法有利于母亲工作或休息,却不利于乳汁分泌,故每日母乳喂哺的次数不宜少于 3 次,否则母乳分泌有可能迅速减少。

(四)婴儿的辅食添加

随着婴儿生长发育的逐渐成熟,婴儿饮食需要由出生时的纯乳类向固体食物转换即进入换乳期。换乳期的泥状食物是人类生态学发展中不可逾越的食物形态,它不仅提供营养素,对儿童功能发育和能力获得具有重要促进作用。换乳期添加的食品称为婴儿辅助食品,简称辅食,又称换乳食物或断乳食物。

1. 辅食添加的目的

(1)补充营养素:随着年龄的增长,小儿对营养的需求不断增加,母乳中所含的铁、维生素等均不能满足小儿生长发育的需要,需另外补充。如出生 2~4 周后的小儿,添加鱼肝油滴剂;出生后 4 个月的小儿,添加富含铁质食物。因此,应逐渐改善食物的质和量。其中对 6

个月以上的小儿,应逐渐增加固体食物提供能量的比例。

案例问题解答:

如何指导其家长合理添加辅食?

对本章案例中 4 个月婴儿,可开始添加辅食,最先添加的是含强化铁的米粉,一方面可以补充铁,预防缺铁性贫血,另一方面由于米粉不会引起婴儿过敏。添加时遵循从少到多的原则。等孩子适应 3—5 天后,可开始添加蛋黄、果泥等。

(2)为断乳做准备:改变食物的性质,食物从流质、半流质饮食向固体食物的转换,有利于训练小儿的咀嚼功能,并使小儿对各种食物的味道逐渐适应,为以后的断奶打下基础。

2.辅食添加的原则 根据小儿营养需要及消化能力,辅食添加应循序渐进,由少到多,由稀到稠,由细到粗,由一种到多种,患病期可暂停添加。天气炎热时应谨慎添加新食品,避免引起婴儿消化不良。

3.辅食添加的顺序(见表 2-3)

表 2-3 辅食添加顺序

月龄	食物性状	种类	供给的营养素
1~3 个月	流质	新鲜水果汁、菜汤、鱼肝油	维生素 A、B、C、D 和铁、钙、磷等
4~6 个月	泥状食物	含铁配方米粉、配方奶、菜泥、水果泥、蛋黄、鱼泥、豆腐	铁、动物和植物蛋白质
7~9 个月	末状食物	稀(软)饭、烂面、菜末、蛋、鱼泥、豆腐、肉末、肝泥、水果	补充能量、动物蛋白质、铁、锌、维生素
10~12 个月	碎食物	软饭、烂面、碎肉、碎菜、蛋、鱼肉、豆制品、水果	补充能量、维生素、蛋白质、矿物质、纤维素

4.辅食添加的注意事项

(1)勿将食物放入奶瓶中。

(2)首先添加的是含强化铁的米粉。

(3)不以成人食物代替婴儿辅食,添加的辅食需单独制作。

(4)每一种新增加的辅食,口味应清淡。一般同种辅食的适应期是 5~7 天,同时观察可能的过敏反应。

(5)婴儿如有食物过敏的家族史,应推迟添加牛奶、鸡蛋和柑橘类水果,这些食物容易引起儿童过敏。

(6)避免一些可能导致窒息的食物,如糖果、果仁、果冻、有籽的西瓜等,每次进食均有人在旁监督。

(7)禁止小儿边玩边吃、躺着吃东西或在移动的车内吃东西。

附：辅助食物的制作

1. 橘子汁　含丰富维生素C，适于1个月以上的婴儿食用。

原料：橘子1个，温开水适量。

制作方法：将橘子洗净，切成两半。取一半橘子，切面朝下，套在旋转式果汁器上，一边旋转一边向下挤压，取出流入果汁器下面的容器中的橘子汁，加适量温开水即可给婴儿饮用。

2. 苹果泥　含有丰富的矿物质和多种维生素，适于4～6个月婴儿食用。

原料：苹果1个，凉开水适量。

制作方法：将苹果洗净去皮，用刮具或匙慢慢刮成泥状，或者将苹果洗净去皮，切成黄豆大小，加入适量凉开水，蒸20～30分钟，待稍凉后即可喂食。

3. 土豆泥　富有营养，适于4～5个月的婴儿食用。

原料：土豆50g，精盐少许，开水少量。

制作方法：将土豆去皮，切成小块蒸熟，加少许盐，用勺压烂成泥，加少量开水调匀即可食用。

4. 蛋黄粥　含铁和多种维生素，适于4个月以上婴儿食用。

原料：大米2小匙、水120mL、蛋黄1/4个。

制作方法：将米洗干净加适量水，泡1～2小时，用微火煮40～50分钟，再把蛋黄研碎后加入粥锅内煮10分钟左右。

5. 菜泥　含有丰富的矿物质和多种维生素，适于4～6个月婴儿食用

原料：绿色蔬菜、胡萝卜、马铃薯、豌豆各少许。

制作方法：将绿色蔬菜洗净切碎，加少许盐及水，加盖煮熟，或加在蛋液内、粥里煮熟；胡萝卜、马铃薯、豌豆等洗净后，用少量的水煮熟，用汤匙刮取或压碎成泥，混在粥里喂食。

6. 猪肝瘦肉泥

原料：猪肝和瘦猪肉，姜汁适量。

制作方法：将猪肝和瘦猪肉洗净、去筋，放在砧板上，用不锈钢汤匙按同一方向以均衡力量刮，制成肝泥、肉泥，然后将肝泥和肉泥放入碗内，加入少许冷水、料酒、姜汁和盐搅匀，蒸熟即可食用。

三、幼儿膳食安排

(一) 幼儿进食特点

1. 生长速度减慢　1岁后儿童生长逐渐平稳，因此，幼儿进食相对稳定，与婴儿期旺盛的食欲相比略有下降。

2. 心理行为影响　幼儿神经心理发育迅速，对周围世界充满好奇心，表现出探索性行为，进食时也表现出强烈的自我进食欲望。成人如忽略了儿童的要求，仍按小婴儿的方法抚养，儿童可能表示出不合作与违拗心理；而且儿童注意力易被分散，儿童进食时玩玩具、看电视等做法都会降低对食物的注意力，进食量下降。应允许儿童参与进食，满足其自我进食欲

望,培养独立进食能力。

3.家庭成员的影响 家庭成员进食的行为和对食物的反应可作为小儿的榜样。由于学习与社会的作用,小儿的进食过程形成了以后接受食物的类型。若小儿进食是在积极的社会情况下(如奖励,或与愉快的社会行为有关),小儿对食物的偏爱会增加;相反,强迫进食可使小儿不喜欢有营养的食物。

4.进食技能发育状况 幼儿的进食技能发育状况与婴儿期的训练有关,错过训练吞咽、咀嚼的关键期,长期进食过细,幼儿期会表现不愿吃固体食物,或"包在嘴中不吞"。

5.食欲波动 幼儿可能一日早餐吃很多,次日早餐什么也没吃;一天中吃少量早餐,可能会吃较多的中餐和较少的晚餐。变化的进食行为提示幼儿有调节进食的能力。

(二)幼儿膳食安排

幼儿膳食以肉类、乳类、蔬菜水果、谷类、豆类及其制品五大基本食物为主。蛋白质每日40g左右,其中优质蛋白占1/3~1/2。蛋白质、脂肪和糖类产能之比为(10%~15%):(30%~35%):(50%~60%)。膳食安排须合理,三餐二点为宜。培养幼儿良好的进餐习惯和独立进食的能力,定时进餐、不挑食、不吃零食。频繁进食、夜间进食、过多饮水均会影响小儿的食欲。

四、学龄前小儿膳食

学龄前小儿已开始主动参与到家庭活动中,其饮食与成人逐渐接近,所有的营养素来自各类食物,如谷类、水果、蔬菜、蛋白质和乳类。在膳食安排中应做到粗、细粮交替,荤、素食搭配,食品制作中避免坚硬、油炸、辛辣食品,以保证小儿正常的生长发育需要。食谱要经常更换,以促进小儿食欲。培养小儿良好的饮食习惯,注意避免挑食、偏食和多吃零食。

五、学龄儿童膳食

学龄儿童生长发育较平稳,食物种类同成人一致,应有足够蛋白质供给,尤其是动物蛋白,以增强理解力和记忆力,还要有足够的能量、蔬菜及水果供给,但仍可能会存在铁、钙、维生素D供给不足的情况,因此要注重这方面营养的补充。学龄期小儿早餐要保证高营养价值,以满足上午学习集中、脑力消耗多及体力活动量大的需求,提倡课间加餐。

六、青春期少年膳食

青少年体格发育进入第二高峰时期,对各种营养素及总能量的需求量增加,但每个人对营养的需求是不同的。青少年的饮食特点与其他年龄段的儿童有些不同,例如挑食、喜欢小吃、节食、过多的快餐消费等。这些行为与青春期生长发育阶段所表现的特征相符,如注重形体的变化、希望体现自身的独立、寻求自身的特性等。了解青少年的这些特征有助于他们合理饮食。在这个时期,钙、铁等营养素缺乏较常见,应充分摄入钙、铁、锌。

第四节 儿童保健

儿童保健的主要任务是研究儿童各年龄期生长发育的规律及其影响因素,以通过有效措施,趋利避害,保障儿童健康成长。

一、各年龄期儿童保健重点

(一)胎儿期保健

胎儿的发育与孕母的身体健康、心理健康、营养状况和生活环境等密切相关,因此胎儿期保健主要通过对孕母的保健来实现。

1. 预防遗传性疾病与先天畸形 大力提倡和普及婚前遗传咨询,禁止近亲结婚;孕妇早期应预防弓形虫、风疹病毒、巨细胞病毒及单纯疱疹病毒的感染,以免造成胎儿畸形及宫内发育不良;孕母患病应在医生指导下谨慎用药;避免放射线照射和接触铅、苯、汞、有机磷农药等化学毒物,禁烟禁酒等;对高危产妇应加强观察,一旦出现异常情况,应及时就诊,预防早产。

2. 保证充足营养 胎儿的营养物质完全依靠孕母供给,如果孕母出现营养不良,胎儿的生长发育就会受到影响。妊娠后期,胎儿生长发育迅速,应加强铁、锌、钙、维生素D等重要营养素的补充,但也应防止营养摄入过多而导致胎儿体重过重,影响分娩和成年期的健康。

3. 给予孕母良好的生活环境 孕母应注意生活规律,保持心情愉快,注意劳逸结合,减轻精神负担和心理压力。

4. 预防产伤和产时感染 帮助孕母选择正确的分娩方式,权衡各种助产方式的利弊,合理使用器械助产。凡有胎膜早破、羊水污染、宫内窒息、胎粪吸入、脐带脱垂以及产程延长及难产等情况,胎儿感染的机会明显增加,可预防性使用抗生素,以避免感染的发生。

(二)新生儿期保健

新生儿期是适应宫外环境的过渡时期,特别是生后1周内的新生儿的发病率和死亡率极高,婴儿死亡中约2/3是新生儿,<1周的新生儿占新生儿死亡数的70%左右。故新生儿保健是儿童保健的重点,而生后1周内新生儿的保健是重中之重。

1. 出生时的护理 新生儿娩出后应迅速清理口、鼻腔内黏液,保持呼吸道通畅;严格消毒、结扎脐带;记录出生时的Apgar评分、生命体征、体重与身长;产房温度应保持在25~28℃,娩出后擦干全身皮肤,用柔软的包被包裹,预防新生儿寒冷损伤综合征;提倡母婴同室,尽早母乳喂养;对早产儿、低出生体重儿、宫内感染及产时异常等高危儿送入新生儿重症监护室。新生儿出院前应根据要求进行先天性遗传代谢病筛查(目前开展的有先天性甲状腺功能低下和苯丙酮尿症)和听力筛查。

2. 新生儿居家保健 新生儿的家庭访视是新生儿期保健工作的重要形式之一,家庭访视的内容包括:了解新生儿出生情况;家庭生活情况;预防接种情况;喂养与护理指导;体格检查,重点应注意有无产伤、黄疸、畸形、皮肤与脐部感染等;咨询及指导。每次访视时重点不同,应根据新生儿及其家庭情况进行有针对性的保健指导。

适宜条件下,冬季室内温度应保持在20~22℃,相对湿度保持在55%~65%,并根据季节和气温变化增减新生儿的衣被,保持其体温正常恒定。提倡母乳喂养,指导母亲采用正确的哺乳方法;无法进行母乳喂养的,应指导家长采用科学的人工喂养方法。新生儿皮肤娇嫩,新陈代谢旺盛,应每日沐浴。注意脐部护理,确保脐部清洁干燥。及时更换尿布,大便后应用温水清洗臀部,肛周涂少许植物油以防红臀。接种卡介苗和乙型肝炎疫苗。出生后2周起应口服维生素D,预防佝偻病。父母应多与婴儿交流,抚摸有利于早期的情感培养。应尽量避免其与过多的陌生人接触。

(三)婴儿期保健

1.合理喂养 母乳是婴儿前6个月最合适的食物,应提倡纯母乳喂养至4~6个月,部分母乳喂养或人工喂养婴儿则应选择强化铁元素的婴儿配方奶粉。4~6个月后开始添加辅助食品,循序渐进。根据具体情况指导断奶。断奶应采用渐进的方式,以春、秋季节较为适宜。

喂养的同时应注意训练婴儿的进食能力,培养良好的进食习惯。例如,添加辅食后即训练婴儿用勺进食;7~8个月后学习用杯喝奶和水,以促进咀嚼、吞咽及口腔协调动作的发育;9~10个月的婴儿开始有主动进食的要求,可先训练其自己抓取食物的能力。尽早让婴儿学习自己用勺进食,促进眼、手协调动作,并有益于手部肌肉发育,同时也使小儿的独立性、自主性得到发展。

2.睡眠和活动 婴儿的睡眠习惯有个体差异,活跃型婴儿通常睡眠比安静型婴儿少。6个月内每日需睡眠15~20小时,1岁左右每日需睡眠15~16小时。养成单独入睡的习惯。保证小儿睡眠时间,入睡前避免逗乐,以免过度兴奋影响睡眠。侧卧是最安全和舒适的方式,但应两侧轮流,以免头部变形。

家长应为婴儿做主被动操。为1~6个月婴儿进行必要的肢体被动运动,为6~12个月的婴儿每日进行大动作(如爬、扶、站、走等)和精细动作(如取物)的训练。同时,每日户外活动至少1小时,呼吸新鲜空气和接触阳光,预防佝偻病。

3.牙齿护理 4~10个月婴儿乳牙开始萌出,每天用湿润的纱布擦洗牙齿和牙龈。当大部分牙齿长出来后可试用小的软毛牙刷,先不用牙膏,用水代替,防止婴儿吞咽牙膏。出牙时会有咬东西、流涎甚至出现烦躁不安、拒食等表现,可提供咀嚼饼干,使其感到舒适。教育家长在晚上不要让婴儿含着奶头入睡,因为奶汁中的糖分容易导致龋齿。

4.生活护理 应养成每日早晚给婴儿擦洗的习惯,有条件者应每日沐浴。在沐浴后进行婴儿抚触。婴儿衣服应简单、宽松,以利四肢活动。衣服上不应设有纽扣,防止误吸造成意外伤害。尿布、被褥最好为浅色、柔软、吸水透气性好的棉布。兜尿布时要保证大腿和髋关节能自由活动。

5.促进感知觉发展 婴儿期是感知觉发展的快速时期。对3个月内的婴儿,可以在婴儿床上悬吊颜色鲜艳、能发声及转动的玩具,逗引婴儿注意,每天定时播放悦耳的音乐,家人经常面对婴儿说话、唱歌。对3~6个月婴儿可选择各种颜色、形状、发声的玩具,逗引婴儿看、摸和听。注意培养婴儿分辨声调大小和好坏的能力,用温柔的声音表示赞许、鼓励,用严厉的声音表示禁止、批评。对6～12个月的婴儿应培养其稍长时间的注意力,引导其观察周围事物,促使其逐渐认识和熟悉常见的事物,以询问方式让其看、指、找、摸,从而使其视觉、听觉与心理活动紧密联系起来。

6.防止意外　意外是导致婴儿死亡的主要原因。婴儿常见的意外事故包括异物吸入、窒息、烫伤、跌落、中毒等。婴儿窒息的原因有包被过严、各种绳带绕颈等。应把婴儿放在安全的地方,防止跌落;远离火源、电源、热源、远离药品。

7.预防疾病,促进健康　婴儿的抵抗力差,对传染性疾病普遍易感,应按时进行计划免疫,完成预防接种的基础免疫。定期进行健康检查和生长发育监测,以尽早识别有关的健康问题,婴儿在生后第1年内定期检查4～5次。

(四)幼儿期保健

1.合理安排膳食　幼儿期小儿的生长速度减慢,其能量需求也有所下降,大部分小儿约在18个月时都会出现营养需求下降,食欲下降,称为生理性食欲减退。幼儿变得挑食,讲究就餐的仪式,并有较强的口味偏好。保健人员应帮助家长了解小儿进食的特点,指导家长掌握合理的喂养方法和技巧。各种营养素要全面均衡,烹饪上要做到细软、易于消化吸收,但同时还要注意食物的色香味。每日4餐为宜,即早、中、午后点心、晚餐。鼓励孩子自己进食,给孩子喜欢的食具以增进食欲。成人要树立榜样,不挑食、不偏食、不吃零食,注意就餐礼仪,进餐时不玩耍,不要在吃饭时惩罚、责骂小儿。

2.睡眠和活动　保证小儿睡眠时间,每日12～14小时。睡前可以陪伴,读童话书,或者让其抱玩具入睡,但不要给孩子阅读让孩子紧张的故事书或者玩激烈的游戏。玩具可促进动作的发展,根据不同的年龄选择合适的玩具。幼儿玩玩具时,成人可从旁引导或帮助幼儿玩耍,鼓励幼儿独自活动,以发展其动作的协调性。

3.牙齿健康　幼儿后期乳牙已出齐,早期可用软布清洁牙齿,之后可改用软毛牙刷,3岁后可在父母帮助下刷牙,早晚各一次。幼儿饮食对牙齿健康很重要,因为龋齿的形成与糖类发酵有直接关系。指导幼儿少吃甜食,避免喝完牛奶、果汁后立刻入睡,以防龋齿。

4.大小便的训练　幼儿期间的重要任务之一是大小便的训练。18～24个月时,小儿能够自主控制肛门和尿道括约肌,而认知的发展让他们能够知道该在什么地方排泄。大便训练较小便训练为快。训练大小便有一些技巧,如选择合适的坐便器,小儿穿着应易脱卸或穿开裆裤,并让他们观察他人的大小便行为。训练大小便时家长要以鼓励安慰为主,不要叱责小儿。

5.培养良好的生活习惯　鼓励小儿自己进食、洗手;鼓励3岁左右的小儿自己穿脱衣服、系鞋带;注意品德教育,要诚实友爱,学会与他人分享。对小儿的努力成功时要鼓励,失败时要有耐心。要平等对待小孩,不溺爱不苛责,对于违拗、发脾气等情况,应针对原因采取有效措施。此期小儿模仿力强,成人要做好榜样。

6.促进语言的发展　幼儿时期是语言发育的关键时期,幼儿喜欢问问题、唱简单的歌谣、翻看故事书或看动画片等。成人应满足其欲望,经常与其交谈,鼓励其多说话,通过游戏、讲故事、唱歌等促进幼儿语言发育,并借助于动画片等电视节目扩大其词汇量,纠正其发音。

7.防止意外和疾病　幼儿玩耍时家长要监督,远离火源、电源、热源,远离药品。门窗、阳台、床都要牢固且有栏杆,防止小儿跌落。继续预防接种,定期进行生长发育监测和健康检查,每3~6个月健康检查1次,每年测定1次血红蛋白及尿常规,加强听力、牙齿的检查。

(五)学龄前期保健

1.合理膳食　保证充足营养,供应平衡膳食,食物多样化,粗细荤素搭配合理。要讲究色、香、味、形,以引起孩子对食物的兴趣,切忌食物品种单调,每餐雷同。学龄前儿童喜欢参与食品制作和餐桌的布置,家长可利用此机会进行营养知识、食品卫生知识的健康教育。

2.学前教育　学龄前期儿童智力发展快、独立活动范围大,是性格形成的关键时期。因此,加强学龄前教育较重要,应注意培养其学习习惯、想象与思维能力,并使之具有良好的心理素质。通过讲故事、做游戏、绘画、欣赏音乐、郊游等方法,培养小儿的学习能力、分辨是非能力、品格毅力等,发展儿童的好奇心和求知欲,学习遵守纪律、团结友爱、热爱劳动的品质,为入小学打好基础。成人应有意识地引导小儿进行较复杂的智力游戏,增强其思维能力和动手能力。

3.培养自理能力　学龄前儿童已有部分自理能力如进食、洗脸、刷牙、穿衣、如厕等,但动作缓慢不协调,常需要他人的帮助,可能要花费成人更多的时间和精力,但此时仍应鼓励小儿自理。

4.防止意外和疾病　学龄前期儿童喜欢在街上追逐打闹而不注意车辆,喜欢模仿成人,如骑车、玩球,意外事故发生率比较高。应开展安全教育,预防溺水、外伤、误服药物以及食物中毒等。每年应进行1~2次体格检查,进行视力、龋齿、缺铁性贫血等常见病的筛查与矫治。

(六)学龄期保健

1.合理膳食　合理安排生活,供给充足营养。重视早餐和课间加餐,最好于上午课间补充营养食品以保证体格生长发育、减少疲劳。同时,要特别重视补充强化铁食品,以降低贫血发病率。

2.日常护理　生活基本自理,保证每日9~10小时的睡眠时间。培养每天早晚刷牙、饭后漱口的习惯,饭前便后洗手。每天需要户外活动和体格锻炼,如做操、参加团体游戏或比赛等。监督小儿正确清洁牙齿,限制含糖量高的零食摄入,定期口腔检查,预防龋齿。

3.培养正确姿势,预防近视　此期儿童求知欲强,是获取知识的最重要时期,该时期应提供适宜的学习条件,培养良好的学习习惯并加强素质教育。培养坐、立、看书读报的正确姿势,避免写字时弯腰、歪头、扭身,站立和行走时歪肩、驼背等,造成骨骼畸形。读书的地方要有充足的光线,课桌椅的高度应适合小儿的身高、坐高,书本和眼睛应保持33cm左右的距离,应尽量避免卧位看书,预防近视。

4.防止意外　学龄期儿童常发生的意外伤害有溺水、活动时的外伤、骨折、车祸等,必须学习交通规则和意外事故的防范知识,以减少意外的发生。

5.防治常见的心理行为问题　学龄儿童对学校不适应是比较常见的问题,表现为焦虑、恐惧或拒绝上学。其原因较多,例如不愿意与父母分离,上学时产生分离性焦虑;不喜欢学校的环境;害怕某位老师;与同伴关系紧张;或害怕考试等。家长首先要查明原因,采取相应措施。同时,需要学校和家长的相互配合,帮助小儿尽快适应学校生活。

(七)青春期保健

1.加强营养　青春期是体格发育的第二个高峰期,青少年食欲旺盛,需要充足的营养,但是他们容易受大众传媒的鼓动和同伴的影响,女孩还对摄入的饮食影响体重、脂肪增加存有疑虑,容易形成偏食的习惯,所以要指导青少年树立正确的饮食观念。

2.生理、心理教育　在青春期,生殖系统开始发育并且逐渐成熟,开始对身体的变化及异性产生好奇。另外,心理发育达到一个新的水平,但其身心发展处在一种非平衡状态,容易出现心理冲突和矛盾,如反抗性与依赖性、闭锁性与开放性、自满和自卑等。所以在青春期应结合生理卫生课,举办青春期卫生专题讲座;组织参观人体生理卫生与解剖图解教育;进行正确的性教育使青少年了解青春期特点及第二性征发育的规律等。

3.健康教育　保证充足的睡眠,满足其迅速生长的需求,每日睡眠不少于9个小时。加强少女经期的卫生指导,避免受凉、剧烈和重体力劳动,注意会阴部卫生。青春期男孩模仿成人吸烟、酗酒,甚至吸毒和滥用药物,应告知这些不良行为的危害,帮助他们培养良好的生活方式。

4.预防疾病和意外　由于内分泌调节不稳定,会出现痤疮、甲状腺肿、痛经等。男孩还容易出现由运动、打架斗殴所致损伤,应进行安全教育和法制教育。

5.防治常见的心理行为问题　青少年最常见的心理行为问题是由多种原因引起的出走、自杀及对自我形象不满等,其中自杀在女孩中较多见。家庭及社会应给予重视,并采取积极的措施解决此类问题。

二、体格锻炼

体格锻炼是指利用阳光、空气、水等自然条件,结合日常生活护理,以促进生长发育的一系列措施。儿童体格锻炼可采取多种形式,可根据儿童年龄、体质和环境等特点,选择合适的方式进行锻炼。

(一)体格锻炼方式

1.空气浴　空气浴是一种最简单易行的方法,不受季节和物质条件的限制。主要是利用气温和人体皮肤表面温度之间的差异形成刺激、气温越低,作用时间越长,刺激强度就越大。寒冷的空气可以使交感神经更趋活跃,促进新陈代谢,健壮呼吸器官和增强心脏活动。

(1)室内空气浴:可从2~3个月开始,先在室内进行,室温不低于20℃。开始时可穿衣,然后逐渐减少衣服,最后达到只穿短裤进行。时间以饭后1/2~1小时为宜,每日1~2次,每次持续时间由开始的2~3分钟逐渐增加至2~3小时(夏季)。从温暖的季节开始,露出小腿,第二天脱去长裤,只穿短裤。第三、第四天逐渐脱去上衣,直到上衣全部脱去仅穿短裤。整个过程在7~10天,适应后由室内的空气浴转为室外空气浴。

(2)室外空气浴:其步骤与室内空气浴相同。开始时,几分钟即可,随后逐渐延长到20~30分钟,最长可达2~3小时。冬季应停止室外空气浴,改在室内进行,利用开窗来掌握室温。

气温要求:对于3岁以下婴幼儿和体弱儿,要求气温不低于15℃;3~7岁时,可降低至14~12℃;学龄儿童,为12~10℃。儿童脱衣后,应先用干毛巾摩擦全身皮肤。结合活动性游戏,比单纯空气浴好。空气锻炼的作用比较温和,任何不同健康状况的儿童均可进行。

2.日光浴

(1)日光照射:人体可受太阳直射、散射及反射光的共同作用。对婴幼儿和体弱儿较为适合的是散射和反射光,应避免日光作用较强的直射。一般在实施日光锻炼之前,应进行一个阶段的空气锻炼,在5~7天。

(2)日光浴:1岁以上的儿童即可进行日光浴,小儿仅穿三角裤,头戴宽边帽子,或头部戴白色小帽,戴有色眼镜。

①时间:夏季可安排在上午8~9时,冬季可在上午10~12时。不宜空腹或饭后1小时内进行。

②气温:最高为30℃(阴凉处的气温),最低为24℃。日光照射时间原则上由短到长。让小儿睡在草地或小床上,先仰卧,后俯卧。第一次日光浴时间仰卧1分钟,然后俯卧1分钟;以后每隔2天增加仰、俯卧照射时间各1分钟。最后,婴儿及小幼儿可延长到10~15分钟,较大幼儿可延长到20~30分钟。日光浴后,最好做擦澡和淋浴。

3.水浴 利用身体表面与水的温差来锻炼身体。

(1)浸浴:适合于婴儿。用一个较大的盆盛水,水量以婴儿半卧位时锁骨以下全浸入水中为宜。室温20~21℃时,水温可达35℃,每次浸泡不超过5分钟。浸浴后,再以低1~2℃的水冲身,每天如此锻炼一次。对较大的婴儿,最初水温可达34~33℃,然后逐渐降低至30~28℃。

(2)擦浴:刺激作用较温和,操作方法也较简单,用于6个月以上的任何体质的小儿,一般在床上进行。先将吸水性强的软硬适中的毛巾或连指手套浸到温水中,稍稍挤干,自手、臂、脚、腿向心方向擦浴,擦毕,随即用干毛巾摩擦至皮肤微红为止。开始水温调为35℃,以后每隔2~3天降1℃。对于婴儿,可降至26℃;幼儿可降至24℃;学龄前儿童,可降至22~20℃。室温不低于16~18℃。

(3)淋浴:对机体的锻炼作用较强,可使全身绝大部分皮肤同时受到冷水的作用,除水温刺激外还有水流的机械压力所起的按摩作用。适用于2岁以上的儿童。淋浴时要先冲背部,后冲淋两肋、胸部和腹部,注意不要冲头部。冲淋时间为20~40秒。

"三浴"的顺序:空气浴—日光浴—水浴。气温适宜的地区,小儿适应后,"三浴"可同时进行,如早上进行空气浴与日光浴,水浴可在睡前进行。

4.游泳

(1)婴儿游泳:指12个月内的婴儿在安全保护措施下,由经过专门培训的人员操作和看护,在出生后即可进行的一项特定的、阶段性的水中早期健康保健活动。

(2)天然浴场游泳:利用天然水浴场的锻炼,结合水、空气、日光的作用,对儿童体格发育及健康极为有利。学龄前儿童下水时气温不应低于26~24℃,水温不低于22℃,最初阶段,游泳持续时间不超过2~5分钟,以后逐渐延长到每次10~15分钟。注意:空腹或刚进餐后不得进行;出汗时不得下水,应先擦干全身;先浸湿头部和胸部,然后逐渐浸入水中;出水后,擦干身体并进行柔软运动使身体产生热量。

5. 婴儿体操

(1) 被动体操：适合于 2~6 个月婴儿，在成人的帮助下进行四肢伸、屈运动，可促进婴儿大运动的发育，改善全身血液循环，使精神愉快。注意：不要在婴儿饥饿和刚喂饱时做操，最好在喂奶 1 小时后清醒状态下进行。动作要轻柔，不用暴力，如婴儿有对抗力量时，可以稍等一会，待肢体放松后再做。

(2) 婴儿主被动操：适用于 7~12 个月的婴儿，每天可做 1~2 次，做时少穿些衣服，注意不要操之过急，要循序渐进。做操时动作要轻柔而有节奏，可配上音乐，也可在户外锻炼。

6. 各种游戏锻炼　通过滑滑梯、骑木马、坐转椅、摇旱船等游戏，锻炼攀登动作及平衡动作；通过投球游戏锻炼动作灵活性和协调性。

7. 体育运动　各种球类活动如乒乓球、篮球、足球、滑冰、赛跑、投掷等均可增强体质，并可培养儿童对体育运动的爱好，培养机智、勇敢、坚毅、灵巧等品质。

(二) 小儿体格锻炼原则及注意事项

1. 循序渐进，持之以恒　根据幼儿的生理特点，逐步提高各种因素对人体的刺激强度，逐步延长锻炼时间，锻炼的方式由简单到复杂，使人体各种器官逐渐产生良好适应。

2. 结合年龄，注意个体差异　不同健康状况的小儿选择锻炼的方法、时间、强度应有所区别。如对体弱儿的体格锻炼应较健康儿缓慢，时间应短并要仔细观察。

3. 要有营养及合理生活制度作保证　体格锻炼会增加热能的消耗，应适当增加各种营养素。锻炼时要注意内容的多样化，锻炼强度要符合年龄特点，时间要有所控制，否则会造成各生理功能的不协调，达不到锻炼的目的。

4. 要有准备和整理活动　开始时，先做适当的准备活动，运动量逐渐增加，使心血管系统有足够时间提高其活动水平，同时消除肌肉、关节的僵硬状态，以减少外伤的发生。锻炼后的整理活动可使神经系统由紧张恢复到安静，以防止"运动性休克"的发生。

5. 仔细观察儿童对锻炼的反应　观察儿童锻炼时或锻炼后有无不适反应，如出现不适，应及时采取措施，进行相应调整。

三、意外事故的预防

小儿缺乏自我保护意识，容易造成意外伤害。在世界大多数国家，意外伤害是儿童致死、致残最主要的原因，我国的调查表明，意外伤害已成为我国儿童死亡的第一位死因。预防意外是儿童保健工作中的一个重要部分。

(一) 窒息

窒息是婴儿死亡的主要原因，因婴儿呼吸道被堵或异物吸入呼吸道导致机械性窒息。呼吸道被堵主要见于 3 个月以内的婴儿，包裹过严、被褥掩盖口鼻、母亲哺乳时乳房堵塞小儿口鼻。异物吸入窒息多见于 6 个月以上婴幼儿，玩耍时将小物品如豆类、硬币、纽扣、塑料小玩具等放入口中可导致误吸；或小儿进食时哭闹、嬉笑或将异物含入口中，当哭笑、惊恐而深吸气时，将异物吸入呼吸道。

预防：婴儿睡眠时注意观察有无口鼻被堵的现象；母亲尽量不要躺着哺乳，防止乳房堵住小儿口鼻；喂乳后应轻拍小儿背，防止小儿溢乳造成窒息；不给小儿玩体积较小的玩具或物品；培养孩子良好的饮食习惯，细嚼慢咽，进餐时避免大哭、大笑。

（二）中毒

儿童中毒多发生在婴幼儿至学龄前期，是5岁以内儿童死亡的主要原因，在2岁左右发生率最高。中毒物有药物、工业用的化学品、有毒植物和动物、生活中使用的消毒剂、杀虫剂、去污剂及有毒气体如一氧化碳中毒等。造成中毒的原因主要是儿童年幼无知，由于误服、吸入、接触等方式导致。最多见的是误服药物，另外经呼吸道吸入的一氧化碳中毒、有机磷吸入中毒等也较多。

预防：药物要放置在小儿无法拿到的地方；内、外用药应分开放置，防止误服外用药造成的伤害；保证儿童食物的卫生，防止食物在制作、储备、出售过程中有细菌滋生，导致细菌性食物中毒；避免食用有毒的食物，如毒蘑菇、含氰果仁（苦杏仁、桃仁、李仁等）、河豚等；及时关闭家中煤气。

（三）跌落

婴儿会翻身后有坠床的可能；独立行走后，可能发生楼梯坠落、窗口坠落；学龄前期以上的儿童常爬高、攀登等，跌落损伤增多。

预防：小儿居室的窗户、楼梯、阳台、床等都应置有栏杆，防止跌落；避免将婴儿放到未加保护的高台上；年长儿要系好鞋带，避免衣裙或裤脚拖地，以免绊倒。

（四）烧伤/烫伤

多见于婴幼儿及学龄前儿童。多由于取暖时温度过高（如热水袋过热）、喂食时食物过热、婴儿触摸热锅或热汤碗、烧热的器物等引起，也可因触摸电器、玩火引起。

预防：热水袋等取暖用品温度不能过高或在袋外加布套；取暖设备要加防护网；给婴儿喂食时，一定要里外都吹凉后再喂；将开水、油、汤等放在小儿无法拿到的地方，以免造成儿童烫伤；调洗澡水时先倒凉水、后倒热水；教育儿童不可玩火柴、煤气等危险物品；室内电器、电源应有防止触电的安全装置，或者安装在小儿触摸不到的地方。

（五）溺水

幼儿会走后随时都有溺水的危险，如坠入池塘、沟渠、粪坑、无盖水井及江河湖泊等，年龄稍大的儿童多是在水中玩耍或游泳而溺水。

预防：教育儿童不可擅自去无安全措施的江河、池塘玩水；在接近水源时，密切注意幼儿活动，避免坠落淹溺。

（六）交通事故

是14岁以下儿童意外死亡的重要原因。由于幼儿在车内未系好安全带，或在户外活动时，尤其是公路上嬉戏时发生意外事故。

预防：婴幼儿应坐在汽车后座，并应有婴幼儿专用的汽车安全坐椅，不能将婴儿直接放在汽车坐椅上或抱在大人膝上；教育儿童要遵守交通规则，不要在马路上追逐打闹；外出活动时须有成人监护。

四、计划免疫

计划免疫(planned immunizations)是根据小儿免疫特点和传染病发生的情况制定免疫程序，有针对性地将生物制品接种到人体中，使之产生免疫力的过程。计划免疫包括基础免疫和加强免疫。人体初次接受某种疫苗的全程足量预防接种称为基础免疫；基础免疫后，机体产生的相应抗体会随着时间的推移逐渐降低乃至消失，必须进行同类疫苗的复种，称为加强免疫。

(一)获得性免疫方式

1. 主动免疫　指给易感者接种特异性抗原，以刺激机体产生特异性抗体，产生主动免疫力，是预防接种的主要内容。这种免疫的抗体持续时间久，可达1～5年。

2. 被动免疫　未接受主动免疫的易感者在接触传染病后，可给予相应的抗体，使机体获得免疫力，称为被动免疫。这种免疫抗体在体内存留时间短暂，一般3周左右，只能作为暂时性的预防和治疗。例如，给未注射麻疹疫苗的麻疹易感儿注射丙种球蛋白以预防麻疹；受伤时注射破伤风抗毒素以预防破伤风。

(二)生物制剂的类型

1. 疫苗　目前把菌苗、疫苗、类毒素统称为疫苗。

(1)菌苗：用细菌菌体制成，分为死菌苗(如霍乱、百日咳、伤寒菌苗)和活菌苗(卡介苗、鼠疫、布氏杆菌菌苗等)。

(2)疫苗：病毒或立克次体的相关免疫制剂，是将病毒或者立克次体接种于诸如动物、鸡胚或其他组织中培养，经处理以后形成，分为灭活疫苗(乙脑疫苗、狂犬病疫苗)和减毒活疫苗(脊髓灰质炎疫苗、麻疹疫苗等)。

(3)类毒素：细菌产生的外毒素加入甲醛以后，变成没有毒性但仍有免疫性的制剂，如破伤风和白喉类毒素等。

2. 被动免疫制剂　统称免疫血清，包括抗毒素、抗菌血清和抗病毒血清以及丙种球蛋白。此类制剂来自于动物血清，对人体是一种异性蛋白，注射后容易引起过敏反应或血清病，特别是重复使用时，更应慎重。

(三)计划免疫程序

根据2007年12月卫生部制订的《扩大国家免疫规划实施方案》，我国在乙肝疫苗、卡介苗、脊灰疫苗、百白破疫苗、麻疹疫苗、白破疫苗6种国家免疫规划疫苗基础上，将甲肝疫苗、流脑疫苗、乙脑疫苗、麻腮风疫苗纳入国家免疫规划，对适龄儿童进行常规接种；在重点地区对重点人群进行出血热疫苗接种；发生炭疽、钩端螺旋体病疫情或发生洪涝灾害可能导致钩端螺旋体病暴发流行时，对重点人群进行炭疽疫苗和钩体疫苗应急接种。通过接种上述疫苗,可预防 15 种传染病。具体免疫程序见表 2-4。

表 2-4　小儿计划免疫实施程序表

疫苗	预防疾病	接种对象	接种次数	接种部位及途径	每次剂量	备注
乙肝疫苗	乙型肝炎	0、1、6 个月龄	3	上臂三角肌、肌内注射	5μg	出生后 24 小时内接种第 1 剂次,第 1、2 剂次间隔≥28 天
卡介苗(减毒活结核菌混悬液)	结核病	出生时	1	上臂三角肌中部略下处,皮内注射	0.1mL	
脊灰疫苗	脊髓灰质炎	2、3、4 个月龄 4 周岁	4	口服	1 粒	第 1、2 剂次,第 2、3 剂次间隔均≥28 天,冷开水送服,并且在吞服后的 1 小时以内禁饮热开水
百白破疫苗	百日咳、白喉、破伤风	3、4、5 月龄,18～24 个月龄	4	上臂外侧三角肌,肌内注射	0.5mL	第 1、2 剂次,第 2、3 剂次间隔均≥28 天
白破疫苗	白喉、破伤风	6 周岁	1	上臂三角肌,肌内注射	0.5mL	
麻腮风疫苗	麻疹、腮腺炎、风疹	18～24 个月龄	1	上臂三角肌下缘附着处,皮下注射	0.5mL	
麻风疫苗(麻疹疫苗)	麻疹	8 个月龄	1	上臂外侧三角肌下缘附着处,皮内注射	0.5mL	
乙脑减毒活疫苗	乙型脑炎	8 月龄 2 周岁	2	上臂三角肌下缘附着处皮下注射	0.5mL	
A 群流脑疫苗	流行性脑脊髓膜炎	6～18 个月龄	2	上臂三角肌下缘附着处,皮下注射	30μg/0.5mL	第 1、2 剂次间隔 3 个月

续表

疫苗	预防疾病	接种对象	接种次数	接种部位及途径	每次剂量	备注
A＋C流脑疫苗	流行性脑脊髓膜炎	3周岁 6周岁	2	上臂三角肌下缘附着处皮下注射	100μg/0.5mL	2剂次间隔≥3年；第1剂次与A群流脑疫苗第2剂次间隔≥12个月
甲肝减毒活疫苗	甲型肝炎	18个月龄	1	上臂三角肌下缘附着处皮下注射	1mL	
出血热疫苗（双价）	流行性出血热	16～60周岁	3	上臂三角肌肌内注射	1mL	接种第1剂次后14天接种第2剂次，第3剂次在第1次接种后6个月接种
炭疽疫苗	炭疽	炭疽疫情发生时，病例或病畜间接接触者及疫点周围高危人群	1	上臂外侧三角肌附着处皮上划痕	0.05mL（2滴）	病例或病畜的直接接触者不能接种
钩体疫苗	钩端螺旋体病	流行地区可能接触疫水的7～60岁高危人群	2	上臂三角肌附着处皮下注射	成人第1剂0.5mL，第2剂1.0mL；7岁以下儿童不超过成人剂量1/4	接种第1剂次后7～10天接种第2剂次

（四）预防接种的禁忌症

1.一般禁忌症 患自身免疫性疾病、有免疫缺陷者；患急性传染病（包括有急性传染病接触史而又未过检疫期者）、活动性结核病；在接受免疫抑制治疗期间；有严重心、肝、肾疾病；患严重湿疹及其他皮肤病者；有接种过敏史者；慢性疾病急性发作者。

2.特殊禁忌症 有明确过敏史者慎用动物血清制品；发热患儿、一周内每日腹泻达到4次的小儿禁服脊灰疫苗糖丸；有抽搐史者禁用百日咳菌苗；近1个月内注射过丙种球蛋白者，不能接种活疫苗；各种制品的特殊禁忌证应严格按照使用说明执行。

(五)接种过程中的注意事项

1.安排适当的接种环境　接种场所必须光线明亮、空气流通、室温适宜;接种用品、抢救设备及药品处于备用状况。

2.受种者的准备　做好宣传解释工作,消除紧张、恐惧心理,争取家长和小儿的合作。最好在小儿饭后进行,以免晕针。

3.正确准备生物制品　检查制品标签,包括名称、型号、有效期、生产单位等;检查安瓿有无裂缝,药液有无发霉、异物、凝块、变色或冻结等;按规定稀释、溶解、摇匀后使用。

4.严格核对　核对小儿的姓名、年龄;严格按照规定的接种剂量、次数、间隔时间接种。

5.局部消毒　2%碘酊和75%乙醇消毒,或复合碘消毒皮肤,干后再注射,否则会降低疫苗活性;接种活疫苗和活菌苗时只用75%乙醇消毒,以免活疫苗和活菌苗被碘酊杀死,影响接种效果。

6.严格无菌观念　一人一副无菌注射器一个无菌针头,预防疫苗交叉感染。抽吸后如有剩余药液,需用无菌干纱布覆盖,空气中放置不能超过2小时;接种后剩余药液应废弃,活疫苗应烧毁。

(六)预防接种的反应及处理

1.一般反应

(1)局部反应:接种后数小时至24小时左右,局部会出现红、肿、热、痛等炎症表现,有时还会伴发淋巴结肿大。红肿直径<2.5cm为弱反应;2.6~5cm为中等反应;>5cm为强反应。反应持续2~3天左右。

处理:用干净毛巾热敷即可,如果红肿面积持续扩大,同时出现较重的全身反应,应到医院诊治。

(2)全身反应:接种24小时内出现不同程度的体温升高,持续1~2天,但接种活疫苗后可能需经过一定的潜伏期方才发热。体温37.5℃左右为弱反应;37.6~38.5℃为中等反应;38.6℃以上为强反应,有时伴随头晕、恶心、呕吐、腹痛、腹泻等反应。

处理:一般对症处理即可,休息、多喝水,如果高热持续不退,应到医院就诊。

2.异常反应

(1)过敏性休克:注射0.5~2小时后出现面色苍白、烦躁不安、四肢湿冷、脉搏细速、呼吸困难、惊厥、大小便失禁甚至昏迷等,有的注射后数分钟即可出现。如不及时抢救会有生命危险。

处理:立刻使患儿平卧,头稍低,注意保暖,并立即皮下或静脉注射1:1000肾上腺素0.5mL,必要时可重复注射,同时给予吸氧,病情稍稳定后,立刻转至医院抢救。

(2)晕针:当小儿在空腹、疲劳、紧张等情况下,反射性地导致周围血管扩张引起的一过性脑缺血,可以在接种时或接种后几分钟内出现头晕、心悸、面色苍白、手足冰凉等症状,重者神智丧失。

处理:使患儿平卧,头稍低,饮少量热开水或糖水,一般很快能恢复正常。数分钟不能恢复者也可皮下注射1:1000肾上腺素进行抢救。

(3)过敏性皮疹:以荨麻疹最为多见,一般在接种后几小时至几天内出现,经服用抗组胺药物后可痊愈。

(4)全身感染:免疫系统有原发性严重缺陷或继发性免疫防御功能遭受破坏者,接种活菌(疫)苗后可扩散为全身感染,应积极抗感染处理。

本章小结

本章主要介绍小儿的7个年龄分期;生长发育遵循的规律及影响因素;小儿的体格生长常用的指标及评价;婴儿喂养的三种方式:母乳喂养、人工喂养、混合喂养;辅食添加必须遵循的原则和顺序;各年龄期的保健重点;不同年龄小儿可采用不同的体格锻炼方式;小儿常见意外伤害发生的原因及预防措施;计划免疫的方式、免疫程序及注意事项。

本章关键词:胎儿期;新生儿期;婴儿期;幼儿期;学龄前期;学龄期;青春期;生长发育;母乳喂养;人工喂养;混合喂养;儿童保健;体格锻炼;意外伤害;计划免疫

课后思考

1. 生长发育遵循哪些规律?哪些因素可影响小儿的生长发育?
2. 母乳喂养的护理内容?
3. 人工喂养的注意事项有哪些?
4. 儿童常见的意外伤害有哪些?如何预防?
5. 小儿,1岁2个月。到医院体检,囟门尚未关闭,家长十分着急,询问护士小儿囟门最迟什么时间关闭?小儿前囟关闭延迟常见的原因是什么?
6. 女童,8岁,上午空腹注射乙脑疫苗,5分钟后出现头晕、心慌、面色苍白、出冷汗、心跳加快,此时发生了什么情况?应该如何处理?

(王 茜)

第三章 住院患儿的护理

案例

小伟,男,3岁,手术后住监护病房,由于医院对陪护和探视有严格限制,所以妈妈不能留下来陪小伟过夜。在监护病房的第2天早晨,小伟在小床上哭泣,拒绝别人的安抚并喊着要妈妈。但在住院8天后,小伟与所有的护士都相处得很愉快,对妈妈的探访表现得很淡漠,妈妈为此很难过,并向护理人员咨询。

问题:
1. 在监护病房的第二天早晨,小伟出现的是什么心理反应?
2. 将如何解释小伟的两种不同反应?

本章学习目标

1. 掌握小儿健康评估的特点、住院患儿的一般护理及心理护理、小儿药物剂量的计算、小儿给药方法、儿科常用护理技术操作。
2. 熟悉与小儿沟通的特点、与患儿及家属沟通的途径和技巧、各年龄期小儿用药特点、小儿药物的选用及护理。
3. 了解儿童医疗机构的设置及护理管理。
4. 树立以患儿及其家庭为中心整体护理的理念,体现出敬业爱岗、认真负责、关爱患儿的基本素质。

第一节 儿科医疗机构的设置和护理管理

小儿医疗机构的设置有三种形式:一是各省、市的儿童医院,属于专门的小儿医疗机构;二是省、市、县妇幼保健院,属于设有产科及儿科的医疗机构;三是综合医院中的儿科。其中,儿童医院的设置最为全面,包括儿内科、外科、五官科等不同科别的门诊和病房。

一、儿科门诊

儿科门诊一般设预诊室、挂号室、候诊室、诊查室、治疗室、化验室等部分。

（一）儿科门诊的设置

1. 预诊室

（1）目的与设置：通过预诊可早期发现传染病患儿，及时隔离，减少交叉感染的机会；可协助患儿家长选择就诊科别，并根据病情的轻重缓急给予适当安排，节省就诊时间，如果遇到危重患儿应直接护送至急诊室进行抢救，赢得抢救时机。预诊室应设在医院内距大门最近处，或儿科门诊的入口处，应设两个出口，一个通向普通门诊候诊室，另一个通向传染病隔离室。隔离室内应备有消毒隔离设施，如紫外线灯、洗手设备、隔离衣等，并配有专人为隔离患儿及家长提供挂号、交费、取药等服务。

（2）预诊方式：主要采取简明扼要的问诊、望诊及体检等方法，应力求在较短的时间内根据患儿主要的病史、症状、体征及接触史，并结合不同季节传染病流行特点，迅速作出判断，以避免因患儿停留过久而引发交叉感染。当遇到急需抢救的危重患儿时，预诊护士要立即将其护送到抢救地点；如遇到病情较重的传染病患儿，应立即收入传染病医院，必要时由护理人员护送并及时上报相关部门。因此，要求预诊工作人员经验丰富、责任心强、决断能力强，工作迅速，处理果断。

2. 挂号室　小儿经过预诊后，方可挂号就诊。

3. 候诊室　室内应宽敞、明亮、空气流通、温度和湿度适中，置有足够的候诊椅，备有饮用水设备，并设1～2张床供患儿需要时使用。同时可通过配备宣传栏或电视向家长及患儿进行健康教育。

4. 诊查室　分为多个单间诊室，以减少就诊患儿之间的相互干扰。室内设诊查桌、椅、床及洗手消毒设备等。

5. 治疗室　备有各种常规治疗所需的设备、器械和药品，以进行必要的治疗，如各种注射、穿刺、导尿、灌肠等。根据医院情况还应设立观察室。

6. 化验室　设在诊查室附近，便于患儿就近进行化验检查。

7. 其他　发热小儿在就诊前须到体温测量室测试体温，对体温超过38.5℃的患儿酌情给予退热处理，并安排优先就诊，防止高热惊厥的发生。药房及收费处可设置在门诊出口处；厕所内备有便盆、采集大便用的小棍、粪便盒及小便瓶以便于检验标本的采集。根据医院的规模及设置，还可设有专门的儿科配液中心、输液中心及采血中心等，以提高服务效率。

门诊各处、室内外布置应符合小儿心理特点，如候诊大厅里布置有小型游乐场，设大屏幕电视放映小儿影片，放置玩具、悬挂彩色气球、张贴卡通图画等以营造使患儿欢乐的气氛，使患儿在娱乐中愉快地等待就诊，并消除患儿的不安。

（二）儿科门诊的护理管理

患儿及陪伴的家属多、流动量大是儿科门诊的特点之一，而且患儿家长的焦急程度往往大于其他科别的陪诊人员。护士应做好组织工作，如加强巡视，以便及时发现急重症患儿；患儿就诊后向家长介绍患儿护理、疾病预防等知识。具体来说，儿科门诊应做好以下几个方面的护理管理工作：

1. 维护就诊秩序　护理人员要充分做好接诊前的准备、诊查中的协助及诊后的解释工作。做到合理安排、组织及管理,保证就诊工作有条不紊,提高就诊质量。

2. 密切观察病情　小儿病情变化快,门诊各岗位的护理人员在执行本岗位工作中均要注意观察患儿面色、呼吸、神态等的变化,发现异常情况要及时处理。

3. 预防院内感染　小儿抗病能力差,且寒暖不知自调,极易感染各种急性传染病。因此,做好消毒隔离在儿科护理中十分重要。儿科门诊除备有必要的消毒隔离设备物品外,还应具有完善的卫生消毒隔离制度,并做到专人管理。在各项操作中应严格执行无菌操作技术,及时发现传染病的可疑征象,并予以处理,消除可引起患儿感染的各种可能性。定期做细菌培养检查及清洁消毒工作。工作人员要衣帽整齐,接触呼吸道感染患儿时必须戴口罩,检查治疗前、后应洗手。

4. 杜绝事故差错　儿科门诊由于季节及时间的特点,某些时段就诊患儿比较集中,护士的班次应根据具体情况进行安排。各种操作及给药须严格执行操作规程和药品管理及核对制度,在给药、注射、测量等各项工作中要一丝不苟,避免出错。

5. 开展健康教育　利用候诊时间,采取集体指导、个别讲解或提供咨询等方式,向患儿家长进行季节性疾病防治、儿科常见疾病护理常识等健康教育。

二、儿科急诊

(一)儿科急诊的特点

1. 情况紧急,需立即处理　小儿发病急,病情变化快,突发情况多,疾病表现常不典型,医护人员应通过仔细询问、认真观察尽快明确诊断,进行处置,并做好随时紧急抢救的准备。

2. 要根据病情轻、重决定就诊顺序　危重患儿的就诊应特殊安排,由导诊员引导,先抢救后挂号,先用药后交费,及早进行抢救。

3. 按照小儿疾病发生的规律进行准备　小儿疾病的种类及特点有一定的季节规律性,如:冬末春初易发生流行性脑脊髓膜炎,夏秋季多发生中毒性痢疾,冬季常发生肺炎等,应根据这些规律做好充分准备。

(二)儿科急诊的设置

小儿急诊是患儿入院抢救的第一线,许多危重患儿须经急诊抢救,待病情稳定才能移至病房。急诊中心应设有抢救室、观察室、治疗室、隔离观察室,儿童医院内的急诊设有各科急诊室、小手术室、药房、化验室、收费处等,配备齐全的抢救器械、用具及药品等,形成一个独立的单位,以便及时准确地对患儿进行诊治。

1. 抢救室　内设带有输液架、活动床档、约束带的抢救床2~3张,配有人工呼吸机、心电监护仪、气管插管用具、供氧设备、吸引装置、雾化吸入器、洗胃用具等必要的设备,以及各种穿刺包、切开包、导尿包等治疗用具。室内放置抢救车一台,备有常规急救药品、物品(注射器、体温计、压舌板、手电筒、备用电池等)、记录本及笔,以满足抢救危重症患儿的需要。还应配置应急灯、简易呼吸器等以备停电、停水时使用。

2. 观察室　设有病床及常规抢救设备,如供氧和吸引装置等,如有条件还应装备监护仪器、暖箱、远红外线辐射床等,并按要求备有各种医疗文件。

3.治疗室　设有治疗床、药品柜,注射、穿刺用物及各种导管等治疗、护理用具。

4.小手术室　除一般手术室的基本设备外,应准备清创缝合小手术、骨折固定、大面积烧伤的初步处理、紧急胸或腹部手术等手术器械用具及抢救药品。

此外,许多医疗单位儿科急诊部已与社区救护中心建立密切联系,开通抢救室与社区救护中心的绿色通道,使危重患儿在转运至儿科急诊前已得到及时的急救护理,为进一步救治赢得宝贵的时间。

(三)儿科急诊的护理管理

1.加强组织抢救工作　急诊抢救应把握五要素:医护人员、医疗技术、急救药品、仪器设备及抢救时间,其中人起主要作用。急诊护士应有高度的责任心、较强的组织抢救能力,熟悉小儿各种急诊抢救的理论与技术,技术精湛。此外,药品种类、仪器设备应配备齐全。同时,时间是保证抢救成功的重要因素。

2.建立健全制度　护理人员应坚守工作岗位,落实急诊室岗位责任制度,分工明确,各司其职,主动巡视,密切观察,及时发现患儿病情变化,做好随时抢救患儿的准备。对抢救药品和设备的使用、保管、补充、维护等也应有明确的分工及交接班制度,各种抢救物品放置在固定位置,护士熟悉各种抢救物品,做到每班清点检查,如有缺失或损坏,及时补充和修理,保证抢救工作的连续性。

3.实施各科急诊护理常规　组织护理人员学习,掌握各科常见疾病的抢救程序、护理要点,在熟悉护理常规的基础上加强平时训练,不断提高抢救效率。如建立常见中毒急救卡,便于急救时查找。

4.加强急诊文件管理　急诊应有完整的病历材料,记录患儿就诊时间、一般情况、诊治过程等。紧急抢救中遇有口头医嘱,须当面复述确保无误后执行,待抢救工作告一段落后再补记于病历上。经急诊住院或进观察室接受治疗的患儿均要登记,以完善患儿资料,便于追踪分析、总结。

三、儿科病房

我国儿科医疗机构按其类型不同,设置有所不同。如:儿童医院的病房按科别收治患儿,综合医院的儿科病房主要收治内科疾病患儿,其他疾病则收入相关科室病房。

(一)儿科病房的设置

主要设有病室、重症监护室、护士站及医护人员办公室、治疗室、配膳(奶)室、游戏室、厕所与浴室等。

1.病室　按照收治患儿年龄可分为新生儿病室、儿科病室;按照收治患儿病情可分为普通病室、危重监护病室以及隔离观察病室;按照房间面积可分为大、小病室。每间大病室设置4~6张床;小病室设置1~2张床,以便隔离、观察使用。每张床单位占地$2m^2$,床与床之间距离为1m,床与窗台距离也为1m,窗外设有护栏杆。病室墙壁可粉刷柔和的颜色并装饰小儿喜爱的卡通图案,减少患儿的恐惧感与陌生感。各病室应以玻璃间隔,以便观察患儿病情变化。每间病室均应设有洗手间,夜间照明装置等,以便患儿的室内活动及护理工作的进行。有条件者,每张病床应安装"一"或"U"型天轨输液架,床头安装传呼对讲装置、供氧和负压吸引装置。

2.重症监护室　收治病情危重、需要观察及抢救的患儿。室内各种抢救药品、设备齐全。重症监护室与医护人员办公室之间由透明玻璃隔断,方便观察患儿。待患儿病情平稳后可转入普通病室。

3.护士站及医护人员办公室　设在病房中间,靠近重症监护室,以便随时观察患儿,及时发现病情变化,及时处理。

4.治疗室　分内、外两间,严格区分有菌区与无菌区、清洁区与污染区,并有明显标记,进入治疗室人员必须衣帽整齐,操作前应洗手、戴口罩。内间设有药柜、器械柜、冰箱等各种治疗所需的设备、器械及药品;外间设有治疗桌、治疗车等,可进行各种注射和必要的治疗,如各种穿刺、换药等。

5.配膳(奶)室　为方便营养部门将备好的患儿食品送入病房,配膳(奶)室最好设在病房的入口处。室内配备消毒锅、碗柜、微波炉、冰箱、配膳桌以及分发膳食用的餐车等,便于配膳员将营养室已配好的食品按医嘱送到患儿床前。新生儿室及危重监护室应增设配乳间。

6.游戏室　设在病房的一侧,供住院患儿游戏、活动时使用。室内宽敞,阳光充足,通风条件好,地面采用木板或塑制材料等防滑材料。摆设适合患儿使用的桌椅,桌椅边缘用软材料包裹,以防患儿磕、跌伤;提供清洁的适合不同年龄小儿的玩具及图书等;有条件可放置电视机。布局应体现小儿身心发育的特征。游戏室也可兼作饭厅,可供小儿集体进餐使用。

7.厕所与浴室　厕所的便池或坐便器及浴池的设置要适合患儿年龄特点。幼儿专用厕所可不设门;学龄儿童使用厕所可有门,但应不加锁,以防意外发生。儿童浴池宜浅、宽,便于小儿出入及护士协助小儿沐浴。

此外,病区须设有库房、值班室、仪器室等。规模较大的病房还应设家属接待室、新患儿入院观察室、隔离室及1~2间备用房(供临时隔离或空气消毒时使用),条件许可应设置检验室。一般病房收住30~40名患儿,应按此数量备齐所有仪器设备。

(二)儿科病房的护理管理

1.环境管理　病室里的环境要适合小儿心理、生理特点。墙壁可张贴或悬挂卡通画,以动物形象作为病房标记,病室窗帘及患儿被服采用色彩鲜艳明亮、图案生动活泼的布料制作,使病室气氛欢快、活泼。新生儿与未成熟儿病室一定要照明充足,以便观察;儿童病室夜间灯光应较暗,以免影响睡眠。室内温湿度依患儿年龄大小而定,对于新生儿,适宜的室温为22~24℃;婴幼儿,为20~22℃;儿童,为18~20℃;相对湿度为55%~65%。

2.生活管理　患儿的饮食不仅要符合疾病治疗的需要,也要满足其生长发育的要求。对个别患儿特殊的饮食习惯,护士应与家长及营养部门取得联系给予相应调整。食具由医院供给,做到每次用餐后消毒。医院负责提供式样简单、布料柔软的患儿衣裤,经常换洗,保持清洁。根据患儿的年龄不同,合理安排作息时间;根据患儿疾病与病情的不同决定其活动与休息的时间。通过建立规律的生活制度,帮助患儿消除或减轻因住院而出现的心理问题,对长期住院的患儿尤其重要。对长期住院的学龄期患儿要适当安排学习时间,减轻或消除因学业而产生的焦虑感及因住院而出现的心理问题,促进患儿身心健康。医护人员工作时尽量动作轻柔,以免引起患儿不安。

3.安全管理　患儿防范意识差,病房安全管理十分重要。小儿因生性好动,好奇心强,对周围事物充满兴趣,但缺乏防范意识,易发生跌伤、烫伤、误饮、误服等意外,故病室内一切设施、设备要考虑安全问题。窗户、病床设护栏;开水瓶、电源开关以及床头牌等都应放在患儿不易触及处;病房地面应保持干燥,不可乱扔果皮或杂物;消防、照明器材位置应固定,紧急通道应畅通(有明显标志)。护士在进行护理操作时应做到"三查七对一注意",严格执行护理操作规程,防止医疗事故。病房中物品、药品等应放在患儿不易触及处,防止误饮误食;一些小型食品,如花生米、瓜子等不可由患儿自行食用,以免塞入耳朵、鼻或误入气管。此外,要防止年长儿私自外出,必须有工作人员或家长带领方可出病区,以免发生意外。

4.感染管理　小儿在患病期间身体抵抗力降低,易发生各种感染,护理人员要高度重视,积极预防。严格执行消毒隔离制度,如病室明确清洁区、污染区;病室每天定时通风,定期做紫外线照射和空气培养,地面定期消毒;护理人员重视手的清洁与消毒,特别是在护理患儿前后均应洗手,上呼吸道感染者不宜护理新生儿及早产儿;加强病房健康教育,提高患儿自我保护意识;家长患感染性疾病应暂禁探视。对特殊患儿如新生儿、未成熟儿、肾病、接受化疗及大面积烧伤的患儿实施保护性隔离。患儿住院期间发生传染病,而病情又不允许转院,应立即将患儿转移至单间病室,由专人护理,并严格执行消毒隔离制度。对其他患儿采取隔离检疫,预防性注射抗体或服药等进行保护。同时加强管理,立即报告疫情,使防疫机构及时掌握疫情并进行必要的处理,防止传染病在病房中蔓延。

第二节　小儿健康评估的特点

小儿处于一个不断生长发育的动态变化时期,无论在生理、还是在心理方面均不成熟,特别容易受环境的影响。因此,在收集小儿健康评估的资料时,要掌握小儿身心特点,运用多方面知识,以获得全面、正确的客观资料,进而制订进一步的护理方案。

一、健康史的采集

(一)内容

健康史采集内容包括一般情况、主诉、现病史、既往健康状况、心理和社会情况等。

1.一般情况　包括姓名(乳名)、性别、年龄(采用实际年龄:新生儿记录天数,婴儿记录月数,1岁以上记录几岁几个月)、民族、父母或抚养人的姓名、年龄、职业、文化程度、家庭住址、联系电话、病史叙述者与病儿的关系等。

2.主诉　用病史提供者的语言概括主要症状或体征及其持续时间,如"间歇腹痛3天"、"持续发热5天"等。

3.现病史　为病历的主要部分。详细描述此次患病的情况,包括发病时间、起病过程、主要症状、病情发展、严重程度,以及接受过何种处理等。还应包括其他系统和全身有无伴随症状,以及同时存在的疾病等。

4. 既往史　指以往小儿健康状况。包括出生史、喂养史、生长发育史、预防接种史、既往健康史、日常活动情况、过敏史、家族史等。不同年龄的患儿及不同疾病在询问时各有侧重详略。

(1) 出生史：包括胎次与产次，是否足月顺产，母亲怀孕期情况，分娩时情况，出生时体重、身长，出生时有无窒息、产伤，Apgar评分等。新生儿、小婴儿、疑有中枢神经系统发育不全或智力发育迟缓等不良表现的儿童更应详细了解围生期有关的情况。

(2) 喂养史：包括是母乳喂养还是人工喂养，人工喂养以何种乳品为主、如何配制，喂乳的次数及量，添加辅食及断奶情况，近期进食食品的种类、餐次、食欲、大小便情况等。年长儿应注意询问有无挑食、偏食、贪吃零食等不良饮食习惯。了解喂养情况对患有营养性或消化系统疾病的小儿尤为重要。

(3) 生长发育史：是儿科健康评估所特有的，包括体格生长和神经心理发育两方面。询问小儿体格生长发育指标如体重、身高(长)、头围增长情况；前囟闭合时间；乳牙萌出时间、数目；发育过程中何时会抬头、翻身、独坐、站立、行走；语言的发展；对新环境的适应性；认知情况及心理社会等方面的发育情况；学龄儿童还应询问在校学习成绩和行为表现等。

(4) 预防接种史：对常规接种的疫苗均应逐一询问。何时接受过何种预防接种，具体次数，有无反应。接种非常规的疫苗也应记录。

(5) 既往健康史：须详细询问既往患过何种疾病，患病时间及治疗结果，既往住院史；应着重了解传染病史，如过去曾患过麻疹而此次有发热、皮疹的患儿，在综合分析时应多考虑其他发热出疹性疾病。在年长儿或病程较长的疑难病例，应对各系统进行系统回顾。

(6) 日常活动：主要包括小儿日常生活环境、卫生习惯、睡眠、休息、排泄习惯，是否存在特殊行为问题，如吮拇指、咬指甲等。

(7) 过敏史：是否有过敏性疾病，认真了解有无对药物、食物或某种特殊物质(如植物、动物或纤维)的过敏史，并详细记录，以供治疗时参考。

(8) 家族史：家族中有无遗传性疾病或慢性病患者。父母是否近亲结婚、母亲分娩情况、同胞的健康状况(死亡者应了解死亡原因和死亡年龄)。必要时要询问家庭成员及亲戚的健康状况。

(9) 传染病接触史：疑为传染性疾病者，应详细了解可疑的接触史，包括患儿与疑诊或确诊传染病者的关系、该患者的治疗经过和归转、患儿与该患者的接触方式和时间等。了解父母对传染病的认识和基本知识的了解也有助于诊断。

5. 心理、社会状况　了解患儿性格特征：是否开朗、活泼、好动或喜静、合群或孤僻、独立或依赖。了解小儿及其家庭成员对住院的反应：是否了解住院的原因、对医院环境是否适应，对治疗及护理能否配合，对医护人员是否信任。若为学龄儿童，询问其在校学习情况及与同伴间的关系。了解家庭经济情况、居住环境、父母对患儿的关爱程度和对患儿所患疾病的认识等。

(二) 注意事项

收集健康史最常用的方法是交谈、观察。在交谈前，护理人员应明确谈话的目的，安排适当的时间、地点。交谈中护士应注意倾听、有重点的询问，态度要和蔼亲切、语言通俗易懂,以取得家长和孩子的信任,获得准确、完整的资料,但避免使用暗示的语言来引导家长或孩子作出主观期望的回答。与患儿家长交谈时要考虑他们对患儿住院的心理反应,耐心解答他们提出的各种问题。对年长儿可让其补充叙述病情,以取得直接的感受,与患儿交谈要考虑小儿的理解程度及语言表达能力,如幼儿只能使用一些简单的句子,学龄前期小儿能够使用较完整的句子,但常注意力不集中,言语表达不完整,直至学龄期才能用语言表达自己的情感,但要注意分辨真伪。病情危重时,应简明扼要,边抢救边询问主要病史,以免耽误救治,详细的询问可在病情稳定后进行。

二、身体状况的评估

（一）原则

1. 与患儿建立良好的关系　询问病史时注意取得患儿的信任,微笑、呼唤患儿的名字或乳名,用表扬的语言鼓励患儿,或用手轻轻抚摸患儿均可使患儿消除紧张心理。也可用听诊器或其他玩具逗患儿玩耍以消除或减少恐惧,取得患儿的信任和合作。同时,观察患儿的精神状态、对外界的反应及智力情况。

2. 增加患儿的安全感　检查时应尽量让孩子与亲人在一起,婴幼儿可坐或躺在家长的怀里接受检查,检查者顺应患儿的体位。

3. 检查顺序可根据患儿当时的情况灵活掌握　由于婴幼儿注意力集中时间短,因此在体格检查时特别注意:①结果易受哭闹影响的查体一般在患儿开始接受检查时或安静时先进行,如心肺听诊、心率、呼吸次数和腹部触诊等;②容易观察的部位随时查,如四肢躯干骨骼、全身浅表淋巴结等;③对患儿有刺激而患儿不易接受的部位最后查,如口腔、咽部等,有疼痛的部位也应放在最后检查。

4. 检查时注意保暖　检查过程中既要全面仔细,又要注意保暖,不要过多暴露患儿的身体部位以免着凉;冬天时双手及所用听诊器胸件应先温暖;对年长儿还要照顾他(她)们的害羞心理和自尊心。

5. 急症或危重抢救病例应先重点检查生命体征或与疾病有关的部位,全面的体检最好在病情稍稳定后进行,也可边抢救边检查。

6. 避免交叉感染　小儿免疫功能差,检查前后均应清洗双手,使用一次性或消毒后的压舌板,检查者的工作衣和听诊器要勤消毒。

（二）内容

身体状况的评估包括一般状况的检查、一般测量、身体各部位检查及神经系统检查。一般状况检查包括小儿发育与营养状况、精神状态、面部表情、对周围事物的反应、哭声、语言应答、活动能力、体位或行走姿势等;一般测量包括体温、脉搏、呼吸、血压、身高、体重以及头围、胸围等;身体各部位检查包括皮肤的颜色及毛发,淋巴结,头部包括头颅、囟门、眼、鼻、口腔、耳的检查等;其他包括颈部、胸部、腹部、外生殖器与肛门、脊柱与四肢、神经反射的检查等。

三、家庭评估

小儿与其家庭成员的关系是影响其身心健康的重要因素,所以在进行儿科护理评估时应进行家庭评估。家庭评估是小儿健康评估的重要组成部分,包括家庭结构评估和家庭功能评估。

(一)家庭结构评估

家庭结构是指家庭组成,以及影响小儿及家庭成员身心健康的有关家庭的社会、文化、宗教和经济特点。其评估内容包括:

1. 家庭组成 狭义的家庭组成是指目前与小儿共同居住的家庭成员,广义的范围应该包括整个家庭的支持系统。评估中应涉及父母目前的婚姻状况,是否有分居、离异及死亡情况,同时应了解患儿对家庭现实情况的反应。

2. 家庭及社区环境 家庭环境包括住房类型、居住面积、室内布局、安全性以及新近的家庭变迁情况等。社区环境资料包括邻里关系、学校位置、上学交通状况、娱乐空间、环境中是否存在潜在危险因素等。

3. 家庭成员的职业及教育状况 父母的职业包括目前所从事的工作、工作强度、工作地与住地的距离、工作满意度以及是否存在危险因素等;父母的教育状况是指教育经历、所掌握的技能等;此外还应涉及家庭的经济、医疗保险状况。

4. 文化及宗教特色 了解有关患儿家庭文化传统及宗教信仰方面的信息对制定护理计划十分重要,此方面评估应关注家庭育儿观念、保健态度、饮食习惯等。

(二)家庭功能评估

家庭功能是家庭成员之间彼此的影响力以及相互关系的质量,它是决定家庭健康的重要因素。其评估内容包括:

1. 家庭成员的关系及角色 家庭成员的关系是指他们之间的亲密程度,是否彼此亲近、相互关心;有无偏爱、溺爱、冲突、紧张状态;能否使小儿从中获得爱与安全。家庭角色是指每个家庭成员在家庭中所处的地位及所承担的责任。

2. 家庭中的权威及决策方式 育儿中父母的权力分工对家庭健康是十分重要的,因此评估中应包括家庭问题如何决策以及谁具有决策权。

3. 家庭中的沟通交流 评估问题应包括父母是否鼓励孩子与他们交流思想;孩子是否耐心倾听父母的意见;孩子是否愿意与父母探讨问题并分享感受;家庭是否具有促进小儿生理、心理和社会性成熟的条件,以帮助孩子完成社会化进程;与社会有无联系,能否从中获取支持。

4. 家庭卫生保健功能 评估家庭成员有无科学育儿的一般知识、家庭用药情况、对患儿疾病的认识、提供疾病期间护理照顾的能力等。

在家庭评估过程中,护理人员要应用沟通技巧,获得家庭的信任,关系到隐私问题要注意保密。根据健康史的采集、身体状况的评估及家庭评估的结果进行综合分析,确定患儿的主要健康问题,提出护理诊断,制定切实可行的护理计划。随着患儿病情的变化,随时进行评估和评价,修正护理诊断,调整护理计划。不断提高护理质量,更好地为患儿服务。

第三节 住院患儿的一般护理和心理护理

一、住院患儿的一般护理

(一)患儿入院时护理

1.介绍病室情况 向患儿及其家属介绍病室环境、作息时间、探视制度,介绍相关医护人员,如主管医生、主管护士等。帮助患儿和家属做好入院的用物和精神的准备。护士做到语言温和、态度亲切,使患儿和家属尽快适应新的环境,争取其信任。

2.在病情及身体状况允许的情况下进行清洁护理,如剪指(趾)甲、洗头、沐浴或擦浴、更换衣服等。

3.正确采集患儿健康史资料,对患儿进行体格检查,注意了解住院对患儿及家庭的影响,询问家长的联系方式,并及时、准确、全面地记录。将获取的资料进行综合分析,确定护理诊断,拟定护理计划。

4.加强对患儿的心理护理,减轻其在家人离开时产生的分离性焦虑。

5.对危重患儿,根据具体病情协助医生进行治疗和抢救,待病情平稳后,再完善其他方面的护理。

(二)患儿住院期间护理

1.基础护理 根据患儿的具体病情和医嘱给予护理。

2.饮食 根据患儿的年龄、疾病种类、病情轻重及既往饮食习惯合理选择饮食。对于正在断奶的婴儿在住院期间应暂停断奶,继续母乳喂养,待恢复健康后再断奶;对于能下地活动的患儿在护士的协助下可集体进餐以增进食欲。营造安静、舒适的就餐环境,奶瓶及餐具每次用后消毒。主管护士应经常与营养师保持联系,及时反映患儿进餐的情况,协助营养师调整食物种类。

3.清洁卫生 病室内定时通风换气,每天3次,每次30分钟;保持适宜温度和湿度;每周用紫外线照射消毒一次;按时用消毒液清洁地面、床栏杆及台面。根据病情及季节不同,定期为患儿擦浴或沐浴,每日晨晚间护理时可为其擦洗,以保持其皮肤、黏膜的清洁。饭前便后洗手,注意臀部清洁,预防婴儿臀红的发生。患儿的衣着及被褥经常更换,保持清洁。

4.预防交叉感染和意外事故 严格遵守消毒隔离制度,严格执行无菌操作,认真执行各种安全防范措施,防止患儿发生意外伤害。

5.特殊护理 为患儿提供适当、有益的活动和游戏,减少不良刺激,如分离性焦虑、疼痛等,促进生长发育,满足健康需求。对长期住院的学龄儿童应帮助其继续学习,并保持其与同学、学校的联系,以免患儿担心因疾病影响学习。

6.游戏 根据患儿年龄、病情选择适当的玩具与游戏,常用的方法包括讲故事、绘画、听音乐、角色扮演等。游戏可帮助护士接近患儿,帮助解释病因、治疗、护理过程,消除患儿对疾病的恐惧和忧虑。

7. 休息与睡眠　小儿一般比较活泼好动,除病情严重需卧床休息外,不必过分限制其活动,可根据患儿病情,在医嘱允许的范围内适当活动,同时保证充分的休息与睡眠。

8. 健康教育　采用个别指导、小组讨论、板报、宣传画和视听教育材料等多种形式,针对不同年龄和疾病的患儿及家长进行疾病预防、康复、营养、自我护理等知识的宣传。

9. 心理护理　根据患儿的年龄以及住院期间的心理反应,安排较为固定的护士为患儿提供全面的、连续的护理,加强关心爱护。

(三)患儿出院护理

1. 通知患儿及其家属做好出院准备。
2. 办理相关出院手续　填写出院通知单、结账、指导家属办理出院手续。
3. 出院指导　帮助家属掌握家庭相关护理知识,如:休息与睡眠、饮食、出院带药及服药方法、病情观察、门诊随访、疾病预防等。
4. 整理护理病历　填写出院护理评估表,整理好病历,在出院日报表、登记本登记出院患儿姓名,注销住院患儿诊断卡、床头卡、服药卡等。
5. 整理患儿病室床单位　病室开窗通风,更换被服、枕芯、被褥、床垫,置于阳光下曝晒或用紫外线照射,用消毒溶液擦洗床、桌、椅。

二、住院患儿的心理护理

(一)住院患儿主要的压力来源

1. 疾病本身及各种相关治疗　疾病本身可以给患儿带来不适,另外,各种侵袭性的治疗会给患儿带来痛苦和创伤,如肌内注射、静脉穿刺、骨髓穿刺、腰椎穿刺等。
2. 各种约束和限制　根据病情和治疗的要求,患儿日常活动会有不同程度的限制,如急性肾炎、心肌炎的患儿需卧床休息;在接受治疗时,为确保患儿安全也有相关约束,如静脉输液不能自由活动;进行相关辅助检查如采取标本也有一些具体要求,如抽血前不能进食;这些约束和限制使患儿失去了住院前的自由,从而感到不适甚至产生恐惧。
3. 对疾病认识的局限　由于患儿对疾病的认识能力不足,有可能将疾病与罪恶、惩罚联想在一起而导致焦虑、恐惧,甚至因不当的幻想而失眠、做噩梦,无法得到充分的休息,从而产生不良的情绪反应。
4. 身体形象改变　患儿身体外观的变化,如插入体内的各种管道(胃管、引流管等),药物的副作用如脱发、满月脸、水牛背等,身体某系统功能丧失或某部位知觉丧失、肢体缺失等均可使患儿产生自卑、焦虑及恐惧的情绪。
5. 陌生的环境　入院后患儿身处的环境发生了巨大的变化,医护人员、病房、病床、各样种医疗器械、消毒液的异味等,都使患儿感到陌生而不能适应,从而缺乏安全感。
6. 与家属的分离　患儿住院后离开亲人、朋友,原有的舒适及稳定感被不安全感及害怕所取代,可能会产生分离性焦虑和不安。同时,还需承受陌生的医护人员施予的各种强迫性检查及治疗。

7.学业中断　患儿住院后离开学校,暂时失去了该年龄段小儿应有的学习知识与技能的机会,这对患儿来说也是一种压力,如果适应不良,将会产生退化性行为,不但无法获得新技能而且难以巩固原有的知识,可能导致学习困难、有挫折感、缺乏自信等。

(二)各年龄段患儿对住院的反应及护理

1.婴儿期

(1)1～6个月婴儿对住院的反应:根据小儿心理发育的研究结果,小儿出生后,在外界刺激的不断影响下,脑的内部结构和功能迅速发展起来,在非条件反射的基础上形成条件反射,这是心理活动的开端。婴儿在出生第2个月后,开始能对母亲作出特别的"天真快乐反应",注视母亲的脸、手脚乱动、微笑,母婴之间逐渐加深了解,产生感情,从而使婴儿的需要得到满足,促进婴儿生理和心理发育。住院使婴儿和母亲正在开始建立信任感的过程被中断,同时婴儿所需要的外界刺激、手脚的动作受到限制,感觉、动作的发育将受到一定的影响。但若能满足其生理需要,患儿一般比较平静,较少哭闹。

主要护理措施:①尽量做到有固定的护士对患儿进行全面护理,建立护患间的信任感;②给患儿舒适的抚摸、怀抱等;③安排父母定时探视,鼓励父母参与护理。④给予适当的环境刺激,如颜色、声音等,使患儿在护理中得到感情上的温暖和感觉上的刺激,这对他们的身心发育是十分重要的。

(2)6～12个月婴儿对住院的反应:婴儿一般在6个月时能辨认熟人和陌生人的面孔,认识自己的母亲,并对母亲有着越来越强烈的依赖性。此阶段的婴儿住院,主要反应是分离性焦虑,即婴儿与其父母或其他最亲密的人分开所表现出来的行为特征。患儿哭闹不止、极度心神不定、寻找母亲,避开或拒绝与陌生人接触。如果住院时间较长,则可能表现出不活泼、抑郁、退缩、对周围事物不感兴趣。

主要护理措施:①护理人员首次与患儿接触时,先和父母谈话并逗引患儿,使患儿对护士有一个熟悉的过程,以消除或减少陌生心理,不要从父母怀抱中突然把患儿强行抱开;②护理人员要尽量固定,专人护理,以满足患儿感情上及其他方面的需要;③了解患儿住院前的生活习惯,允许家长把患儿喜爱的玩具和物品带到医院,满足其喜好,以减轻分离性焦虑,使之尽快适应住院生活;④保持与患儿父母的密切联系,做父母与患儿之间联系的桥梁;⑤提供适合患儿年龄的感觉、运动刺激,促进患儿身心发育。

2.幼儿期

(1)对住院的反应:幼儿对医院环境、生活等各个方面均不熟悉,担心自身安全受到威胁,同时受语言表达与理解能力的限制,在表达需要、与他人交往上出现困难,感到苦恼。幼儿后期开始发展其自主性,对住院限制自己的活动产生不满情绪。此期的分离性焦虑表现得最为强烈,具体表现为三期:①抗议期:幼儿对母亲的依恋变得十分强烈,把住院误认为是惩罚,而且害怕被父母抛弃,表现出侵略性、攻击性行为。如大声哭闹,连续呼喊妈妈,拒绝护理人员关爱,甚至对护理人员拳打脚踢,企图逃跑去找父母。②失望期:幼儿越加感到没有希望找到父母,感到失望、无助,明显地表现出忧郁、悲伤的情绪,面带愁容,没精打采,对周围的一切不感兴趣,可有退缩或抱怨行为,如吸吮自己的拇指或紧抱玩具不放。当父母来探视时哭泣,以安慰自己。③否认期:患儿长期住院,即可进入此期。此期中,患儿不再抑郁,假装对周围的一切事物有较大的兴趣,假装乐意和周围其他人接触,表现出很愉快的情绪,把对父母的感情全部压抑下来,父母来院探望时,表现出满不在乎,父母离开后也不哭闹。出现此期反应的患儿更需要精神上的支持和安慰。

幼儿期患儿除了出现强烈的分离性焦虑外,还出现退行性行为,即患儿的行为倒退到早期阶段,如尿床、吸奶嘴和过度依赖等。

(2)主要护理措施:①由责任护士负责对幼儿进行全面、连续的护理,向父母了解情况以熟悉患儿,在护理中尽可能保持幼儿住院前的爱好及生活习惯,如:使用患儿表达时习惯的手势和语句;将患儿喜欢的玩具留在医院中,增加患儿的亲切感;耐心介绍医院内的生活安排及周围环境,使其对陌生环境有所了解,减少焦虑情绪;对待患儿要加强关心爱护,使其得到母爱般的温暖。②加强与患儿之间的沟通,包括语言沟通和非语言沟通。语言沟通是通过了解患儿惯用的词汇及表达需要的特殊方式,有意识的多与患儿进行语言交流,达到相互理解,同时锻炼小儿的语言能力。非语言沟通是和患儿沟通的主要方式,患儿的面部表情、动作、态度等都能为疾病诊治提供重要线索。同样,医护人员的面部表情、动作、态度、语调等也会影响患儿的情绪和心理变化。③对患儿行为方面的护理,包括:理解退行性行为的出现是幼儿的一种心理防御,不能指责或嘲笑;在病情允许的情况下,提供适当的活动机会使患儿表现其自主性,如自己吃饭、穿衣或参与整理个人卫生,不过分限制其活动,帮助其恢复应有的行为能力,如排泄习惯、语言的恢复;患儿某部位活动受到限制时,要尽可能用其他方式进行代替,如限制了走路,可用童车代替,但要注意采取安全措施。

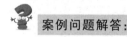

案例问题解答:

小伟出现的是什么心理反应?如何解释?

3岁的小伟术后住在加护病房,由于妈妈不能留下来陪他,小伟出现了分离性焦虑的强烈表现。第2天早晨,小伟在小床上哭泣,拒绝别人的安抚并喊着要妈妈,这表明此时小伟处于分离性焦虑反应的第一期,即抗议期,表现哭闹,连续呼喊妈妈,拒绝他人关爱。住院8天后,小伟与所有的护士都相处得很愉快,对母亲的探访不再表现出很大的兴趣及喜悦,此时小伟处于分离性焦虑反应的第三期,即否认期,表面上已经适应新环境,并与他人建立关系,实际上小伟是放弃期待亲人回到身边,这是一种忍耐而非满足的表现。

3.学龄前期

(1)对住院的反应:①分离性焦虑:学龄前儿童与父母短期分离,在一般情况下反应不如婴幼儿强烈。但在住院期间,迫切希望得到父母的照顾与安慰。父母不在身边,会感到孤独无依、失望和不安全感,表现为悄悄哭泣、难以入睡或食欲下降。②怀疑被遗弃和受到处罚:患儿不知道何时能出院,怀疑自己得不到父母的爱并被抛弃。此期患儿开始产生幻想,有时在幻想中萌生损害他人的企图,无法辨清幻想与现实的界限,错误地认为自己的企图已被父母发觉,因而以住院对其惩罚。学龄前儿童后期,开始有道德观念,会认为自己有错,应该受到处罚,因此感到内疚和恐惧。③恐惧:患儿对医院的一切都是陌生的,所见所闻、生活制度和条件均有改变,感到不习惯、受威胁,产生恐惧心理。对疾病和治疗不能理解或不能完全理解,惧怕身体的完整性及器官功能被破坏,有不安全感,产生焦虑心理。

(2)主要护理措施:①护理人员应尽可能相对固定;为患儿介绍病室的环境及同病室的其他小病友;设法使患儿尽快熟悉周围环境、同伴和有关人员,消除患儿陌生感。②护理人员可以用患儿易于理解的语言说明其住院的原因、治疗和护理操作的必要性。执行任何操作前应做好解释,以减少患儿疑虑,使其确信住院不是惩罚。创造条件让患儿参加适宜的游戏、绘画、看电视、讲故事等活动,以帮助患儿减轻恐惧和焦虑。③给患儿提供自我选择的机会,在许可情况下鼓励他们自我照顾、参加一些力所能及的事情,以帮助其树立自信并维持自尊心。

4.学龄期

(1)对住院的反应:①分离性焦虑:患儿离开学校与同学分离会感到孤独,担心失去新近掌握的各种知识、本领,担心落后于别人。②害怕及害羞:关心自己的病情,害怕病情恶化、变成残废或死亡。因害羞而不能很好配合体格检查,不愿意回答个人卫生方面的问题。

(2)主要护理措施:①护士多和患儿交谈,增进与患儿的关系,向患儿解释病因、住院的必要性以及何时可以出院,使患儿对病情有所了解,增强患儿的信任感和安全感。②建立严格的规章制度,保证患儿的安全,必要时可有一定的灵活性,使患儿安心、情绪稳定。根据病情适当安排患儿进行活动。③进行体格检查及各种操作时,介绍检查和治疗的目的,消除患儿的疑虑,同时采取必要的措施保护患儿的隐私以维护患儿的自尊心。④组织患儿适当地看书、做作业、绘画及开展游戏活动,调整患儿的情绪。鼓励患儿与同伴、老师联络,允许他们来院探视、交流学习进展情况,根据病情帮助患儿继续学习,使其保持信心。⑤鼓励患儿适当进行自我护理和个人卫生工作,更好地发挥其独立能力。

5.青春期

(1)对住院的反应:青春期少年的个性基本形成,住院后常常不愿受医生、护士过多的干涉,心理适应能力加强但情绪容易波动,也易出现日常生活被打乱的问题。

(2)主要护理措施:运用沟通交流技巧建立良好的护患关系,增加患儿的安全感。与患儿及其家长共同制定时间表,根据病情安排治疗、学习、锻炼和娱乐活动等。对于长期住院的患儿,可在日历上标注特殊事件的日期和时间,如喜爱的电视节目播放时间、朋友或亲戚探视日、节日及生日等,特别是治疗方面的变化。在执行治疗护理措施时,提供给患儿部分选择权,通过强调患儿的个人能力、否定不合作或消极行为,来强化患儿的自我管理能力。

第四节 与患儿及其家长的沟通技巧

一、小儿沟通特点

1.语言表达能力有限 不同年龄阶段的患儿发育水平不同,表达个人需要的方式也不同。1岁以内的婴儿不会说话,在饥饿、口渴、尿布潮湿时,只会以不同音调的哭声表示身心需要;1~2岁小儿吐字不清、用词不准、叠音字较多,语言表达不清、难以理解,这会不同程度地影响沟通效果;3岁以上患儿语言表达能力逐渐增强,可通过语言或借助肢体动作叙述某些事情的发生经过和结果,但缺乏逻辑思维能力,表达不够准确。

2.不能适应环境变化　患儿来到医院这个陌生的环境,暂时不能适应;恐惧心理以及身体的不适均影响沟通的效果。

3.缺乏判断能力　患儿对事物的认识、对问题的理解能力有一定的局限性。学龄期儿童才逐步学会正确地掌握概念,进行合乎逻辑的推理。因此,患儿一般理解、判断、认识、分析问题的能力较成人差,这容易影响沟通的进展与效果。

二、与患儿沟通的技巧

1.语言沟通技巧

(1)使用肯定语句:在谈话之前,护士应了解不同年龄患儿语言表达能力及理解水平,使用适当方式进行沟通。尽量不用模棱两可的语言,例如体格检查需解开衣服时,可对患儿讲:"我帮你听一听,要我帮忙解开衣扣吗?"避免说:"你要不要解开衣扣?"谈话时使用肯定语句,有助于患儿理解,也能促进患儿主动配合。

(2)真诚理解患儿:护士对患儿应态度诚恳,理解、接受患儿幼稚甚至夸大的言语,不能敷衍、讥讽、取笑患儿,否则将会失去患儿的信任。交谈时认真倾听,不打断患儿的话,不时帮助患儿修正词句,引导患儿把交谈继续下去,分析并弄清患儿话的意思,获得准确的资料。

(3)注意沟通效果:远近恰当的距离、高低适宜的音量、快慢适中的速度、清楚精确的语句、抑扬顿挫的语调等都能引起患儿的注意与反应,护士应掌握谈话的技巧,注意声音效果,谈话中注意停顿,使患儿有时间反应、理顺思路,这样有助于沟通顺利进行。

2.非语言沟通技巧

(1)尊重:患儿虽然年龄小、经历不多甚至是对外界一无所知,但是仍要平等相待,以示尊重。谈话时必须与患儿保持较近的距离,采取蹲位以达到与患儿眼睛在同一水平线对视,不要站着讲话使患儿不得不仰视,导致患儿感觉疲惫;更不可东张西望,显得漫不经心;应不厌其烦地满足患儿提出的合理要求,使他们有安全感,感到自尊心得到保护,否则会严重影响沟通效果。

(2)微笑:护士要保持良好的情绪,发自内心的微笑会给患儿留下美好印象,有助于消除患儿紧张情绪、增加交流的主动性。因此,除治疗需要外一般不应戴口罩,以便患儿经常能看到护士的微笑,缩短双方感情上的距离。

(3)抚摸:抚摸是情感交流的另一种形式。护士抚摸患儿向其传递"爱"的信息,患儿可感受到来自护士的母亲般的关爱,尤其对不会用语言表达的婴幼儿来说,更有利于其获得安全感和身心的愉悦。

3.游戏沟通技巧

(1)适应沟通需要:护士可向患儿解释游戏的内容、规则,或与其一起参与游戏规则、程序的制订,满足患儿的成就感,尽快与患儿熟悉。护士与患儿一同参与游戏,让患儿不知不觉消除了陌生、拘束感,使其将护士作为朋友平等对待,从而达到顺利沟通的目的。

(2)合理安排游戏:婴幼儿只能做简单的游戏,而学龄前患儿可做一些较为复杂的游戏,如具有探索性的纸牌魔术等。因此,应考虑患儿的年龄和心理特点的不同,视其病情,适当安排患儿感兴趣的游戏,以加速沟通进程。

三、与患儿家长的沟通

一般情况下,与患儿的沟通需要患儿父母协助完成。患儿生病,其父母常有内疚、紧张、焦虑的心理,父母的不良情绪可引起患儿的不安,影响患儿的心理。利用语言与非语言形式与患儿父母进行沟通,既能借助其父母促进与患儿的交流,又能为其父母提供释放、舒缓不良情绪的机会,使患儿及其父母能够保持情绪稳定、配合治疗和护理。与患儿家长的沟通须在真诚、尊重的前提下,采取适当的技巧。除可参照与患儿沟通的技巧外,还可采用适当的沉默、观察等方法。

1. 适当的沉默　以温暖、关切的态度保持沉默,同样会给家长非常舒适的感觉。通过适当的沉默,可以给家长思考的时间,让他感觉护士是真正用心在听,从而建立良好的信任。

2. 观察　观察对证实信息是特别有帮助的。患儿家长不能或不愿意用语言交流时,观察可作为信息的主要来源,还可表明护理人员对家长真诚的关心。

第五节　小儿用药特点及护理

一、各年龄期小儿用药特点

由于小儿处于不断的生长发育时期,新陈代谢旺盛,肝肾功能尚不完善,对药物的转运、解毒、代谢等功能较差,小儿各期的用药特点是不同的。

1. 新生儿期用药特点　新生儿皮肤薄,皮肤局部用药吸收入血较多,易引起中毒。药物经口服后,胃肠道吸收的差别很大,如氯霉素吸收慢,磺胺药可全部吸收。皮下和肌肉注射由于周围血循环不足往往影响药物吸收和分布,静脉吸收最快,药效可靠。有些药物如磺胺药应用后,引起新生儿黄疸加重,甚至侵入脑组织造成核黄疸,因此磺胺药不宜用于新生儿。由于新生儿肝脏发育不成熟,某些酶类缺乏,某些药物应用后可引起生命危险,如氯霉素可引起新生儿灰婴综合征,严重者可致死;新生儿肾功能发育不全,因此,一般新生儿用药量宜少,用药间隔应适当延长,同时用药也不宜过久,否则易发生中毒。

2. 婴幼儿期用药特点　由于婴幼儿吞咽能力差,且大多数不肯配合家长喂药,不要在小儿哭闹时口服给药以免误入气管,引起吸入性肺炎。婴幼儿期发生腹泻时,不要过早应用止泻剂,以免肠内毒素吸收增加,病情加重。婴幼儿神经系统发育未成熟,患病后常有烦躁不安、高热、惊厥,可适当应用镇静剂,但吗啡、哌替啶等麻醉药物易引起抑制呼吸,不宜应用。

3. 儿童期用药特点　儿童正处于生长发育阶段,新陈代谢旺盛,对一般药物的代谢比较快。应用大量或多种抗生素(尤其是口服广谱抗生素时)比较容易引起消化功能紊乱,四环素可使牙釉质发育不良,牙龈发黄,因此7岁以内忌用。一般情况下尽量避免使用肾上腺皮质激素,如可的松、泼尼松等,长期使用易引起骨骺早闭,影响生长发育。

二、药物的选用及护理

选择用药的主要依据是小儿年龄、病种和病情,同时要考虑小儿对药物的特殊反应和药物的远期影响。

1. **抗生素** 小儿容易患感染性疾病,故常用抗生素。在使用抗生素时,应严格掌握适应证,做到有针对性地使用。通常以应用一种抗生素为宜,但疗程要足,避免过早停药导致疾病复发或细菌产生耐药。疾病严重时需使用大剂量抗生素或两种以上抗生素。如果滥用抗生素可引起二重感染(霉菌感染)或细菌耐药,婴儿使用大量或多种抗生素,尤其长期口服广谱抗生素,容易发生菌群失调而致鹅口疮、消化功能紊乱等。有些抗生素存在一定的毒副作用,如链霉素、卡那霉素、庆大霉素等可造成听神经和肾脏的损害,因此用此类药物时量不宜过大,疗程不可过长。

2. **镇静止惊药** 当患儿出现烦躁不安、惊厥、剧咳不止时可给予镇静止惊药,常用的有苯巴比妥、水合氯醛、地西泮等,使用后注意观察患儿呼吸情况,防止出现呼吸抑制。

3. **镇咳、化痰、平喘药** 婴幼儿患呼吸道感染时,气道分泌物多且黏稠,而小儿咳嗽反射弱,分泌物不易被咳出而易阻塞呼吸道引起呼吸困难。因此,小儿咳嗽时一般不用镇咳药,而应用祛痰药或雾化吸入法稀释分泌物,使之易于排出,同时配合体位引流、拍背促进排痰。哮喘患儿应用平喘药(如氨茶碱)时,要严格控制剂量,并密切观察患儿有无兴奋、惊厥等。

4. **泻药与止泻药** 小儿便秘时一般不用泻药,应先调整饮食,可吃些蔬菜、水果或蜂蜜等,必要时才使用缓泻剂,如开塞露、甘油栓及清洁灌肠等通便方法。对腹泻患儿尤其是感染性腹泻的患儿不主张用止泻药,以免肠蠕动减慢,增加肠内毒素的吸收,加重全身中毒症状。可适当应用肠黏膜保护剂,或辅以含双歧杆菌或乳酸杆菌的制剂调节肠道微生态环境。

5. **退热药** 发热为小儿疾病中的常见症状,发热时要多饮水、降低环境温度、松解衣被以及采用温水擦浴等物理降温的方法。体温超过38.5℃时可用退热药,常用对乙酰氨基酚,可以反复使用但剂量不可过大,用药时间也不可太长。紧急降温时可采用安乃近滴鼻或消炎痛肠溶栓剂。用药后注意观察患儿的体温和出汗情况。6个月以下的小婴儿应慎用退热药。

7. **肾上腺皮质激素** 肾上腺皮质激素在儿科临床应用较为广泛,多与抗生素等药物配合使用,起到抗炎、抗毒、抗过敏等作用。不同疾病疗程长短不同,可分为长疗程与短疗程。长疗程则用于治疗肾病综合征、血液病、自身免疫性疾病等;短疗程常用于过敏性疾病、重症感染性疾病等;哮喘、某些皮肤病则提倡局部用药。在使用中必须重视其副作用:①短期大量使用可掩盖病情,故诊断未明确时一般不用;②长期使用可影响水、盐、蛋白质、脂肪代谢,引起血压增高、库欣综合征、消化道溃疡、骨质疏松、免疫力降低等;③水痘患儿禁用激素,以防加重病情。

三、药物剂量的计算

小儿年龄、体重、个体差异大,药物剂量较成人计算更应准确。常用计算药物剂量的方法有:

1. **按体重计算** 是最常用的计算方法,多数药物已给出千克体重、每日或每次的剂量,按体重计算总量方便易行,故在临床广泛应用。计算公式为:

每日(次)需用剂量=患儿体重(kg)×每日(次)每千克体重所需药量。

患儿体重应按实际测得值为准。若年长儿计算结果超出成人剂量,则以成人量为限。

2. **按体表面积计算** 由于很多生理活动如基础代谢、心搏出量、肾小球滤过率等与体表面积的关系较之与体重、年龄更密切,故按体表面积计算药物剂量是最准确的方法,但计算

过程较为复杂,适用于抗代谢药、抗肿瘤药和免疫抑制剂等的计算。计算公式为:

剂量(每日或每次)＝每平方米体表面积所需剂量(每日或每次)×患儿体表面积(m^2)

患儿体表面积可以通过"小儿体表面积图或表"查得,也可通过公式计算。计算公式为:

<30kg 的小儿体表面积(m^2)＝体重(kg)×0.035+0.1;

>30kg 的小儿体表面积(m^2)＝[体重(kg)－30]×0.02+1.05。

3.按年龄计算　化痰止咳糖浆和一些营养类等药物剂量幅度大,不需要精确计算,可采用简便易行的按年龄计算的方法计算:

小儿剂量＝(年龄+2)×5％×成人剂量。

4.以成人剂量折算　仅用于未提供小儿剂量的药物,所得剂量一般偏小,不作为常规的计算方法。计算公式为:小儿剂量＝成人剂量×小儿体重(kg)/50。

四、给药方法

1.口服法　是最常用的给药方法。婴幼儿选用糖浆、水剂或冲剂,也可将药片捣碎加糖水吞服,给药时最好将小儿抱起或头略抬高,以免呛咳;年长儿可用片剂或药丸,尽量鼓励和训练患儿自己服药。

2.注射法　注射法比口服法奏效快,但对小儿刺激大,肌肉注射次数过多还可造成臀肌挛缩、影响下肢功能,故除非病情必需,否则不宜采用。多用于急、重症及呕吐不宜口服药物的患儿。常采用肌肉注射、静脉推注、静脉滴注等方法。肌肉注射部位多选择臀大肌外上方,对不合作、哭闹挣扎的婴幼儿,可采取"三快"的特殊注射技术,即进针、注药及拔针均要快,以缩短时间,防止发生意外;静脉推注多在抢救时应用,推注速度宜慢,并密切观察患儿反应,防止药液外渗;静脉滴注不仅用于给药,还可补充水分及营养、供给能量等,在临床应用较为广泛,需根据患儿年龄、病情予以调控滴速,静脉穿刺后注意局部固定,保持静脉通畅。

3.外用法　药物剂型以软膏为多,也可用水剂、混悬剂、粉剂等。根据不同的用药部位,可对患儿进行适当约束,以免患儿用手抓、摸,使药物误入眼、口而发生意外。

4.灌肠法　因药物不易吸收,小婴儿又难以保留药液,一般较少使用。操作时,先用生理盐水作清洗灌肠,或在小儿自然排便后给药。药物应加水稀释到10～30mL,用灌肠器轻轻灌入后用手捏住肛门,以防排出。

5.其他方法　雾化吸入较常应用,但需有人在旁边照顾。含漱剂对于小儿并不适用,而年长儿可以采用。而患儿神志不清,可采用鼻饲法给药。

第六节　儿科护理技术操作

一、一般护理法

(一)更换尿布法

1.目的　保持臀部皮肤的清洁、干燥,增进舒适,预防臀红或使原有的臀红逐步痊愈。

2.操作前准备

(1)护士准备:了解患儿病情,观察臀部皮肤情况,评估常见的护理问题,剪指甲、洗手、戴口罩。

(2)物品准备:清洁尿布(以白色、柔软、易吸水的棉布制作或一次性尿布为宜)、尿布带、小盆及温水、小毛巾、根据臀部皮肤情况准备的治疗药物(如紫草油、鞣酸软膏、鱼肝油软膏或氧化锌软膏、抗生素等)及鹅颈灯、棉签等。

(3)环境准备:关闭门窗,保持室内环境温度适宜。

3.操作步骤

(1)携用物至床旁,拉下一侧床档,揭开小儿盖被,解开被大小便污染的尿布。

(2)小儿仰卧位,操作者一手握住小儿的两脚轻轻提起,露出臀部,若有粪便,观察大便性质(必要时留取标本送检);另一手用尿布洁净的上端擦净会阴部(见图3-1)。

(3)将尿布污湿部分向内卷折,取下污湿尿布,放入尿布桶内。

(4)如有大便,将小儿抱起,以温水清洗会阴部及臀部(见图-2)。清洗时一手托住小儿大腿根部及臀部,同侧前臂及肘部护住小儿腰背部,另一手清洗臀部。洗后用软毛巾轻轻吸干臀部水分。

(5)放小儿于床上,一手握住小儿两脚并提起,使臀部略抬高,放清洁尿布于腰臀部,放下双足,包好,系好尿布带,松紧适宜。

(6)拉平小儿衣服,盖好被子,整理床单,拉好床档。

(7)洗手、记录。

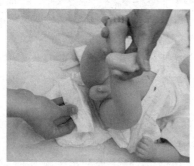
图3-1 更换尿布

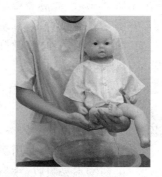
图3-2 清洗臀部

4.注意事项

(1)换尿布时,动作要轻快,避免暴露上半身。

(2)尿布包扎应松紧适宜。包扎过紧影响患儿活动,包扎过松会使大小便外溢。

(3)腹泻患儿更需勤换尿布,注意及时清洁臀部,并涂抹适量植物油以保护皮肤。若有臀红,可采用暴露法或用鹅颈灯烘烤,使局部皮肤干燥,再涂以紫草油、鞣酸软膏、鱼肝油软膏或氧化锌软膏等。严重者可给予抗菌药物,以防感染。

(二)小儿盆浴法

1.目的 保持小儿皮肤清洁,协助皮肤排泄和散热,促进血液循环,增进舒适度,预防皮肤感染。

2.操作前准备

(1)护士准备:了解患儿病情,评估常见的护理问题,剪指甲、洗手、戴口罩。

(2)物品准备:浴盆(内备38~40℃的温水,另备一壶50~60℃的热水随时添加)、浴巾2块、面巾1块、大毛巾、衣服、尿布、沐浴液、洗发液、梳子、指甲刀、棉签、液体石蜡、75%酒精、水温计、爽身粉、磅秤等。

(3)环境准备:关闭门窗,调节室温在27℃左右。

3.操作步骤

(1)水温计测浴盆内水温,以38~40℃为宜。

(2)脱去小儿衣服,用大毛巾包裹小儿全身(保留尿布),按护理常规要求测量体重并记录。

(3)擦洗面部:操作者一手扶住小儿头部,一手用面巾由眼内眦向眼外眦,轻轻地擦拭眼睛,更换面巾部位,同法清洗另一侧,再分别清洗两侧耳郭、外耳道,然后清洗脸(额部、鼻翼、面部、下颏),最后用棉签清洁鼻孔。禁用肥皂。

(4)擦洗头部(见图3-3):抱起小儿,用左手托住头颈部,左臂将小儿躯干挟于腋下,左手拇指和中指分别将小儿双耳郭折向前方,轻轻按压,堵住外耳道口,右手用水淋湿头发,再将洗发液涂于手上,洗头、颈、耳后,然后用清水冲洗并用大毛巾擦干头发。若头顶有皮脂结痂不可用力清洗,可用液体石蜡浸润,第二天再轻轻梳去,然后再清洗。

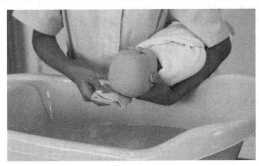

图3-3 擦洗头部

(5)盆底铺一块浴巾,防止小儿滑入盆内。解开大毛巾,去除尿布。护士左手握住小儿左肩及腋窝处,使头颈部枕于操作者前臂,右手握住小儿左大腿,轻轻放入水中(见图3-4)。用右手将沐浴液涂于小儿颈下、臂、手、前胸、腋下、腹、后颈、背腰、腿、脚、会阴、臀部,随时用另一块浴巾蘸清水擦洗干净。左手始终握紧小儿,仅在清洗背部时左右手交接小儿,使小儿头靠在操作者的右手臂上(见图3-5)。沐浴时注意观察其全身情况。如条件允许,可让小儿在水中玩耍片刻,利于其生长发育。

(6)清洗完毕,迅速将小儿依照放入水中的方法抱出,用大毛巾包裹其全身并吸干水分,检查全身各部位,涂爽身粉。

(7)处理脐部。

(8)为小儿垫上尿布,穿好衣服,必要时剪指甲。

(9)整理用物,洗手,记录。

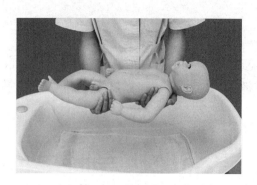
图 3-4 放小儿入水

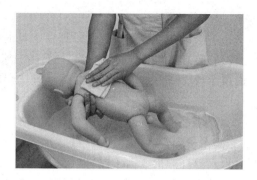
图 3-5 洗背部

3. 注意事项

(1)注意保暖,动作轻柔,防止水进入耳内、眼内。

(2)擦洗过程中密切观察小儿病情变化、皮肤颜色、皮疹等情况,有尿布皮炎者,遵医嘱按尿布皮炎常规护理。

(3)沐浴应安排在喂奶前或喂奶后1小时进行,以防止呕吐或溢奶。

(三)婴儿抚触

1. 目的 改善消化系统功能,促进婴儿生长发育;减少应激反应,提高婴儿抗病能力;平复情绪,减少哭闹;加强睡眠深度,延长睡眠时间;促进婴儿的智力发育,促进亲子情感交流,满足婴儿心理需求。

2. 操作前准备

(1)护士准备:评估常见的护理问题,操作前剪指甲、洗手。

(2)物品准备:毛巾被、尿布、衣物、婴儿润肤油。

(3)环境准备:室温调节在28～30℃,播放一些柔和的音乐做背景。

3. 操作步骤

(1)脱去小儿衣裤,用毛巾包裹全身。先在掌心倒一些婴儿润肤油,轻轻摩擦以温暖双手。

(2)头面部抚触(见图3-6):操作者两拇指从婴儿前额中央向两侧推压,再从下颌部中央向两侧以上滑动,使上下唇形成一个微笑状。这样可以舒缓因吸吮、啼哭及长牙所造成的脸部紧绷。两手从前额发际抚向脑后,最后两中指分别停在耳后。

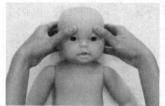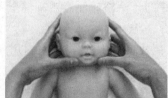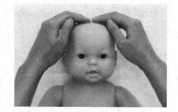

图 3-6 头面部抚触

(3)胸部抚触:双手放在婴儿两侧肋缘,分别向对侧上方交叉推进,在胸部划成一个大交叉(见图3-7),可帮助婴儿顺畅呼吸和循环。

(4)腹部抚触:双手交替从右向左按顺时针方向画半圆,按肠蠕动方向按摩腹部(见图3-8)。腹部抚触可以促进婴儿食物消化、吸收和排泄,增加婴儿食量,加快体重增长。

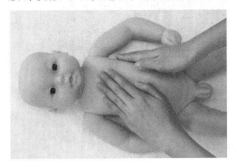 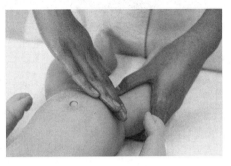

图3-7　胸部抚触　　　　　　　　　图3-8　腹部抚触

(5)四肢抚触:两手抓住婴儿手臂,交替从上臂到手腕轻轻挤捏,然后双手夹住婴儿手臂,上下搓滚(见图3-9)。双下肢的做法与手臂相同。

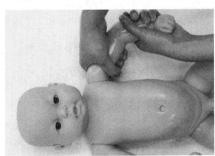 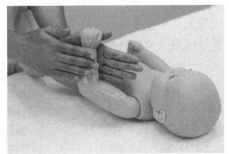

图3-9　上肢抚触

(6)手足抚触(图3-10):用拇指指腹从婴儿脚跟、掌面向脚趾方向推进,并捏拉脚趾各关节。手抚触做法与足相同。

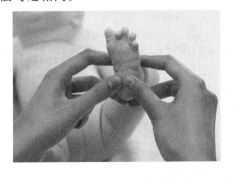 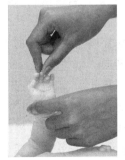

图3-10　手足抚触

(7)背部抚触,让婴儿翻身俯卧,头偏向一侧,以脊椎为中分线,双手与脊椎成直角,反向重复移动双手(见图3-11)。从背部上端移往臀部,再次从上端向下做迂回运动。

抚触先从每次5分钟开始,适应后每次15分钟,每天2～3次。

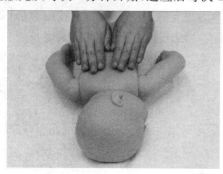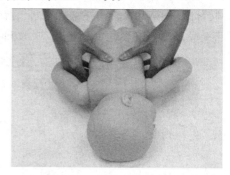

图3-11　背部抚触

4. 注意事项

(1)在小儿不疲倦、不饥饿、不太饱、不烦躁、清醒时进行抚触。

(2)抚触时用力适当,过于轻柔常会使婴儿产生痒感。

(3)注意与婴儿的情感交流,面带微笑,语气柔和。

(4)注意观察婴儿在抚触过程中的反应,如出现哭闹、肌张力增加、活动兴奋性增加、神经质、肤色变化或呕吐等情况,应停止抚触。

(5)抚触应避开未脱落脐痂部位;皮肤有破溃处不能抚触,以免增加疼痛。

二、协助检查诊断操作

静脉穿刺法

1. 目的　抽取血标本,进行化验检查,以协助诊断和治疗。

2. 操作前准备

(1)护士准备:评估常见的护理问题,操作前剪指甲、洗手、戴口罩。

(2)物品准备:治疗盘内置皮肤消毒液、棉签、弯盘、胶布、无菌巾、注射器、治疗单或化验单。

(3)环境准备:治疗台清洁、宽敞。

3. 操作步骤

(1)颈外静脉穿刺法:①必要时按全身约束法约束患儿。②助手使患儿平卧,肩部与治疗桌齐平,头部转向一侧并下垂。助手固定患儿头部,暴露颈外静脉;③穿刺者立于患儿头端,消毒穿刺部位皮肤后,消毒自己左手食指,选择颈外静脉上1/2与下1/2交界处为穿刺点,左手食指固定并压迫穿刺点下方的颈外静脉使其充盈,拇指往上拉紧皮肤,右手以30～40°刺入皮肤,深度在3mm左右,再沿静脉走行以10～15°角刺入血管,回血后进针少许,抽吸所需采血量即可。④操作完成后,用无菌棉球按压穿刺部位,至出血停止。然后用敷贴固定,防止感染。⑤整理用物。

(2)股静脉穿刺法:①将患儿取仰卧位,脱去一侧裤腿,垫高穿刺侧臀部,用尿布覆盖会阴处,以免排尿污染穿刺部位;②分开患儿两腿呈蛙腿状,助手用手臂轻压患儿上臂,双手固定患儿膝部和下肢;③穿刺者立于患儿右侧,消毒穿刺部位皮肤后,消毒自己左手食指,在患儿腹股沟中内 1/3 交界处,用左手食指触摸股动脉搏动点,右手持针在股动脉搏动点内侧 0.5cm 处垂直穿刺,然后逐渐向上提针,同时抽吸,见回血即停止提针,固定采血。尽量做到一次成功。如穿刺失败,最好不要在同侧反复穿刺;④操作完成后,用无菌棉球按压穿刺部位,至出血停止,然后用敷贴固定,防止感染;⑤整理用物。

4. 注意事项　严格无菌操作,密切观察患儿反应。

三、协助治疗的操作

(一)约束法

1. 目的　限制患儿活动以利于诊疗,防止患儿不合作而导致的碰伤、抓伤或坠床等意外。

2. 操作前准备

(1)护士准备:了解患儿病情、约束目的及家长的心理,做好解释说服工作,尽量取得理解和支持,注意避免引起患儿情绪不安,评估常见的护理问题,剪指甲、洗手、戴口罩等。

(2)物品准备:根据患儿约束部位准备物品:①全身约束:凡能包裹患儿全身的物品皆可使用,如大单、大毛巾;②手或足约束:手足约束带或棉垫和绷带;③肘部约束:肘部约束带,压舌板 4~5 支;④手指约束:并指布手套。

3. 操作步骤

(1)全身约束法

方法一:折叠大单或大毛巾,宽度以能盖住患儿由肩至脚跟部为宜。抱患儿置于中间,用靠近操作者一侧的大单紧包患儿同侧上肢、躯干和双脚,经胸、腹部至对侧腋窝处整齐地塞于其后背,再用上法将另一侧肢体包裹好,将大单剩余部分塞于近侧肩背下(见图 3-12),若患儿过于躁动,可外加布带固定。

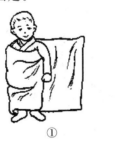 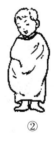

① 　　　　　②

图 3-12　全身约束法

方法二:折叠大单或大毛巾,宽度以能盖住患儿由肩至脚跟部为宜。将患儿放于大单一侧,以其多的一边紧紧包裹患儿手臂,并从腋下经后背到达对侧腋下拉出,再包裹对侧手臂,压至身下。将大毛巾另一边包裹患儿,绕过胸部,压于背下。

(2)手或足约束法:用约束带的 A 端系于手腕或足踝部,B 端系于床缘上(见图 3-13)。

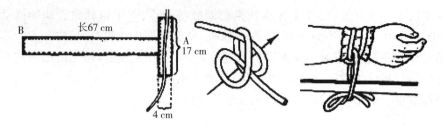

图 3-13　手足约束法

(3) 肘部约束法：根据患儿上臂横径大小将不同数量的压舌板放于肘部约束带的间隔内，带的顶端覆盖于压舌板的开口处。脱去患儿外衣，整理内衣袖子，将约束带开口端朝向手部，平放在肘部(见图 3-14)，包裹肘部，松紧适宜，系好带子。

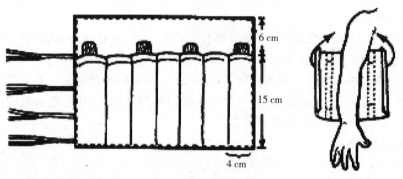

图 3-14　肘部约束法

(4) 手部约束法：并拢五指，戴上并指布手套，在腕部系好带子(见图 3-15)。

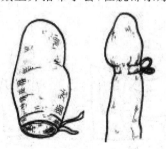

图 3-15　手部约束法

4. 注意事项

(1) 约束松紧适宜。过松失去约束的意义，过紧则影响血液循环。

(2) 密切观察约束部位远端肢体皮肤颜色、温度，了解血液循环状况；若出现肢体苍白、麻木、冰冷，立即松开约束带，必要时局部按摩以促进血液循环。

(3) 约束期间注意给予短时的姿势变动，减少患儿疲劳。

(二) 口服给药法

1. 目的　治疗疾病，缓解患儿不适和疼痛。

2.操作前准备

(1)护士准备:了解患儿的病情,评估常见的护理问题,剪指甲,洗手,戴口罩。

(2)物品准备:药卡、药杯、药品、小勺、研钵、小毛巾、小水壶(内盛温开水)。

3.操作步骤

(1)核对药卡、床号、姓名、药名、剂量、浓度、方法及用药时间。若药物为片剂,将药片放于研钵内研碎,倒入小药杯,加少许温开水溶解。

(2)将用物携带至床旁,再次核对后将患儿抱起,坐在凳上,护理人员用左臂固定患儿双臂和头部,使患儿半卧于怀中,不宜抱起者抬高头部,头偏向一侧,为患儿围上小毛巾。

(3)用小勺盛药液,从口角处顺口颊方向徐徐喂入,若患儿不吞咽,用小勺压住舌尖片刻,用拇指食指轻捏双颊。待药液咽下后将小药勺拿走,以防将药液吐出。

(4)喂药完毕,再喂少许温开水,冲净口中药液。

(5)用小毛巾擦净患儿口周后撤去。

(6)再次核对,观察患儿服药后反应,记录药量和水量,整理用物。

4.注意事项

(1)在喂奶前或两次喂奶间进行,以免因服药时呕吐将奶吐出。任何药物不应混于奶或其他食品中。

(2)出现恶心、呕吐等症状应暂停喂药,轻拍后背或转移注意力,好转后再喂,以防呛咳、误吸。呕吐时使小儿头偏向一侧。

(三)光照疗法

光照疗法是一种通过荧光灯照射治疗新生儿高胆红素血症的辅助疗法。主要作用是使未结合胆红素转变为水溶性异构体,易于从胆汁和尿液中排出体外。

1.目的 降低血清中未结合胆红素浓度,治疗新生儿高未结合胆红素血症。

2.操作前准备

(1)护士准备:评估患儿日龄、体重、黄疸的范围和程度、胆红素检查结果、生命体征、精神反应等。操作前需洗手,戴墨镜。

(2)物品准备:光疗箱、遮光眼罩、长条尿布、尿布带、纱布条、胶布、墨镜。

一般采用波长420~470nm的蓝色荧光灯最为有效,还可用绿光或白光照射,功率约160~320W为宜。分单面和双面光疗,单面光疗可用20W灯管6~8支,排列成弧形,双面光疗时,上下各装20W灯管5~6支,灯管与皮肤距离为33~50cm。

(3)患儿准备:入箱前清洁皮肤,告诉家长不要在患儿皮肤上涂粉和油类,剪短指甲。

3.操作步骤

(1)清洁光疗箱,特别注意清除灯管及反射板的灰尘。向箱内湿化器水箱加水至2/3。接通电源,启亮蓝光管,检查线路及光管亮度。调节箱温升至30~32℃,相对湿度55%~65%。

(2)脱去患儿衣裤,患儿裸露全身。用不透光眼罩遮盖双眼,避免光线损伤视网膜,用长条尿布遮盖会阴部,男婴注意保护阴囊,纱布条保护患儿足跟。

(3)打开蓝光箱门,将患儿放入已预热好的光疗箱中(见图3-16),记录开始照射时间。监测体温和箱温变化,光疗时应每小时测体温1次或根据病情、体温变化情况随时测量,使体温保持在正常范围。

（4）入箱后使患儿皮肤均匀受光，一般光照12～24小时才能使血清胆红素下降，光疗总时间按医嘱执行，一般情况下，血清胆红素<171μmol/L(10mg/dL)时可停止光疗。出箱时给患儿穿好衣服，除去眼罩，沐浴，检查有无皮肤破损及眼睛感染，记录光照时间、生命体征及黄疸的范围、程度，然后将患儿抱回病床。

（5）切断电源，将湿化器水箱内的水倒尽，并对整机进行清洗、消毒，有机玻璃制品忌用乙醇擦洗。将光疗箱放置在干净，温、湿度变化小，无阳光直射的场所。

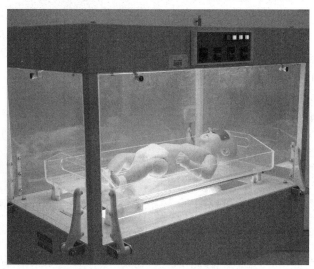

图 3-16　蓝光照射

4.注意事项

（1）光疗时监测患儿体温。若体温上升超过38.5℃，要暂停光疗，待体温恢复正常后再继续治疗。

（2）光疗时应使患儿皮肤均匀受光。若使用单面光疗箱一般每2小时更换体位1次，可以仰卧、侧卧、俯卧交替更换。俯卧照射时要有专人巡视，以免口鼻受压而影响呼吸。

（3）光疗过程中监测血清胆红素变化，观察患儿精神反应，大小便颜色与性状，皮肤有无发红、干燥、皮疹，有无呼吸暂停、烦躁、嗜睡、发热、腹胀、呕吐、惊厥等，注意吸吮能力、哭声变化。

（4）保持灯管及反射板清洁，并定时更换灯管。如有灰尘会影响照射效果，应每天清洁灯箱及反射板，灯管使用300小时后其灯光能量输出减弱20%，900小时后减弱35%，因此灯管使用达1000小时后必须更换。

（5）光疗过程中按医嘱输液，按需喂奶和水，记录出入量。

（四）温箱使用法

1.目的　维持最适宜的温度和湿度，保持体温稳定，用于体重在2000g以下的新生儿、需要监护的高危儿、新生儿寒冷损伤综合征及体温不升患儿的复温。

2.操作前准备

（1）护士准备：评估患儿的孕周、出生体重、日龄、生命体征及一般情况，有无并发症等。

操作前剪指甲,洗手,戴口罩。

(2)物品准备:温箱、棉褥、床单、温开水或蒸馏水。

3.操作步骤

(1)检查温箱性能,做好清洁消毒工作。将蒸馏水加入温箱水槽中至水位指示线,接通电源,打开电源开关,预热温度至28~32℃,箱内湿度维持在55%~65%。

(2)将婴儿穿单衣、裹尿布后放入温箱内,根据婴儿体重及出生日龄调节适宜温度、湿度(见表3-1)后,记录箱内温湿度。

表3-1 不同出生体重早产儿温箱温湿度参考数

出生体重(g)	中性温度			
	35℃	34℃	33℃	32℃
1000	初生10天内	10天以后	3周以后	5周以后
1500		初生10天内	10天以后	4周以后
2000		初生2天内	2天以后	3周以后
>2500			初生2天内	2天以后

(3)一切护理操作应尽量在箱内进行(见图3-17),如喂奶、换尿布、清洁皮肤、观察病情及检查等。尽量少打开箱门,以免箱内温度波动,若确实需要暂出温箱检查治疗,也应注意在保暖措施下进行,避免患儿受凉。

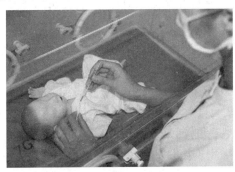

图3-17 温箱使用法

(4)随时观察温箱温度和湿度,定时测量体温,根据体温调节箱温。在患儿体温未升至正常之前应每小时监测1次,升至正常后可每4小时测1次,保持体温在36~37℃之间。

(5)出温箱条件:①体重达2000g或以上,体温正常者;②患儿穿衣在不加热的温箱内,室温维持在24~26℃时,能保持正常体温者;③患儿在温箱中生活了1个月以上,体重虽不到2000g,但一般情况良好者。

(6)使用完毕,关闭各控制开关,放完温箱水槽内的水,经消毒处理后备用。

4.注意事项

(1)温箱不宜放置在阳光直射、有对流风、有取暖设备及窗户旁边,以免影响箱内温度的控制。严禁骤然提高温箱温度,以免患儿体温突然上升造成不良后果。

(2)各项护理操作应尽可能集中进行,以免开箱次数过多影响保温。需要暂时出箱检查治疗时,应在保暖措施下进行。

(3)患儿准备出箱时,将箱温逐渐下调至接近室温,使患儿逐渐适应室温,然后出温箱。

(4)温箱使用期间应每天用消毒液擦拭温箱内外,然后再用清水擦拭一遍,每周更换温箱1次。每天更换湿化器水箱用水1次,以免细菌滋生。

(五)头皮静脉输液法

婴幼儿静脉输液多采用头皮静脉,常选用额上静脉、颞浅静脉及耳后静脉等。

1. 目的

(1)补充营养,提供能量,维持体内水、电解质和酸碱平衡。

(2)输入液体和药物,达到治疗疾病的目的。

2. 操作前准备

(1)护士准备:评估患儿病情、年龄、意识状态、对输液的认识程度、心理状态、穿刺部位的皮肤及血管状况。操作前洗手、戴口罩。

(2)物品准备:①治疗台:一次性输液器、液体、药物;②治疗盘:内置75%酒精、碘伏、棉签、弯盘、胶布或无菌敷贴、头皮针、无菌巾、内放已吸入生理盐水或10%葡萄糖10mL的注射器;③其他物品:剃刀、污物杯、肥皂、纱布、治疗巾、必要时备纱袋或约束带。

(3)患儿准备:剃去局部毛发(如所选静脉在发际内,顺头发方向剃净局部头发),用肥皂水和清水洗净,纱布擦干。为小婴儿更换尿布,协助幼儿排尿。

(4)环境准备:清洁、宽敞。操作前半小时停止扫地、更换床单。

3. 操作步骤

(1)在治疗室内核查药液、输液器,按医嘱加入药物,并将输液器针头插入输液瓶塞内,关闭调节器。

(2)将治疗盘携带至患儿床旁,核对患儿床号、姓名,根据患儿的年龄,做好解释工作。

(3)再次核查药液,确认无误后将输液瓶挂于输液架上,排空空气。

(4)将枕头放在床沿,使患儿横卧于床中央,头下垫治疗巾。必要时全身约束患儿。

(5)两人配合操作,一人固定患儿头部,另一人穿刺。穿刺者立于患儿头端,将小儿皮肤消毒后,用注射器连接头皮针,驱除气体后,一手绷紧血管两端皮肤,另一手持针,在距静脉最清晰点后移0.3cm处将针头沿静脉向心方向平行刺入皮肤,然后将针头稍挑起,沿静脉走向徐徐刺入,见回血后推液少许,如无异常,用胶布固定(见图3-18)。

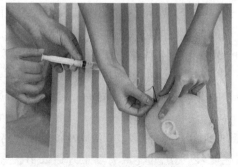

图3-18 头皮静脉输液法

(6)取下注射器,将头皮针与输液器相连接,调节滴速,并将输液器皮条弯绕于患儿头上适当位置,胶布固定。

(7)整理用物,记录输液时间、输液量及药物并签名。

4.注意事项

(1)严格执行核查制度和无菌技术操作原则,注意药物配伍禁忌。

(2)针头刺入皮肤,如未见回血,可用注射器轻轻抽吸以确定回血;因血管细小或充盈不全而无回血者,可试推入极少量液体,如畅通无阻,皮肤无隆起及变色现象,且点滴顺利,证实穿刺成功。

(3)穿刺中注意观察患儿的面色和一般情况。

(4)根据患儿病情、年龄、药物性质调节输液速度,观察输液情况,如速度是否合适,局部有无肿胀,针头有无移动、脱出,瓶内液体是否滴完,各连接处有无漏液,以及有无输液反应发生等。

(六)换血疗法

1.目的 抢救严重溶血患儿。置换出血中游离抗体和致敏红细胞,减轻溶血;置换出血中未结合胆红素,防止核黄疸;纠正溶血导致的贫血,防止缺氧及心功能不全。

2.操作前准备

(1)护士准备:评估患儿病情、出生日龄、体重、生命体征及一般状况;掌握换血指征;操作前戴口罩,洗手,穿手术衣。

换血指征:①母婴有 ABO 血型不合或 Rh 血型不合,产前确诊为溶血病,出生时脐血总胆红素>68μmol/L,血红蛋白<120g/L,伴有水肿、肝肿大、心力衰竭者;②足月儿血清胆红素>342μmol/L(20mg/dL),早产儿体重在 1500g 者>256μmol/L(15mg/dL),体重 1200g 者>205μmol/L(12mg/dL);③不论血清胆红素高低,已有胆红素脑病早期表现者。

(2)物品准备:①血源选择:Rh 血型不合应采用 Rh 血型与母亲相同,ABO 血型与患儿相同(或抗 A、抗 B 效价较低的 O 型)的供血者;ABO 血型不合者可用 O 型的红细胞加 AB 型血浆,也可用抗 A、抗 B 效价较低的 O 型血或患儿同型血,换血量为 150~180mL/kg(约为患儿全血量的 2 倍),应尽量选用新鲜血。②药物:生理盐水 2 瓶、10%葡萄糖液 1 瓶、25%葡萄糖液 1 支、10%葡萄糖酸钙 1 支、利多卡因 1 支、肝素 1 支、20%鱼精蛋白 1 支、10%苯巴比妥 1 支、地西泮(安定)1 支,并按需要准备急救药物。③用品:医用硅胶管 2 根(长 30cm、口径 2mm,前端 3cm 内有 3 个交错的椭圆形小孔,末端的接头可与三通管相接)、小手术包 1 个、手术衣两件、注射器及针头(20mL 的 20 副,1mL、2mL、5mL 的各 3~4 副)、静脉压测量管 1 支、三通管 2 个、换药碗及弯盆各 2 个、手套 2~3 副,1000mL 搪瓷量杯 1 个、心电监护仪 1 台、远红外线辐射保温床 1 张、干燥试管数支、绷带、夹板、尿袋、皮肤消毒用物、换血记录单等。

(3)患儿准备:换血前禁食 4 小时或抽空胃内容物,进行静脉输液,术前半小时肌注苯巴比妥,患儿在辐射式保暖床上,取仰卧位,贴上尿袋,固定四肢。

(4)环境准备:应在手术室或经消毒处理的环境中进行,室温保持在 26~28℃。

3.操作步骤

(1)按常规行腹部皮肤消毒(上至剑突,下至耻骨联合,两侧至腋中线)后铺巾,将硅胶管插入脐静脉,接上三通管,抽血测定胆红素及生化项目,测量静脉压后开始换血。

(2)根据患儿体重、一般情况、心功能,调整换血量。开始,换血量为每次10mL,若患儿心功能良好,则逐渐增加到每次20mL,换血速度每分钟10mL。

(3)每换血100mL,要测静脉压1次,高则抽血量可大于注入血量,低则抽血量可小于注入血量,保持静脉压为$0.588\sim0.78$kPa($6\sim8$cmH_2O)。

(4)换血过程应注意患儿保暖,密切观察全身情况及反应,注意皮肤颜色及生命体征,应详细记录每次入量、出量、时间、累积出入量以及心率、呼吸、静脉压及用药等,做好心电监护。

(5)在开始换血前、术中、换血结束时均需抽血标本,送检血胆红素定量,检查生化项目,以判断换血效果及病情变化。

(6)术中要严格执行无菌操作,换血完毕后拔出脐静脉导管,在结扎缝合后消毒,用纱布轻轻压迫固定。清点术中物品。

(7)换血后护理:①术后继续蓝光照射治疗。②密切观察病情,术后每30分钟测心率、呼吸,平稳后可改为两小时1次。密切注意有无青紫、惊厥、水肿、嗜睡、肌张力低下等核黄疸早期症状,注意有无并发症(心功能不全、低血糖、低血钙、酸中毒、休克等),若有异常及时报告医师。若血红蛋白小于100g/L(10g/dL),可少量输血,若胆红素大于342μmol/L(20mg/dL),可考虑再次换血。③一般情况良好,术后6小时可试喂糖水,如吸吮正常无呕吐可喂奶。④观察伤口有无渗血,保持局部清洁,防止感染,必要时加用抗生素。一般可在术后$4\sim5$天拆线。

4.注意事项

(1)如果使用血液抗凝剂为枸橼酸保养液,则每换100mL血需补充10%葡萄糖酸钙1mL。

(2)注射器内不能有空气,防止空气栓塞,换血过程中注射器必须经常用含肝素的生理盐水冲洗,防止凝血。

本章小结

本章主要介绍了儿科医疗机构的设置和护理管理、小儿健康评估特点、住院患儿的一般护理及心理护理、小儿药物剂量计算、用药护理、小儿给药方法、与患儿及其家属沟通技巧以及儿科常用护理技术操作。

本章关键词:住院患儿;健康评估;心理护理;沟通技巧;用药护理;护理技术

课后思考

1.试述小儿健康评估的内容。

2.试述住院患儿的心理反应及护理。

3.如何计算小儿药物剂量?
4.患儿入蓝光箱前要做哪些准备?
5.患儿出温箱的条件是什么?
6.换血疗法的指征有哪些?

(李 娜)

第四章
新生儿及新生儿疾病

案例

患儿,男,10天。因"颜面黄染一周伴低热四天"入院。患儿生后2天出现颜面黄染,近4天出现低热,进乳量少,黄疸逐渐加重。体格检查:T37.8℃,哭声弱,巩膜、颜面明显黄染,前囟1.5cm×2.0cm,张力不高,口腔粘膜完整,双肺呼吸音清,心率140次/分,脐带已脱落,脐部有脓性分泌物,有生理性反射。辅助检查:(1)血常规:白细胞总数25.0×10^9/L,中性粒细胞0.65,淋巴细胞0.35;(2)血总胆红素275μmol/L,结合胆红素22μmol/L,肝功能检查无异常;(3)B超示:肝、脾、胆囊无异常。

问题:
1. 评估该患儿并列出主要护理诊断。
2. 护士如何观察病情变化?

本章学习目标

1. 掌握新生儿分类及各种新生儿定义,足月儿及早产儿的护理,常见新生儿疾病如新生儿窒息、新生儿缺氧缺血性脑病、新生儿颅内出血、新生儿呼吸窘迫综合征、新生儿肺炎、新生儿黄疸、新生儿败血症、新生儿寒冷损伤综合征,患儿的护理评估、护理诊断及护理措施。
2. 熟悉正常足月儿及早产儿的特点,常见新生儿疾病的病因、治疗原则,新生儿重症监护的监护对象及监护内容。
3. 了解各种新生儿疾病的发病机制、辅助检查项目。
4. 树立以患儿及家庭为中心的整体护理理念,为患儿提供及时有效的护理。

第一节 新生儿总论

一、新生儿分类

从脐带结扎至出生后 28 天内的婴儿称新生儿(neonate,newborn),新生儿生活环境由宫内转为宫外,需完成多方面的生理调整,以适应外界复杂的环境。国际上常以新生儿死亡率和围生期死亡率作为衡量一个国家卫生保健水平的标准。因此,护理人员应掌握新生儿医学相关知识,加强对新生儿的保健与护理,促进新生儿健康成长。

（一）按胎龄分类

1. 早产儿(preterm infant):指胎龄满 28 周但未满 37 周的新生儿。
2. 足月儿(term infant):指胎龄满 37 周但未满 42 周的新生儿。
3. 过期产儿(postterm infant):指胎龄满 42 周以上的新生儿。

（二）按出生体重分类

1. 正常出生体重儿(normal weight infant):指出生体重为 2500～4000g 的新生儿。
2. 低出生体重儿(low birth weight infant,LBW):指出生 1 小时内的体重不足 2500g 的新生儿。其中出生体重不足 1500g 者又称为极低出生体重儿;出生体重不足 1000g 者又称为超低出生体重儿。低出生体重儿以早产儿和小于胎龄儿多见。
3. 巨大儿(macrosomia):指出生体重超过 4000g 的新生儿。

（三）按出生体重和胎龄关系分类

1. 适于胎龄儿(approtriate for gestational age,AGA):指出生体重在同胎龄儿平均体重第 10～90 百分位的新生儿。
2. 小于胎龄儿(small for gestational age,SGA):指出生体重在同胎龄儿平均体重第 10 百分位以下的新生儿。我国习惯将胎龄满 37 周,但体重在 2500g 以下的新生儿称足月小儿,是小于胎龄儿中最常见的一种,多由于宫内发育迟缓引起。
3. 大于胎龄儿(large for gestational age,LGA):指出生体重在同胎龄儿平均体重的第 90 百分位以上的新生儿。

（四）高危儿

高危儿(high risk infant):指已发生或可能发生危重情况的新生儿。包括以下几种情况:

1. 有异常妊娠史　糖尿病、阴道出血、妊高征、感染、母亲为 Rh 阴性血型等,母亲过去有死胎、死产及性传播疾病史等。
2. 异常分娩史　各种难产和手术产,分娩过程中使用镇静或止痛药物史等。
3. 异常新生儿　出生时 Apgar 评分低于 7 分、脐带绕颈、早产儿、过期产儿、小于或大于胎龄儿、巨大儿及有各种疾病的新生儿等。

二、正常足月儿的特点及护理

(一)正常足月儿的特点

正常足月儿是指出生时胎龄≥37 且<42 周,体重≥2500g 且≤4000g,身长>47cm,无畸形和疾病的活产婴儿。

1. 外观特点　正常足月儿与早产儿在外观上各具特点(见表 4-1)。

表 4-1　正常足月儿与早产儿的外观特点

	足月儿	早产儿
皮肤	红润、皮下脂肪丰满、毳毛少	鲜红发亮、水肿、毳毛多
头发	分条清楚	细、乱而软
耳壳	软骨发育好、耳舟成型和直挺	软、缺乏软骨,耳舟不清楚
指、趾甲	达到或超过指、趾端	未达到指、趾端
跖纹	足底纹理多	足底纹理少
乳腺	结节>4mm,平均 7mm	无结节或结节<4mm
男婴外生殖器	睾丸已降至阴囊,阴囊皱纹多	睾丸未降至阴囊,阴囊皱纹少
女婴外生殖器	大阴唇遮盖小阴唇	大阴唇不能遮盖小阴唇

2. 生理特点

(1)呼吸系统:胎儿在宫内有微弱的呼吸运动,但不需要肺的呼吸,胎儿肺内充满液体,出生时约 1/3 经产道挤压由口鼻排出,剩下在出生后被肺间质内毛细血管和淋巴管吸收。吸收延迟会出现湿肺症状。由于新生儿胸腔小,肋间肌不发达,呼吸运动主要靠膈肌的升降,以腹式呼吸为主,呼吸较浅,频率较快,40~60 次/分。因呼吸中枢发育不完善,呼吸节律常不规则。

(2)循环系统:出生后血液循环发生重大变化:①脐带结扎,胎盘-脐血循环终止;②肺血管阻力降低,肺血流量增加;③回流至左心房的血量显著增加,体循环压力升高,致卵圆孔功能上关闭;④因 PaO_2 增高使动脉导管收缩,出现功能上关闭。新生儿心率波动范围较大,通常为 90~160 次/分,平均 120~140 次/分,血压平均为 70/50mmHg。

(3)消化系统:新生儿消化道面积相对较大,管壁薄,通透性高,有利于流质及乳汁中营养物质的吸收,但也可使有害物质进入血液循环,引起中毒症状。胃呈水平位,贲门松弛,幽门括约肌发育较好,易发生溢乳甚至呕吐。已能分泌充足的消化酶(淀粉酶除外),但不宜过早喂淀粉类食物。生后 24 小时内开始排出胎粪,胎粪由胎儿肠道分泌物、胆汁及咽下的羊水等组成,呈糊状,墨绿色,2~3 天过渡到正常粪便。若超过 24 小时仍无胎粪排出,应检查是否有肛门闭锁或消化道畸形。

(4)血液系统:新生儿出生时血液中红细胞数和血红蛋白量较高,以后逐渐下降。血红蛋白中胎儿血红蛋白(HbF)占 70%~80%,后渐被成人血红蛋白(HbA)取代。由于胎儿血红蛋白对氧有较强亲和力,不易将氧释放至组织中,所以新生儿缺氧时往往紫绀不明显。白细胞总数较高,出生后第3天开始下降。血小板数与成人相似。胎儿肝脏维生素K储存量少,生后需常规肌注维生素K_1。

(5)泌尿系统:新生儿一般在生后24小时内排尿,若生后超过48小时仍无尿,需要寻找原因。若肾小球滤过率低,肾浓缩功能差,不能迅速有效地处理过多的水和溶质,易出现水肿或脱水症状;肾稀释功能尚可,而排磷功能较差,所以牛奶喂养儿血磷偏高,使血钙偏低,易导致低血钙症;肾对酸、碱平衡调节能力不足,易发生代谢性酸中毒。生后头几天,尿色深,放置后有红褐色沉淀,为尿酸结晶,无需处理。

(6)神经系统:新生儿脑相对较大,占体重10%~20%(成人仅2%),但脑沟、脑回未完全形成。大脑皮层兴奋性低,睡眠时间长,觉醒时间一昼夜为2~3小时。大脑对下级中枢抑制较弱,且锥体束、纹状体发育不全,常出现不自主和不协调动作。脊髓相对较长,其末端约在3、4腰椎下缘,故腰穿进针应在第4、5腰椎间隙为宜。出生时已具有暂时性原始反射,如觅食反射、吸吮反射、握持反射、拥抱反射和交叉伸腿反射等。正常情况下,生后数月这些反射自然消失,若新生儿上述反射未消失或生后数月仍存在,常提示有神经系统疾病,新生儿巴氏征、克氏征可呈阳性。

(7)免疫系统:新生儿特异性和非特异性免疫功能均不成熟。皮肤、黏膜屏障功能差,损伤后易感染;脐部为开放性伤口,细菌易进入血液。胎儿可通过胎盘从母体获得免疫球蛋白IgG,因此新生儿对麻疹、白喉等传染病具有免疫力,但数月后逐渐消失;IgA和IgM则不能通过胎盘,故新生儿易患呼吸道、消化道感染。人乳的初乳中含较高免疫球蛋白IgA,可增强新生儿的抵抗力。

(8)体温调节:新生儿体温调节中枢发育不完善,易受外界环境温度的影响而发生变化;新生儿体表面积相对较大,皮下脂肪薄,血管丰富,易散热。寒冷时因寒战反射未建立,主要依靠棕色脂肪代谢来产热,产热量相对不足。室温过低时,散热增加,如不及时保暖,可发生低体温或新生儿寒冷损伤综合征;新生儿通过皮肤蒸发和出汗散热,室温过高时,如体内水分不足,可致脱水、血液浓缩而发热,称为"脱水热"。

(9)能量及体液代谢:新生儿基础热能消耗需50kcal/kg(209kJ/kg),每日总热能约需100~120kcal/kg(418~502kJ/kg)。体液总量占体重70%~80%,且与出生体重和日龄有关,体重越轻、日龄越小,含水量越高。所以新生儿需水量因出生体重、胎龄、日龄及临床情况而定。每日体液维持量:第一天60~80mL/kg,以后每日增加20~30mL/kg,直至每日150~180mL/kg。新生儿每日钠需要量为1~2mmol/kg,新生儿10天内不必补钾,10天后可按每日1~2mmol/kg补充。

(二)新生儿特殊生理状态

1. 生理性体重下降 指新生儿初生数日内,由于进食少、水分丢失较多、胎脂脱落及尿、胎粪排出而引起体重下降,约一周末降至最低,最多不超过10%(早产儿为15%~25%),生后10天左右恢复到出生时体重。早产儿体重恢复较足月儿慢。

2. 生理性黄疸 参见本章第七节。

3. 乳腺肿大和假月经 男女新生儿生后4~7天均可出现乳腺肿大,如蚕豆或鸽卵大小,2～3周内消退,切勿挤压,以免感染。部分女婴生后5～7天阴道流出少量血性分泌物,或大量非脓性分泌物,可持续1周,称假月经。这两种现象都是由于母体的雌激素中断所致。

4."马牙"和"螳螂嘴" 新生儿口腔上腭中线和齿龈切缘上有散在黄白色、米粒大小的颗粒,系由上皮细胞堆积或黏液腺分泌物积留形成,俗称"马牙",数周后可自然消退。少数新生儿有早熟齿,易脱落而致吸入呼吸道,故应拔除。两侧面颊部各有一突起的脂肪垫,俗称"螳螂嘴",对吸吮有利,不可挑割,以防发生感染。

5.新生儿红斑及粟粒疹 出生后1～2天,新生儿头部、躯干及四肢可出现大小不等多形性红斑,称"新生儿红斑",数日后自行消退。由于皮脂腺堆积在鼻尖、鼻翼、面颊部,形成小米粒大小黄白色皮疹,称为"新生儿粟粒疹",可自行消退,不必处理。

(三)正常足月儿护理

1.护理诊断/问题

(1)有窒息的危险 与溢乳、呕吐物吸入有关。

(2)有体温改变的危险 与体温调节中枢发育不完善、环境温度变化有关。

(3)有感染的危险 与新生儿免疫功能不成熟、皮肤黏膜屏障功能低下、脐部有开放性伤口有关。

2.护理措施

(1)保持呼吸道通畅:新生儿娩出前,做好保暖准备,在保暖的前提下进行一系列操作;新生儿刚娩出时,在开始呼吸前应迅速清除口、鼻腔的黏液及羊水,防止吸入性肺炎或窒息;生后经常检查并清理鼻孔,避免物品阻挡新生儿口鼻或压迫其胸部,保持呼吸通畅;喂乳时防止乳房堵住新生儿口鼻,喂乳后应竖抱新生儿轻拍背部,帮助空气排出,然后应将新生儿保持于右侧卧位,防止因溢乳和呕吐而引起窒息。

(2)维持体温稳定:①新生儿室应阳光充足,空气流通(避免空气直接对流),置新生儿于适中温度(又称中性温度)下,适中温度是指机体维持正常体温所需的代谢率和耗氧量最低时的环境温度,与出生体重和日龄有关。室温保持在22～24℃,相对湿度为55%～65%。②新生儿娩出后应立即擦干皮肤,用温暖、柔软的包被包裹,减少散热。因地制宜采取保暖措施,如戴帽、母亲怀抱、热水袋、暖箱和远红外辐射床等。对新生儿进行检查和护理时,避免不必要的暴露。接触新生儿的手、仪器、物品等均应预热。定时监测新生儿体温,每4～6小时测1次。

(3)预防感染:①消毒隔离:新生儿室内应湿式扫除,空气应予以净化。护理人员入室前更换清洁衣、帽及鞋,接触每个新生儿前、后必须严格洗手或涂抹消毒液,避免交互感染,并严格遵守无菌操作。检测空气、物品及护理人员的手;若接触者患感染性疾病或为带菌者应暂时调离。②保持脐部清洁干燥:新生儿娩出后无菌结扎脐带,残端应保持清洁干燥,每日检查有无渗血,防止敷料被尿液污染。脐带残端一般在生后1周内脱落,脱落后,脐窝有分泌物者先用3%过氧化氢消毒,再用0.2%～0.5%的碘伏消毒,注意保持干燥;有肉芽组织可用硝酸银溶液局部点灼。③做好皮肤黏膜护理:新生儿出生后可用消毒植物油拭去皮肤皱褶处过多的胎脂。体温稳定后,每天沐浴1次,沐浴时室温维持在24～28℃,水温保持在

38~40℃,以清洁皮肤、促进血液循环。勤换尿布,每次大便后用温开水清洗会阴及臀部并拭干,以防发生红臀或尿布疹。④预防接种:新生儿出生后3天接种卡介苗,出生后第1天、1个月、6个月各注射乙肝疫苗一次,提高机体抵抗力。

(4)合理喂养:提倡早接触、早吸吮,生后30分钟内吸吮母乳,以促进母亲乳汁分泌,防止新生儿低血糖,且利于维持正常体温和促进母子情感交流。提倡按需哺乳。无母乳者先试喂5%~10%葡萄糖水,无异常者可喂配方乳,每个新生儿配专用乳具并严格消毒。

体重是反映小儿营养状况的可靠指标,新生儿每日增加体重15~30g(生理性体重下降期除外)。每日应测体重1次,定时、定磅秤测体重,确保测量值精确。

(5)健康教育:①提倡母婴同室和母乳喂养,鼓励和指导双亲与新生儿眼神交流、说话、肢体接触,以利于新生儿身心发育。②宣传育儿知识:向家长介绍新生儿的日常保暖、喂养、皮肤护理、预防感染等知识。③新生儿筛查:护理人员应向家长解释尽早筛查新生儿疾病的重要性,如先天性甲状腺功能减低症、苯丙酮尿症和半乳糖症等,建议可疑者进行筛查。

三、早产儿的特点及护理

(一)早产儿的特点

早产儿是指出生时胎龄未满37周,出生体重不足2500g,身长不足47cm的活产婴儿。

1.外观特点 见本章第二节表4-1。

2.生理特点

(1)呼吸系统:早产儿呼吸中枢及呼吸器官发育不完善,呼吸浅快而不规则,易发生周期性呼吸(呼吸<20秒,不伴有心率减慢及发绀)和呼吸暂停(呼吸停止时间>20秒,伴心率<100次/分,并出现发绀)。其发生率和胎龄有关,胎龄愈小,发生率愈高。早产儿肺发育不成熟,肺泡表面活性物质少,易发生呼吸窘迫综合征。

(2)循环系统:早产儿心率较足月儿快,血压较足月儿低,在败血症和心功能不全情况下,易出现血容量不足和低血压。又因毛细血管脆弱,缺氧易导致出血。部分可伴有动脉导管未闭。

(3)消化系统:早产儿吸吮及吞咽能力差,容易呛乳而引起乳汁吸入性肺炎。贲门括约肌松弛,胃容量小,易发生溢乳和胃食管返流。各种消化酶分泌不足,胆酸分泌量少,故对脂肪的消化吸收较差。在缺氧、缺血、喂养不当情况下,可发生坏死性小肠结肠炎。因胎粪形成较少及肠蠕动弱,胎粪排出常延迟,肝功能不成熟,生理性黄疸程度重,持续时间长,易引起胆红素脑病(核黄疸)。肝糖原储存少,且肝脏合成蛋白质的功能差,易发生低血糖和低蛋白血症。肝内合成维生素K依赖凝血因子少,易发生出血症。

(4)血液系统:早产儿白细胞和血小板较足月儿低,因红细胞生成素水平低下,先天性铁贮存少,且血容量迅速增加,"生理性贫血"出现早,且胎龄越小,程度越重。维生素K、铁及维生素D贮存较足月儿低,易发生出血、贫血和佝偻病。

(5)泌尿系统:早产儿肾脏浓缩功能更差,排钠分数高,肾小管对醛固酮反应低下,易出现低钠血症。葡萄糖阈值低,易发生糖尿。肾小管排酸能力差,普通牛乳喂养时可因蛋白含量高,使内源性氢离子增加,易引起晚期代谢性酸中毒,因此早产儿人工喂养应采用早产儿配方乳喂养。

(6)神经系统:神经系统成熟度与胎龄密切相关,胎龄越小,原始反射越难引出或反射不完全。早产儿脑室管膜下存在发达的胚胎生发层组织,易导致颅内出血及脑室周围白质软化。

(7)免疫系统:IgG和补体水平较足月儿低,特异性和非特异性免疫功能较足月儿差,极易发生各种感染。

(8)体温调节:体温调节能力较足月儿更差,棕色脂肪少,产热量更低,体表面积相对更大,皮下脂肪更少,易散热,寒冷时更易发生低体温而致寒冷损伤综合征;汗腺发育差,环境温度过高或过度保暖,体温易升高。

(9)能量及体液代谢:早产儿热量需要基本同足月新生儿,由于吸吮及消化功能差,常需肠道外营养。摄入100kcal(418.4kJ)热量需100~150mL水。

(二)早产儿的护理

1.护理诊断/问题

(1)体温过低　与体温调节功能差有关。

(2)营养失调,低于机体需要量　与吸吮、吞咽、消化、吸收功能差有关。

(3)自主呼吸受损　与呼吸中枢、呼吸器官发育不完善有关。

(4)有感染的危险　与免疫功能不成熟、皮肤黏膜屏障功能差、脐部为开放性伤口有关。

2.护理措施

(1)维持体温正常:①环境:适中的环境温度能维持早产儿正常的体温,室温维持在24~26℃,相对湿度在55%~65%。保持室内空气新鲜,并备有空调、空气净化装置、婴儿暖箱、远红外辐射床等。②监测体温变化:根据早产儿的体重、成熟度及病情,给予不同的保暖措施。一般体重低于2000g者,置放入温箱,并应根据体重、日龄选择适中温度(见表4-2)。各种护理操作应集中进行,尽量缩短操作时间。体重超过2000g者可在箱外保暖,通过头戴帽、母亲怀抱、热水袋等方式维持体温恒定。暴露操作时应在远红外辐射床保暖下进行。

表4-2　不同出生体重早产儿温箱的温度

体重(g)	温箱温度			
	35℃	34℃	33℃	32℃
1000	初生10天内	10天后	3周后	5周后
1500	—	10天内	10天后	4周后
2000	—	2天内	2天后	3周后
2500	—	—	2天内	2天后

(2)合理喂养:早产儿生长发育快,所需营养多,根据吸吮、吞咽、消化、吸收功能,选择直接哺喂母乳、乳瓶、滴管、管饲或静脉等不同的补充营养方式,保证营养供给。一般在生后2~4小时试喂5%~10%葡萄糖水,无异常者给予母乳喂养,无法母乳喂养者以早产儿配方乳为宜。喂乳量及间隔时间应根据出生体重和耐受力而定(见表4-3),以不发生胃潴留及呕吐为标准。详细记录24小时内的出入量,准确测量体重,以便适时的调整喂养方案。由于

早产儿缺乏维生素 K 依赖凝血因子,出生后应肌注维生素 K_1 1mg,连用 3 天以防出血;生后 2 周补充维生素 A、D 制剂;4 周后添加铁剂,并补充维生素 E、B、C 及叶酸等。

表 4-3　早产儿喂乳量与间隔时间

乳量及间隔时间＼出生体重(g)	<1000	1000~1499	1500~1999	2000~2499
开始量(mL)	1~2	3~4	5~10	10~15
隔次增加量(mL)	1	2	5~10	10~15
哺乳间隔时间(小时)	1	2	2~3	3

(3)维持有效呼吸:早产儿仰卧时可在肩下放置小软枕,避免颈部弯曲,以保持呼吸道通畅。出现呼吸暂停,可拍打足底、托背、放置水囊床垫等方法,帮助恢复有效的自主呼吸,必要时可按医嘱给予氨茶碱或机械正压通气。出现发绀、呼吸急促、呼吸暂停是给氧的指征,吸氧浓度以维持动脉血氧分压 6.7~9.3kPa(50~70mmHg)或经皮血氧饱和度 90%~95% 为宜,症状改善,立即停用,切忌常规吸氧,避免引发视网膜病变导致失明。

(4)预防感染:因早产儿免疫功能更差,对感染的抵抗力更低,应严格执行无菌消毒、隔离制度,严格控制流动探视人员。室内空气最好净化,工作人员应强化洗手意识,室内的物品应单独使用,定期更换、消毒,防止交叉感染。

(5)密切观察病情:早产儿异常情况多,病情变化快,除监测生命体征外,还应密切观察进食情况、精神反应、反射、大小便、面色等情况,定时巡回,并做好记录。如有异常及时报告医生,做好抢救准备。

(6)健康教育:鼓励家长尽早探视并参与照顾早产儿,如拥抱、喂奶、与早产儿说话等;示范、指导早产儿保暖、喂养及预防感染的方法;住院期间给予吸氧的早产儿,分别于 3、6、12 个月时进行眼睛检查,以防视网膜疾病的发生;按期预防接种;定期进行生长发育监测。

(7)发展性照顾:(developmental care):是一种适合每个小儿个体需求的护理模式。此模式的护理目标是使小儿所处的环境与子宫尽可能相似,并帮助小儿以有限的能力适应宫外的环境。当早产儿承受压力太大时,会发生呼吸暂停、呼吸急促、肤色改变、颤抖、叹气、肌张力降低、手指张开、双眼凝视等。护士应尽量减少不良刺激,把灯光调暗或用深色毯子遮盖温箱、使小儿侧卧或者用长条的毛巾环绕小儿、提供非营养性吸吮、保持安静、集中操作,以促进早产儿体格和精神的正常发育。这种护理模式可以促进早产儿体重增加,减少哭闹和呼吸暂停的次数。

第二节　新生儿窒息

一、疾病概要

新生儿窒息(asphyxia of the newborn)是指胎儿因缺氧发生宫内窘迫或娩出过程中发生呼吸、循环障碍。婴儿出生后无自主呼吸或呼吸受抑制而导致低氧血症、高碳酸血症和代谢性酸中毒,是新生儿时期导致伤残或死亡的主要原因之一。

(一)病因

凡是引起胎儿或新生儿缺氧的任何因素均可引起窒息。

1. 孕母因素 孕母患有严重贫血、心脏病、糖尿病及肺部疾患;孕母有妊娠并发症如妊高症、子宫痉挛、前置胎盘、胎盘早剥、骨盆畸形等;孕妇吸毒、吸烟等;孕妇年龄≥35岁或＜16岁以及多胎妊娠等。

2. 分娩因素 脐带受压、打结、绕颈;手术产如高位产钳;在产程中使用镇静剂或麻醉剂不当等。

3. 胎儿原因 早产儿、巨大儿、畸形儿、胎位不正、宫内新生儿感染、呼吸道阻塞(羊水或胎粪吸入)可致出生时窒息。

(二)临床表现

1. 胎儿缺氧表现 胎心率≥160次/分或＜100次/分;剧烈胎动或12小时胎动＜20次,甚至消失;胎儿肛门括约肌松弛,胎粪排出,羊水被污染。

2. 窒息程度判定 Apgar评分是临床一直沿用的判断新生儿窒息程度的经典方法(见表4-4)。根据生后1分钟的Apgar评分将新生儿分为正常儿和窒息儿。Apgar评分8～10分为正常,4～7分为轻度(青紫)窒息,0～3分为重度(苍白)窒息。生后1分钟评分可区别窒息程度,5分钟及10分钟评分有助于判断复苏效果和预后。窒息患儿经抢救后于出生后5分钟再评分,如评分低于6分,提示神经系统受影响可能性大,预后较差。

表4-4 新生儿Apgar评分标准

体征	评分标准			出生后评分	
	0	1	2	1分钟	5分钟
皮肤颜色	青紫或苍白	身体红、四肢青紫	全身红		
心率(次/分)	无	＜100	＞100		
对外界刺激反应	无反应	有些动作	哭,喷嚏		
肌张力	松弛	四肢略屈	四肢活动		
呼吸	无	慢、不规则	正常、哭声响		

3. 多脏器受损表现 少数患儿病情继续发展累及重要脏器而进入危重状态。

(1) 中枢神经系统:缺血缺氧性脑病和颅内出血。

(2) 呼吸系统:胎粪吸入综合征、肺透明膜病、肺出血等。

(3) 循环系统:缺血缺氧性心肌损害、心源性休克和心力衰竭。

(4) 泌尿系统:肾功能不全或肾衰竭及肾静脉血栓形成等。

(5) 消化系统:应激性溃疡和小肠结肠炎等。

(6) 代谢方面:低血糖、低血钙、低血钠及酸中毒。

(三)辅助检查

血气分析可显示呼吸性酸中毒或代谢性酸中毒;胎儿头皮血pH≤7.25时显示胎儿有

严重缺氧,应准备抢救措施;血清电解质测定有钾、钠、氯、钙、磷、镁和血糖降低;头颅B超或CT可发现颅内出血的部位和范围。

(四)治疗原则

1.预防并积极治疗孕母疾病。

2.加强胎儿监护,对娩出后可能有窒息危险的患儿做早期预测,在娩出前作好相应抢救准备。

3.复苏:提倡新生儿科和产科医护人员共同参与,按A、B、C、D、E步骤及时复苏(详见护理措施)。

4.复苏后进一步评价新生儿状况,继续对重要脏器复苏,如治疗脑水肿、保护心脏、纠正酸中毒等。

二、护　理

(一)护理评估

1.健康史　凡影响母体和胎儿间血液循环和气体交换的任何因素均可引起新生儿窒息。详细询问并评估妊娠期孕母身体状况,产前的胎心和胎动以及破膜时间、胎盘脐带情况、胎位、产程长短、羊水情况等。

2.身体状况　评估胎儿有无缺氧表现,是否出现胎动、胎心率的变化;有无羊水被胎粪污染的情况;正确进行Apgar评分法,并根据窒息的程度评估全身各系统有无不同的衰竭表现;评估血气分析等辅助检查结果。

3.心理社会状况　新生儿窒息经抢救后大多能恢复,但严重窒息者仍可遗留较严重的后遗症。应了解家长对小儿的担忧和焦虑,评估并发后遗症者的康复护理知识与方法的了解程度。

(二)护理诊断/问题

1.自主呼吸受损　与羊水、气道分泌物吸入导致低氧血症、高碳酸血症有关。

2.体温过低　与缺氧、环境温度低下有关。

3.有感染的危险　与免疫功能低下、污染的羊水吸入有关。

4.潜在并发症　缺氧缺血性脑病、颅内出血。

5.焦虑　与病情危重、预后不良有关。

(三)护理目标

1.患儿逐渐恢复并维持自主呼吸,临床无缺氧症状。

2.患儿体温逐渐恢复正常。

3.患儿住院期间不发生感染或感染得到及时控制。

4.患儿无并发症发生或并发症得到积极治疗。

5.家长了解病情,并采取积极态度配合治疗与护理。

（四）护理措施

1.维持自主呼吸

(1)复苏：是新生儿窒息治疗的关键。积极配合医生按 A、B、C、D、E 步骤进行复苏。

A(air way)通畅气道(要求在生后 15～20 秒钟内完成)：新生儿出生时立即将其置于远红外线辐射床上实施抢救，抢救时患儿取仰卧位，肩部垫高 2～3cm，清除口腔、鼻、咽及气道内分泌物，多采用负压吸痰，负压≤13.3kPa(10mmH$_2$O)，吸痰时间每次不超过 10～15 秒，尽量吸尽呼吸道黏液。

B(breathing)建立呼吸：可通过触觉刺激，拍打足底或按摩婴儿背部来促使呼吸出现。如触觉刺激后仍无自主呼吸或心率<100 次/分，应立即用复苏器加压给氧，通气频率为 40～60 次/分，吸呼之比为 1:2，压力以出现胸廓运动和听诊呼吸音正常为宜。15～30 秒后再进行评估，如心率>100 次/分，出现自主呼吸可予以观察，如呼吸无规律，或心率<100 次/分，应进行气管插管正压通气。

C(circulation)恢复循环：气管插管正压通气 30 秒后，如心率<60 次/分或稳定心率在 60～80 次/分之间，应进行胸外心脏按压，按压频率为 120 次/分(每按压 3 次，正压通气 1 次)，按压有效时可摸到股动脉搏动。维持正常循环，保证足够心搏出量。

D(drugs)药物治疗：建立有效的静脉通道，在胸外心脏按压不能恢复正常循环时，遵医嘱给予 1:10000 肾上腺素 0.1～0.3mL/kg，静脉或气管内注入；如心率仍<100 次/分，可根据病情酌情用药纠正酸中毒或扩充血容量等。

E(evaluation)评价：复苏过程中，每一步操作，均要评价患儿的情况，然后决定下一步的操作。

(2)复苏后监护：除了观察常规的生命体征外，要注意窒息所导致的神经系统症状，以及酸碱失衡、水与电解质紊乱、大小便异常、感染与喂养等问题，并应逐项做好记录。

2.保暖　整个治疗、护理过程中应注意患儿的体温，可将病儿置于远红外辐射床上，待病情稳定后再放于温箱中保暖或用热水袋保暖，维持患儿肛温 36.5～37℃。

3.预防感染　勤洗手，严格执行无菌操作。

4.健康教育

(1)加强孕期保健、提高助产技术、避免发生宫内窘迫或产后窒息，降低其发生率。

(2)向家长介绍本病的相关知识，尤其应告知该病可能引起脑缺氧缺血，可发生神经系统严重的后遗症，如智力低下、听力下降、瘫痪等，取得家长理解、配合。

第三节　新生儿缺氧缺血性脑病

一、疾病概要

新生儿缺氧缺血性脑病(hypoxic-ischemic encephalopathy, HIE)是由于各种因素引起的缺氧和脑血流减少或暂停而导致胎儿和新生儿的脑损伤，是新生儿窒息后的严重并发症之一。临床常有意识障碍、肌张力及原始反射异常等表现，病情重，常致永久性神经系统功能缺陷如智力障碍、癫痫、脑性瘫痪等后遗症。早产儿 HIE 发生率(90‰)明显高于足月儿(3.38‰),但足月儿占活产新生儿的92%。

(一)病因及发病机制

1. 病因

(1)缺氧:①围产期窒息;②反复呼吸暂停;③严重的呼吸系统疾病;④右向左分流型先天性心脏病等。其中围产期窒息是导致该病的主要原因。

(2)缺血:①心跳停止或严重的心动过缓;②重度心力衰竭或周围循环衰竭。

2. 发病机制

(1)脑血流的改变:缺氧导致脑血流自主调节功能受损,脑血流受血压的波动而波动,从而形成压力被动性脑血流,当血压升高过大时,造成脑室周围毛细血管破裂出血;若窒息时间过长,心排血量和平均动脉压下降,则脑血流量减少,引起缺血性脑损伤。

(2)脑组织代谢的改变:严重缺血缺氧导致脑细胞能量代谢障碍,细胞膜离子泵功能受损,细胞内水、钠、钙增多而致脑水肿、凋亡和坏死。

缺氧缺血性损伤的部位极大地依赖于患儿的胎龄。足月儿的缺血原发病灶损伤区域是大脑皮质,而早产儿的原发缺血损伤区域是脑室或脑室周围白质。

(二)临床表现

神经系统症状在缺氧发生后几小时内就可表现出来,主要表现为意识障碍、肌张力的变化、原始反射的改变。惊厥常发生在生后24小时内,脑水肿、颅内高压在出生后24～72小时最明显,严重者可伴有脑干功能障碍。根据病情不同可分为轻、中、重三度。

1. 轻度 以兴奋症状为主,生后24小时左右出现兴奋,激惹,肢体及下颌可颤动,吸吮反射正常,肌张力正常,拥抱反射稍活跃,呼吸平稳,前囟平,无惊厥发生。以上症状多在24小时内明显,3～5天内减轻至消失,预后好。脑电图正常,影像诊断不一定呈阳性。

2. 中度 表现为嗜睡、反应迟钝、肌张力低下、肢体自发动作减少、吸吮反射和拥抱反射减弱、瞳孔缩小、对光反射迟钝。约50%的患儿出现惊厥。前囟张力正常或稍高。足月儿上肢肌张力减低较下肢明显,提示病变已累及矢状窦旁区;早产儿则下肢的肌张力减低比上肢重,是因为早产儿脑室周围白质软化所致。其症状多在生后72小时内明显,症状大多在一周后消失。病情恶化或昏迷的患儿,可能留有后遗症。脑电图检查可见癫痫样波形,影像诊断可有异常。

3. 重度 患儿意识不清,多处于昏迷状态,肌张力低下,肢体自发动作消失,惊厥频繁,有反复呼吸暂停现象,前囟饱满,拥抱反射及吸吮反射消失,双侧瞳孔不等大或瞳孔散大,对光反射消失,心率减慢。此期病死率高,存活者多留有不同程度的后遗症。脑电图及影像诊断明显异常。脑干诱发电位异常。

(三)辅助检查

血清肌酸激酶升高;神经元特异性烯醇化酶升高;B超显示脑水肿的改变;CT可确定病变的部位、范围及有无出血,最适合检查的时间是出生后3～5天;脑电图可显示低电压、电位改变等。

(四)治疗原则

1. 控制惊厥和脑水肿 多采用苯巴比妥,负荷量为20mg/kg,于15~30分钟静脉滴入,若仍不能控制惊厥,1小时过后可加用10mg/kg;24小时后每日维持量3~5mg/kg。地西泮的作用时短,疗效快,在用上述药物止惊效果不明显的情况下可加用,剂量为0.1~0.3mg/kg,静脉推注,以上两药合用时有抑制呼吸的可能性。

2. 严格控制液体入量 每日液体入量不超过60~80mL/kg。出现颅内压增高症状时可先用呋塞米(速尿)1mg/kg,静脉推注;严重者可用甘露醇,首剂用0.5~0.75g/kg静脉推注,以后可用0.25~0.5g/kg,每4~6小时1次,连用3~5天。一般不主张使用糖皮质激素。

3. 对症治疗 根据患儿的具体情况选择合适的给氧方式,保持PaO_2超过60~80mmHg(7.98~10.64kPa)、$PaCO_2$和pH在正常范围,但要防止PaO_2过高和$PaCO_2$过低。应改善通气纠正呼吸性酸中毒,在此基础上使用碳酸氢钠纠正代谢性酸中毒。维持血压,保证各脏器的血液灌注,低血压时可使用多巴胺,也可同时使用多巴酚丁胺。维持血糖在正常高值,防止高血糖,因为缺氧脑组织血糖过高造成的组织酸中毒的危害甚至比低血糖更为严重。

4. 亚低温治疗 采用人工诱导的方法将体温下降2~4℃,减少脑组织的基础代谢,保护神经细胞。降温的方法可采用全身性或选择性头部降温,前者易发生新生儿硬肿症,后者较常用,但早产儿不宜采用此方法。

二、护　理

(一)护理评估

1. 健康史 评估胎儿在宫内的发育情况,有无胎动加快、胎心率增加的情况,这是胎儿宫内早期缺氧的表现。出生时有无产程过长、羊水污染等情况,了解Apgar评分及复苏经过。评估新生儿出生后有无心、肺、脑严重疾病。

2. 身体状况 评估患儿有无兴奋或抑制表现,肌张力有无减弱,并进行上、下肢对比;有无原始反射;是否存在惊厥、呼吸减慢、呼吸暂停、瞳孔对光反射消失等。评估头颅CT检查结果。

3. 心理社会状况 该病可能导致永久性神经损伤,家长对此产生恐惧、焦虑,应评估家长对该病的治疗及后遗症康复治疗的了解程度。

(二)护理诊断/问题

1. 潜在并发症 颅内压增高、呼吸衰竭。
2. 有废用综合征的危险 与缺血缺氧导致的后遗症有关。

(三)护理目标

1. 患儿颅内压正常,无缺氧合并症的发生。

2.脑损伤程度降到最低限度,减少后遗症的发生。

(四)护理措施

1.预防惊厥

(1)供氧:及时清除呼吸道分泌物,保持呼吸道通畅。可用鼻导管或头罩吸氧,如缺氧严重,可考虑气管插管及机械辅助通气。

(2)严密观察病情,控制惊厥:观察新生儿的呼吸、心率、血氧饱和度、血压等,注意观察患儿意识、瞳孔、前囟张力、肌张力及有无抽搐。一旦发现颅内高压和其他器官受损的表现时,应及时通知医生并给予镇静、吸氧、止痉、降颅压、抢救呼吸衰竭等治疗和护理。

2.亚低温治疗的护理

(1)降温:采用循环水冷却法进行头部降温,开始水温为10~15℃,直至体温降至35.5℃时开始体部保暖,头部采用覆盖铝箔的塑料板反射热量。脑温下降至34℃的时间应控制在30~90分钟,否则影响效果。

(2)维持体温:在头部温度降至34~35℃时,体温亦会下降,可能会引起新生儿硬肿症。所以,亚低温治疗的同时可给予远红外或热水袋保暖。远红外保暖时,肤温控制设定在35~35.5℃,探头放置在腹部。热水袋保暖时,热水袋水温保持在50℃左右,防止烫伤。持续肛温监测,了解患儿体温波动,维持患儿体温在35.5℃左右。

(3)复温:亚低温治疗结束后,必须予以复温,时间>5小时,保证体温上升速度不超过0.5℃/小时,避免快速复温引起的低血压。

(4)监测:治疗过程中,给予心电监护、肛温监测、SPO_2监测、呼吸监测及血压测量。

3.早期康复干预 对疑有功能障碍者,应将其肢体固定于功能位。尽早对患儿进行动作训练和感知觉的干预措施,促进脑功能的恢复。向患儿家长解答病情,给予心理支持和安慰;恢复阶段指导家长掌握一定的康复干预的措施,以得到家长最佳的配合并坚持定期随访。

4.健康教育 进行社区卫生宣传,加强孕期保健,提高助产技术,避免发生宫内窘迫或产后窒息,减少本病的发生率。向家长解释对患儿进行早期教育与干预的必要性,通过指导、示范使家长根据患儿的具体情况,科学合理、循序渐进地对患儿进行早期干预。

第四节 新生儿颅内出血

一、疾病概要

新生儿颅内出血(intracranial hemorrhage of the newborn)是新生儿时期常见的因缺氧或产伤引起的脑损伤。早产儿发病率高,预后较差,存活者常留有神经系统后遗症。

(一)病因及发病机制

1.早产 胎龄32周以下的早产儿的脑室管膜下生发层基质是一未成熟的毛细血管网,其血管壁仅有一层内皮细胞,缺少胶原及弹力纤维支撑。当动脉压突然增高时导致血管破裂而出血。生发基质层内皮细胞富含线粒体,耗氧量大,对缺氧十分敏感,缺氧时易致血管壁破坏出血。

2.缺氧　缺血缺氧所致的低氧血症、高碳酸血症,损伤了脑血流的自主调节功能,形成压力被动性脑血流。动脉压升高和降低皆可引起毛细血管破裂出血。

3.产伤　以足月儿多见。因胎位不正、胎头过大、头盆不正、产程过短或过长、使用高位产钳或胎头吸引器助产等,使大脑镰、小脑天幕撕裂及大脑表面静脉破裂而引起硬脑膜下出血。

4.其他　如快速输入液体、机械通气不当、血压波动过大而致的颅内出血。另外,新生儿肝功能不成熟,凝血因子不足亦是出血的原因;其他出血性疾病也可造成颅内出血;孕母患原发性血小板减少性紫癜或孕期使用苯妥英钠、苯巴比妥、利福平等药物可致新生儿血小板或凝血因子减少而发生颅内出血。

(二)临床表现

1.一般症状　颅内出血的症状、体征与出血部位及出血量有关,轻者可无症状,大量出血者可致短期内死亡。一般生后1~2天内出现症状,常见的症状和体征有:①意识改变:激惹、兴奋或嗜睡、昏迷等;②呼吸改变:增快或减慢,不规则或暂停;③颅内压增高:前囟隆起、脑性尖叫、血压增高、抽搐、角弓反张;④眼症:双目凝视、斜视、眼球上转困难、眼球震颤等;⑤瞳孔:不等大、对光反射消失;⑥肌张力:早期增高,以后减弱或消失;⑦其他:不明原因的贫血和黄疸。

2.常见的几种颅内出血特点:

(1)脑室周围/脑室内出血　本型多见于早产儿。50%~60%出血来源于室管膜下生发基质层,其余源于脉络丛。50%的小儿24小时内出现症状,90%于72小时内出现症状。根据头颅CT或B超检查分为4级:Ⅰ级:脑室管膜下出血;Ⅱ级:脑室内出血但无脑室扩大;Ⅲ级:脑室内出血伴脑室扩大;Ⅳ级:脑室内出血伴脑实质出血。Ⅰ~Ⅱ级出血者绝大部分可存活;Ⅲ~Ⅳ级出血者中,50%以上死亡,幸存者留有神经系统后遗症。

2.原发性蛛网膜下腔出血　大多有产伤史,出血原发部位在蛛网膜下腔内。由于出血原因是缺氧引起蛛网膜下的毛细血管内血液外渗,出血量少,无临床症状,预后好。极少数大量出血,常于短期内死亡。主要后遗症是交通性或阻塞性脑积水。

3.脑实质出血　多因小静脉栓塞后使毛细血管内压力增高、破裂而出血。出血部位不同,临床症状不同。如出血部位在脑干,早期可出现呼吸、瞳孔的变化和心动过缓,前囟可无紧张。主要后遗症是脑瘫、癫痫。

4.硬脑膜下出血　是产伤类颅内出血的主要类型,多见于足月巨大儿。少量出血者可无症状;出血量多者于出生24小时后出现惊厥、偏瘫和斜视等神经系统症状。严重的天幕、大脑镰撕裂和大脑表浅静脉破裂可致短期内死亡。

5.小脑出血　多见于胎龄小于32周、体重低于1500g的早产儿。包括原发性小脑出血、脑室内或蛛网膜下腔出血扩散至小脑、静脉出血性梗死及产伤引起小脑撕裂等4种类型。除一般神经系统症状外主要表现为脑干症状,预后差。

(三)辅助检查

脑脊液检查、头颅超声波或CT检查有助于诊断和判断预后。如脑脊液检查为均匀血性和皱缩细胞,可确诊为新生儿颅内出血。

(四)治疗原则

1. 止血 使用维生素 K_1、酚磺乙胺、立止血等。
2. 控制惊厥 选用地西泮、苯巴比妥等。
3. 降低颅内压 可选呋塞米、清蛋白、地塞米松三联治疗。如有脑疝可选用甘露醇。
4. 应用脑代谢激活剂 出血停止后,可给予胞磷胆碱、神经节苷脂等药物,10~14天为一疗程。
5. 外科处理 足月儿有症状的硬脑膜下出血,可用腰穿针从前囟边缘进针吸出积血。脑积水早期有症状者可行侧脑室穿刺引流,进行性加重者可行脑室-腹腔分流术。

二、护 理

(一)护理评估

1. 健康史 评估患儿是足月儿或早产儿,仔细了解患儿在宫内和分娩过程中有无窒息或产伤的病史,出生后有无输注高渗液体或机械通气不当等。
2. 身体状况 评估患儿有无中枢神经系统兴奋、抑制症状交替出现的表现。体检是否可见前囟饱满、颅缝裂开、瞳孔不等大、对光反应差等体征。多数患儿往往先表现为兴奋,随后出现抑制,如果一开始就表现抑制症状,则病情多危重,易留后遗症,如智力低下、瘫痪、癫痫等。评估脑脊液检查、头颅超声波或CT检查结果。
3. 心理社会状况 该病预后较差,主要后遗症有脑积水、智力低下、脑瘫等,应了解家长对该病有关知识的知晓情况,评估家长有无焦虑、恐惧等不良情绪等。

(二)护理诊断/问题

1. 潜在并发症 颅内压增高。
2. 低效性呼吸型态 与颅内压升高压迫呼吸中枢有关。
3. 营养失调,低于机体需要量 与吸吮反射减弱和呕吐有关。
4. 有窒息危险 与惊厥、昏迷有关。
5. 体温调节无效 与体温调节中枢受损有关。

(三)护理目标

1. 患儿颅内压保持正常。
2. 患儿维持正常呼吸形态,无呼吸暂停、无缺氧现象。
3. 患儿每天能获得足够的能量和水分。
4. 患儿意识清醒,无抽搐现象。

5.患儿体温正常。

(四)护理措施

1.密切观察病情,降低颅内压

(1)保持环境安静,减少声、光等刺激;绝对静卧,取头高位,肩部抬高15~30°,凡需头侧偏时,整个躯体也取同向侧位,保持头正中位,以免压迫颈动脉;治疗和护理操作集中进行,尽量避免对患儿不必要的打扰。

(2)注意生命体征的变化,观察意识、眼部症状、前囟张力、呼吸情况、肌张力和瞳孔变化等,定期测量头围。

(3)遵医嘱准确给药:对颅内压增高者用地塞米松,静脉滴注速度不宜太快。呼吸节律不整、瞳孔不等大时可使用甘露醇降颅压,应用维生素 K_1、止血敏、安络血等止血。

2.维持正常呼吸　密切观察呼吸频率和节律,及时清理呼吸道分泌物,保持呼吸道通畅。缺氧者给予吸氧,注意用氧的方式和浓度,避免压迫胸部,影响呼吸。

3.保证营养　根据病情选择喂养方式,必要时鼻饲喂养或静脉高营养,保证热量及水分供给。

4.维持体温稳定　体温过高时给予物理降温,体温过低时用远红外辐射床、温箱或热水袋保暖。

5.健康教育　加强围产期保健工作,减少异常分娩所致的产伤和窒息。向家长介绍病情的治疗、护理方案及预后情况,耐心解答家长的疑问。有后遗症时,教会家长对患儿进行肢体功能训练,做好患儿智力开发。

第五节　新生儿呼吸窘迫综合征

一、疾病概要

新生儿呼吸窘迫综合征(respiratory distress syndrome,RDS)又称新生儿肺透明膜病(hyaline membrane disease of the newborn,HMD),是指由于缺乏肺泡表面活性物质,导致出生后不久即出现呼吸窘迫并进行性加重的临床综合征。主要见于早产儿,胎龄越小发病率越高。胎龄36周者仅占5%,小于28周者,达70%~80%。

(一)病因及发病机制

肺泡表面活性物质(pulmonary surfactant,PS)是一种由Ⅱ型肺泡上皮细胞合成并分泌的一种磷脂蛋白复合物,在胎龄18~24周开始产生,增加缓慢,35~36周迅速增加达肺成熟水平。PS覆盖在肺泡表面,可以降低其表面张力,维持肺泡的扩张状态。早产儿由于PS不足或缺乏,肺泡表面张力增加,导致肺泡的萎陷和肺难以扩张,呼吸做功增加,引起缺氧,从而产生混合型酸中毒。缺氧及酸中毒使肺毛细血管通透性增高,液体渗出,使肺间质水肿和纤维蛋白沉着于肺泡表面形成嗜伊红透明膜,加重气体弥散障碍,使缺氧、酸中毒加重,抑制PS的合成,形成恶性循环。此外,严重缺氧和酸中毒可引起肺血管痉挛、阻力增加,导致在动脉导管、卵圆孔水平亦发生右向左分流,青紫加重、缺氧明显,也可导致新生儿持续性肺动脉高压的发生。

(二)临床表现

本病多见于早产儿,刚出生时可为正常,也可无窒息表现。多在生后2～6小时内出现呼吸急促(＞60次/分),出现发绀、鼻翼扇动、吸气性三凹症和呼气呻吟,并呈进行性加重。严重时呼吸浅表、节律不整、面色青灰、肌张力低下,出现呼吸暂停甚至呼吸衰竭。肺部听诊呼吸音低,可闻及细湿啰音。心音由强变弱,胸骨左缘可听到收缩期杂音。病情较重者,多于3日内死亡。若能存活3天以上,又无严重并发症者,预后较好。若出生后12小时后出现呼吸窘迫,一般不考虑本病。

(三)辅助检查

1.胃液振荡试验(泡沫试验)　用试管取新生儿胃液1mL加95％酒精1mL,振荡15秒后静置15分钟,若沿管壁有多层泡沫为阳性,可初步排除本病。若无泡沫,可考虑RDS。

2.X线检查　早期两侧肺野透明度普遍性降低,有小颗粒或网状阴影,以后出现支气管充气征,重者两肺密度增加,呈"白肺"改变。

(四)治疗原则

目的是维持正常通、换气,待自身PS产生增加,RDS得以恢复。机械通气和应用PS是治疗的主要手段。

1.纠正缺氧　根据患儿情况可给予吸氧、持续气道正压或气管插管呼吸机辅助呼吸。

2.PS替代疗法　已确诊的RDS或产房内防止RDS都可应用。可在患儿刚出生时就在气管插管内注入PS天然制剂或人工合成制剂。

3.纠正酸中毒　改善通气或应用碳酸氢钠。

4.支持疗法　给予所需的能量和水分。补液量不宜过多,以防止动脉导管开放。动脉导管开放发生心衰时,可以应用地高辛、速尿或消炎痛。

5.抗感染　原则上不主张用抗生素,若合并感染,可根据细菌培养或药物敏感试验选择相应的抗生素。

二、护　理

(一)护理评估

1.健康史　评估新生儿是否为早产儿、剖腹产儿,是否存在窒息。孕母的健康状况(是否患糖尿病)。

2.身体状况　评估呼吸急促出现的时间,是否伴有青紫、三凹症、呼吸暂停,听诊时注意肺部呼吸音及心音。评估辅助检查结果。

3.心理社会状况　由于本病死亡率高,家长往往存在焦虑、恐惧等心理。

（二）护理诊断/问题

1. 自主呼吸受损　与缺乏肺泡表面活性物质导致进行性肺不张有关。
2. 气体交换受损　与缺乏肺泡表面活性物质导致肺泡萎陷及肺透明膜形成有关。
3. 有感染的危险　与免疫力下降有关。
4. 营养失调，低于机体需要量　与摄入量不足有关。

（三）护理目标

1. 患儿能自主呼吸。
2. 缺氧状况得以纠正，血气分析恢复正常。
3. 住院期间患儿不发生感染，或感染后得到及时控制。
4. 患儿每天能正常获取足够的能量与水分。

（四）护理措施

1. 维持有效呼吸，保持呼吸道通畅

（1）密切观察病情，用监护仪监测体温、呼吸、心率，经皮测氧分压等，并随时进行再评估，认真做好护理记录，并与医生密切联系。

（2）维持中性环境温度，相对湿度在55%~65%，皮肤温度保持在36~37℃，减少氧耗量。

（3）及时彻底清除呼吸道分泌物，必要时可使用超声雾化吸入后吸痰，保持呼吸道的通畅。

（4）供氧及辅助呼吸：对疑为新生儿呼吸窘迫综合征的患儿应送入新生儿重症监护室，监护呼吸、心率、血压及血气变化，并根据病情及血气分析结果，选择适当的供氧方法，使PaO_2维持在6.67~9.3kPa（50~70mmHg），SaO_2维持在85%~93%。注意预防氧中毒所致支气管肺发育不良和晶体后纤维化。对轻症患儿可选用大小适当的头罩、鼻导管或口罩给以加温湿化的氧气吸入。

如临床症状加重，应采用鼻塞持续气道正压呼吸（CPAP）给氧方式，当CPAP无效时，应进行气管插管和使用人工呼吸机，用间歇正压通气（IPPV）加呼气末正压通气（PEEP）。

（5）遵医嘱气管内滴入表面活性物质：一般可选用天然制剂（由人的羊水或牛、猪、羊肺洗液中提取）或人工制剂的表面活性物质，滴入患儿肺部。患儿取仰卧位，头稍后仰，使气道伸直，吸净气道内分泌物，从气管中滴入药液，每次100~200mg/kg，可用2~4次，然后患儿分别取平卧、右侧、左侧卧位，再加压吸氧，有利于药液更好地弥散。用药后4~6小时内禁止气道内吸引。

（6）纠正酸中毒和电解质紊乱：遵医嘱每次静脉给5%碳酸氢钠3mL~5mL/kg纠正代谢性酸中毒。

2. 预防感染　严格执行无菌操作，注意消毒隔离，预防交叉感染，遵医嘱给予抗生素防治肺部感染。

3. 保证营养及液体的供给　准确记录患儿24小时出入量。吸吮和吞咽能力差者，采用鼻饲法或给予静脉高营养。静脉补液不宜过多,以免造成肺水肿,病情好转后由消化道喂养。

4.健康教育　做好围生期保健,预防早产,控制孕母糖尿病,防止出生时窒息。对需提前分娩或有早产迹象而胎儿尚未成熟者,可在分娩前2～3天服用或注射倍他米松或地塞米松等诱导产生表面活性物质。患儿病情好转后,让父母探视和参与照顾患儿,同时做好育儿知识的宣传。

第六节　新生儿肺炎

一、疾病概要

新生儿肺炎(neonatal pneumonia)按病因不同可分为吸入性肺炎和感染性肺炎。吸入性肺炎主要指胎儿或新生儿吸入羊水、胎粪、乳汁、水等;感染性肺炎多由细菌、病毒、原虫等不同的病原体引起,可发生在产前、产时和产后,是新生儿死亡的主要原因之一。

(一)吸入性肺炎

1.病因和发病机制　胎儿在宫内或娩出时吸入羊水致肺部发生炎症,称为"羊水吸入性肺炎";吸入被胎粪污染的羊水,称为"胎粪吸入性肺炎";出生后因喂养不当、吞咽功能不全、吸吮后呕吐、食道闭锁或唇裂、腭裂等引起乳汁吸入而致肺炎,称为"乳汁吸入性肺炎"。其中以胎粪吸入性肺炎病死率最高,由于胎儿缺氧,出生后除肺炎外,常伴有缺氧缺血性脑病、颅内出血等多系统损害,故胎粪吸入性肺炎又称为"胎粪吸入综合征",足月儿和过期产儿多见。

吸入性肺炎中以胎粪吸入最严重

胎儿在宫内或分娩过程中胎头或者脐带受压可刺激肠道副交感神经引起胎儿排便,尤其缺氧时,肛门括约肌松弛使胎粪排出,低氧血症又刺激胎儿呼吸中枢诱发胎儿喘息样呼吸,将胎粪吸入鼻咽以及气管内,而胎儿娩出后的有效呼吸又使呼吸道内的胎粪吸入肺内。气道内的粘稠胎粪造成机械性梗阻,引起肺气肿和肺不张,如果形成活瓣样栓塞,气体只进不出,使肺泡内压力逐渐增高,造成气胸和间质性肺气肿,加重通气障碍,产生急性呼吸衰竭。胎粪中的胆汁刺激肺组织可引起化学性炎症反应,产生低氧血症和酸中毒。因此胎粪吸入性肺炎最严重。

2.临床表现　羊水吸入量少者可无症状或仅有轻度呼吸困难,吸入量多者常在窒息复苏后出现呼吸窘迫、青紫、口腔流出液体或口吐泡沫,肺部可闻及干湿啰音。胎粪吸入者多有宫内窘迫或出生时的窒息史,可有皮肤、黏膜、指甲被胎粪黄染。在复苏或出生后出现呼吸急促(呼吸>60次/分)、呼吸困难、青紫、鼻翼煽动、三凹征、口吐泡沫或从口腔内流出液体,两肺可闻及干湿性啰音。胎粪吸入致严重缺氧者可出现神经系统症状,如双目凝视、尖叫、惊厥;若并发气胸或者纵隔气胸,病情会迅速恶化并且死亡。乳汁吸入性肺炎患儿,大多于喂奶时呛咳,乳汁从口鼻流出,面色青紫,如吸入量过多可有窒息。患儿可有咳嗽、喘憋、发绀、肺部啰音等。

3. 辅助检查 血气分析显示 PaO_2 下降，$PaCO_2$ 升高，pH 降低；胸部 X 线检查显示两侧肺纹理增粗伴有肺气肿。

4. 治疗原则 清除吸入物，保持呼吸道通畅。给氧、保暖，并发气胸而又需要正压通气时应先做胸腔闭式引流；合并纵隔气胸者，可从胸骨旁 2、3 肋间抽气行纵隔减压，必要时行胸骨上切开引流或剑突下闭式引流。

(二)感染性肺炎

1. 病因 细菌、病毒、衣原体、真菌等微生物都可引起新生儿感染性肺炎。病原体的侵入可发生在出生前、出生时以及出生后。

(1)出生前感染：胎儿在宫内吸入污染的羊水而致病，或胎膜早破时孕母阴道细菌逆行导致感染，或母孕期受病毒、细菌等感染，病原体通过胎盘达胎儿血循环至肺部引起感染。

(2)出生时感染：分娩过程中吸入污染的产道分泌物或断脐消毒不严格发生血行感染。

(3)出生后感染：由上呼吸道下行感染肺部或病原体通过血循环直接引起肺部感染。

2. 临床表现 宫内感染的患儿出生时常有窒息史，多在 12～24 小时之内发生；产时感染性肺炎要经过一定的潜伏期，如细菌感染多在生后 3～5 天发病，Ⅱ型疱疹病毒感染则在出生后 5～10 天出现症状；产后感染性肺炎则多在出生后 5～7 天发病。患儿一般症状不典型，主要表现反应差、哭声弱、拒奶、口吐白沫、呼吸浅促、发绀、呼吸不规则、体温不稳定，病情严重时出现点头呼吸或呼吸暂停；肺部体征不明显，有的仅表现双肺呼吸音粗。金黄色葡萄球菌肺炎易并发气胸、脓胸、脓气胸等，病情常较严重。

3. 辅助检查

(1)血液检查：细菌感染者白细胞升高；病毒感染者、体弱儿及早产儿白细胞总数多减低。

(2)X 线检查：胸片可显示肺纹理增粗，有点状、片状阴影，有的融合成片；可有肺不张、肺气肿。

(3)病原学检查：取血液、脓液、气管分泌物做细菌培养、病毒分离；免疫学的方法监测细菌抗原、血清检测病毒抗体及衣原体特异性的 IgM 等有助诊断。

4. 治疗原则

(1)控制感染：针对病原菌选择合适的抗生素，如肺炎双球菌、B 族 β 溶血性链球菌肺炎选用青霉素；金黄色葡萄球菌肺炎可选用耐酶青霉素类、第一代头孢菌素；大肠杆菌肺炎可选用丁胺卡那霉素和氨苄西林；呼吸道合胞病毒性肺炎可选用利巴韦林；衣原体肺炎可选用红霉素。

(2)保持呼吸道通畅，注意保暖，合理喂养和氧疗。

二、护　理

(一)护理评估

1. 健康史 应询问母亲有无呼吸系统、生殖系统感染史，有无羊膜早破，有无宫内窘迫或产时窒息,生后新生儿有无感染接触史。

2.身体状况 评估患儿是否有反应差、体温不稳定、口吐白沫、青紫、呼吸急促、呼吸暂停、吸气三凹征或胸式呼吸等。评估胸部X线检查结果。

3.心理社会状况 新生儿肺炎多数预后良好,痊愈出院。少数早产儿肺炎病情较重,病死率较高,常造成家长的焦虑与恐惧。了解患儿家长的心理状况及对病情的理解程度。

(二)护理诊断/问题

1.清理呼吸道无效 与患儿呼吸急促、咳嗽反射功能不良及无力排痰有关。
2.气体交换受损 与肺部炎症有关。
3.体温调节无效 与感染后机体免疫反应有关。
4.营养失调,低于身体需要量 与摄入困难、消耗增加有关。
5.潜在并发症 心力衰竭。

(三)护理目标

1.患儿呼吸道保持通畅。
2.患儿气促、发绀消失,呼吸改善。
3.患儿体温正常。
4.患儿能摄取必需的能量,体重增加。
5.住院期间患儿不发生并发症或并发症得到及时处理。

(四)护理措施

1.保持呼吸道通畅
(1)胎头娩出后立即吸净口、咽、鼻黏液,无呼吸及疑有分泌物堵塞气道者,立即用喉镜进行气管插管,并通过气管内导管将黏液吸出,再吸氧或人工呼吸。
(2)分泌物黏稠者可行超声雾化吸入,以湿滑气道、稀释痰液,促进分泌物排出。雾化吸入每次不超过20分钟,以免引起肺水肿。吸入后协助排痰或吸痰。
(3)经常更换体位,预防肺内分泌物堆积并改善受压部位的肺扩张。呼吸道分泌物多者轻轻拍击患儿胸、背部促其排出。
(4)对痰液过多、无力咳除者及时吸痰,但应注意勿损伤黏膜。
2.合理用氧,改善呼吸功能
(1)有低氧血症者,根据病情和血氧监测情况采用鼻导管、面罩、头罩等方法给氧,使其PaO_2维持在60~80mmHg(7.9~10.6kpa);重症并发呼吸衰竭者,给予正压通气。
(2)保持室内空气新鲜,温湿度适宜,经常翻身,减少肺部淤血。
(3)遵医嘱应用抗生素、抗病毒药物,并密切观察药物的作用。
(4)胸部理疗,以促进肺部炎症的吸收。
3.维持正常体温 体温过高时采取物理或药物降温,体温过低时给予保暖。
4.供给足够的能量及水分 少量多餐,喂养时防止窒息;重症患儿予以鼻饲或由静脉补充营养物质与液体。

5. 密切观察病情 注意患儿呼吸、心率变化,如患儿出现烦躁不安、心率加快、呼吸急促、肝脏在短时间内迅速增大时,提示可能合并心力衰竭,应立即吸氧,遵医嘱给予强心、利尿药物,控制补液量和补液速度;如患儿突然出现气促、呼吸困难、青紫明显加重时,提示可能合并气胸或纵隔气肿,应立即做好胸腔穿刺和胸腔闭式引流。

6. 健康教育 向家长宣传疾病的有关知识和护理知识要点。

第七节 新生儿黄疸

一、疾病概要

新生儿黄疸(neonatal jaundice)是新生儿时期体内胆红素(大部分为未结合胆红素)浓度增高而引起的皮肤、巩膜、黏膜等黄染的现象。其原因复杂,可分为生理性黄疸与病理性黄疸,病理性可导致胆红素脑病(核黄疸),而引起严重后遗症或死亡。

(一)新生儿胆红素代谢特点

1. 胆红素生成较多 新生儿每日生成的胆红素(8.5mg/kg)为成人(3.8mg/kg)的2倍以上,这是由于胎儿宫内处于氧分压偏低环境,红细胞代偿性增多,出生后环境改变,氧分压升高,过多的红细胞被破坏;又因为新生儿红细胞寿命短(80~100天),比成人短20~40天,形成胆红素的周期亦短;同时旁路胆红素来源较多;血红素加氧酶在生后7天内含量高,产生胆红素的潜力大。

2. 血浆白蛋白联结胆红素的能力差 单核-吞噬细胞系统的胆红素进入血液循环后,与白蛋白联结,运送至肝脏进行代谢。与白蛋白结合后的胆红素不能透过细胞膜及血脑屏障,不引起细胞和脑的损伤。刚娩出的新生儿有不同程度的酸中毒,可减少胆红素与白蛋白的结合;早产儿胎龄越小,白蛋白含量越低,其联结的胆红素量亦越少。

3. 肝功能不成熟 肝细胞内摄取胆红素的Y、Z蛋白含量低,使肝细胞对胆红素摄取能力差;肝细胞内尿苷二磷酸葡萄糖醛酸基转移酶(UDPGT)的含量极低,活力不足,形成结合胆红素的能力差,一周后该酶活性接近正常;新生儿肝细胞对结合胆红素排泄到胆汁内的能力不足,易致暂时性胆汁淤积。

4. 肠肝循环增加 新生儿出生时肠道内正常菌群尚未建立,不能将进入肠道的胆红素还原成胆素原排泄掉,而新生儿肠内β-葡萄糖醛酸苷酶活性较高,能很快将结合胆红素水解成未结合胆红素和葡萄糖醛酸,前者又被肠壁重吸收,经门静脉达肝脏,特别是在胎粪排泄延迟的情况下更为突出。

因此,新生儿摄取、结合、排泄胆红素的能力均低下,故极易出现黄疸,特别在缺氧、便秘、脱水、酸中毒等情况下黄疸会加重。

(二)新生儿黄疸分类

1. 生理性黄疸 由于新生儿胆红素的代谢特点,50%~60%的足月儿和80%的早产儿出现生理性黄疸。其特点为:一般情况良好,足月儿黄疸一般在生后2~3天出现,4~5天达高峰,5~7天消退,但最迟不超过2周;早产儿黄疸多于生后3~5天出现,5~7天达高峰,7~9天消退,最长可延迟至3~4周;每日血清胆红素升高<85μmol/L(5mg/dL)。

 生理性黄疸的上限值

目前对既往沿用的新生儿生理性黄疸的血清胆红素上限值,即足月儿<205.2μmol/L(12mg/dL)和早产儿<257μmol/L(15mg/dL)提出异议,因较小的早产儿即使胆红素<171μmol/L(10mg/dL),也可发生胆红素脑病。国外已规定足月儿血清胆红素<220.59μmol/L(12.9mg/dL)为生理性黄疸的界限。国内学者通过检测发现,正常足月儿生理性黄疸的胆红素值上限在205.2~256.5μmol/L(12~15mg/dL)之间。因此,有关足月儿与早产儿生理性黄疸的上限值,尚需进一步研究。

2.病理性黄疸

病理性黄疸的特点:①黄疸出现早,生后24小时内出现;②黄疸程度重,血清胆红素>205.2~256.5μmol/L(12~15mg/dL),或每日血清胆红素上升超过85μmol/L(5mg/dL);③黄疸消退延迟,足月儿超过2周,早产儿超过4周;④黄疸退而复现或进行性加重;⑤血清结合胆红素>26μmol/L(1.5mg/dL)。

引起病理性黄疸的原因:

(1)感染性因素:①新生儿肝炎:胎儿在宫内感染病毒,以巨细胞病毒感染最常见,其次为乙型肝炎病毒、风疹病毒、单纯疱疹病毒、梅毒螺旋体、弓形虫等。感染途径可经胎盘或通过产道感染胎儿。②新生儿败血症及其他感染:黄疸是因细菌毒素加快红细胞的破坏、损坏干细胞所致。

(2)非感染性因素:①新生儿溶血症。②胆道闭锁:由于宫内感染病毒致生后进行性胆管炎、胆管纤维化和胆管闭锁。黄疸多于生后2周后出现,且进行性加重;大便渐转为白色;肝脏进行性增大,边缘硬而光滑;肝功能改变以结合胆红素增高为主。3个月后可渐发展为肝硬化。③母乳性黄疸:大约1‰母乳喂养的婴儿发生母乳性黄疸,特点是非溶血性未结合胆红素增高,常与生理性黄疸重叠且持续不退,血清胆红素可达342μmol/L(20mg/dL),婴儿一般状况良好,黄疸于4~12周后下降,排除引起黄疸的其他原因。停止母乳喂养3天,如黄疸下降可确诊。④遗传性疾病:红细胞6-磷酸葡萄糖脱氢酶(G6PD)缺陷,我国南方地区多见,核黄疸发生率较高;其他如红细胞丙酮酸激酶缺陷症、球形红细胞增多症、半乳糖血症、$α_1$-抗胰蛋白酶缺乏症等。⑤药物性黄疸:如维生素K_3、K_4、新生霉素等药物引起。

(三)治疗原则

生理性黄疸不需治疗,提早喂哺可加快黄疸消退。

病理性黄疸治疗原则:

1.病因治疗 祛除病因是治疗的关键。

2.降低血清胆红素 可运用蓝光疗法、换血疗法、使用酶诱导剂、输血浆或白蛋白、中药、提早喂养、保持大便通畅等措施,以降低血清胆红素的浓度,防止胆红素脑病的发生。

3. 保护肝脏　不使用对肝脏有损害的药物。

4. 控制感染　正确使用抗生素或抗病毒药物。

5. 保暖,供给营养,纠正酸中毒、缺氧和低血糖等。

二、新生儿溶血病

新生儿溶血病(hemolytic disease of the newborn)是指母、婴血型不合,母血中血型抗体通过胎盘进入胎儿循环,发生同种免疫反应导致胎儿、新生儿红细胞破坏而引起的溶血。

(一)病因及发病机制

新生儿溶血病以 ABO 血型系统不合最为多见,其次是 Rh 血型系统不合。主要是母体存在与胎儿血型不相容的血型抗体(IgG),这种 IgG 血型抗体通过胎盘进入胎儿循环,导致胎儿红细胞被破坏而出现溶血。

1. ABO 血型不合　多为母亲 O 型,胎儿 A 型或 B 型。因为 A、B 血型物质广泛存在于自然界,O 型母亲在孕前早已接触过 A、B 血型物质的刺激,其血清中已产生了抗 A、抗 B 抗体(IgG),在妊娠时经胎盘进入胎儿血循环而致溶血,约 50% 在第一胎即可发病。

2. Rh 血型不合　主要发生在 Rh 阴性孕妇和 Rh 阳性胎儿,也可发生在母婴均为 Rh 阳性。当胎儿的 Rh 血型与母亲不合时,胎儿红细胞所具有的抗原正好是母体所缺少的,在分娩时,胎儿红细胞经胎盘进入母体血循环,使母体产生相应的抗体。Rh 溶血病症状随胎次增多而越来越严重,极少数未输过血的母亲在第一胎时就发生 Rh 溶血病。

(二)临床表现

临床症状的轻重和溶血的程度有关。ABO 溶血病临床表现轻重不一,而 Rh 溶血病临床表现重。

1. 黄疸　Rh 溶血病患儿多在生后 24 小时内出现黄疸,而且迅速加重;ABO 溶血病多于生后 2～3 天出现黄疸。血清胆红素以未结合胆红素为主,也有因胆汁淤积而在恢复期出现结合胆红素升高。

2. 贫血　程度不一,ABO 溶血病贫血较轻,Rh 溶血病患儿一般贫血出现早且重。重度贫血常伴有水肿、皮肤苍白,易发生贫血性心脏病致心力衰竭,如不及时抢救大多死亡。

3. 肝脾肿大　由于髓外造血常引起肝脾代偿性肿大,大多见于 Rh 溶血病患儿。

4. 胆红素脑病　指血中游离胆红素透过血脑屏障引起脑组织病理性损害,又称"核黄疸"。一般发生在生后 2～7 天,早产儿尤易发生。随着黄疸加深,患儿出现嗜睡、吸吮无力、肌张力低下及各种反射减弱;12～24 小时后很快出现双眼凝视、哭闹、眼球震颤、肌张力增高、角弓反张、前囟隆起、惊厥,常有发热。多数患儿因呼吸衰竭或 DIC 死于此期,幸存者常遗留手足徐动症、智力障碍、听力障碍等。

(三)辅助检查

血型检测可见母子血型不合;红细胞、血红蛋白降低及网织红细胞、有核红细胞增多;血清胆红素增高,三项试验(改良直接抗人球蛋白试验即改良 Coombs' 试验、患儿红细胞抗体释放试验、患儿血清中游离抗体试验)呈阳性。

(四)治疗原则

1. 产前监测和处理　孕妇产前监测血 Rh 抗体滴度不断增高者,可采用反复血浆置换术,减轻新生儿溶血。

2. 新生儿治疗

(1)降低血清胆红素:可采用光照疗法和换血疗法。

(2)防止胆红素脑病:输注白蛋白结合游离的间接胆红素;应用5%碳酸氢钠纠正酸中毒;还可应用肝酶诱导剂、免疫球蛋白等对症治疗。

三、新生儿黄疸的护理

(一)护理评估

1. 健康史　评估新生儿胎龄、胎次、母婴血型、分娩方式及 Apgar 评分,询问新生儿大便颜色、用药情况、有无诱发物因素。

2. 身体状况　结合病史评估患儿黄疸的轻重,并区分是生理性还是病理性。病理性黄疸的评估应包含黄疸出现的时间、发展速度、程度、持续时间及其他临床表现、实验室检查等内容,同时观察患儿有无贫血、水肿、肝脾大和心力衰竭及核黄疸的表现。

3. 心理社会状况　评估家长对本病的发生原因、性质、并发症及预后方面的情况认识程度,了解患儿家长心理状况。由于他们对本病知识的缺乏,常表现出担忧、焦虑与恐惧不安等。

(二)护理诊断/问题

1. 潜在并发症　胆红素脑病、心力衰竭。

2. 知识缺乏　家长缺乏新生儿黄疸的病因与相关护理知识。

(三)护理目标

1. 患儿黄疸逐渐消退至正常。

2. 患儿无并发症发生或并发症得到及时有效处理。

3. 家长能了解引起黄疸的原因,积极配合医护人员对患儿采取的各种护理措施。

(四)护理措施

1. 密切观察病情,预防胆红素脑病

(1)注意患儿的保暖、喂养,保持皮肤、口腔清洁,保持输液通畅,维持水、电解质平衡。避免低体温、低血糖、酸中毒,避免使用可加重黄疸的药物。

(2)密切观察病情:观察黄疸出现的时间、颜色、范围及程度;观察大小便次数、量及性质和神经系统的表现等。如存在胎粪延迟排出,应予灌肠处理;如患儿出现拒食、嗜睡、肌张力减退等胆红素脑病的早期表现,立即通知医生,及时抢救。

(3)遵医嘱实施光照疗法、输血浆、给予白蛋白和酶诱导剂治疗等,以预防核黄疸的发生。

2.减轻心脑负担,防止心力衰竭

(1)保持室内安静,减少不必要的刺激,缺氧时给予吸氧,控制输液量及速度。

(2)注意观察心衰的表现,遵医嘱给予利尿剂和洋地黄类药物,并密切监测用药的反应,随时调整剂量,以防中毒。

(3)密切观察小儿面色及精神状态,监测呼吸、心率、尿量的变化及肝脾肿大等情况,有变化时及时通知医生。

3.健康教育

(1)进行产前教育,使准父母们初步了解生理性黄疸与病理性黄疸的区别及重症黄疸的危害,以便在出现病理性黄疸时能及时就诊,尽早治疗,减少黄疸对患儿机体的伤害。

(2)向患儿家长讲解引起黄疸的病因、诱因及如何观察黄疸的程度,尽早开始喂奶;对母乳性黄疸,应向家人讲清暂停母乳的意义,并指导其在暂停母乳期间按时排出乳汁,以便黄疸消退后能有足够的乳量继续母乳喂养。

(3)对曾有过死胎或重度黄疸儿的孕妇,应向其介绍产前检查的重要性,以便再次怀孕后能及时进行必要的监测,如抗体效价、羊水胆红素测定及胎儿B超检查等,发现问题,及时采取相应措施。

(5)定期到儿童保健门诊检查小儿生长发育及智力发展情况,对已经发生胆红素脑病的患儿,及时给予治疗和护理,有后遗症者协助其康复。

第八节 新生儿败血症

一、疾病概要

新生儿败血症(neonatal septicemia)指病原菌侵入新生儿血液循环并在其中生长、繁殖、产生毒素并发生全身炎症性反应综合征。常见病原体为细菌,也可为霉菌、病毒或原虫等,是新生儿期主要的感染性疾病之一,发病率及死亡率较高,尤其是早产儿。

(一)病因及发病机制

1.病原菌 我国大部分地区的病原菌仍以金黄色葡萄球菌、大肠杆菌为主;近几年由于新生儿重症监护的发展,各种导管、气管插管技术和广谱抗生素的广泛应用,表皮葡萄球菌、肺炎克雷伯杆菌、铜绿假单胞菌、肠杆菌、变形杆菌、不动杆菌、沙雷菌、厌氧菌及耐药菌株等条件致病菌败血症有增多趋势。

2.免疫力低下 新生儿免疫系统功能不完善,非特异性和特异性免疫功能均不成熟。皮肤黏膜屏障功能差,补体含量少,白细胞在应激状态下杀菌能力低下,T细胞对特异性抗原反应差;胎龄越小,获取的IgG越少,早产儿更易感染。由于以上原因,新生儿被细菌侵袭后易致全身感染。

3.感染途径　可发生在产前、产时、产后。

(1)产前感染:孕母有细菌感染性疾病病或行羊水穿刺等操作时消毒不严所致。以革兰氏阴性杆菌多见。

(2)产时感染:与胎膜早破、产程延长及助产过程消毒不严等有关。以革兰氏阴性杆菌多见。

(3)产后感染:细菌主要从脐部、皮肤黏膜、呼吸道或消化道侵入,其中以脐部最多见。以金黄色葡萄球菌为主。

(二)临床表现

生后3天内发病者多为产前、产时感染,3天后发病多为产后感染。无特异性表现,早期症状不典型,早产儿尤其如此,主要为全身中毒症状。早期可有精神不振、拒奶、少哭、哭声弱、反应低下、体温异常等,继而发展为精神萎靡、嗜睡、不吃、不哭、不动、面色发灰、皮肤黄染或出血点。严重者可有循环衰竭、呼吸衰竭、DIC、中毒性肠麻痹和胆红素脑病。感染可波及各器官,出现脑膜炎、肺炎、肺脓肿等。生后感染者,可发现局部感染灶,如脐炎、脓疱疮等。

(三)辅助检查

白细胞总数多升高,中性粒细胞增多,有中毒颗粒和核左移;C反应蛋白增高,血沉增快;血培养呈阳性,血培养呈阴性时不能排除本病。局部病灶的细菌培养结果对病原诊断有参考价值。

(四)治疗原则

1.应用有效抗生素　早期、足量、静脉、联合应用抗生素。尽量选用杀菌、易透过血-脑屏障的广谱抗生素,在病原菌没明确之前,多采用针对抗革兰氏阴性杆菌和革兰氏阳性球菌的抗生素联合用药,剂量要足,疗程要保证,一般疗程为7~14天,如能明确感染的病菌种类,就应根据药敏试验选用。

2.治疗原发病灶　新生儿败血症大多由脐部及皮肤感染后引起,做好局部病灶的处理。

3.对症治疗和支持疗法　包括给氧、维持水及电解质平衡、纠正酸中毒、利尿止血化瘀,保护心、脑等重要脏器等。必要时输入少量血浆或清蛋白、新鲜血等,早产儿可静注免疫球蛋白。

二、护　理

(一)护理评估

1.健康史　评估产前孕母的身体情况,有无生殖系统或呼吸系统感染史,羊膜是否早破,接产情况,有无宫内窘迫、产时窒息,评估产后脐部消毒情况及皮肤、黏膜是否完整。

2.身体状况　注意患儿体温、进食及哭声,检查患儿黄疸情况,皮肤黏膜、脐部是否完整,有无擦拭口腔,有无挑割"螳螂嘴",有无肝脾大、出血现象及休克等。

3. 心理社会状况　败血症经合理治疗,大多痊愈,少数可并发化脓性脑膜炎,极少数可因呼吸、循环衰竭、DIC死亡。因此,应评估家长有无恐惧和焦虑。此外,还应注意评估家长对本病有关知识的了解程度,患儿家庭的卫生习惯和居住环境等。

(二)护理诊断/问题

1. 体温调节无效　与全身感染有关。
2. 皮肤完整性受损　与脐炎、脓疱疮等感染有关。
3. 营养失调:低于机体需要量　与摄入不足、消耗增多有关。
4. 潜在并发症　化脓性脑膜炎、DIC等。

 案例问题解答:

案例中患儿生后10天,黄疸逐渐加重,伴有发热。体检发现面黄,脐部有脓性分泌物。白细胞总数及中性粒细胞均较高,血清总胆红素高于生理性黄疸范围。肝功能检查无异常。故提出该患儿存在的护理问题有:①体温调节无效　与脐部炎症有关;②营养失调,低于机体需要量　进乳量少;③皮肤完整性受损　脐部有炎症;④潜在并发症　胆红素脑病:依据是血总胆红素275μmol/L;结合胆红素22μmol/L。

(三)护理目标

1. 患儿体温维持在正常范围。
2. 患儿局部感染病灶得以清除,皮肤保持完整。
3. 患儿每天都能获得足够的能量及水分,体重维持正常。
4. 患儿无并发症发生或并发症得到及时治疗。

(四)护理措施

1. 维持体温稳定　体温高者可予物理降温、多喂开水,新生儿不宜用药物、乙醇擦浴、冷盐水灌肠等刺激性强的降温方法;体温不升时,可用热水袋或温箱保暖以使患儿恢复正常体温。遵医嘱应用抗生素,控制感染,为了保证静脉用药,要有计划地选择血管,更换穿刺部位。

2. 清除局部感染灶　皮肤脓疱疮者可留取脓液培养,在留取标本时,棉签只能接触创面的分泌物或脓液,不能触及四周皮肤或器械。脐部感染时,可用3%过氧化氢清洗后再涂2%碘酊。皮肤有小脓疱时,75%酒精消毒后用无菌针头将脓疱刺破,拭去脓液,涂以1%龙胆紫或0.1%新洁尔灭,还可涂抗生素软膏。有口腔破溃、鹅口疮和其他皮肤破损时均应及时处理,防止感染蔓延扩散。

3. 保证营养供给　不能进食时可行鼻饲或通过静脉补充能量和水,必要时输新鲜血和血浆,早产儿可静注免疫球蛋白,以改善营养、增强抗病能力。

4. 密切观察病情　注意观察患儿生命体征、神志、面色、皮肤、前囟、哭声、呕吐情况、有无惊厥等情况。如患儿出现面色青灰、呕吐、脑性尖叫、前囟饱满、两眼凝视,提示有脑膜炎的可能;如患儿面色青灰、皮肤发花、四肢厥冷、脉搏细弱、皮肤有出血点等应考虑感染性休克或DIC,应立即与医生联系,积极处理。观察药物的疗效和毒副作用,在用抗生素期间应注意抗生素的疗效,如病情无变化、反复或恶化,应及时与医生联系,以便适当调整抗生素。氨基苷类对听力、肾脏有影响;头孢类可引起二重感染和凝血、止血功能障碍等,均需密切观察及时处理。

5.健康教育

(1)向家长讲解新生儿败血症的预防和护理知识,取得家长合作。

(2)凡接触患儿前应先洗手,教会家长脐部护理方法,保持皮肤清洁卫生和保持口腔黏膜的完整性。

(3)避免与感染性疾病患儿接触,预防交叉感染。

(4)建议母亲选择母乳喂养,使婴儿能从母乳中获得各种免疫物质,增强抗感染的能力。

第九节 新生儿寒冷损伤综合征

一、疾病概要

新生儿寒冷损伤综合征(neonatal cold injury syndrome)简称"新生儿冷伤",因多有皮肤硬肿,亦称为"新生儿硬肿症"(neonatal scleredema),是由于受寒及其他多种原因(早产、感染、窒息)引起,主要表现为低体温、皮肤发硬和水肿,严重者可发生多器官功能损害。

(一)病因及发病机制

1.寒冷和保温不足 新生儿体温调节中枢不完善,体表面积相对较大,皮下脂肪少,皮肤薄,血管丰富,易于散热;躯体小,总液体含量少,体内储存热量少,对湿热的耐受力差,寒冷时即使只有少量热量丢失,体温便可降低;新生儿由于缺乏寒战反应,寒冷时主要依赖棕色脂肪产热,棕色脂肪主要分布在颈、肩胛间、腋下、中心动脉、肾和肾上腺周围,胎龄越小,含量越少;新生儿皮下脂肪中饱和脂肪酸多,其熔点高,体温低时易凝固出现皮肤硬肿。

2.疾病影响 重症感染、心力衰竭、休克等使能源物质消耗增加、能量摄入不足,致能量代谢紊乱,出现低体温和皮肤硬肿,局部血液循环障碍,血流缓慢,引起缺氧和代谢性酸中毒,致毛细血管壁通透性增加,出现水肿,严重时可发生多器官功能损害。

(二)临床表现

多发生于寒冷季节或重症感染时。多在生后1周内发病,早产儿多见。本病主要特点是低体温和皮肤硬肿。

1.一般表现 反应低下,吮乳差或拒乳,哭声低弱或不哭,活动减少,也可出现呼吸暂停等。

2.低体温 体核温度(肛门内5cm处温度)常降至35℃以下,重症降至30℃以下。新生儿腋下含有较多棕色脂肪,正常状态下不产热,腋温－肛温差(TA－R)<0;寒冷时氧化产

热,使局部温度升高,TA－R≥0;重症硬肿症时,因棕色脂肪耗尽,TA－R<0。因此,TA－R可作为判断棕色脂肪产热状态的指标。

3.皮肤硬肿 皮肤紧贴皮下组织,发硬,不能移动,有水肿者压之有凹陷,呈暗红或青紫色。硬肿发生顺序是:小腿→大腿外侧→整个下肢→臀部→面颊→上肢→全身。硬肿严重时可使患儿活动受限、呼吸功能障碍。硬肿的面积可按头颈部20%、双上肢18%、前胸及腹部14%、背部及腰骶部14%、臀部8%及双下肢26%进行计算。硬肿严重时可使患儿活动受限、呼吸功能障碍。

4.多器官功能损害 病情严重时可出现休克、DIC、急性肾衰竭和肺出血等多器官功能损害。

5.病情分度 根据体温、硬肿范围及器官功能受损程度,可将病情分为:①轻度:体温≥35℃,皮肤硬肿范围<20%;②中度:体温<35℃,皮肤硬肿范围20%～50%;③重度:体温<30℃,皮肤硬肿范围>50%,常伴有器官功能损害。

(三)辅助检查

根据病情需要做血常规、动脉血气分析、血糖、血电解质、尿素氮、肌酐、DIC筛查试验。必要时行ECG和X线胸片等检查。

(四)治疗原则

1.复温 是低体温患儿治疗的关键,原则是逐步复温、循序渐进。

2.供给能量和液体 根据病情选择适宜的供能和补液方式,充足的能量和所需的液体供给有助于复温和维持体温恒定。

3.合理用药 有感染者根据血培养和药敏结果选用抗生素;有DIC时慎用肝素;有出血倾向者用止血药;出现休克时进行扩容、纠正酸中毒。

二、护 理

(一)护理评估

1.健康史 评估新生儿室温、保暖、喂养、胎龄及分娩情况,是否有早产、窒息、受寒、感染等因素存在。

2.身体状况 观察患儿的反应是否低下,监测体温、脉搏、呼吸、心率、尿量等变化,评估新生儿哭声、全身皮肤颜色,计算硬肿面积。评估辅助检查结果。

3.心理社会状况 了解家长对本病病因、护理、预后等知识的知晓程度,评估其家庭居住环境、生活习惯及经济状况等。

(二)护理诊断/问题

1.体温过低 与新生儿体温调节功能不足、受寒、早产、感染、窒息等因素有关。

2.皮肤完整性受损 与皮肤硬肿、局部血液供应不良有关。

3.营养失调:低于机体需要量 与吸吮无力、能量摄入不足有关。

4.有感染的危险　与皮肤黏膜屏障功能低下、机体免疫功能低下有关。

5.潜在并发症　肺出血、DIC、心力衰竭、肾衰竭。

6.知识缺乏　家长缺乏正确保暖等育儿知识。

(三)护理目标

1.患儿体温逐渐恢复正常。

2.患儿皮肤硬肿消失、皮肤保持完整。

3.患儿摄入充足的能量,体重逐渐增长。

4.住院期间患儿不发生感染、DIC、肺出血等并发症,或发生时得到有效控制。

5.家长能了解本病发生的原因,并能给予正确保暖措施。

(四)护理措施

1.复温　积极复温是护理的关键措施,应根据患儿的体温情况采取相应的复温方法。

(1)若患儿肛温>30℃,TA-R≥0,提示棕色脂肪产热较好,自身具有产热能力,此时可通过减少散热复温。将患儿置于适中温度的暖箱中,6～12小时使体温恢复正常。

(2)肛温<30℃,无论TA-R<0或TA-R≥0,均应将患儿置于比肛温高1～2℃的暖箱中,通过外加热复温,以防体温过低,造成多器官功能损害;每小时升高箱温0.5～1℃,最高不超过34℃,12～24小时使体温恢复正常。

(3)在肛温>30℃,TA-R<0时,提示棕色脂肪不产热,自身产热能力差,也应采取外加热复温。在体温恢复的过程中,注意密切监护生命体征。待体温恢复正常后,维持暖箱的温度于适中温度。

无上述条件者,可因地制宜采用母亲怀抱、热水袋、热炕等方法复温,但要避免烫伤。

2.热量和液体供给　根据患儿的吸吮、吞咽、消化能力,选择适宜的营养供给方式,保证能量和水分的供给。能量从每日210kJ/kg(50kcal/kg)开始,逐步增加到每日419～502kJ/kg(100～120kcal/kg)。液体量按0.24mL/KJ(1mL/kcal)计算。有明显心、肾功能损害者,应严格控制输液量及输液速度。供给的能量和液体需加温至35℃左右。

3.预防感染　做好病室、暖箱内的清洁消毒;加强皮肤护理,及时更换尿布及擦洗臀部;经常更换体位,防止体位性水肿和坠积性肺炎;尽量避免肌内注射,防止皮肤破损引起感染;严格遵守无菌操作,避免医源性感染。

4.密切观察病情　注意观察生命体征、硬肿范围及程度、尿量,有无DIC、肺出血等,详细记录,并备好抢救药品和设备。如有异常,及时报告医生,进行有效的抢救。

5.健康教育　介绍寒冷损伤综合征的疾病知识,指导家长对患儿加强护理,并耐心解答家长提出的问题;注意新生儿保暖,保持适宜的环境温度、湿度,鼓励母乳喂养,保证足够的热量。

第十节 新生儿代谢紊乱

一、新生儿低血糖症

新生儿低血糖症(neonatal hypoglycemia)是指足月儿出生三天内全血血糖<30mg/dL(1.67mmol/L),三天后<40mg/dL(2.2mmol/L);低出生体重儿出生三天内<20mg/dL(1.1mmol/L),一周后<40mg/dL(2.2mmol/L)。目前认为凡全血血糖<40mg/dL(2.2mmol/L)都可诊断新生儿低血糖症,而不考虑出生体重、胎龄和月龄。

(一)病因和发病机制

1.葡萄糖产生过少和需要量增加　多见于:①早产儿、小于胎龄儿,主要与肝糖原、脂肪、蛋白储存不足和糖原异生功能低下有关;②败血症、寒冷损伤、先天性心脏病,主要由于热能输入不足,代谢率高,而糖的需要量增加,糖原异生作用低下所致;③先天性内分泌疾病和代谢缺陷病,常出现持续顽固的低血糖。

2.葡萄糖消耗增加　多见于糖尿病母亲的婴儿、Beckwith综合征、婴儿胰岛细胞增生症、Rh溶血病及窒息缺氧等,均由高胰岛素血症所致。

(二)临床表现

大多数低血糖者无症状或无特异性症状,表现为淡漠、嗜睡、喂养困难、哭声异常、肌张力低、激惹、惊厥、呼吸暂停等。经补充葡萄糖后症状消失、血糖恢复正常。新生儿期一过性低血糖较多见,如反复发作,需考虑先天性内分泌疾病和由代谢缺陷引起。

(三)辅助检查

常用微量纸片法测定血糖,异常者采静脉血测定血糖以明确诊断。对有可能发生低血糖者可在出生后1、3、6、12、24、48小时监测血糖。对持续顽固性低血糖者,进一步作血胰岛素、胰高血糖素、T4、TSH、生长激素及皮质醇等检查,以明确是否患有先天性内分泌疾病或代谢缺陷病。

(四)治疗原则

无症状低血糖者可给予进食葡萄糖,如无效,改为静脉输注葡萄糖。对有症状者应静脉输注葡萄糖。对持续或反复低血糖者除静脉输注葡萄糖外,结合病情加用胰高血糖素肌注或氢化可的松静脉点滴,或强的松口服,积极治疗原发病。

(五)护理诊断/问题

1.营养失调:低于机体需要量　与摄入不足、消耗增加有关。
2.潜在并发症　呼吸暂停。

（六）护理措施

1. 保证能量供给

（1）生后能进食者提倡尽早喂养，对有可能发生低血糖的患儿于生后每小时给10%葡萄糖1次，3~4次后喂奶；早产儿或窒息儿尽早建立静脉通路，保证葡萄糖输入。

（2）定期监测血糖，及时调整葡萄糖的输注量和速度。

2. 密切观察病情　除生命体征外，随时观察小儿反应，注意有无震颤、多汗、呼吸暂停等，并与滴注葡萄糖以后的状况作比较。对呼吸暂停者立即进行刺激皮肤、托背、吸氧等处理。

二、新生儿低血钙症

新生儿低血钙症（neonatal hypocalcemia）是新生儿惊厥的常见原因之一，是指血液中总钙量低于7.0mg/dL（1.75mmol/L）或游离钙量低于3.5mg/dL（0.9mmol/L）。

（一）病因和发病机制

1. 早期低血钙　发生在生后48小时内，多见于早产儿，各种难产儿，颅内出血、败血症、窒息、低血糖等患儿，或母亲有糖尿病、妊娠高血压综合征及甲状旁腺机能亢进等情况的患儿。由胎儿钙储存不足，或甲状旁腺功能受抑制，或降钙素增多引起。

2. 晚期低血钙　发生在出生48小时后，多为足月、人工喂养，因牛乳、代乳品及谷类食物含磷高，不利于钙的吸收。

3. 其他低血钙　多见于维生素D缺乏或先天性甲状旁腺功能低下的婴儿。

（二）临床表现

症状轻重不一，差异很大并与血钙浓度不一定相一致。症状多出现于生后5~10天，主要症状为神经、肌肉兴奋性增高，表现为惊跳、手足搐搦、局部、半身或全身惊厥。抽搐发作时可有不同程度的呼吸改变、屏气、紫绀、心率增快和呕吐、便血等胃肠道症状，少数严重者可出现呼吸暂停、喉痉挛而出现窒息。惊厥发作间歇患儿神志清、一般情况良好。

（三）辅助检查

血清总钙<1.75mmol/L（7mg/dL），血清游离钙<0.9mmol/L（3.5mg/dL），血清磷>2.6mmol/L（8mg/d1），碱性磷酸酶多正常。必要时还应检测患儿母亲血钙、磷和PTH水平。心电图QT间期延长（早产儿>0.2s，足月儿>0.19s）提示低血钙症。

（四）治疗原则

静脉补充10%葡萄糖酸钙，必要时6~8小时后再注射一次，症状得到控制后改为口服葡萄糖酸钙。对于血磷持续较高者可以口服10%氢氧化铝3~6mL/次，并同时服钙剂，以阻止肠道吸收磷，提供血钙水平。对于甲状旁腺功能不全者除补钙外，同时补充维生素D，并根据血钙、尿钙水平及时调整剂量。

(五)护理诊断/问题

1. 有窒息危险　与低血钙造成的喉痉挛有关。
2. 婴儿行为紊乱　与神经、肌肉兴奋性增高有关。

(六)护理措施

1. 降低神经肌肉兴奋性,防止窒息

(1)正确用药:10％葡萄糖酸钙静注或静滴时均要用5～10％葡萄糖液稀释至少1倍。稀释后药液推注速度不超过1mL/分钟,并有专人监护心率,以免注入过快,引起循环衰竭和呕吐等毒性反应。当患儿的心率低于80次/min时,应立即停用。同时应确保静脉通畅,以免药物外渗而造成局部组织坏死。一旦发生药液外渗,应立即拔针停止注射,局部用25％～50％硫酸镁湿敷。口服葡萄糖酸钙时,应在两次喂奶间给药,禁忌与牛奶搅拌在一起,以免影响钙吸收。

(2)加强巡视:备好吸引器、氧气、气管插管、气管切开术所用的急救用物等,一旦发生喉痉挛等紧急情况,应争分夺秒组织抢救。

(3)鼓励母乳喂养,无法母乳喂养情况下,应给予母乳化配方乳喂养,以降低血磷,改善血钙的水平。

2. 健康教育　介绍育儿知识,提倡母乳喂养,无法母乳喂养者,提供可选择的几种配方乳。牛奶喂养者,指导其服用钙剂和维生素D的方法。

第十一节　新生儿重症监护及气道护理

一、新生儿重症监护

新生儿重症监护室(neonatal intensive care unit,NICU)是治疗新生儿危重疾病的集中病室,是为了对高危新生儿进行病情的连续监护和及时有效的抢救治疗及护理而建立的,其目的是减少新生儿病死率,促进新生儿的生长发育。

(一)监护对象

1. 需要进行呼吸管理的新生儿,如急慢性呼吸衰竭,需要氧疗、应用辅助通气及拔管后24小时内的患儿。
2. 病情不稳定、需要急救的新生儿,如重症休克、反复惊厥、重度窒息者。
3. 胎龄<30周、生后48小时内,或胎龄<28周、出生体重<1000g的所有新生儿。
4. 大手术后,尤其是术后24小时内的患儿,如先天性心脏病、食管气管漏、膈疝患者等。
5. 严重器官功能衰竭及需要全胃肠外营养、换血者。

(二)监护内容

危重新生儿随时都有生命危险,除认真细致观察病情外,还应利用各种监护仪器、微量快速的检测等手段,进行连续不断的监测,以便尽早发现病情变化,给予及时处理。

1. 心脏监护　应用心电监护仪持续监测危重儿心电活动,及时发现心率、心律及波形改变,如心率急剧增快或下降、心律不齐和电解质紊乱等。心电监护仪的传感器是由三根皮肤生物电极组成,正、负、地极一般以不同颜色来区分。多数采用双极胸前导联,正极粘贴于左胸大肌下,负极粘贴于右锁骨下,地极粘贴于大腿或腋中线下胸部。

2. 呼吸监护

(1)呼吸运动监护:常用阻抗法监测呼吸频率和呼吸波形,发出呼吸暂停警报等。某些呼吸暂停监护仪带有唤醒装置,在发出呼吸暂停警报的同时冲击婴儿足底,刺激呼吸。

(2)通气量和呼吸力量监测:应用双向流速和压力传感器连接于呼吸机管道,持续监测机械通气患儿的气体流速、气道压力,以便准确指导通气参数的调节,并减少并发症的发生。

(3)氧心率呼吸描记仪:同步描记瞬时心率、呼吸和经皮氧分压曲线,以数字显示心率和呼吸频率,有报警系统。

3. 血压监测　包括直接测压法和间接测压法。

(1)直接测压法(创伤性测压法):将经动脉(脐动脉)插入导管,并接通传感器,由传感器将压力转为电信号,经处理后,在荧光屏上连续显示血压波形及血压平均值。此法较为准确,但操作复杂,并发症多,多在周围组织灌注不良时应用。

(2)间接测压法(无创性测压法):用传统的气囊袖带束缚上臂,接传感器,经处理后显示收缩压;或使用 Dinamap 血压测定仪,以特制袖带束缚上臂,测出收缩压、舒张压、平均压和心率。间接测压法能根据需要定时测量,方法简便。

4. 体温监护　将新生儿置于已预热的远红外辐射热式抢救台上或暖箱内,以体温监测仪监测患儿体温。体温监测仪通常有两个热敏电阻温度传感器,可同时监测皮肤温度和核心温度(肛门温度)或监测皮肤温度和环境温度。操作时,通过人工控制或自动控制的方法调节辐射热式抢救台或暖箱内的温度,使之稳定在婴儿的中性温度。体温监测仪通常和心脏、呼吸、血压监护仪组合,称为"生命体征监护仪"。

5. 经皮血气监护　应用无创伤经皮氧分压($TcPO_2$)监护仪和经皮二氧化碳($TcPCO_2$)监护仪连续监测氧分压及二氧化碳分压。

6. 脉搏氧饱和度监护　应用脉搏氧饱和度监护仪可连续监护患儿脉搏氧饱和度(SaO_2),具有无创伤、准确、简便及报警可调等优点。

7. 微量血液生化检测　包括电解质、胆红素、血糖、肌酐等的检测。

8. 影像学检查　根据病情需要,利用移动式 X 线机、超声诊断仪随时对婴儿进行心、胸、腹、脑部检查,必要时进行 CT 或 MRI 等检查。

以上监护必须在医护人员密切观察病情的情况下同时进行,各项监护可以联合进行,危重病儿的监护除在 NICU 外,还适应于危重儿转运途中及产房中的监护、处理。

二、气道管理

对新生儿加强气道管理的目的是改善机体供氧,保证生理需要的通气量,减少交叉感染,促进患儿康复。

(一)环境要求

理想的室内温度为 22～24℃,相对湿度为 55%～65%。空气过于干燥可引起呼吸道分泌物干稠,分泌腺堵塞,气道黏膜纤毛功能受损,易导致呼吸道不畅。

(二)体位

患儿头部应稍后仰(后仰至中枕位,颈部稍伸展)。如头部过度后仰或前倾,压迫腭下部的软组织,或在操作时随意将物品遮盖患儿头部或置于其胸部,均可能造成患儿气道受压或通气不良。

(三)胸部物理治疗

1. 翻身 适用于有呼吸系统疾病者,目的是预防或治疗肺内分泌物堆积,促进受压部位的肺扩张。一般要求每 2 小时一次。

2. 拍击胸背 适用于肺炎、肺膨胀不全、气管插管及拔管后的患儿。对于颅内出血、心力衰竭及无炎症者,不主张进行。其目的是通过胸壁的震动,促进肺循环,并使小气道内的分泌物松动,易于进入较大的气道,有利于吸痰。方法:半握空拳或使用拍击器,从外周向肺门轮流反复拍击,使胸部产生相应的震动。拍击的速度与强度视患儿具体情况而定,一般新生儿拍击速度为 100 次/min。

(四)气道吸痰

1. 鼻咽部吸引

(1)目的:清除口、鼻、咽部的分泌物,保持气道通畅;刺激产生反射性咳嗽,使分泌物松动,有利于排痰。

(2)适应征:口鼻有乳块或呕吐物积聚;物理治疗或雾化后;喉部或肺部听诊有痰鸣音。

(3)操作注意点:①操作前洗手,戴手套,患儿取侧卧位或头偏向一侧。②选用合适的吸引管,调节好吸引器的压力。一般新生儿压力<100mmHg,以能够吸出分泌物的负压为合适,不宜过高,以免损伤黏膜。③先吸引口腔,换管后再吸引鼻腔,以免患儿在喘息和啼哭时,将分泌物吸入肺部。④吸引时,不要将吸引管的端孔或侧孔贴于口腔黏膜或舌面上,不要将吸引管强行插入鼻孔,待吸引管放置在正确位置后方可开始吸引。每次从吸引管放入、吸引至退出鼻或口腔的总时长<15 秒。⑤吸引时应观察患儿有无发生哽噎、喘息、呼吸暂停、心率过缓和发绀等。如发生上述情况应立即停止吸引,给予吸氧等处理。⑥观察吸引出的分泌物的量、颜色、黏稠度及吸引时的病情变化,并记录在护理记录单上。

2. 气管插管内吸引

(1)目的:清除气道内的分泌物,保障呼吸道通畅及有效通气的进行。

(2)适应征:气管插管和气管切开术患者。

(3)操作注意点:①以两人协同操作为宜,一人专管吸引,一人专管吸引前后的加压操作及病情观察,以减少呼吸道感染机会。操作前洗手,戴手套。②选择表面光滑、通过人工气道阻力小、长度足够、柔韧性适度的无菌导管,调节好吸引器的压力,连接好复苏囊。③吸引前,先提高患儿的吸氧浓度,以提高肺泡氧储量,预防吸痰时的低氧血症发生;再脱开呼吸机接口,于患儿吸气的同时在气管内滴入0.5~1mL的生理盐水,然后接复苏囊,纯氧通气5~8次。④插入吸引管至人工导管头,退回0.5~1cm开始边吸引边螺旋式退出吸引管,时间不超过15秒。吸引后再接复苏囊加压给氧5~8个呼吸周期,并根据病情决定是否需要重复吸引。⑤吸引同时进行心电监护,如有心电图改变、心律失常及发绀等,立即停止操作,给予复苏囊加压供氧或接回机械通气,并严密观察和积极处理。⑥更换吸痰管,吸引口、鼻、咽部分泌物。⑦在护理记录单上记录分泌物的量、色泽、黏稠度及操作时的病情变化。

本章小结

本章主要讲述了新生儿的分类;正常足月儿和早产儿的特点及护理;常见新生儿疾病如新生儿窒息、缺氧缺血性脑病、颅内出血、呼吸窘迫综合征、肺炎、黄疸、败血症、寒冷损伤综合征、低血糖及低血钙症的疾病概要及护理方法;介绍了新生儿重症监护的监护对象、监护内容和气道管理的方法。

本章关键词:新生儿;早产儿;特殊生理状态;窒息;缺氧缺血性脑病;颅内出血;呼吸窘迫综合征;肺炎;黄疸;败血症;寒冷损伤综合征;低血糖;低血钙症;重症监护;气道管理;护理

课后思考

1. 发展性照顾的含义是什么?在新生儿护理中如何体现?
2. 如何护理新生儿脐部?
3. 试述早产儿的特点与护理。
4. 简述新生儿窒息的复苏程序。
5. 简述生理性黄疸与病理性黄疸的特点。
6. 新生儿寒冷损伤综合征的复温措施有哪些?

(魏良铜)

第五章 营养障碍性疾病

案例

患儿，男，8个月，因"烦躁、易惊、多汗二月余"入院。母乳不足，混合喂养，以米糊、稀饭为主，未补充过鱼肝油和钙剂。体检：T37.1℃，体重7.2kg，前囟2.0cm×2.0cm，方颅，乳牙未萌出，心肺无异常，肋缘外翻。辅助检查：血钙2.0mmol/L，血磷1.0 mmol/L。X线片显示长骨钙化带消失，骨骺端呈杯口状，骨质疏松。初步诊断：维生素D缺乏性佝偻病（活动期）。

问题：
1. 该患儿目前存在哪些主要护理问题？
2. 如何开展护理措施？

本章学习目标

1. 掌握营养不良、维生素D缺乏性佝偻病及手足搐搦症患儿的护理评估、护理诊断和护理措施。
2. 熟悉营养不良、维生素D缺乏性佝偻病及手足搐搦症的病因、临床表现和治疗原则；锌缺乏症的临床特点、护理评估、护理诊断和护理措施。
3. 了解营养不良、维生素D缺乏性佝偻病及手足搐搦症的发病机制、护理目标及评价，单纯性肥胖症的临床特点和护理要点。
4. 在护理患儿过程中按儿科护士的素质要求，充分体现爱心、细心和关心，帮助患儿早日康复。

第一节 营养不良

一、疾病概要

蛋白质－能量营养不良（protein－energy malnutrition，PEM）是由于各种原因所致能量和（或）蛋白质缺乏的一种慢性营养缺乏症，主要见于3岁以下婴幼儿。临床上以体重明显下降、皮下脂肪减少和皮下水肿为特征,重症者常伴有各器官系统的功能紊乱。

(一)病因

1. 摄入不足　喂养不当是导致营养不良的重要原因,如母乳不足而未及时添加其他富含蛋白质的食品;奶粉配制过稀;突然断奶而未及时添加辅食;长期单一食品喂养,如淀粉类食品(粥、米粉、奶糕)等。年长儿的营养不良多为婴儿期营养不良的继续,或由偏食、挑食、吃零食过多、不吃早餐等不良的饮食习惯引起。

2. 消化吸收不良　由于消化系统解剖或功能上的异常,如唇裂、腭裂、幽门梗阻等,以及迁延性腹泻、过敏性肠炎、肠吸收不良综合征等均可影响食物的消化和吸收。

3. 需要量增加　急、慢性传染病(如麻疹、肝炎、结核)的恢复期、生长发育快速阶段等均可因需要量增多而造成营养相对缺乏;先天不足和生理功能低下如早产、双胎因生长需要量增加可引起营养不良。

4. 疾病影响　糖尿病、大量蛋白尿、发热性疾病、恶性肿瘤等均可使营养素的消耗量增多而或丢失导致营养不足。

(二)临床表现

体重不增是营养不良的早期表现,继之体重下降,皮下脂肪和肌肉逐渐减少以至消失,患儿主要表现为消瘦,皮肤干燥、苍白、逐渐失去弹性,额部出现皱纹如老人状,肌张力逐渐降低,肌肉松弛、萎缩呈"皮包骨"状,四肢可有挛缩。皮下脂肪层消耗的顺序首先是腹部,其次为躯干、臀部、四肢,最后为面颊。

营养不良初期,身高并无影响,但随着病情加重,骨骼生长减慢,身高亦低于正常。营养不良分为轻、中、重三度(见表5-1)。轻度营养不良,精神状态正常,但重度可见有精神萎靡、反应差、体温偏低、脉细无力、无食欲、腹泻、便秘交替。合并血浆白蛋白明显下降时,可有凹陷性浮肿、皮肤发亮,严重时可破溃、感染形成慢性溃疡。重度营养不良可有重要脏器功能损害,如心脏功能下降,可有心音低钝、血压偏低、脉搏变缓、呼吸浅表等。

表5-1　营养不良的临床分度

	Ⅰ度(轻)	Ⅱ度(中)	Ⅲ度(重)
体重低于正常均值	15～25%	25～40%	40%以上
腹部皮褶厚度	0.8～0.4cm	<0.4cm	消失
身高(长)	正常	低于正常	明显低于正常
消瘦	不明显	明显	皮包骨样
皮肤	干燥	干燥、苍白	干皱、无弹性、出现淤点
肌张力	正常	明显降低、肌肉松弛	肌张力低下,肌肉萎缩
精神状态	正常	烦躁不安	萎靡、反应低下、抑制与烦躁交替

常见并发症:①营养性贫血:以小细胞低色素性贫血最为常见。②多种营养素缺乏:脂溶性维生素A、D缺乏最常见。约有3/4的病儿伴有锌缺乏。③感染:易患各种感染,如反

复呼吸道、消化道感染,结核病、中耳炎、尿路感染等。④自发性低血糖:患儿可突然表现为面色灰白、神志不清、脉搏减慢、呼吸暂停、体温不升,但一般无抽搐,若不及时诊治,可致死亡。

(三)辅助检查

血清白蛋白浓度降低是最为特征性改变。胰岛素样生长因子1(IGF1)不仅反应灵敏且受其他因素影响较小,是早期诊断的灵敏可靠指标。血清淀粉酶、脂肪酶、胆碱酯酶、转氨酶、碱性磷酸酶等活力均下降;胆固醇,各种电解质及微量元素浓度皆可下降;生长激素水平升高。

(四)治疗原则

营养不良的治疗原则是祛除病因、积极处理各种并发症,调整饮食、营养支持。

1.祛除病因 积极治疗原发病,如纠正消化道畸形,控制感染性疾病,根治各种消耗性疾病,改进喂养方法等。

2.治疗并发症 及时处理各种危重情况,如腹泻时的严重脱水和电解质紊乱、酸中毒、休克、自发性低血糖、继发感染及维生素A缺乏所致的眼部损害。

3.调整饮食,促进改善消化功能 可给予B族维生素和胃蛋白酶、胰酶等以助消化。应用蛋白质同化类固醇制剂如苯丙酸诺龙促进蛋白质合成,并增加食欲,用药期间应供给充足的热量和蛋白质。对食欲差的患儿可给予胰岛素注射,降低血糖,增加饥饿感以提高食欲,通常每日一次皮下注射正规胰岛素2~3U,注射前先服葡萄糖20~30g,每1~2周为一疗程。锌制剂可提高味觉敏感度,有增加食欲的作用,每日可口服元素锌0.5~1.0mg/kg。中药"参苓白术散"能调整脾胃功能,改善食欲;针灸、推拿、抚触、捏脊等术也有一定疗效。

4.其他 病情严重、伴明显低蛋白血症或严重贫血者,可考虑成分输血。静脉点滴高能量脂肪乳剂、多种氨基酸、葡萄糖等也可酌情选用。

二、护　理

(一)护理评估

1.健康史 详细询问患儿的喂养史,包括喂养方式、辅食添加情况,饮食习惯有无偏食、挑食、吃零食过多或早餐过于简单等;是否双胎或多胎、早产、生长发育较快、慢性传染病后的恢复期;有无各种急、慢性疾病等。

2.身体状况

(1)评估患儿有无食欲低下、消瘦、苍白、精神萎靡、生长发育落后等症状。测量体重、身长和皮下脂肪厚度,检查有无肌张力下降、肌肉松弛萎缩、皮肤弹性下降和水肿情况,初步评估营养不良的程度。评估有无上呼吸道感染、鹅口疮、低血糖、维生素A不足等并发症存在。

(2)评估血清检查结果,血清白蛋白浓度、血糖、总胆固醇降低,血清淀粉酶、脂肪酶等活力下降,多种维生素及矿物质减少,心电图改变等。

第五章 营养障碍性疾病

❓早期营养不良,除体重不增以外,还会出现下列表现:
(1)情绪变化:烦躁不安、反应迟钝、表情麻木、郁郁寡欢。
(2)行为反常:孩子不爱交往,行为孤僻,动作笨拙、易惊。
(3)面部"虫斑":又称"单纯糠疹",主要源于维生素缺乏。
(4)还有恶心、呕吐、厌食、便秘、腹泻、睡眠减少、口唇干裂、皮炎等。

3.心理社会状况 营养不良常见于经济落后的贫困地区以及食物摄入不足、喂养知识缺乏和卫生条件差的地区。近年来,城市中部分家长过度溺爱孩子,生活无规律,饮食不合理,导致小儿偏食,亦已成为发病的重要因素。因此,应注意评估患儿父母对营养、喂养知识的掌握情况,生活习惯,家庭的经济状况等。

(二)护理诊断/问题

1.营养失调:低于机体需要量 与蛋白质、能量等缺乏和丢失、消耗过多有关。
2.潜在并发症 感染、自发性低血糖、营养性贫血、多种维生素缺乏。
3.知识缺乏 患儿家长缺乏营养和科学喂养知识。

(三)护理目标

1.患儿营养改善,体重增加,生长发育指标逐渐接近正常。
2.住院期间不发生继发感染及低血糖等并发症。
3.家长能说出营养不良发生的原因,掌握小儿营养和喂养知识,能正确选择婴儿食品。

(四)护理措施

1.调整饮食 营养不良患儿的消化道因长期摄入过少,消化吸收功能下降,过快增加食量易出现消化紊乱、腹泻,故饮食调整的量和内容应根据实际的消化能力和病情逐步完成,不能操之过急。轻度营养不良可从每日250~330kJ/kg(60~80kcal/kg)开始,中、重度可参考原来的饮食情况,从每日165~230kJ/kg(40~55kcal/kg)开始,逐步少量增加;若消化吸收能力较好,可逐渐加到每日500~727kJ/kg(120~170kcal/kg),待体重接近正常后,再逐渐恢复到正常能量需要。

喂养可视具体情况而定。母乳喂养儿可根据患儿的食欲哺乳;人工喂养儿从给予稀释奶开始,适应后逐渐增加奶量和浓度。除乳制品外,可给予蛋类、肝泥、肉末、鱼粉等高蛋白食物,必要时也可添加酪蛋白水解物、氨基酸混合液或要素饮食。蛋白质摄入量从每日1.5~2.0g/kg开始,逐步增加到3.0~4.5g/kg,过早给予高蛋白食物可引起腹胀和肝肿大。同时应注意补充含有丰富的维生素和微量元素的食物。患儿身体机能低下,食欲差,甚至出现恶心呕吐,应少量多餐,缓慢喂哺,防止呕吐窒息,必要时可采用鼻饲法喂养。如保留胃管,应每日口腔护理3~4次,防止感染。

2.遵医嘱用药 配合治疗,正确执行医嘱,注意胰岛素等药物副作用。静脉使用氨基酸、脂肪乳等高营养药物时速度宜慢,因患儿体液量相对较多,而心、肾功能较差,谨防心力衰竭。另因患儿血管脆性增加,输液中要注意保护好血管。

3. 预防感染　做好消毒隔离,实行保护性隔离,与感染性疾病病室分开居住;保持室内空气新鲜、清洁,防止交叉感染;定期皮肤清洁护理,避免褥疮的发生。

4. 观察病情

(1)重度营养不良的患儿易出现自发性低血糖,表现为体温不升、面色苍白、冷汗、神志不清、脉搏减弱、呼吸暂停,甚至死亡,尤其夜间和清晨易发生,因此要严密观察病情变化,一旦发现上述表现,立即配合抢救输入高渗葡萄糖。

(2)重度营养不良的患儿全身各系统功能低下,水电解质酸碱平衡紊乱、酸中毒、休克、全身衰竭等随时可能发生,引起突然死亡。要加强巡视,发现病情变化及时报告,并做好抢救准备。

(3)注意观察治疗和护理效果,每周测体重1次,每月测身长1次,并做好记录。如发现疗效欠佳,及时向医生汇报,调整治疗和护理方案。

5. 心理护理　对于贫困、知识缺乏的家长,要富有同情心,耐心做好病情解释工作,消除其陌生、恐惧、自卑心理,尽最大努力帮助他们排忧解难。对患儿要充满爱心,细心呵护。营造温馨的住院环境;多与患儿交流沟通,缓解其紧张心情;帮助选择合适的食物,增加食欲,鼓励患儿进食,促进疾病恢复。

6. 健康教育

(1)合理喂养:大力提倡母乳喂养,对母乳不足或不宜母乳喂养者应及时给予指导,采用混合喂养或人工喂养并及时添加辅助食品;纠正患儿偏食、挑食、吃零食的不良习惯;小学生早餐要吃饱,午餐应保证供给足够的能量和蛋白质。

(2)合理安排生活作息制度:除保证充足的营养外,坚持户外活动,保证充足睡眠,适当进行体格锻炼。

(3)防治传染病和先天畸形:按时进行预防接种;定期体格检查;对患有唇裂、腭裂及幽门狭窄等先天畸形者应及时手术治疗。

(4)推广应用生长发育监测图:定期测量体重,并将体重值标注在生长发育监测图上,如发现体重增长缓慢或不增,应尽快查明原因,及时予以纠正。

第二节　单纯性肥胖症

一、疾病概要

小儿单纯性肥胖(childhood simple obesity)是由于长期能量摄入超过机体消耗,导致体内脂肪过度积聚,体重超过一定范围的一种营养障碍性疾病,不伴有明显的内分泌和代谢性疾病。小儿单纯性肥胖症在我国呈逐步增多的趋势,目前发生率约为5%～8%。肥胖不仅影响儿童的健康,而且增加了成人时期肥胖及患心血管疾病、糖尿病、高脂血症等众多疾病的机率,故应加以重视,及早防治。本节仅介绍儿童单纯性肥胖症。

(一)病因

1. 能量摄入过多　摄入的营养超过机体代谢需要,多余的能量便转化为脂肪贮存体内、导致肥胖。

2. 活动过少　长期缺乏适当的体育锻炼是发生肥胖症的重要因素，即使摄食不多，也可引起肥胖。肥胖儿童大多不喜爱运动，形成恶性循环。

3. 遗传因素　肥胖有高度的遗传性，目前认为肥胖的家族性与多基因遗传有关。肥胖双亲的后代发生肥胖者高达70%～80%；双亲之一肥胖者，后代肥胖发生率约为40%～50%；双亲正常的后代发生肥胖者仅10%左右。

4. 其他　如进食过快，或饱食中枢和饥饿中枢调节失衡以致多食；精神创伤（如亲人病故或学习成绩低下）以及心理异常等因素亦可致儿童过量进食。

（二）临床表现

肥胖可发生于任何年龄，但最常见于婴儿期、5～6岁和青春期。肥胖儿童食欲旺盛且喜吃甜食和高脂肪食物，不爱运动；明显肥胖儿童常有疲劳感，用力时气短或腿痛；重度肥胖儿约有1/3可出现睡眠性呼吸暂停。严重肥胖者由于脂肪的过度堆积限制了胸廓和膈肌运动，使肺通气量不足、呼吸浅快，故肺泡换气量减少，造成低氧血症、气急、紫绀、红细胞增多、心脏扩大或出现充血性心力衰竭甚至死亡，称为"肥胖－换氧不良综合征"。

小儿体重超过同性别、同身高参照人群均值10%～19%者为超重；超过20%以上者便可诊断为肥胖症；20%～29%者为轻度肥胖；30%～49%者为中度肥胖；超过50%者为重度肥胖。

体格检查可见：患儿皮下脂肪丰满，但分布均匀，腹部膨隆下垂；严重肥胖者可因皮下脂肪过多，使胸腹、臀部及大腿皮肤出现皮纹，又因体重过重，走路时两下肢负荷过重可致膝外翻和扁平足。女孩胸部脂肪堆积应与乳房发育鉴别开来，后者可触到乳腺组织硬结。男性肥胖儿因大腿内侧和会阴部脂肪堆积，阴茎可隐匿在阴阜脂肪垫中而被误诊为阴茎发育不良。肥胖小儿性发育常较早，故最终身高常略低于正常小儿。

（三）辅助检查

甘油三酯、胆固醇大多增高，严重患者血清β白蛋白也增高。常有高胰岛素血症，血生长激素水平减低。肝脏超声波检查常有脂肪肝。

（四）治疗原则

减少产热能性食物的摄入和增加机体对热能的消耗，使体内脂肪不断减少，体重逐步下降接近其理想状态，同时不影响儿童身体健康及生长发育。饮食疗法和运动疗法是两项最主要措施。

药物治疗一般不主张使用，苯丙胺类和马吲哚类等食欲抑制剂以及甲状腺素等增加消耗类药物对儿童均应慎用。

二、护　理

（一）护理评估

1. 健康史　仔细询问患儿出生史、喂养史、饮食习惯和生活方式，了解患儿发病年龄，家族中肥胖发生情况等。

2. 身体状况 测量患儿体重、身高,检查心肺功能、皮肤及皮下脂肪情况。了解患儿血脂、血尿酸、血浆生长激素检查结果以及胰岛素与糖代谢情况。

3. 心理社会状况 由于肥胖身体外形的变化,怕被别人讥笑而不愿与其他小儿交往,故常有心理上的障碍,出现自卑、胆怯、孤独、不合群等。儿童的自尊心、自信心受损,对性格塑造、气质培养、习惯养成有很大的负面影响。

(二)护理诊断/问题

1. 营养失调:高于机体需要量 与摄入高能量食物过多和(或)运动过少有关。
2. 体像紊乱 与肥胖引起自身形体改变有关。
3. 社交障碍 与肥胖造成心理障碍有关。

(三)护理目标

1. 患儿体重有所控制,饮食和行为方式得到改变。
2. 患儿正确对待自己的体重和形象,消除自卑心理。

(四)护理措施

1. 饮食管理

(1)对于过度肥胖的孩子,必须在均衡营养膳食基础上,给予低脂肪、低热量、少盐、粗纤维、富含维生素和矿物质的食物。蛋白质是生长发育的重要原料,优质蛋白质供应每天不少于 1~2g/kg,可供给鱼、虾、瘦肉、脱脂奶、大豆制品等食品。脂肪应加以限制,脂肪食物占总热量比例少于 30%,忌食肥肉、油炸食物。淀粉类宜适当限制,少食含碳水化合物多的食品。

(2)鼓励患儿选择体积大、饱腹感明显而能量低的蔬菜类食品,如萝卜、青菜、黄瓜、番茄、莴苣、苹果、柑橘、竹笋等均可选用,其纤维还可减少糖类的吸收和胰岛素的分泌,并能阻止胆盐的肠肝循环,促进胆固醇排泄,且有一定的通便作用。

(3)培养良好的饮食习惯,提倡少量多餐,杜绝过饱,不吃夜宵和零食,细嚼慢咽等。

2. 指导运动 适当的运动能促使脂肪分解,减少胰岛素分泌,使脂肪合成减少,蛋白质合成增加,促进肌肉发育。肥胖儿常因运动时气短、运动笨拙而不愿运动,应选择有效而又容易坚持的运动项目,提高对运动的兴趣,如晨间跑步、散步、做操、踢球、游泳等。每日坚持运动至少 30 分钟。运动量根据患儿耐受力而定,以运动后轻松愉快、不感到疲劳为原则,如运动后出现疲惫不堪、心慌气促以及食欲大增,提示活动量过度。鼓励家庭成员共同参与运动,提高患儿的积极性。

3. 心理支持 注意避免因家长对子女的肥胖过分忧虑,到处求医,对患儿的进食习惯经常指责而引起患儿精神紧张;引导肥胖儿正确认识自身体态改变,帮助其对自身形象建立信心,消除因肥胖带来的自卑心理,鼓励其参与正常的社交活动。让患儿充分参与制定饮食控制和运动计划,提高他们坚持控制饮食和运动锻炼的兴趣。部分患儿过分关注自身体态,而盲目减肥,这样对健康无益。

4.健康教育

(1)向患儿家长讲述科学喂养的知识,培养儿童良好的饮食习惯,避免营养过剩;创造条件和机会增加患儿的活动量。要宣传肥胖儿不是健康儿的观点,使家长摒弃"越胖越健康"的陈旧观念。对患儿实施生长发育监测,定期门诊观察。

(2)经常向学龄儿及青春期少年强调建立正常饮食制度及良好饮食习惯的重要性,鼓励患儿树立信心。

第三节 维生素D缺乏性佝偻病

一、疾病概要

维生素D缺乏性佝偻病(rickets of vitamin D deficiency)是由于小儿体内维生素D不足导致钙、磷代谢紊乱,而引起的一种以骨骼病变为特征的全身慢性营养性疾病。典型的表现是正在生长的长骨干骺端和骨组织矿化不全,多见于2岁以内婴幼儿。维生素D不足使成熟骨矿化不全,则表现为骨质软化症。随社会经济文化水平的提高,我国营养性维生素D缺乏性佝偻病发病率逐年降低,且病情也较轻。

(一)维生素D的来源

1.母体－胎儿的转运　胎儿可通过胎盘从母体获得维生素D,胎儿体内25－(OH)D_3的贮存可满足出生后一段时间的生长需要。早期新生儿体内维生素D的存储量与母体的维生素D的营养状况及胎龄有关。

2.食物中的维生素D　天然食物中含维生素D很少,母乳含维生素D少,谷物、蔬菜、水果不含维生素D,肉和鱼含量很少。婴幼儿可从一些强化维生素D的食物中获得充足的维生素D。

3.皮肤的光照合成　是人类维生素D的主要来源。人类皮肤中的7－脱氢胆骨化醇(7－DHC),是维生素D生物合成的前体,经日光中紫外线照射变为胆骨化醇,即内源性维生素D_3。皮肤产生维生素D_3的量与日照时间、波长、暴露皮肤的面积有关。

(二)维生素D的代谢与生理功能

1.维生素D的体内活化　维生素D是一组具有生物活性的脂溶性类固醇衍生物,包括维生素D_2(麦角骨化醇)和维生素D_3(胆骨化醇),前者存在于植物中,后者系由人体或动物皮肤中的7－脱氢胆固醇经日光中紫外线的光化学作用转变而成。维生素D_2和D_3在人体内都没有生物活性,它们被摄入血循环后即与血浆中的维生素D结合蛋白(DBP)相结合后被转运到肝脏。维生素D在体内必须经过两次羟化作用后始能发挥生物效应。首先经肝细胞发生第一次羟化,生成25－羟维生素D_3[25－(OH)D_3],循环中的25－(OH)D_3与α－球蛋白结合被运载到肾脏,在1－α羟化酶的作用下再次羟化,生成有很强生物活性的1,25－二羟维生素D,即1,25－(OH)$_2D_3$。

2.维生素D的生理功能　1,25－(OH)$_2D_3$是维持钙、磷代谢平衡的主要激素之一,主要通过作用于靶器官(肠、肾、骨)而发挥其抗佝偻病的生理功能:①增加肠道钙、磷的吸收;②增加肾近曲小管对钙、磷的重吸收,特别是磷的重吸收,提高血磷浓度,有利于骨的矿化作用;③促进成骨细胞的增殖和破骨细胞分化,直接作用于骨的矿物质代谢(沉积与重吸收)。

(三)病因

1. 围生期维生素D不足　母亲妊娠期,特别是妊娠后期维生素D营养不足,如母亲严重营养不良、肝肾疾病、慢性腹泻以及早产、双胎,均可使婴儿的体内贮存不足。

2. 日光照射不足　户外活动少,或因紫外线不能通过玻璃窗,使皮肤内源性维生素D生成不足。大城市高大建筑可阻挡日光照射,大气污染如烟雾、尘埃可吸收部分紫外线。气候的影响,如冬季日照短,紫外线较弱,亦可影响部分内源性维生素D的生成。

3. 需要量增加　早产及双胎婴儿生后生长发育快,需要维生素D多,且体内贮存的维生素D不足,若未及时补充,则易发生佝偻病。婴儿早期生长速度较快,也易出现维生素D的相对不足而发生佝偻病。

4. 维生素D摄入不足　天然食物中含维生素D少,即使纯母乳喂养,婴儿若户外活动少,亦易患佝偻病。

5. 疾病影响　胃肠道或肝胆疾病影响维生素D吸收,如婴儿肝炎综合征、慢性腹泻、肝肾严重损害等;长期服用抗惊厥药物可使体内维生素D不足,如苯妥英钠、苯巴比妥,可刺激肝细胞微粒体的氧化酶系统活性增加,使维生素D和25-(OH)D_3加速分解为无活性的代谢产物。糖皮质激素有对抗维生素D对钙的转运作用。

(四)发病机制

维生素D缺乏性佝偻病可以看成是机体为维持血钙水平而对骨骼造成的损害。长期严重维生素D缺乏造成肠道吸收钙、磷减少和低血钙症,以致甲状旁腺功能代偿性亢进,甲状旁腺素(PTH)分泌增加以动员骨钙释出使血清钙浓度维持在正常或接近正常的水平;但PTH同时也抑制肾小管重吸收磷,使尿磷排出增加,血磷降低,继发机体严重钙、磷代谢失调(见图5-1)。

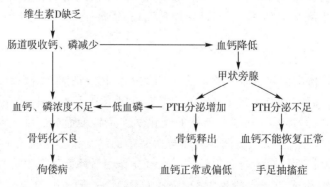

图5-1　维生素D缺乏症的发病机制

(五)临床表现

本病好发于婴幼儿,特别是小婴儿。主要表现为生长最快部位的骨骼改变,并可影响肌肉发育及神经兴奋性的改变。重症佝偻病可有消化和心肺功能障碍,并可影响行为发育和免疫功能。本病在临床上可分为四期。

1. 初期(早期)　多见6个月以内,特别是3个月以内小婴儿。多为神经兴奋性增高的表现,如易激惹、烦闹、多汗等,刺激头皮而摇头擦枕出现"枕秃"(见图5-2)。此期常无骨骼病变,骨骼X线可正常,或钙化带稍模糊;血清25-(OH)D_3下降,血钙下降,血磷降低,碱性磷酸酶正常或稍高。

2. 活动期(激期)　可出现典型的骨骼改变、肌肉关节松弛和智力发育迟缓。

(1)骨骼改变:

头部:6月龄以内婴儿的佝偻病以颅骨改变为主,用双手固定婴儿头部,指尖稍用力压迫枕骨或顶骨的后部,可有压乒乓球样的感觉,称"乒乓颅"。至7~8个月时,额骨和顶骨中心部分常常逐渐增厚,形成"方颅"(见图5-3),头围也较正常增大。同时可有出牙延迟和前囟晚闭、牙釉质缺失。

胸部:骨骺端因骨样组织堆积而膨大,沿肋骨方向于肋骨与肋软骨交界处可扪及圆形隆起,从上至下如串珠样突起,以第7~10肋骨最明显,称为佝偻病串珠;1岁左右的小儿可见到胸骨和邻近的软骨向前突起,形成"鸡胸样"畸形;严重佝偻病小儿胸廓的下缘形成一水平凹陷,即肋膈沟或郝氏沟。

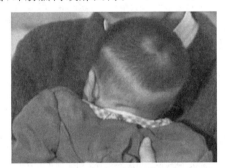

图5-2　枕秃

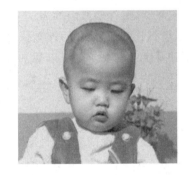

图5-3　方颅

四肢:手腕、足踝部因骨样组织堆积而膨大可形成钝圆形环状隆起,称为手、足镯。由于骨质软化与肌肉关节松弛,小儿开始站立与行走后双下肢负重,可出现股骨、胫骨、腓骨弯曲,形成严重膝内翻("O"形)(见图5-4)或膝外翻("X"形)(见图5-5)。患儿会坐与站立后,因韧带松弛可致脊柱畸形。

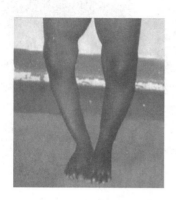
图 5-4 "O"形腿

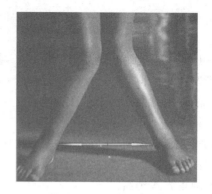
图 5-5 "X"形腿

(2)运动功能发育迟缓:严重低血磷使肌肉糖代谢障碍,使全身肌肉松弛,肌张力降低和肌力减弱。表现为头颈软弱无力,坐、立、行等运动功能落后。

(3)神经功能发育迟缓:重症患儿脑发育受累,条件反射形成缓慢,患儿表情淡漠,语言发育迟缓,免疫功能低下,常伴有感染。

此期血生化除血清钙稍低外,其余指标改变更加显著。血钙下降,磷减少,X线显示长骨钙化带消失,干骺端呈毛刷样、杯口状改变;骨骺软骨盘增宽(>2mm);骨质稀疏,骨皮质变薄;可有骨干弯曲畸形或青枝骨折,骨折可无临床症状。

3.恢复期 以上任何期经治疗或日光照射后,临床症状和体征逐渐减轻或消失。血钙、磷逐渐恢复正常,碱性磷酸酶约需1~2月降至正常水平。治疗2~3周后骨骼X线改变有所改善,以后钙化带致密增厚,逐渐恢复正常。

4.后遗症期 多见于2岁以后的儿童。因婴幼儿期严重佝偻病,残留不同程度的骨骼畸形。无任何临床症状,血生化正常,X线检查骨骼干骺端病变消失。

(六)治疗原则

目的在于控制活动期,防止骨骼畸形。治疗的原则应以口服维生素D为主,一般剂量为每日 50~100μg(2000~4000IU),或 1,25-(OH)$_2$D$_3$ 0.5~2.0μg,一月后改预防量 400IU/日。当重症佝偻病有并发症或无法口服者可大剂量肌肉注射维生素D20~30万IU一次,3个月后改预防量。治疗1个月后应复查,维生素D治疗同时,酌情选择服用钙剂,1~3g/日。

二、护 理

(一)护理评估

1.健康史 了解患儿出生史,是否早产或多胎,询问户外活动情况,喂养情况,有无添加富含维生素D食物和鱼肝油;观察是否生长过快,是否患有慢性腹泻、肝肾等疾病,有无长期服用苯妥英钠、苯巴比妥钠、糖皮质激素等药物史。

2.身体状况 观察有无易惊、多汗、烦躁、睡眠不安等症状,了解语言、思维、运动、条件反射等发育情况。检查有无骨骼改变及坐、立、行运动功能情况。了解血钙下降的程度,防止发生低钙惊厥;了解 X 线片骨骼改变情况。

3. 心理社会状况　重症患儿可能留有后遗症,随着年龄的增长对自身形象的感知、运动能力的认识,会产生不良的心理活动如自卑等,从而影响心理健康及社会交往。本病的发生与生活环境、喂养有着密切的关系,家长因孩子发生骨骼改变及可能遗留的骨骼畸形感到焦虑或歉疚,希望能够得到有效的治疗。

(二)护理诊断/问题

1. 营养失调:低于机体需要量　与日光照射不足及维生素 D 摄入不足有关。
2. 成长发展迟缓　与体内钙磷代谢异常有关。
3. 潜在并发症　维生素 D 过量中毒、骨折或骨骼畸形。
4. 知识缺乏　患儿家长缺乏有关佝偻病的预防和护理知识。

(三)护理目标

1. 患儿临床表现逐渐减轻至消失,辅助检查恢复正常。
2. 患儿营养改善,生长发育趋于正常。
3. 治疗期间不发生维生素 D 中毒,骨骼畸形改善。
4. 家长能说出佝偻病发生的原因、主要预防和护理的方法。

(四)护理措施

1. 增加日光照射是最有效的方法。坚持每日户外活动,一般愈早愈好,根据不同年龄不同季节选用不同方法,在不影响保暖情况下尽量暴露皮肤。新生儿在生后 1~2 月即可开始,活动时间每次可从数分钟逐渐延长至 1~2 小时。夏季气温太高,应避免太阳直射,可在阴凉处活动。因紫外线不能透过玻璃,在室内应开窗照射。

2. 增加摄入量　除采用维生素 D 治疗外,应注意加强营养,提倡母乳喂养,保证足够奶量,按时添加辅食,增加富含维生素 D 及钙质的食物,如鱼肝油、牛奶、瘦肉、肝类、蛋类、豆类等。注意食物中钙、磷比例。

3. 观察治疗效果

(1)预防维生素 D 中毒:严格按医嘱服用维生素 D,不可擅自增加用量,用药一个月后改为预防量口服。密切观察病情变化,若患儿出现厌食、恶心、呕吐、烦躁、低热、顽固性便秘、尿常规异常等中毒症状时,应及时通知医生,考虑停药。已出院的患儿,门诊定期随访。

注意事项:①用维生素 AD 混合制剂(浓缩鱼肝油)剂量大时有发生维生素 A 中毒的可能,应使用单纯维生素 D 制剂;②因维生素 D 是油剂,较黏稠,应选择稍粗针头作深部肌肉注射,以利吸收;③用大剂量维生素 D 突击治疗时,易使血钙降低而发生手足抽搐,可在治疗前给钙剂预防。

(2)钙剂治疗注意事项:①钙剂勿混入牛奶当中,因为钙离子与脂肪易结合形成皂化物,产生乳块,不利于钙吸收,一般在喂奶后 1~2 小时温水溶解单独服用;②蛋白质被水解成氨基酸后,与钙离子形成可溶性钙盐,能促进钙的吸收;③钙剂可与噻嗪类、异烟肼、四环素等形成络合物,影响其吸收,还可使铁的吸收率下降;④有些蔬菜中的草酸和粮食中的植酸可与钙离子形成不溶性钙盐,不利于钙吸收。

4.健康教育

(1)向家长宣传有关佝偻病的护理知识。活动期患儿衣服应宽松,不要急于坐、立或行走,延迟负重,以免加重骨骼畸形。护理动作应轻柔,以防骨折。衣、被保持干燥,防止受凉。尽量少带患儿去公共场所,减少呼吸道感染的机会。

(2)介绍佝偻病的预防方法:①鼓励孕妇多进行户外活动,多食富含维生素 D、钙磷和蛋白质的饮妊食,在妊娠后期 3 个月,酌情可给维生素 D 预防量(每日 400~800IU)口服,有益于胎儿贮存充足维生素 D,以满足生后一段时间生长发育的需要。②提倡母乳喂养,母乳中钙磷比例适当,吸收率高,一般坚持母乳喂养至 10 个月。早产儿、低出生体重儿、双胎儿生后 1 周开始补充维生素 D800IU/日,3 个月后改预防量;足月儿生后 2 周开始补充维生素 D 400IU/日,均补充至 2 岁。夏季阳光充足,可在上午和傍晚户外活动,暂停或减量服用维生素 D。如果饮食中含钙量不足,同时补充钙剂。

(3)指导家长加强患儿体格锻炼,增强体质。对骨骼畸形后遗症者,向家长示范矫正方法,如胸部畸形,可让小儿做俯卧位抬头展胸运动;下肢畸形,可作肌肉按摩,"O"形腿,按摩外侧肌(常选足三里穴位,一般用拇指端作按揉 50~100 次,每日可多次),"X"形腿,按摩内侧肌(常选三阴交穴位,用拇指或食指端按揉 100~200 次,每日可多次)以增强肌张力,矫正畸形。严重者考虑 3 岁后行外科手术矫正。

(五)护理评价

经过治疗和护理,评价患儿神经精神症状和运动迟缓是否改善;骨骼畸形发展是否控制,并逐渐恢复;在治疗过程中,有无维生素 D 中毒表现;家长是否已掌握预防及护理知识。

第四节 维生素 D 缺乏性手足搐搦症

一、疾病概要

维生素 D 缺乏性手足搐搦症(tetany of vitamin D deficiency)是由于维生素 D 缺乏致血清游离钙降低,引起神经肌肉兴奋性增高,发生惊厥、手足抽搐、喉痉挛,又称为佝偻病性低钙惊厥。多见 6 个月以内的小婴儿。

(一)病因和发病机制

维生素 D 缺乏时,血钙浓度下降而甲状旁腺代偿分泌不足,不能及时调节血钙浓度;血钙继续降低,当总血钙低于 1.75~1.8mmol/L(<7~7.5mg/dL),或离子钙低于 1.0mmol/L(4mg/dL)时可引起神经肌肉兴奋性增高,出现抽搐(见图 5-1)。导致本病的主要因素有:①春季开始光照增多,或维生素 D 治疗时大量钙沉着于骨而致血钙暂时下降所致;②合并发热、感染、饥饿时,组织细胞分解释放磷,使血磷增加,离子钙下降。此外,食物含磷过高、血 pH 值增高等亦可致血钙下降而引起抽搐。

(二)临床表现

主要为惊厥、喉痉挛和手足搐搦,并有程度不等的活动期佝偻病的表现。

1. 典型发作

(1)惊厥:惊厥发作多见于小婴儿。表现为突然发生四肢抽动,两眼上窜,面肌颤动,神志不清,发作时间可短至数秒钟,或长达数分钟以上,发作时间长者可伴口周发绀。发作停止后,意识恢复,精神萎靡而入睡,醒后活泼如常,发作次数可数日1次或1日数次,甚至多至1日数十次。一般不发热,发作轻时仅有短暂的眼球上窜和面肌抽动,神志清楚。

(2)手足搐搦:可见于较大婴儿、幼儿,突发手足痉挛呈弓状,双手呈腕部屈曲状,手指伸直,拇指内收掌心,强直痉挛;足部踝关节伸直,足趾同时向下弯曲。

(3)喉痉挛:多见于婴儿,喉部肌肉及声门突发痉挛,呼吸困难,有时可突然发生窒息、严重缺氧,甚至死亡。

三种症状以惊厥为最常见。

2. 隐匿体征 未发作时可通过刺激神经肌肉引出下列体征:

(1)面神经征:以手指尖或叩诊锤骤击患儿颧弓与口角间的面颊部,引起眼睑和口角抽动为面神经征阳性,新生儿期可呈假阳性。

(2)腓反射:以叩诊锤骤击膝下外侧腓骨小头上腓神经处,引起足向外侧收缩者即为腓反射阳性。

(3)陶瑟征:以血压计袖带包裹上臂,使血压维持在收缩压与舒张压之间,5分钟之内该手出现痉挛症状属陶瑟征阳性。

(三)治疗原则

1. 急救处理

(1)氧气吸入:惊厥期应立即吸氧,喉痉挛者须立即将舌头拉出口外,并进行口对口呼吸或加压给氧,必要对作气管插管以保证呼吸道通畅。

(2)迅速控制惊厥或喉痉挛:可用10%水合氯醛,每次40~50mg/kg,保留灌肠;或地西泮每次0.1~0.3mg/kg肌肉或静脉注射。

2. 钙剂治疗 尽快给予10%葡萄糖酸钙5~10mL加入10%葡萄糖液5~20mL,缓慢静脉注射或滴注,提高血钙浓度,惊厥停止后口服钙剂,不可皮下或肌肉注射钙剂以免造成局部坏死。

3. 维生素D治疗 急症情况控制后,按维生素D缺乏性佝偻病治疗。

二、护　理

(一)护理评估

1. 健康史 了解患儿有无佝偻病史,有无既往抽搐病史,有无家族史。

2. 身体状况 观察患儿发生惊厥时的表现形式、持续时间、伴随症状;间歇期精神状态;进行面神经症、陶瑟症、腓反射检查;进一步评估前囟、颈项、体温等情况;检测血钙浓度。

3.心理社会状况 评估家庭经济状况,了解家庭的居住条件;评估患儿家长的心理反应,大多数患儿父母缺乏对所患疾病了解,对初次发病惊慌失措,担心疾病的严重程度、对孩子大脑发育的影响、预后情况,表现焦虑和恐惧。

(二)护理诊断/问题

1.营养失调:低于机体需要量 与维生素D缺乏、血钙下降有关。
2.有窒息的危险 与喉痉挛有关。
3.有受伤的危险 与惊厥、手足抽搐有关。

(三)护理目标

1.患儿血钙浓度恢复正常,抽搐停止。
2.患儿不发生窒息和外伤。
3.家长具有应急处理及日常护理知识。

(四)护理措施

1.惊厥护理
(1)控制惊厥:遵医嘱立即给予止痉药物(苯巴比妥钠、地西泮等),密切注意地西泮对呼吸抑制的不良反应,注射速度宜慢。同时予以钙剂缓慢静脉推注,时间不少于10分钟,谨防血钙急升引起心跳骤停。应避免药液外渗造成组织坏死,选择较大血管注射。
(2)防止窒息和外伤:惊厥和喉痉挛发生时,立即将患儿头偏向一侧,将舌尖轻轻拉出口外,及时清除口鼻分泌物,保持呼吸道通畅,加压给氧,并做好气管插管准备。保持安静,避免刺激。病床两侧安置床栏保护,惊厥发作时,应立即让患儿平卧,头下垫以柔软物品,移开周围硬物,避免碰伤。不要强行约束患儿肢体,对于已出牙小儿应在上、下门齿之间放置牙垫,避免舌被咬伤。
2.观察病情 观察患儿神志、体温、呼吸、脉搏等生命体征,同时注意患儿神经肌肉兴奋性,有无脑水肿表现,并做好记录。
3.心理护理 重点是缓解家长焦虑和恐惧心理,做好安慰解释工作。要充分理解家长的心情,耐心介绍该病特点;说明治疗效果较好,一般不留后遗症,不影响智力发育;帮助其消除顾虑,树立信心,能够配合治疗,以促进患儿早日康复。
4.健康教育
(1)讲解抽搐发生时的应急处理方法。保持冷静,就地抢救,松开颈部衣服,头转向侧位略后仰,并及时联系医护人员。
(2)指导坚持户外活动,合理喂养,补充生理需要量维生素D和钙剂,预防疾病。

(五)护理评价

经过治疗和护理,评价患儿抽搐是否得到控制;有无造成窒息和受伤;家长能否配合防治。

第五节 锌缺乏症

一、疾病概要

锌缺乏症(zinc deficiency)是指各种原因造成的体内长期缺锌所致的营养缺乏症。锌为人体必需微量元素之一,在体内含量仅次于铁,居第二位。儿童缺锌的主要表现为食欲不振、生长发育减慢、免疫机能低下、味觉减退和夜盲。青春期缺锌可致性成熟障碍。

(一)病因

1. 摄入不足　引起小儿缺锌的主要原因。动物性食物不仅含锌丰富而且易于吸收,坚果类(核桃、板栗、花生等)含锌也较多,其他植物性食物则含锌少,故素食者以及长期单纯母乳或牛乳喂养者容易缺锌。全胃肠道外营养者如未加锌也可致锌缺乏。

2. 吸收障碍　各种原因所致的腹泻皆可妨碍锌的吸收。谷类食物中含大量植酸和粗纤维,这些均可与锌结合而妨碍其吸收。牛乳含锌量与母乳相似,但牛乳锌的吸收率(39%)远低于母乳锌(65%),故长期纯牛乳喂养也可致缺锌。

3. 需要量增加　在生长发育迅速阶段的婴儿,或组织修复过程中,或营养不良恢复期等状态下,机体对锌需要量增多,如未及时补充,可发生锌缺乏。

4. 丢失过多　如慢性失血、溶血、大面积灼伤、慢性肾脏疾病、长期透析、蛋白尿以及应用金属螯合剂(如青霉胺)等,均可因锌丢失过多而导致锌缺乏。

(二)临床表现

正常人体含锌 $2\sim2.5g$,缺锌可影响核酸和蛋白质的合成及其他生理功能。

1. 消化功能减退　缺锌影响味蕾细胞更新和唾液磷酸酶的活性,使舌黏膜增生、角化不全,以致味觉敏感度下降,发生食欲不振、厌食、异食癖。

2. 生长发育落后　缺锌可妨碍生长激素轴功能以及性腺轴的成熟,表现为生长发育迟缓、体格矮小、性发育延迟和性腺功能减退。

3. 免疫机能降低　缺锌可导致T淋巴细胞功能损伤而容易发生感染。

4. 智能发育延迟　缺锌可使脑DNA和蛋白质合成障碍,脑内谷氨酸浓度降低,从而引起智能迟缓。

5. 其他　如脱发、皮肤粗糙、皮炎、地图舌、反复口腔溃疡、伤口愈合延迟、视黄醛结合蛋白减少而出现夜盲、贫血等。

(三)辅助检查

1. 血清锌测定　正常最低值为 $11.47\mu mol/L(75\mu g/dL)$。

2. 发锌测定　轻度缺锌时发锌浓度降低,严重时头发生长减慢,发锌值反而增高,但不同部位的头发和不同的洗涤方法均可影响测定结果,故发锌不能精确反映近期体内的锌营养状况。

(四)治疗原则

1. 针对病因 治疗原发病。
2. 饮食治疗 鼓励多进食富含锌的动物性食物如肝、鱼、瘦肉、禽蛋、牡蛎等。初乳含锌丰富。
3. 补充锌剂 常用葡萄糖酸锌,每日剂量为锌元素 $0.5\sim1.0$ mg/kg,相当于葡萄糖酸锌 $3.5\sim7$ mg/kg,疗程一般为 $2\sim3$ 个月。长期静脉输入高能量者,每日锌用量为:早产儿 0.3mg/kg;足月儿~5 岁 0.1mg/kg;>5 岁 $2.5\sim4$ mg/天。锌剂的毒性较小,但剂量过大也可引起胃部不适、恶心、呕吐、腹泻等消化道刺激症状,甚至脱水和电解质紊乱。

二、护 理

(一)护理评估

1. 健康史 询问患儿喂养史、疾病史和饮食习惯,有无食欲不振、感染等情况。
2. 身体状况 检查患儿生长发育情况。观察患儿是否有食欲减退、厌食,反复口腔溃疡,或反复呼吸道感染,精神抑郁等。了解血锌检测结果。
3. 心理社会状况 轻度表现易被忽视,程度重者家长会表现着急,迫切希望得到有效治疗。

(二)护理诊断/问题

1. 营养失调:低于机体需要量 与锌摄入不足、需要量增加、吸收障碍、丢失增多有关。
2. 有感染的危险 与锌缺乏免疫功能低下有关。
3. 成长发展迟缓 与锌缺乏影响核酸及蛋白质合成、生长激素分泌减少有关。
4. 知识缺乏 患儿家长缺乏营养知识及小儿喂养知识。

(三)护理目标

1. 营养改善,临床症状逐渐消失。
2. 机体抵抗力增强,患病减少。
3. 生长发育逐渐恢复正常。
4. 家长能说出缺锌的原因,能正确为患儿选择含锌丰富的食物。

(四)护理措施

1. 改善营养、促进生长发育 供给含锌量较多的食物如肝、鱼、瘦肉等。提倡母乳喂养,尽量让新生儿哺到初乳,合理添加辅食,培养小儿不偏食、不挑食的饮食习惯。对可能发生缺锌的情况如早产儿、人工喂养者、营养不良儿、长期腹泻者、大面积烧伤者等,均应适当补锌。
2. 避免感染 保持室内空气清新,环境温、湿度适宜,注意口腔护理,预防呼吸道感染,防止交叉感染。

3.健康教育　让家长了解导致患儿缺锌的原因,以配合治疗和护理。

(五)护理评价

评价患儿食欲、营养状况改善情况;检测生长发育指标是否逐步好转;家长是否已掌握相关预防知识。

本章小结

营养障碍性疾病是小儿时期的常见疾病,关键在于预防。本章主要介绍了营养不良、单纯性肥胖症、维生素D缺乏症、锌缺乏症的疾病概要及护理;重点强调了疾病临床表现、护理评估、护理诊断和护理措施。

本章关键词:营养不良;单纯性肥胖症;维生素D缺乏性佝偻病;维生素D缺乏性手足搐搦症;锌缺乏症;护理

课后思考

1.护理重度营养不良患儿要注意哪些问题?
2.维生素D缺乏性佝偻病的病因和临床表现有哪些?
3.补充维生素D制剂要注意哪些问题?怎样预防维生素D缺乏性手足抽搐症的发生?
4.锌缺乏症有哪些主要临床表现?
5.如何对肥胖症患儿及家长开展健康教育?
6.患儿男,2岁,因消瘦、疲乏、食欲减退入院。平日经常感冒、腹泻。体检:发育营养较差,体重8.5kg,身高77cm,皮肤干燥苍白,心肺无异常,腹部皮下脂肪厚度0.3cm,肌肉松弛。入院诊断:营养不良(Ⅱ度)。请你分析:该患儿的护理评估主要包括哪些内容?存在哪些主要护理诊断?如何开展护理措施?

(方　勤)

第六章 呼吸系统疾病

案例

患儿,男,8个月,2天前出现咳嗽,痰多,不易咳出,发热,体温波动于38℃~39.5℃,1天前咳嗽加剧,气喘,烦躁不安。查体:T39℃,P160次/分,R60次/分,面色苍白,呼吸急促,可见鼻翼扇动及三凹征,双肺可闻及散在哮鸣音及细湿啰音,心音低钝,肝脏肋下3.5cm,双下肢无明显浮肿。

问题:
1. 最可能的临床诊断是什么?
2. 根据患儿目前身心状况,列出主要护理诊断。
3. 如何针对该患儿首优的护理诊断实施护理措施?

本章学习目标

1. 掌握小儿急性上呼吸道感染、急性支气管肺炎的护理评估、护理诊断和护理措施。
2. 熟悉小儿急性喉炎、支气管哮喘的病因、护理措施和预防措施。
3. 了解小儿肺炎及支气管哮喘的发病机制。
4. 在护理患儿的过程中体现儿科护士的素质要求,正确应用所学知识,积极、有效地为患儿实施护理。

第一节 小儿呼吸系统解剖生理特点

小儿呼吸系统以环状软骨为界划分为上、下呼吸道。上呼吸道包括鼻、鼻窦、咽、咽鼓管、会厌及喉;下呼吸道包括气管、支气管、毛细支气管、呼吸性毛细支气管、肺泡管及肺泡。小儿时期容易发生呼吸道疾病与小儿呼吸系统的解剖生理特点有密切关系。

一、解剖特点

1. 上呼吸道

(1) 鼻：小儿鼻腔相对狭窄，无鼻毛，鼻黏膜柔嫩，血管丰富，因而易受感染，且感染时黏膜充血、肿胀，易堵塞鼻腔而致呼吸困难，影响吮乳。

(2) 鼻窦：小儿鼻窦发育尚不完全，但鼻腔黏膜与鼻窦黏膜相连续，且鼻窦口相对较大，故急性鼻炎常累及鼻窦，尤其是上颌窦及筛窦。

(3) 咽和咽鼓管：小儿的咽部狭窄且垂直，含有丰富的淋巴组织，并且咽壁组织疏松，故小儿咽炎时容易发生咽后壁或咽旁脓肿；咽扁桃体生后 6 个月已发育，腭扁桃体在 1 岁末逐渐增大，4～10 岁时发育达高峰，14～15 岁后逐渐退化，故扁桃体炎常见于年长儿，而婴儿少见；咽鼓管较宽、短、直，且呈水平位，因此鼻咽炎时，容易波及中耳，引起中耳炎。

(4) 喉：小儿喉部呈漏斗形，相对狭窄，软骨柔软，黏膜柔嫩而富有血管及淋巴组织，故轻微炎症即可引起局部水肿导致声音嘶哑和吸气性呼吸困难。

2. 下呼吸道

(1) 气管和支气管：小儿气管、支气管较成人短且狭窄，黏膜柔嫩，血管丰富，软骨柔软，因缺乏弹力组织而支撑作用差，黏液腺分泌不足，气道较干燥，纤毛运动差，因此清除能力弱，易引起感染导致呼吸道阻塞；由于右支气管粗短，为气管直接延伸，因此异物易进入右支气管，引起右侧肺不张或肺气肿。

(2) 肺：小儿肺泡数量少，弹力纤维发育差，血管丰富，间质发育旺盛，导致肺的含血量多而含气量少，易于感染，进而引起间质性炎症、肺不张或肺气肿等。

3. 胸廓　小儿胸廓较短，呈圆桶状；肋骨呈水平位，膈肌位置较高；胸腔较小而肺脏相对较大，加之呼吸肌不发达，呼吸时不能充分扩张、通气、换气，易引起缺氧和二氧化碳潴留。

4. 纵隔　小儿纵隔相对较大，周围组织松软，富于弹性，胸腔积液或积气时容易引起纵隔移位。

二、生理特点

1. 呼吸频率、节律　小儿代谢旺盛，需氧量高，受解剖特点、呼吸肌发育不完全的限制，为满足生理需要，只能增加呼吸频率，故小儿呼吸频率较快，年龄越小，呼吸频率越快（见表6-1）。婴儿尤其是新生儿和早产儿，由于呼吸中枢调节功能较差，易出现呼吸节律不整。另外，小儿呼吸频率受诸多因素影响，如激动、哭闹、活动、发热、贫血和呼吸系统、循环系统的疾病等，均可使呼吸增快。因此，测量呼吸频率应在小儿安静或睡眠时测量。

表 6-1　各年龄阶段小儿呼吸次数平均值（次/分）

年龄	呼吸次数（次/分）	年龄（岁）	呼吸次数（次/分）
新生儿	40～45	4～7	20～25
1 岁以下	30～40	8～14	18～20
2～3 岁	25～30		

2. 呼吸类型　婴幼儿呼吸肌发育不全，胸腔较狭小，呼吸主要靠膈肌上、下运动，故多呈

腹膈式呼吸；随着小儿站立行走后，呼吸肌逐渐发育，膈肌下降，肋骨由水平位逐渐倾斜，胸腔变大，开始出现胸腹式呼吸（混合呼吸）。

3. 呼吸功能

(1) 肺活量：指一次深吸气后的最大呼气量，小儿约为 50～70mL/kg，按单位体表面积计算，成人大于小儿 3 倍，说明小儿的呼吸潜力较差。

(2) 潮气量：指平静呼吸时每次吸入或呼出的气体量。年龄越小，潮气量越小。小儿的潮气量约为 6mL/kg，且无效腔潮气量比值大于成人。

(3) 每分通气量：指潮气量与每分钟呼吸频率的乘积。若按体表面积计算，小儿每分通气量与成人相近。

(4) 气体弥散量：气体弥散是指氧和二氧化碳通过肺泡毛细血管的过程。以单位肺容量计算，与成人近似。

(5) 气道阻力：由于气道管径细小，小儿气道阻力大于成人，在呼吸道梗阻时尤为明显，随年龄增大气道管径逐渐增大，从而阻力递减。

(6) 血气分析：主要反映气体交换和血液酸碱平衡状态。5 岁以下婴幼儿的肺功能检查难以进行，而血气分析是一种较为简便而准确的观察呼吸功能的方法，可为诊断、治疗提供客观依据（见表 6-2）。

表 6-2 小儿血气分析正常值

项目	新生儿	～2 岁	＞2 岁
pH	7.35～7.45	7.35～7.45	7.35～7.45
PaO_2 (mmHg)	60～90	80～100	80～100
$PaCO_2$ (mmHg)	30～35	30～35	35～45
HCO_3^- (mmol/L)	20～22	20～22	22～24
BE (mmol/L)	−6～+2	−6～+2	−4～+2
SaO_2	0.90～0.965	0.95～0.97	0.955～0.977

三、免疫特点

小儿呼吸系统的非特异性免疫和特异性免疫功能均较差。

1. 非特异性免疫功能　小儿鼻前庭无鼻毛，调节温度和清除异物的作用较成人差；气道的反射作用弱，咳嗽无力，黏膜纤毛运动功能亦差，难以有效地清除吸入的尘埃及异物颗粒；同时，乳铁蛋白、溶菌酶、干扰素和补体等的数量及活性低，故易患呼吸道感染。

2. 特异性免疫功能　肺泡巨噬细胞功能不足，婴幼儿辅助性 T 细胞功能暂时低下，使 SIgA、IgG 和 IgG 亚类含量均较低，所以对呼吸系统疾病感染的抵抗力差。此外，由于婴幼儿支气管气道高反应性的存在，致使部分婴幼儿因呼吸道感染等因素而诱发呼吸道变态反应性疾病。

第二节　急性上呼吸道感染

急性上呼吸道感染（acute upper respiratory infection，AURI）简称"上感"，俗称"感冒"，是小儿时期最常见的疾病，主要指病原体侵犯鼻、咽、扁桃体、喉部等部位引起的急性感染。若炎症局限在上呼吸道某一局部，即按该炎症部位命名，如"急性鼻炎"、"急性咽炎"、"急性扁桃体炎"等，统称为"上呼吸道感染"。全年均可发病，以冬春季节及气候骤变时多见，幼儿期发病最多，5岁以下小儿平均每年4～6次。

一、疾病概要

（一）病因

1．病原体　约90%以上由病毒引起，主要有流感病毒、副流感病毒、呼吸道合胞病毒、鼻病毒、腺病毒和柯萨奇病毒等。病毒感染后，也可继发细菌感染，常见细菌为溶血性链球菌、肺炎链球菌、葡萄球菌等。由细菌、支原体引起较少见。

2．诱发因素　婴幼儿时期上呼吸道的解剖生理特点和免疫特点，是易患呼吸道感染的主要原因；若有营养不良、贫血、维生素D缺乏性佝偻病、先天性心脏病，往往容易反复患呼吸道感染；居住拥挤、室内空气浑浊、冷暖失调及护理不当为常见诱因。

（二）临床表现

临床表现轻重不一，与年龄、病原体及机体抵抗力有关。年长儿症状较轻，以局部症状为主，无全身症状或全身症状较轻，婴儿病情大多较重，常有明显的全身症状。

1．一般类型上感

（1）局部症状：主要是鼻咽部症状，如鼻塞、流涕、喷嚏、流泪、咽部不适、发痒、咽痛等，多见于年长儿。新生儿和小婴儿可因鼻塞而出现张口呼吸或拒乳。

（2）全身症状：婴幼儿可骤然起病，高热、精神不振、烦躁，常伴有腹痛、呕吐、腹泻，甚至高热惊厥，有的患儿有阵发性脐周腹痛等症状，可能由于肠蠕动亢进或肠系膜淋巴结炎所致。3个月以内的婴儿常表现发热轻微或无热、哭闹不安、张口呼吸、吸吮困难、拒乳，伴有呕吐或腹泻。

（3）体格检查：可见咽部充血、淋巴滤泡、扁桃体充血肿大并可有渗出物，颌下淋巴结肿大、触痛。肠道病毒引起者可出现不同形态的皮疹。肺部听诊一般正常。

2．两种特殊类型上感

（1）疱疹性咽峡炎（herpangina）：病原体为柯萨奇A组病毒，好发于夏秋季。主要表现为急性高热、咽痛、流涎、厌食、呕吐等，体检可见咽峡部及软腭等处数个直径约2～4mm的疱疹，周围有红晕，破溃后形成小溃疡，亦可见于口腔黏膜的其他部位。病程约1周。

（2）咽－结合膜热（pharyngo－conjunctival fever）：病原体为腺病毒3、7型，好发于春夏季。临床以发热、咽炎、结膜炎为主要特征，表现为高热、咽痛、眼部刺痛、畏光、流泪等。体检可见咽部充血，一侧或双侧滤泡性眼结膜炎、耳后淋巴结肿大。可在集体儿童机构中引起小流行,病程1~2周。

3.并发症　婴幼儿多见,上呼吸道急性感染常向邻近器官及下呼吸道蔓延,可并发鼻窦炎、中耳炎、喉炎、咽后壁脓肿、颈淋巴结炎、支气管炎、肺炎等,其中肺炎是小儿时期最严重的并发症。年长儿若患A组β溶血性链球菌性上呼吸道感染,可引起急性肾炎、风湿热等。

(三)辅助检查

1.血常规　病毒感染者白细胞计数正常或偏低,细菌感染者白细胞增高,特别是中性粒细胞增高。

2.病原学　病毒分离和血清反应可明确病原体。咽拭子培养可发现致病菌,链球菌感染者血中抗链球菌溶血素"O"(ASO)滴度可增高。

(四)治疗原则

病毒性上呼吸道感染为自限性疾病,无需特殊治疗。

1.一般治疗　多休息、多饮水;注意呼吸道隔离及预防并发症。

2.抗感染治疗　抗病毒治疗常使用利巴韦林(病毒唑),每日10~15mg/kg,分次肌内注射或静脉滴注,疗程3~5天;或用板蓝根冲剂、大青叶等中药治疗。如果病情严重,有继发细菌感染或发生并发症者应用抗生素,常用青霉素、头孢菌素类、大环内酯类。如确诊为溶血性链球菌感染或既往有肾炎、风湿热病史者,应用青霉素,疗程10~14天。

3.对症治疗　高热者给予物理降温或药物降温,惊厥者给予镇静、止惊,咽痛者给予含服咽喉片。

二、护　理

(一)护理评估

1.健康史　了解患儿年龄、发病时间、生活环境;有无各种营养障碍性疾病;有无饮食不当或冷暖照顾不当;有无按时进行接种疫苗;家人或其他接触人群有无呼吸道疾病病史。

2.身体评估

(1)观察患儿精神状态,新生儿及小婴儿要注意鼻塞有无影响吸乳、呼吸困难。测量体温,检查皮疹,结合膜充血,口腔黏膜有无充血及疱疹,颈部淋巴结情况,有无腹痛及支气管、肺的受累情况。

(2)辅助检查评估血常规,尤其是白细胞计数和分类的变化。病毒分离和血清反应可明确病原体。部分患儿咽拭子培养可找到致病菌。

3.心理社会状况　了解患儿是否有住院经历,是否因发热、咽痛不适及环境改变而引起烦躁、哭闹等;家长对本病的认识程度,是否有焦虑、恐惧情绪。

(二)护理诊断/问题

1.体温过高　与上呼吸道感染有关。

2.舒适的改变　与咽痛、鼻塞等有关。

3.潜在并发症　高热惊厥。

(三)护理目标

1.患儿体温恢复正常。
2.患儿鼻塞、咽痛症状逐渐改善以至消失。
3.患儿不发生抽搐等高热惊厥症状或发作时得到及时处理。

(四)护理措施

1.高热的护理

(1)密切观察体温变化:每4小时测1次体温,体温超过38.5℃时给予物理降温,如头部冷湿敷、枕冰袋,或在腋下、颈部及腹股沟处置冰袋,温水擦浴或冷盐水灌肠等。

(2)遵医嘱给予退热剂:临床常用的退热剂为布洛芬、对乙酰氨基酚、复方氨基比林和阿司匹林,也可用复方柴胡注射液肌内注射等。

(3)注意保证患儿充足的水分摄入:鼓励患儿多饮水,给予易消化和富含维生素的清淡饮食,必要时静脉补充营养和水分。

(4)避免影响散热的因素:被子不要过多、过紧,及时更换汗湿的衣服并适度保暖,避免因受凉而使症状加重或反复。

2.促进患儿舒适

(1)保持室内空气清洁:保持室温18~20℃,湿度50%~60%;定时通风、消毒。

(2)加强鼻、咽部护理:①及时清除鼻腔及咽喉部分泌物,保证呼吸道通畅;②分泌物结痂时,可用棉签蘸生理盐水或冷开水,轻轻将结痂拭去,可用少许油类涂抹鼻翼周围的皮肤,以防止皮肤刺激;③鼻塞严重时清除鼻腔分泌物后用0.5%麻黄碱液滴鼻,每次1~2滴,每天2~3次,对因鼻塞而妨碍吸吮的婴儿,宜在哺乳前15分钟滴鼻,使鼻腔通畅,保证吸吮;④注意观察咽部充血、水肿、化脓情况,及时发现病情变化,咽部不适时可给予润喉含片或雾化吸入。

(3)口腔护理:①由于患儿往往都有发热、舌苔厚腻等症状,在口腔易寄生细菌而发生口腔炎,可每天用淡盐水漱洗患儿口腔1~2次,婴幼儿可勤喂开水,保持口腔清洁;②不宜食过烫、辛辣食物。

(4)保证患儿休息:根据情况注意休息,减少活动,各种治疗护理操作尽量集中完成,以保证患儿有足够的休息。

3.观察病情

(1)密切观察体温变化,警惕高热惊厥的发生。对有高热惊厥史的患儿更应密切观察有无惊厥先兆,若高热患儿出现兴奋、烦躁、惊跳等惊厥先兆,应立即通知医生,按医嘱给予地西泮、苯巴比妥钠、水合氯醛等镇静药,并同时采取降温措施。

(2)护理患儿时应经常检查口腔黏膜及皮肤有无皮疹、神经系统症状等,以便能早期发现麻疹、猩红热、百日咳及流行性脑脊髓膜炎等急性传染病。在疑有咽后壁脓肿时,应及时报告医生,同时要注意防止脓肿破溃后脓液流入气管引起窒息。

4.健康教育　指导家长掌握上呼吸道感染的病因、临床表现、治疗原则,学会相应的预防知识和护理技巧;对反复发生上呼吸道感染的患儿应注意加强体育锻炼,多进行户外活动;穿衣要适当,逐渐适应气温的变化,避免过热或过冷;另外要积极防治各种营养障碍性疾病,如维生素 D 缺乏性佝偻病、营养不良及营养性缺铁性贫血等。在托儿所、幼儿园等集体儿童机构中,应早期隔离患儿,如有流行趋势,可用食醋熏蒸法将居室消毒(食醋 2~10mL/m³加水 1~2 倍,加热熏蒸到全部汽化)。

(五)护理评价

经过治疗和护理是否达到:患儿体温恢复正常;患儿鼻塞、咽痛症状明显减轻、消失;患儿没有发生高热惊厥。

第三节 急性感染性喉炎

急性感染性喉炎(acute infectious laryngitis)指喉部黏膜的急性弥漫性炎症,好发于声门下部。多为先有病毒入侵,再继发细菌感染。临床表现为犬吠样咳嗽、声音嘶哑、喉鸣和吸气性呼吸困难。可发生于任何季节,好发于冬春季节,以婴幼儿多见,新生儿则极少发病。急性感染性喉炎在急性上呼吸道感染中是十分凶险的疾病,病情较重或治疗不及时,可以危及生命。

一、疾病概要

(一)病因及发病机制

1. 病因　多为急性上呼吸道病毒或细菌感染的一部分,如流感病毒、副流感病毒、腺病毒、金黄色葡萄球菌、链球菌等。有时可在麻疹、流感、肺炎或其他传染病的病程中并发。

2. 发病机制　小儿喉腔相对狭小,软骨柔软,黏膜下血管及淋巴组织丰富,组织疏松,腺体丰富,感染后易充血、水肿。加之咳嗽反射差,不易将下呼吸道分泌物及时咳出,受刺激后易致喉梗阻。

(二)临床表现

小儿由于喉腔狭窄,声带及黏膜柔嫩,血管丰富,声门狭小,因此喉部和声带的炎症水肿很容易引起声嘶、喉梗阻和呼吸困难。

1. 一般症状　起病急,多有发热、声嘶、犬吠样咳嗽、吸气性喉鸣,严重者出现烦躁不安、面色发绀或苍白、心率增快、呼吸困难等缺氧症状,白天症状较轻,夜间加剧。部分患儿有呛食现象,特别是哺乳或饮水时易发生,进食固体食物较少发生。

2. 严重表现　当有喉梗阻时即出现呼吸困难,表现为鼻翼扇动、三凹征(吸气时胸骨上窝、锁骨上窝和肋骨间隙凹陷),严重时患儿面色青紫、烦躁不安。根据吸气性呼吸困难的轻重,将喉梗阻分为 4 度。

Ⅰ度:患儿安静时无症状,哭闹或活动时出现轻度吸气性喉鸣及呼吸困难,呼吸音清晰,心率无改变。

Ⅱ度:患儿在安静时出现轻度吸气性喉鸣及呼吸困难,活动时加重,肺部听诊可闻及喉传导音或管状呼吸音,心率较快。

Ⅲ度:除Ⅱ度梗阻的症状外,患儿因缺氧而出现阵发性烦躁不安,口唇及指(趾)发绀,恐惧、出汗,肺部听诊呼吸音明显减弱,心率加快,心音较钝。

Ⅳ度:患儿渐呈衰竭、昏睡状态,面色苍白或发灰,三凹征不明显,肺部听诊呼吸音消失,心律不齐,心音钝弱。

(三)辅助检查

1. 血常规 白细胞数正常或增高。
2. 血气分析 Ⅱ度以上喉梗阻时有低氧血症表现。
3. 病原学检查 可作咽拭子或喉气管吸出物细菌培养,确定病原体。

(四)治疗原则

小儿急性喉炎病情发展快,易并发喉梗阻,应及时治疗。

1. 吸氧、雾化吸入 有缺氧症状,采取合理的给氧方法,纠正缺氧状态,必要时进行雾化吸入,保持呼吸道通畅。
2. 控制感染 早期足量使用抗生素,多选青霉素或红霉素,也可根据药敏试验或咽拭子培养选用对致病菌敏感的抗生素。
3. 激素疗法 肾上腺皮质激素有抗感染、抗病毒和抑制变态反应等作用,能解除喉头痉挛,减轻喉头水肿,应与抗生素联用。
4. 对症治疗 烦躁不安者给予镇静剂,如有发热,给予降温措施。
5. 气管切开术 经上述处理仍有严重缺氧征或有Ⅲ度以上喉梗阻者,应及时行气管切开术。

二、护 理

(一)护理评估

1. 健康史 了解患儿年龄、发病季节,有无按时进行预防接种,近期有无反复上呼吸道感染,有无麻疹、百日咳、流行性感冒等传染病,有无异物接触或吸入。
2. 身体评估

(1)评估患儿是否有发热、声嘶、犬吠样咳嗽、吸气性喉鸣等症状,是否有面色发绀或苍白、心率增快、呼吸困难等缺氧症状,根据吸气性呼吸困难的表现,判断是否有喉梗阻的表现。

(2)辅助检查注意评估血常规检查结果,白细胞数是否增高。血气分析检查情况,是否有低氧血症表现。可作咽拭子或喉气管吸出物细菌培养,确定病原体。

3. 心理社会状况 了解患儿是否因发热、呼吸困难及环境改变而引起烦躁、哭闹等;家长对本病的认识程度,是否出现焦虑、恐惧情绪。

(二)护理诊断/问题

1. 低效性呼吸形态　与喉头黏膜水肿、分泌物增多有关。
2. 恐惧　与呼吸困难、烦躁不安等有关。
3. 体温过高　与感染有关。

(三)护理目标

1. 患儿喉头黏膜水肿减轻,呼吸平稳。
2. 患儿及家长消除恐惧情绪,呼吸困难得到改善。
3. 患儿体温维持正常水平。

(四)护理措施

1. 保持呼吸道通畅
(1)保持室内空气清新,持续低流量吸氧,超声雾化吸入,雾化液中可加入庆大霉素 4 万 U,地塞米松 2~5mg,以利于痰液排出,必要时吸痰。
(2)协助患儿取舒适体位,抬高床头。
(3)遵医嘱及时足量使用抗生素及肾上腺皮质激素。
(4)监测生命体征、血气分析变化,判断有无缺氧症状和喉梗阻程度,做好气管切开术的准备。
2. 保持患儿安静　体贴关心患儿,避免不必要的刺激,消除患儿恐惧心理。必要时可用镇静药物如异丙嗪、水合氯醛,禁止使用有呼吸抑制作用的阿片类药物如安定、吗啡等。
3. 维持患儿正常体温　患儿发热时根据情况采取物理降温或药物降温措施,维持患儿体温正常。
4. 健康教育　向家长说明病情,解释各项治疗护理措施,减轻其恐惧焦虑情绪并取得配合。指导家长耐心喂养,避免患儿呛食,给予高蛋白、高维生素、易消化饮食;预防上呼吸道感染和各种呼吸道传染性疾病。

(五)护理评价

经过治疗和护理患儿是否达到:患儿喉头水肿减轻,呼吸得到改善;患儿及家长理解各项治疗护理的目的,焦虑减轻;患儿体温维持正常。

附:小儿气管切开术的护理措施

1. 保持病室空气清新,环境清洁,定期消毒,开窗通风。
2. 保持患儿呼吸道通畅,定时拍背吸痰,及时清除肺部分泌物,给予吸氧或雾化吸入,改善通气。
3. 密切观察患儿精神、面色、呼吸、心率、双肺呼吸音,分泌物的量和性状等,警惕出血、水肿、管道堵塞或脱落、气胸等并发症。
4. 定时更换气管垫、消毒气管套管和吸痰用具,更换套管时注意无菌操作。

5. 不要给患儿小玩具,避免坠入气管套管中。保证患儿营养,采用鼻饲流质饮食。

6. 每日做口腔护理、皮肤护理 2 次,按摩受压部位,骨突处垫棉垫或气圈,保持皮肤清洁干燥,清除气管切开口周围的分泌物。

7. 限制探视人数,拒绝患感染性疾病的亲属探视,预防感染。

8. 鼓励家长陪护,参与生活护理,给患儿精神上支持,减少其焦虑或恐惧心理。

第四节 急性支气管炎

一、疾病概要

急性支气管炎(acute bronchitis)是支气管黏膜的急性炎症,气管常同时受累,故又称为急性气管支气管炎。常继发于上呼吸道感染后,或为一些急性呼吸道传染病的常见并发症。临床以发热、咳嗽、肺部干性啰音及可变性粗湿啰音为特征。婴幼儿发病率较高。

(一)病因

1. 感染因素 凡能引起上呼吸道感染的病毒和细菌皆可引起支气管炎,但多数是在病毒感染的基础上继发细菌感染,更为常见的是病毒与细菌的混合感染。较常见的致病菌有肺炎链球菌、溶血链球菌、葡萄球菌和流感杆菌等。

2. 诱发因素 特异性体质、免疫功能失调、营养不良、佝偻病、慢性鼻窦炎等患儿常易反复发生支气管炎;气候变化、空气污染、物理化学因素的刺激也为本病的诱发因素。

(二)临床表现

1. 一般表现 起病可急可缓,多先有上呼吸道感染症状,主要表现为咳嗽,初为刺激性干咳,1~2 天后支气管分泌物增多,咳嗽有痰声,痰由黏液变为黏液脓性,3~5 天后痰量减少,咳嗽逐渐消失。婴幼儿全身症状较明显,常有发热、精神不振、呕吐、腹泻等;体检双肺呼吸音粗糙,咳嗽时可闻及不固定的、散在的干、湿性啰音。啰音的特点是易变,常在体位改变或咳嗽后减少甚至消失。一般无气促和发绀。

2. 特殊表现 即喘息性支气管炎,又称为"哮喘性支气管炎"。婴幼儿反复发作咳嗽,主要表现为吸气性呼吸困难,夜间或清晨较重,听诊两肺布满哮鸣音及少量粗湿啰音,肺部叩诊呈鼓音。哭闹、烦躁时呼吸困难加重,可有鼻翼扇动及三凹征,严重时出现发绀。可有低热、白细胞增高等感染症状。常有湿疹或其他过敏史。本病有反复发作的倾向,一般随年龄增长发作逐渐减少,转为痊愈,少数可发展为支气管哮喘。

(三)辅助检查

1. 血常规 合并细菌感染时白细胞总数及中性粒细胞数可明显增高。

2. 胸部 X 线 无异常改变,有时可有肺纹理增粗,肺门阴影加深。喘息性支气管炎患儿可表现为双肺轻度气肿。

(四)治疗原则

1. 控制感染　一般选用抗病毒药物,对于婴幼儿有发热、痰多而黄,考虑为细菌感染时,应使用抗生素,如青霉素、大环内酯类等。

2. 化痰、止咳、平喘　化痰止咳可用复方甘草合剂、急支糖浆等;一般不用镇咳剂或镇静剂,以免抑制咳嗽反射,影响痰液咳出。咳嗽重而痰液黏稠者可给予雾化吸入。喘息严重者可用氨茶碱。

3. 中医疗法　可采用推拿疗法。

二、护　理

(一)护理评估

1. 健康史　详细询问患儿病史,有无上呼吸道感染或麻疹、百日咳等传染病,有无维生素 D 缺乏性佝偻病、贫血、营养不良、腹泻等疾病,有无按时预防接种,患儿是否为过敏体质。了解患儿居住环境、气候季节状况等。

2. 身体评估

(1)评估患儿体温情况,观察呼吸情况,咳嗽性质,痰液黏稠度以及有无气促、发绀。检查有无营养不良、佝偻病、慢性鼻窦炎等体征。听诊叩诊肺部啰音分布情况及性质。

(2)注意评估血常规检查情况,合并细菌感染时白细胞总数及中性粒细胞数是否增高,胸部 X 线有无异常改变。

3. 心理社会状况　本病易反复发作,尤其是喘息性支气管炎,少数患儿可发展成为支气管哮喘。应了解患儿及家长对疾病的心理反应,对疾病病因和预防知识的认识程度,对患儿频繁出现咳嗽、气促、呼吸困难等是否有焦虑恐惧情绪。

(二)护理诊断/问题

1. 清理呼吸道无效　与痰液黏稠不易咳出有关。
2. 有感染的危险　与痰液潴留、呼吸系统防御功能受损有关。
3. 体温过高　与感染有关。

(三)护理目标

1. 患儿咳嗽减轻、痰液变稀且容易咳出。
2. 患儿感染的危险因素降低或不发生感染。
3. 患儿体温维持正常水平。

(四)护理措施

1. 保持呼吸道通畅

(1)及时清理呼吸道分泌物,帮助患儿经常变换体位,拍击背部协助咳痰;指导年长儿进行有效咳嗽。

(2)采用超声雾化吸入或蒸气吸入,以湿化呼吸道,促进排痰。

(3)遵医嘱给予止咳祛痰剂、平喘剂等,并注意观察药物的疗效及副作用,如静脉输注氨茶碱止喘时,速度不宜过快,并且密切观察有无心悸、烦躁甚至惊厥等。

(4)对哮喘性支气管炎的患儿应注意观察有无发绀、呼吸困难等缺氧症状,必要时给予吸氧,配合医生及时处理。

2.控制感染 执行呼吸道隔离措施,监测患儿体温,痰液颜色、量及气味,观察肺部感染征象。对有细菌感染者,遵医嘱给予抗生素,并观察用药后反应。

3.维持体温正常 发热时应卧床休息,给予物理降温或药物降温(具体措施参阅本章第二节)。

4.健康教育 指导家长帮助患儿加强身体锻炼,增强机体抵抗力。注意气候变化,防止受凉,尤其是秋冬季节,特别注意胸部保暖。积极预防营养不良、佝偻病、贫血和各种传染病,按时预防接种,增强机体的免疫能力。

(五)护理评价

经过治疗和护理,评价患儿是否达到:痰液变稀且容易咳出,咳嗽症状消失;无继发性感染发生;体温维持正常水平,无高热惊厥等现象出现。

第五节 肺 炎

肺炎(pneumonia)系指由于各种不同病原体或其他因素(如吸入羊水、动、植物油及过敏反应等)所致的肺部炎症。临床上以发热、咳嗽、气促、呼吸困难和肺部固定湿啰音为各型肺炎的共同表现。肺炎是婴幼儿时期的常见病,一年四季均可发病,以冬、春季及气温骤变时发病率较高,多由急性呼吸道感染或支气管炎向下蔓延所致。本病不仅发病率高,病死率也高,是我国小儿死亡病因的第一位,是我国儿童保健重点防治的"四病"之一。

肺炎的分类尚无统一分法,目前常用分类法有:

1.病理分类 可分为大叶性肺炎、支气管肺炎、间质性肺炎等。

2.病因分类 可分为感染性肺炎和非感染性肺炎。感染性肺炎包括病毒性、细菌性、支原体、衣原体、真菌性、原虫性肺炎等;非感染性肺炎如吸入性肺炎、过敏性肺炎等。

3.病程分类 急性肺炎(病程<1个月)、迁延性肺炎(病程1~3个月)、慢性肺炎(病程>3个月)。

4.病情分类 轻症肺炎(主要为呼吸系统表现)、重症肺炎(除呼吸系统受累外,其他系统也受累,且全身中毒症状明显)。

5.临床表现典型与否分类

(1)典型性肺炎:由肺炎链球菌、金黄色葡萄球菌、肺炎杆菌、流感嗜血杆菌、大肠杆菌等引起的肺炎。

(2)非典型性肺炎:由肺炎支原体、衣原体、军团菌、病毒等引起的肺炎。

6.肺炎的发病环境分类

(1)社区获得性肺炎:指患儿医院外罹患的感染性肺实质(含肺泡壁及广义上的肺间质)

炎症,包括具有明确潜伏期的病原体感染而在入院后 48 小时内发生的肺炎。

(2)院内获得性肺炎:指患儿在住院 48 小时后发生的肺炎。

在病理分类上,小儿最常见的是支气管肺炎,故本节重点讨论支气管肺炎。

一、疾病概要

支气管肺炎(bronchopneumonia)是小儿时期最常见的肺炎,多见于 3 岁以下婴幼儿。起病急,一年四季均可发病,低出生体重儿以及合并营养不良、维生素 D 缺乏性佝偻病、先天性心脏病的患儿病情严重,常迁延不愈,病死率高。

(一)病因和发病机制

1.病因

(1)感染性:肺炎的主要病原体在发达国家是病毒,而在发展中国家是细菌。但目前普遍认为肺炎的病原学在我国也在发生变化,小儿病毒性肺炎已和细菌性肺炎的发病率基本相同。近年来支原体、衣原体和流感嗜血杆菌引起的肺炎有增加趋势。普通的小儿肺炎中,肺炎链球菌、葡萄球菌、A 型化脓性链球菌是最常见的病原体;婴幼儿时期,呼吸道合胞病毒、腺病毒、流感病毒等是导致肺炎的常见病原体;学龄儿童及年长儿,肺炎支原体被认为是引起肺炎的主要病原体。

(2)非感染性:免疫功能低下、营养不良、维生素 D 缺乏性佝偻病、先天性心脏病及居住环境差、缺少户外活动的小儿均易受病原体的侵袭而发生肺炎,且病情严重,易迁延不愈,病死率也较高。

2.发病机制

病原体浸入肺部后,引起支气管黏膜水肿,管腔狭窄,肺泡壁充血、水肿,肺泡腔内充满炎性渗出物,从而影响肺通气和肺换气,导致低氧血症和二氧化碳潴留。为代偿缺氧,患儿出现呼吸与心率增快;为增加呼吸深度,呼吸辅助肌也参与活动,出现鼻翼扇动和三凹征。重症者可产生呼吸衰竭。缺氧、二氧化碳潴留及病原体毒素和炎症产物吸收产生的毒血症,可导致循环系统、消化系统、神经系统的一系列改变以及酸碱平衡失调和电解质紊乱。

(1)循环系统:常见心肌炎、心力衰竭及微循环障碍。病原体和毒素侵袭心肌,引起心肌炎;缺氧使肺小动脉反射性收缩,肺循环压力增高,形成肺动脉高压,增加右心负担。肺动脉高压和中毒性心肌炎是诱发心衰的主要原因。重症患儿常出现微循环障碍、休克甚至弥漫性血管内凝血。

(2)神经系统:缺氧和 CO_2 潴留可使脑毛细血管扩张,血流减慢,血管壁的通透性增加而致脑水肿。严重缺氧使脑细胞无氧代谢增强,乳酸堆积,ATP 生成减少,Na^+-K^+-ATP 酶的活性降低,引起脑细胞内钠、水潴留,形成脑细胞水肿。

(3)消化系统:低氧血症和毒血症使胃黏膜受损,可发生黏膜糜烂、出血、上皮细胞坏死脱落等应激反应,导致黏膜屏障功能破坏,胃肠功能紊乱,出现厌食、呕吐及腹泻等,严重者可致中毒性肠麻痹和消化道出血。

(4)水、电解质和酸碱平衡紊乱:重症肺炎可出现混合性酸中毒,严重缺氧时体内需氧代谢障碍、酸性代谢产物增加,常可引起代谢性酸中毒;而 CO_2 潴留、H_2CO_3 增加又可导致呼吸性酸中毒。缺氧和CO_2潴留还可导致肾小动脉痉挛,重症者可造成稀释性低钠血症。

(二)临床表现

1. 轻型肺炎　起病可急可缓,一般先有上呼吸道感染症状,但也可骤然起病。①发热:热型不定,多数为不规则热,也可为弛张热或稽留热,早产儿、重度营养不良儿可不发热;②咳嗽:是本病的早期症状,初为刺激性干咳,随之咽喉部出现痰鸣音,咳嗽时可伴有呕吐、呛乳,新生儿表现为口吐白沫;③气促:呼吸表浅增快,鼻翼扇动,部分患儿口周、指甲轻度发绀;④肺部体征:典型病例肺部可听到较固定的中、细湿啰音,肺底及脊柱两旁较密集,深吸气末更为清楚,当肺部病变大片融合时,可出现语颤增强、叩诊浊音、听诊呼吸音减弱或有管型呼吸音等肺实变体征;⑤全身症状:患儿可伴有精神萎靡、烦躁不安、食欲不振、腹泻等。

2. 重型肺炎　除轻症肺炎表现加重外,常伴有严重的全身中毒症状及其他脏器损害表现。

(1)呼吸系统:呼吸表浅、急促,可达80次/分以上,鼻翼扇动明显,出现三凹征,严重时患儿有点头状呼吸或呼气呻吟,颜面部及四肢末端明显发绀,甚至面色苍白或青灰。两肺可闻及密集的细湿啰音。

(2)循环系统:肺炎患儿常伴有心肌炎和心力衰竭。前者表现为面色苍白、心动过速、心音低钝、心律不齐,心电图显示ST段下移和T波低平、倒置。心力衰竭表现为呼吸困难突然加重、呼吸明显增快,超过60次/分;突然极度烦躁不安,面色发灰或明显发绀,指(趾)甲微血管充盈时间延长;心率加快,婴儿160次/分以上,新生儿180次/分以上;心音低钝或出现奔马律、颈静脉怒张、心脏扩大等;肝脏迅速增大、质地柔软;肺部啰音突然增多,颜面、四肢水肿,尿少。

(3)神经系统:轻度缺氧表现为烦躁或精神萎靡、嗜睡;脑水肿或中毒性脑病时出现意识障碍、呼吸不规则、反复惊厥、前囟膨隆,可有脑膜刺激征等。

(4)消化系统:常有食欲下降、呕吐、腹泻、腹胀;消化道出血时呕吐物为咖啡色,大便潜血阳性或呈柏油样;严重时可引起中毒性肠麻痹,肠鸣音消失,中毒性肝炎。

3. 并发症　延误诊断或金黄色葡萄球菌感染者可引起脓胸、脓气胸、肺大疱等并发症,表现为体温持续不退或退而复升,中毒症状或呼吸困难突然加重。

(三)辅助检查

1. 血常规　病毒性肺炎时白细胞总数正常或降低;细菌性肺炎时白细胞总数及中性粒细胞增高,一般可达$15×10^4$~$30×10^9$个/L,并伴有核左移。

2. 病原学　可作病毒分离或细菌培养,肺炎支原体、衣原体等可通过特殊分离培养获得相应病原诊断;病毒特异性抗原和抗体检测有助于早期诊断。

3. 胸部X线　早期肺纹理增粗,以后出现大小不等的斑片状阴影,可融合成片,多伴有肺不张或肺气肿。

(四)治疗原则

通常采取综合治疗措施,加强护理,控制感染以及防治并发症。

1.一般处理 包括止咳、平喘、保持呼吸道通畅,必要时给予吸氧,取半卧位以缓解症状。加强营养,防止发生营养不良。

2.控制感染 根据病原体选用敏感抗生素,使用原则为早期、联合、足量、足疗程,重症宜静脉给药,用药至体温正常后5～7天,临床症状消失后3天。抗病毒可选用利巴韦林、干扰素等。

3.防治并发症积极治疗脓胸、脓气胸、肺大疱等并发症。

二、护　理

(一)护理评估

1.健康史 评估患儿的年龄、营养状况及生长发育史,了解发病原因,既往有无反复呼吸道感染史,有无呼吸道传染病,有无维生素D缺乏性佝偻病、先天性心脏病,及居住环境如何。

2.身体评估

(1)评估患儿发育状况,精神情况;评估患儿咳嗽性状,有无呼吸困难、喘憋、发绀情况,记录呼吸、脉搏、肺部呼吸三凹征情况,同时观察有无烦躁、易惊及腹胀等临床表现。

(2)辅助检查评估血液生化检查、胸部X线检查结果。根据病原学检查结果评估用药及药物敏感程度。

3.心理社会评估 评估患儿有无因疾病导致失眠、饮食不佳、烦躁、哭闹等,有无因住院惧怕陌生环境,与父母分离而产生焦虑、攻击行为、发呆、沉闷不语或抑郁等;评估患儿及家长对疾病的病因和防护知识的了解程度,家庭环境和家庭经济情况。

(二)护理诊断/问题

1.气体交换受损 与肺部炎症所致的通气与换气功能障碍有关。

2.清理呼吸道无效 与呼吸道分泌物过多、感染、咳嗽无力有关。

3.体温过高 与肺部感染有关。

4.潜在并发症 心力衰竭、中毒性脑病、中毒性肠麻痹、脓胸。

5.焦虑/恐惧 与呼吸困难、环境陌生或治疗有关。

(三)护理目标

1.患儿缺氧得到纠正,呼吸功能正常。

2.患儿呼吸道分泌物能及时得到清除,呼吸道通畅。

3.患儿体温恢复和维持正常。

4.患儿心功能改善,不发生其他并发症。

5.患儿能较好地表达自己的感受,保持安静,不出现焦虑/恐惧等负面情绪。

(四)护理措施

1. 维持最佳呼吸功能

(1)环境:保持病室空气新鲜,定时开窗通风,室内温度保持在18~20℃,相对湿度在60%左右,以利湿润呼吸道,有助于分泌物的排出。注意休息,保证患儿安静,减少患儿耗氧量,减轻心脏负担,各项护理操作集中进行。

(2)改善呼吸功能:①至少每2~4小时评估一次呼吸型态,如出现呼吸困难、喘憋、口唇发绀、烦躁不安、面色苍白等严重缺氧表现时,立即按医嘱给氧。一般用鼻前庭导管给氧,氧流量为0.5~1L/分钟,氧浓度不超过40%;缺氧明显者宜用面罩给氧,氧流量为2~4L/分钟,氧浓度为50%~60%;若出现呼吸衰竭,则需进行机械通气。吸氧时应注意氧气的湿化;②指导年长儿采取舒适体位或置小患儿于舒适体位来维持良好的呼吸功能,可采取半卧位或抬高床头30°~60°,经常帮助患儿更换体位,以利于呼吸和分泌物排出,并减轻肺部淤血和防止肺不张发生。

2. 维持呼吸道通畅

(1)评估患儿的呼吸音、呼吸运动是否正常。

(2)及时清除患儿口鼻分泌物:确保有足够的液体摄入,湿化呼吸道分泌物,预防黏膜干燥。协助患儿更换体位,同时轻拍背部,促使痰液排出。方法是五指并拢,稍向内合掌,由下向上、由外向内,轻拍患儿背部,边拍边鼓励患儿咳嗽,以促使肺泡及呼吸道的分泌物排出;必要时可进行体位引流。

(3)对痰液黏稠不易咳出者可按医嘱给予超声雾化吸入。重症患儿反应迟钝或无力将痰液排出时,应及时给予雾化吸入,必要时给予吸痰。

(4)遵医嘱给予抗生素或祛痰剂,病情恶化时应准备气管插管。

3. 维持体温正常 注意体温监测,对高热者给予降温措施,警惕热性惊厥的发生(具体措施参见本章第二节)。

4. 保证营养供给

(1)断乳患儿的饮食宜给予易消化、营养丰富的流质、半流质饮食,少食多餐,避免过饱,影响呼吸;若患儿的吸吮能力欠佳,可给予鼻胃管喂养;哺喂时应耐心和细心,防止呛咳引起窒息。

(2)呼吸困难较重者,哺喂同时应给予吸氧。

(3)重症不能进食者,遵医嘱给予静脉营养。

5. 密切观察病情,防止并发症

(1)监测患儿生命体征,如患儿出现烦躁不安、大汗淋漓、呼吸困难、心率加快、气促、进行性肝脏肿大等心力衰竭的表现,应及时报告医生,抬高床头30°~50°,松开衣被等,给氧并减慢输液速度,遵医嘱给予强心、利尿药物。若患儿口吐粉红色泡沫痰为肺水肿的表现,给患儿吸入经20%~30%乙醇湿化的氧气,乙醇能降低肺泡的表面张力,改善气体交换,迅速减轻缺氧症状,但每次吸入不宜超过20分钟。

(2)密切观察神志情况、瞳孔的变化及肌张力等,若有烦躁或嗜睡、惊厥、昏迷、呼吸不规则、肌张力增高等颅内压增高(脑水肿)或中毒性脑病表现时,应立即与医生共同抢救。

(3)观察有无腹胀、肠鸣音减弱或消失、消化道出血的表现,如有中毒性肠麻痹,及时处理。

(4)如患儿病情突然加重,出现剧烈咳嗽、烦躁不安、呼吸困难、胸痛、面色青紫、患侧呼吸运动受限等,提示并发了脓胸或脓气胸,应及时配合医生进行胸穿或胸腔闭式引流。

6.减轻焦虑/恐惧 鼓励父母陪伴患儿,预防分离性焦虑;尽量用患儿能够理解的语言解释治疗和创伤性操作。

 案例问题解答:

1.案例中患儿的临床诊断为"支气管肺炎合并心力衰竭"。

2.主要护理诊断:(1)气体交换受损;(2)清理呼吸道无效;(3)体温过高;(4)营养失调。

3.针对首优护理诊断的主要护理措施:(1)评估患儿的呼吸音、呼吸运动是否正常;(2)及时清除患儿口鼻分泌物,确保有足够的液体摄入,湿化呼吸道分泌物,协助患儿更换体位,同时轻拍背部,促使痰液排出;(3)对痰液黏稠不易咳出者可按医嘱给予超声雾化吸入,必要时给予吸痰;(4)吸氧;(5)遵医嘱给予抗生素或祛痰剂,病情恶化时应准备气管插管。

7.健康教育

(1)向患儿家长介绍有关肺炎的知识(病因、主要表现和转归等),指导家长合理喂养,帮助患儿有效咳嗽、拍背协助排痰的方法。

(2)预防感染:指导家长及患儿有关预防感染的方法,接触患儿前后要洗手;养成良好的卫生习惯,教育患儿咳嗽时用手帕或纸捂嘴,不随地吐痰。平时多加强体格锻炼,多饮水,以增强小儿抗病能力。

(3)保证营养:指导家长给予患儿高热量、营养丰富、易消化的饮食,允许患儿自己选择或决定食物的种类和数量,鼓励患儿少量多餐,喂养应耐心和细心。

(4)做好出院健康指导:嘱家长回家后按医嘱继续给患儿用药,定期健康检查,按时预防接种;患有营养不良、佝偻病、营养性贫血及先天性心脏病的患儿应及时进行相应治疗,有利于增强抵抗力,以减少肺炎的发生。

(五)护理评价

经过治疗和护理,评价患儿是否达到:维持正常的呼吸功能;体温维持正常;能有效排痰,呼吸道通畅;无并发症发生;患儿及家属的焦虑、恐惧情绪减轻。

三、其他几种常见病原体所致的肺炎

1.呼吸道合胞病毒性肺炎 病原体为呼吸道合胞病毒,2岁以内婴幼儿,尤其是2~6个月的婴幼儿多见。起病急骤,患儿除发热、咳嗽、呼吸困难外,以喘憋为主要表现,很快出现呼气性呼吸困难及缺氧症状。体征以喘鸣音为主,肺底部可闻及细湿啰音。辅助检查白细胞多数正常;胸部X线示间质性肺炎表现,两肺可见小点片状、斑片状阴影,部分患儿可见两肺广泛肺气肿。临床上分为喘憋性肺炎和毛细支气管炎两种类型。

(1)毛细支气管炎:指有喘憋表现,但无中毒症状或中毒症状不重者。

(2)喘憋性肺炎:指病情严重,除有喘憋表现外,还有明显的全身中毒症状和呼吸困难者。

2.腺病毒性肺炎　以腺病毒3、7型为主要病原体,本病多见于6个月~2岁的婴幼儿。有一定的流行性,病死率较高。表现为起病急骤,全身中毒症状明显。体温多在39℃以上,呈稽留热或弛张热,持续时间长短不一,轻者1周左右,重者2~3周。肺部体征出现较晚,咳嗽频繁,可出现喘憋、呼吸困难和发绀等。多在发热4~5天后病变部位听到细湿啰音,随后出现肺实变体征。胸部X线改变较肺部体征出现早,特点为大小不等的片状阴影或大片状融合影,肺气肿多见。

3.金黄色葡萄球菌肺炎　本病多见于新生儿及婴幼儿,常有一定的上呼吸道或皮肤化脓性感染史。临床起病急、病情重、发展快。表现为突起高热,呈弛张热,新生儿或体弱儿可低热或无热,甚至体温不升;病情进展迅速,有较明显的全身中毒症状,面色苍白,烦躁不安或嗜睡,呼吸急促,伴有消化道症状,如呕吐、腹胀和腹泻等,重者可发生惊厥或休克。肺部体征出现较早,双肺有散在中、细湿啰音;并发脓胸或脓气胸时表现为呼吸音变弱,叩诊呈浊音;部分患儿皮肤有猩红热样皮疹或荨麻疹样皮疹。辅助检查白细胞总数及中性粒细胞增加,并伴有核左移;胸部X线示早期肺纹理增粗、模糊、片状影。严重者出现肺脓肿、肺大疱、脓胸、脓气胸等。

4.支原体肺炎　病原体为肺炎支原体,多见于年长儿,可在儿童集体机构或家庭中引起小流行,近些年来发病率有增加趋势。表现为起病缓慢,初为乏力、畏寒、咽痛等,2~3天后发热,热型不规则,呈低热或中度发热,持续1~3周;咳嗽频繁,以刺激性干咳为主,有时类似百日咳样。咳出黏稠痰,甚至带血丝,持续1~4周;部分患儿伴有胸闷、胸痛或神经系统损害(脑炎、脑膜炎等)、心肌炎、溶血性贫血、肌痛、关节痛、胃肠道症状等肺外表现。肺部体征常不明显,有少量干、湿啰音,偶有胸腔积液。辅助检查:白细胞多数正常或偏高,中性粒细胞增多,肺炎支原体抗体"+"。胸部X线改变大体分四种:肺门阴影增强、支气管肺炎改变、均匀实变影和间质性肺炎改变。

第六节　支气管哮喘

一、疾病概要

支气管哮喘(asthma)简称"哮喘",是一种由嗜酸性粒细胞、肥大细胞和T淋巴细胞等多种炎性细胞参与的气道慢性炎症。对易感者,此类炎症可引起广泛而可逆的不同程度气道阻塞症状。临床表现为反复发作性喘息、呼吸困难、胸闷或咳嗽等症状,常在夜间或清晨发作,多数患儿可经治疗缓解或自行缓解。患者气道具有对变应原刺激的高反应性。

支气管哮喘可发生于任何年龄阶段,80%~90%哮喘患儿首发症状在4~5岁前出现,其中30%在1岁左右出现症状,有家族哮喘史或其他变态反应病史的患儿在1岁时即可有重度哮喘发作。儿童支气管哮喘中,男孩比女孩多,10岁以后性别差异不明显。儿童支气管哮喘的预后一般良好,50%的哮喘患儿在10~20岁时症状消失。反复发作、重度哮喘、激素依赖的患儿,约95%可演变为成年哮喘。

(一)病因和发病机制

哮喘的病因至今尚未完全清楚,与遗传、免疫、神经、内分泌和精神因素有关,并受环境因素的影响。大多数学者认为哮喘是一种多基因遗传病,多数患儿既往有婴儿湿疹、变应性鼻炎、药物或食物过敏史,2/3患儿有哮喘家族史。常见的诱发因素有:①感染:病毒是哮喘最重要的感染触发因素,也可见支原体、衣原体及细菌感染;②吸入性变应原:粉尘、花粉、烟雾、动物毛屑等;③药物:阿司匹林、磺胺类等;④某些食物:牛奶、蛋类、鱼虾等海鲜类;⑤其他:气候突然变化、寒冷刺激、空气干燥污染等。过度兴奋、大哭大闹或剧烈运动也能触发哮喘发作。

支气管哮喘的发病机制比较复杂,主要为慢性气道炎症、气流受限及气道高反应性。气道高反应是哮喘的基本特征。

(二)临床表现

1. 症状 婴幼儿起病较缓,发病前1~2天常有上呼吸道感染;年长儿大多数起病较急,在接触过敏源后发作。常有刺激性干咳、胸闷、喷嚏、流泪等先兆表现。典型表现为发作性呼气性呼吸困难、咳嗽、咳大量白色黏液痰,并伴有喘鸣声。严重表现为重症患儿被迫坐起或呈端坐呼吸,烦躁不安、大汗淋漓、面色发灰。

2. 体征 哮喘发作时,可见颈静脉怒张,胸廓饱满呈吸气状,胸部叩诊呈鼓音,听诊两肺可闻及哮鸣音,合并感染者闻及湿啰音;严重哮喘发作时,可见唇、指(趾)发绀,大汗淋漓,脉搏增快,奇脉,两肺布满哮鸣音;重症患儿由于呼吸无力或气道有严重阻塞时,呼吸音明显减弱,哮鸣音不明显。发作间歇期无任何症状和体征。

3. 诊断标准 全国儿科哮喘防治协作组1998年修订的儿童哮喘诊断标准如下。

(1)婴幼儿哮喘诊断标准:①年龄<3岁,哮喘发作≥3次;②发作时双肺闻及呼气相哮鸣音,呼气相延长;③具有特应性体质,如过敏性湿疹、过敏性鼻炎等;④父母有哮喘病等过敏史;⑤除外其他引起喘息的疾病。

凡具有以上①、②、⑤条即可诊断哮喘。如喘息发作2次,并具有第②、⑤条,诊断为可疑哮喘或喘息性支气管炎,如同时具有第③和(或)第④条时,可考虑给予哮喘治疗性诊断。

(2)儿童哮喘诊断标准:①年龄≥3岁,喘息反复发作(可可追溯与某种变应原或刺激因素有关);②发作时肺部出现呼气相为主的哮鸣音,呼气相延长;③支气管舒张剂有明显疗效;④除外其他引起喘息、胸闷和咳嗽的疾病。

(3)咳嗽变异性哮喘,又称"过敏性咳嗽",诊断标准:①咳嗽持续或反复发作>1个月,常伴有夜间或清晨发作性咳嗽,痰少,运动后加重;②临床无感染征象,或经长期抗生素治疗无效;③用支气管扩张剂可使咳嗽发作缓解;④有个人或家族过敏史,气道反应性测定、变应原检测等可作辅助诊断;⑤除外其他原因引起的慢性咳嗽。

4. 哮喘持续状态 哮喘急剧严重发作,出现严重的呼吸困难,应用一般平喘药物,包括静脉滴注氨茶碱而仍不能在24小时内缓解,称为"哮喘持续状态"。常由于感染未得到控制和变应原未消除等引起,发作时张口呼吸、大量出汗、发绀明显、呈端坐呼吸,如病情不能控制,则出现呼吸和循环衰竭。

5. 并发症　哮喘发作时,可发生某些并发症,如低氧血症、酸中毒,甚至惊厥;哮喘持续状态患儿可发生自发性气胸、纵隔气肿、肺不张或肺炎;长期反复发作和感染,并发慢性支气管炎、肺气肿、支气管扩张和肺源性心脏病;不依赖任何激素治疗的儿童可能会有发育迟缓现象。

(三)辅助检查

1. 血常规　嗜酸性粒细胞升高,伴有细菌感染时白细胞总数和中性粒细胞增高。
2. 痰涂片　痰涂片可见大量嗜酸性粒细胞和破裂的细胞颗粒。
3. 胸部 X 线　哮喘发作期两肺透明度增高,呈过度充气状态;缓解期无异常;并发呼吸道感染时可见肺纹理增强和炎症浸润阴影。
4. 肺功能　1 秒钟用力呼气量(FEV_1)、呼气峰流速(PEER)均显著减少,残气量增加。雾化吸入后,FEV_1 或 PEER 至少增加 10%。
5. 变应原试验　在缓解期,用可疑抗原做皮肤划痕试验或其他试验,测定特异性 IgE,可识别潜在变应原,但应注意防止过敏反应。

(四)治疗原则

主要包括去除变应原、控制发作和预防复发。

1. 去除变应原　是最简单、最有效的治疗和预防支气管哮喘发作的方法。
2. 控制发作　用药物缓解支气管痉挛,减轻气道黏膜水肿和炎症,减少黏液分泌。是控制支气管哮喘发作的主要方法。

(1)肾上腺皮质激素:是目前治疗哮喘最有效的药物,其作用是抑制气道变应性炎症,降低气道高反应性。首选吸入疗法,如丙酸倍氯米松、布地奈德吸入;口服用药一般只用于重症或持续发作者,必要时可用氢化可的松静脉给药。

(2)支气管舒张剂:根据病情单用或联合应用以下药物:①β_2-受体激动剂:是治疗哮喘急性发作和预防性治疗运动诱发哮喘的首选药物,常用的有沙丁胺醇(舒喘灵)、特布他林(博利康尼)等;②茶碱类药物:常用口服氨茶碱,必要时稀释后静脉注入或滴注,主要不良反应有恶心、呕吐、腹泻。③抗胆碱药:可与 β_2-受体激动剂联合用药,主要药物有异丙托溴铵,常以雾化吸入为主。

(3)其他:色甘酸钠、白三烯受体拮抗剂预防和抑制支气管痉挛。

3. 哮喘持续状态的处理　给予吸氧(4~5L/分钟)、补液、纠正酸中毒,早期、大量应用肾上腺皮质激素静滴。同时静滴氨茶碱、受体激动剂雾化吸入,缓解支气管痉挛。必要时给予水合氯醛灌肠保持患儿安静,机械通气等。

4. 胸部物理疗法　是治疗慢性哮喘的方法之一,包括呼吸运动和身体锻炼。有助于患儿产生机体和心理上的松弛,加强呼吸肌功能,进行更有效的呼吸。但在哮喘发作时不主张使用。

5. 预防复发　积极治疗和清除感染灶,祛除各种诱发因素;规律用药,控制气道高反应性,加强自我保健,应用胸腺素等免疫调节剂提高机体免疫力,降低机体敏感性。

二、护 理

(一)护理评估

1. 健康史　评估患儿的年龄、发病时间,了解患儿完整的发病过程及哮喘发作的各种因素,询问父母或患儿有无对花粉、粉尘、化学气体、鱼虾类食物等过敏史,有无药物过敏史,了解其居住环境情况,是否饲养宠物,患儿房间的摆设、屋外活动场所等有无容易诱发哮喘的因素,是否有哮喘家族史。

2. 身体评估

(1)评估患儿生命体征;评估一般状态,有无面色苍白、端坐呼吸,观察口唇、指端有无发绀;评估咳嗽、咳痰情况,有无胸闷、胸痛情况;胸部检查有无三凹征,胸廓是否饱满呈吸气状态;评估肺部呼吸音情况等。

(2)辅助检查评估血常规、胸部X线及肺功能检查情况;评估变应原实验结果。

3. 心理社会状况　观察患儿及家长可能出现的焦虑、恐惧表现,患儿是否因呼吸困难、医院环境陌生和大量的医疗护理操作而哭闹不安,家长是否了解疾病的原因、一般护理和预防知识,了解家庭的经济状况、社会支持水平和文化背景等。

(二)护理诊断/问题

1. 低效性呼吸形态　与支气管痉挛、黏膜水肿及支气管分泌物增加有关。
2. 活动无耐力　与缺氧有关。
3. 潜在并发症　呼吸衰竭。
4. 焦虑　与呼吸困难、环境改变、哮喘反复发作有关。

(三)护理目标

1. 患儿呼吸道通畅、通气改善,呼吸平稳。
2. 患儿得到安静、适宜的休息。
3. 患儿未发生呼吸衰竭等并发症或并发症得到及时纠正。
4. 患儿及家长了解疾病相关知识,焦虑减轻或消失。

(四)护理措施

1. 改善呼吸困难,维持呼吸功能

(1)保持病室安静清洁,置患儿于舒适坐位、半卧位或抬高头肩,指导和鼓励患儿作深而慢的呼吸运动,改善呼吸困难。

(2)吸氧可采用鼻导管或面罩,以0.5～1L/分钟的流量持续吸氧,并注意湿化氧气,定时进行动脉血气分析,及时调整氧流量,使PaO_2保持在70～90mmHg。

(3)给予雾化吸入、胸部叩击,以促进分泌物的排出,也可采用体位引流以协助患儿排痰,必要时吸痰。

(4)遵医嘱给予支气管扩张剂和肾上腺皮质激素,注意观察疗效和副作用。

2.适当的活动和休息

(1)评估患儿哮喘的严重程度,根据情况安排合理的休息与活动,逐渐增加活动量,避免情绪激动和紧张剧烈的运动。

(2)给患儿提供一个安静舒适的环境,避免有害气味及强光的刺激,保证患儿的休息,一切医疗护理操作尽量集中进行,减少不必要的刺激。

(3)患儿活动前后,监测其呼吸和心率变化,若活动时发生呼吸急促、心率加快应立即停止,给予吸氧并安静休息。

3.密切观察病情

(1)监测生命体征、pH、血清电解质水平,注意呼吸困难的表现和病情变化。

(2)遵医嘱给予支气管扩张剂、抗感染药物等,观察疗效和副作用,警惕哮喘持续状态发生。

(3)当患儿出现焦虑烦躁、大汗淋漓、面色苍白或青紫、气喘加剧、心率加快等变化时,及时报告医生并积极配合抢救。

4.减轻焦虑、恐惧

(1)了解患儿及家长情感需求,给予关心照顾,允许其表达自己的感受。在患儿哮喘发作时,应多陪伴并安慰患儿及家长。

(2)向患儿及家长解释有关哮喘发作的原因、先兆表现(如咳嗽、打喷嚏、流泪等)、一般症状及适当的处理方法。

(3)操作前向患儿解释操作步骤及注意事项,操作时采取讲故事等方法转移患儿注意力,促使患儿放松。

5.健康教育

(1)指导患儿及家长识别并避免诱发哮喘的因素,如花粉、粉尘、鱼虾、寒冷刺激等。

(2)增强体质,预防呼吸道感染。

(3)指导正确用药。如在使用吸入药物时,嘱患儿按压喷药于咽喉部的同时吸气,然后闭口屏气10秒钟再呼气,吸入药后用清水漱口减轻局部不良反应。注意,用于药物吸入的喷雾器应保持清洁,减少感染的机会。

(4)指导并鼓励做呼吸功能锻炼:①腹部呼吸运动法:平躺,双手平放在身体两侧,双膝弯曲,脚平放;用鼻连续吸气,放松上腹部,但胸部不扩张;缩紧双唇,慢慢吐气至吐完,重复以上动作10次;②向前弯曲运动:坐在椅上,背伸直,头向下向前低至膝部,使腹肌收缩;慢慢上升躯干并由鼻吸气,扩张上腹部;胸部保持直立不动,将气由嘴慢慢吹出;③胸部扩张运动:坐在椅上,将手掌下压肋骨,可将肺底部的空气排出,重复以上动作10次。

(5)提供出院后需要使用的药物资料,如服药方法、注意事项、不良反应等,强调坚持门诊随访的重要性。

(五)护理评价

经过治疗和护理,评价患儿是否达到:呼吸保持平稳,未出现呼吸困难;得到安静、适宜的休息,有适宜的活动耐力;未发生呼吸衰竭等并发症;能参加合作性的护理活动,家长了解疾病相关知识,焦虑、恐惧得到改善。

本章小结

　　小儿呼吸道解剖结构不同于成人,容易引起气道狭窄和阻塞,从而导致呼吸道疾病的发生率远高于成人。本章主要介绍了上呼吸道感染、急性感染性喉炎、小儿肺炎及小儿支气管哮喘等常见疾病的疾病概要、护理评估、护理诊断及护理措施,重点要求掌握上呼吸道感染、小儿肺炎的护理。

　　本章关键词:急性上呼吸道感染;急性喉炎;肺炎;支气管哮喘;护理

课后思考

　　1. 试述上呼吸道感染的病情观察要点。
　　2. 支气管感染的患儿如何保持呼吸道通畅。
　　3. 试述重症肺炎的临床表现。
　　4. 试述预防小儿哮喘发作的方法。
　　5. 患儿,女,7岁。因"咳嗽2天,喘促1天"入院。患儿2天前开始咳嗽,先为干咳,后为阵发性咳嗽,咳白色黏液痰。今晨起咳嗽加重,出现呼吸困难,不能平卧。家长诉既往有过数次类似发作,均住院"静脉输液"缓解,具体药物不详。体格检查:T 36.5 ℃,R 42次/分,P 112次/分。神志清楚,痛苦面容,强迫端坐位;胸廓对称,略呈桶状,呼气时带喘鸣音,双肺听诊布满哮鸣音;心率112次/分,心音较低;四肢活动尚可,指(趾)端发绀。辅助检查:血常规示嗜酸性粒细胞明显增多;胸部X线片示双肺纹理增强,双肺透明度增高,肋间隙增宽。
　　问题:(1) 该患儿可能的医疗诊断是什么?
　　　　(2) 写出护理诊断/合作性问题。
　　　　(3) 针对护理诊断/合作性问题,实施护理措施。

(刘安诺)

第七章 消化系统疾病

案例

患儿,女,8个月,因"腹泻伴呕吐2天"入院,大便呈蛋花汤样,10余次/天,伴发热、咳嗽、流涕入院。入院前4小时排尿一次,量少。体格检查:T39℃,精神萎靡,皮肤干,弹性差,前囟、眼窝明显凹陷,口腔黏膜干燥,口唇呈樱桃红,咽红,心肺(一),心音低钝,腹稍胀,肠鸣音2次/分,四肢稍凉,膝腱反射减弱,血钠120mmol/L,血钾3.0 mmol/L,血HCO_3^- 12 mmol/L。临床诊断为感染性腹泻。

问题:
1. 判断水、电解质、紊乱和酸碱失衡。
2. 根据患儿目前身心状况,列出主要护理诊断。
3. 针对该患儿首优的护理诊断如何实施护理措施?

本章学习目标

1. 掌握口炎、小儿腹泻的护理评估和护理措施,小儿水、电解质和酸碱平衡紊乱的临床表现,小儿液体疗法的护理。
2. 熟悉口炎、小儿腹泻的处理原则,小儿体液平衡的特点,常用溶液的配制。
3. 了解小儿消化系统解剖生理特点,口炎、小儿腹泻的发病机制。
4. 在护理患儿的过程中体现儿科护士的素质要求,正确应用所学知识,积极、有效地为患儿实施护理。

第一节 小儿消化系统的解剖生理特点

一、口 腔

足月新生儿在出生时已具备较好的吸吮和吞咽能力。乳牙的萌出促进了咀嚼功能的发展。新生儿及婴幼儿唾液腺发育不够完善,唾液分泌少,口腔黏膜较干燥,且薄嫩,血管丰富,容易受损,易受细菌感染而发生口炎。婴儿3个月时才能分泌出大量的唾液,但唾液中淀粉酶量较低，所以3个月以下小儿不宜喂淀粉类食物。5~6个月时唾液分泌明显增多，由于婴儿口腔浅，不会及时吞咽所分泌的全部唾液，常出现生理性流涎。2岁时，唾液腺已长成原来的5倍大，此时其功能与形状和成人接近。

二、食管

食管是连接口、咽和胃的通道，主要功能是推进食物和液体进入胃及防止胃内容物反流。新生儿和婴儿食管呈漏斗状，腺体缺乏，弹力组织及肌层不发达，弹性差。食管下端括约肌发育不成熟，控制能力差，常发生胃-食管反流，一般在8~10个月的时候症状消失。

三、胃

婴儿胃呈水平位置，幽门括约肌发育良好而贲门括约肌发育不成熟，加上婴儿吮奶时常吞咽过多空气，易发生溢奶和呕吐。胃黏膜中有丰富的血管，但腺体和杯状细胞少，所以盐酸和各种酶的分泌比成人少且酶活力低，消化功能差。

小儿胃容量小，新生儿胃容量为30~60mL，1~3个月时90~150mL，1岁时250~300mL，因哺乳不久幽门开放，胃内容物逐渐流入十二指肠，故实际哺乳量常超过上述胃容量。胃排空时间因食物种类不同而异：一般水为1.5~2小时，母乳2~3小时，牛乳为3~4小时。脂肪、蛋白质及高渗溶液可使胃排空时间延长。早产儿胃排空慢，易发生胃潴留。

四、肠道

小儿肠道相对较长，分泌面积及吸收面积相对较大，肠道黏膜血管丰富，有利于消化吸收。婴幼儿尤其是未成熟儿肠壁薄，通透性高，肠黏膜的屏障作用差，肠内毒素、变应原及不完全分解产物可经肠黏膜吸收入血，引起全身性感染和变态反应性疾病。小儿肠系膜相对较长而且柔软，肠活动度大，易发生肠套叠、肠扭转。早产儿由于肠蠕动协调能力差，易发生粪便滞留、胎粪延迟排出，甚至发生功能性肠梗阻。由于胎儿期乳糖酶在孕36周时达最大活性，所以早产儿肠内乳糖酶活性低，易发生乳糖吸收不良，而导致腹泻。

五、肝脏

肝脏是人体最大的消化腺，具有分解糖、储存糖原、解毒、分泌胆汁等功能。年龄越小，肝脏相对越大，新生儿肝在右肋和剑突下易触及，柔软而无压痛。小儿肝血管丰富，但肝细胞发育不成熟，肝功能亦不健全，解毒能力差，在传染病、心力衰竭、中毒等情况下易发生肝充血肿大和变性。肝细胞可不断生成胆汁，由于小儿肝细胞发育不成熟，婴儿期胆汁分泌较少，对脂肪的消化、吸收能力较差，故婴儿期不宜进食过多的脂肪类食物。

六、胰腺

胰腺可分泌胰岛素和胰液，胰岛素调节糖代谢，胰液中含有多种消化酶，与胆汁以及小肠的分泌物相互作用，共同参与对蛋白质、脂肪和碳水化合物的消化。婴儿出生时胰液分泌量少，3~4个月时增多，而且婴幼儿时期胰液及消化酶的分泌量易受天气和疾病的影响而受抑制，导致消化不良。6个月以内小儿的胰淀粉酶活性较低，1岁后才接近成人，故不宜过早地(生后3~4个月以前)喂淀粉类食物。新生儿及幼婴儿胰脂肪酶和胰蛋白酶的活性都较低,故对脂肪和蛋白质的消化和吸收不够完善,脂肪和蛋白质的摄入应有一定比例。

七、肠道细菌

正常肠道菌群对侵入肠道的致病菌有一定的拒抗作用。胎儿肠道内无细菌,出生后数小时细菌即从空气、乳头、用具等经口、鼻、肛门侵入至肠道,以结肠和直肠细菌最多。肠道菌群受食物成分影响,母乳喂养小儿以双歧杆菌为主;人工喂养小儿和部分母乳喂养小儿肠道内的大肠杆菌、嗜酸杆菌、双歧杆菌及肠球菌所占比例几乎相等。消化道功能紊乱时,肠道细菌大量繁殖可进入小肠,甚至胃内而致病。

八、健康小儿粪便

1.胎粪 新生儿生后12小时内开始排便,最初排出的大便为深墨绿色、黏稠、无臭味,称为胎粪,由胎儿肠道脱落的上皮细胞、肠分泌物、胆汁及吞下的羊水组成,总量为100~200g。若喂乳充分,2~3天后即转为正常婴儿粪便。如24小时内无胎粪排出,应注意检查有无肛门闭锁等消化道畸形。

2.母乳喂养儿粪便 呈金黄色,多为均匀糊状,偶有细小乳凝块,有酸味,不臭,每日2~4次,一般在添加辅食后次数减少。

3.牛、羊乳喂养儿粪便 呈淡黄色,多成形,含乳凝块较多、较大,呈碱性或中性,量多,较臭,每日1~2次,易发生便秘。

4.混合喂养儿(母乳加牛乳或羊乳混合喂养儿)粪便 与喂牛乳者相似,但较软、颜色较黄。添加谷类、蛋、肉、蔬菜等辅食后,粪便性状接近成人,每日1~2次。

第二节 口 炎

一、疾病概要

口炎(stomatitis)是指口腔黏膜由于各种感染引起的炎症,临床特点是口腔黏膜破损合并感染,出现疼痛、流涎及发热。本病在小儿时期较为多见,尤其是婴幼儿期,可单独发病亦可继发于全身疾病,如急性感染、腹泻、营养不良、久病体弱和维生素B、C缺乏等。如病变仅局限于舌、牙龈、口角亦可称为"舌炎"、"牙龈炎"或"口角炎"。

(一)病因

口炎的发生是内因和外因共同作用的结果。

1.内在因素 婴幼儿时期口腔黏膜柔嫩、血管丰富,小婴儿唾液腺分泌少,口腔黏膜干燥,有利于微生物的繁殖。

2.外在因素 食具、奶瓶和奶嘴消毒不严,不注意口腔卫生,不适当擦拭口腔,或食物、饮料过烫,外伤、创伤等造成口腔局部黏膜损伤和感染,各种疾病导致机体抵抗力下降等因素均可引起口炎的发生。

临床常见的口炎有鹅口疮、疱疹性口炎、溃疡性口炎等。

(1)鹅口疮:又名"雪口病",为白色念珠菌感染所致。多见于新生儿,或营养不良、腹泻、长期应用广谱抗生素或激素的患儿。使用污染的奶具或新生儿出生时经产道均可导致感染。

(2)疱疹性口炎:亦称"疱疹性牙龈口炎",由单纯疱疹病毒Ⅰ型感染所致。全年可发病,1~3岁小儿中多见,传染性强,可在集体托幼机构引起小流行。从患儿的唾液、皮肤病变和大小便中均能分离出病毒。

(3)溃疡性口炎:主要由链球菌、金黄色葡萄球菌感染引起。多见于婴幼儿。常见于急性感染、长期腹泻等机体抵抗力降低及口腔不洁时。

(二)临床表现

1. 鹅口疮 可见在口腔黏膜上出现白色或灰白色乳凝块样小点或小片状物,可逐渐融合成大片,它略高于黏膜表面,粗糙无光。最常见于颊黏膜,其次是舌、牙龈、上腭,甚至蔓延到咽部,不易拭去,周围无炎症反应,强行擦拭剥落后,局部黏膜潮红、粗糙,可有溢血。患处不痛、不流涎,一般不影响吃奶,无全身症状。重症则整个口腔均被白色斑膜覆盖,甚至可蔓延到咽、喉头、食管、气管、肺等处而危及生命,患儿可伴低热、拒食、吞咽困难。

2. 疱疹性口炎 起病时发热可达38~40℃,牙龈红肿(牙龈炎),触之易出血。1~2天后,在牙龈、舌、唇内和颊黏膜等处可见单个、一簇或几簇小疱疹,直径约2mm,周围有红晕,迅速破溃后形成浅溃疡,溃疡面上有黄白色纤维素性分泌物覆盖,多个小溃疡可融合成不规则的大溃疡,周围黏膜充血,有时累及软腭、舌和咽部。口唇可红肿裂开,近口角及唇周皮肤亦常有疱疹。由于疼痛剧烈,患儿可表现拒食、流涎、烦躁,颌下淋巴结经常肿大,有压痛。体温在3~5天后恢复正常,病程在1~2周。局部淋巴结肿大可持续2~3周。

本病需与疱疹性咽峡炎鉴别,后者由柯萨奇病毒引起,多发生于夏秋季。常骤起发热及咽痛,疱疹性口炎则主要发生在咽部和软腭,有时见于舌,但不累及齿龈和颊黏膜,此点与疱疹性口腔炎迥异。

3. 溃疡性口炎 口腔各部位均可发生,常见于舌、唇内及颊黏膜处,可蔓延到唇及咽喉部。开始时口腔黏膜充血水肿,随后形成大小不等的糜烂或溃疡,上有纤维素性炎性渗出物形成假膜,所以溃疡性口炎又称为"膜性口炎"。假膜常呈灰白色,边界清楚,易拭去,遗留溢血的创面,但不久又被假膜覆盖,涂片染色见大量细菌。溃疡局部疼痛,患儿常出现流涎、拒食、烦躁,亦常有发热,体温可达39~40℃,局部淋巴结肿大,白细胞总数和中性粒细胞增多。全身症状轻者约1周左右体温恢复正常,溃疡逐渐痊愈;严重者可出现脱水和酸中毒。

(三)辅助检查

1. 血常规检查 细菌感染者白细胞总数和中性粒细胞增多。
2. 真菌检查 取鹅口疮患儿口腔粘膜上的白膜少许放玻片上加10%氢氧化钠1滴,在显微镜下可见真菌的菌丝和孢子。

(四)治疗原则

1. 保持口腔清洁 重视口腔卫生,勤喝水,做好奶瓶及奶嘴的清洁消毒工作。

2.局部用药

(1)鹅口疮:用2%碳酸氢钠溶液清洁口腔,局部涂抹10万~20万 U/mL制霉菌素鱼肝油混悬溶液,每日2~3次。亦可口服肠道微生态制剂,纠正肠道菌群失调,抑制真菌生长。

(2)疱疹性口炎:每天用1%~3%过氧化氢溶液清洗局部后,可涂碘甘油(疱疹净)抑制病毒,亦可喷洒西瓜霜、锡类散等。为预防继发感染可涂2.5%~5%金霉素鱼肝油。疼痛严重者可在餐前用2%利多卡因涂抹局部。

(3)溃疡性口炎:每天用1%~3%过氧化氢溶液清洗局部后,涂抹有效抗生素。

3.对症处理 发热时可用退热剂,有继发感染时可用抗生素。

4.适当增加维生素B_2和维生素C,以促进溃疡面的愈合。

二、护　理

(一)护理评估

1.健康史 了解患儿有无全身性疾病如急性感染、腹泻、营养不良、久病体弱和维生素B、C缺乏等病史;有无长期使用广谱抗生素及糖皮质激素史;了解最近有无不恰当擦拭口腔或饮食过烫史;了解家长有无对小儿食具消毒的习惯。

2.身体评估 主要评估口腔黏膜病变情况。观察有无破损、破损的部位、局部有无疼痛,有无淋巴结肿大、全身症状(发热等),有无烦躁、拒食等表现。评估血常规检查结果,必要时进行真菌检查。

3.心理社会状况 患儿由于发热、口腔溃疡、局部疼痛导致拒食、剧烈哭闹、烦躁不安,患儿家长因对疾病的不了解及心疼孩子,常出现焦虑不安,要评估患儿家长的焦虑程度。

(二)护理诊断/问题

1.口腔黏膜受损　与理化刺激、抵抗力低下及病原体感染有关。

2.疼痛　与口腔黏膜炎症和破损有关。

3.体温过高　与感染有关。

4.营养失调,低于机体需要量　与口腔局部疼痛影响进食有关。

(三)护理目标

1.1~2周内口腔黏膜逐渐恢复至正常。

2.患儿疼痛减轻。

3.患儿体温恢复正常。

4.患儿能经口进食,体重没有出现明显下降。

(四)护理措施

1.促进口腔黏膜的愈合

(1)做好口腔的清洁护理:鹅口疮患儿用2%碳酸氢钠溶液在哺乳前后清洁口腔,其他类型口炎可用3%过氧化氢溶液或0.1%依沙吖啶溶液清洗溃疡面,较大儿童可用含漱剂。鼓励患儿多饮水,进食后漱口,保持口腔黏膜湿润和清洁。对流涎者,及时清除流出物,保持皮肤干燥、清洁,避免引起皮肤湿疹及糜烂。

(2)遵医嘱正确涂药:涂药前先清洗口腔。为了确保局部用药达到较好的效果,涂药前应先将纱布或干棉球放在颊黏膜腮腺管口处或舌系带两侧,以隔断唾液;再用干棉球将病变部黏膜表面吸干后方能涂药。涂药后要求患儿闭口10分钟,然后取出隔离唾液的纱布或棉球并叮嘱患儿不可马上漱口、饮水或进食。

2.饮食护理　以高热量、高蛋白、富含维生素的温凉流质或半流质为宜,对口腔黏膜糜烂、溃疡引起疼痛影响进食者,在进食前用2%利多卡因涂局部,同时避免摄入刺激性食物。对不能进食者,应予肠道外营养,以确保能量与水分供给。

3.监测体温　体温过高时,给予松解衣服、置冷水袋、冰袋等物理降温措施,必要时给予药物降温,同时做好皮肤护理。

4.健康教育

(1)向家长解释勤喂温开水的意义,给家长示教清洁口腔及局部涂药的方法,做口腔护理前后要洗手。

(2)叮嘱家长患儿应配备专用食具,用后应煮沸消毒或高压消毒。鹅口疮患儿使用过的奶瓶及奶嘴应放于5%碳酸氢钠溶液中浸泡30分钟后再煮沸消毒。

(3)建议仍在哺乳的母亲,内衣要经常更换,哺乳前要清洁乳头。

(4)纠正患儿吮指、不刷牙等不良习惯,教育患儿进食后要漱口,养成良好的卫生习惯。

(5)向家长及患儿宣传均衡营养对提高机体抵抗力的重要性,避免偏食、挑食,培养良好的饮食习惯。

(6)疱疹性口炎的传染性较强,因此食具等卫生用品应与其他小儿分开。

(五)护理评价

经过治疗和护理,评价患儿是否达到:疼痛是否明显减轻,正常进食;家长是否知道口腔清洁对于口炎患儿治愈的重要性,能否正确进行口腔护理和正确的涂药;家长是否已经掌握预防口炎复发的措施。

第三节　小儿腹泻

一、疾病概要

小儿腹泻(infantile diarrhea),也称为腹泻病,是由多种病原、多因素引起的以大便次数增多和大便性状改变为特点的消化道综合征,严重者可引起水、电解质和酸碱平衡紊乱,甚至可引起死亡。腹泻病发病率高,在我国小儿腹泻是仅次于呼吸道感染的第2位常见病、多发病,是我国儿童重点防治的"四病"之一。多发生于6个月~2岁的婴幼儿,其中1岁以内约占半数。一年四季均可发病,但夏秋季发病率最高,是造成小儿营养不良、生长发育障碍的主要原因之一。

(一)分类

1. 按病因分类　可分为感染性腹泻和非感染性腹泻。
2. 按病程分类　连续病程在2周以内为急性腹泻;病程在2周~2个月为迁延性腹泻;病程2个月以上为慢性腹泻。
3. 按病情分类　可分为轻型腹泻和重型腹泻。
4. 生理性腹泻(physiological diarrhea)　多见于出生6个月以内的婴儿。特点是生后不久就出现腹泻,但除了大便次数增多外,无其他症状,食欲好,生长发育正常。可能与婴儿吃奶较多、小肠乳糖酶相对不足等有关,添加辅食后,大便逐渐转为正常。

(二)病因

1. 易感因素　婴幼儿易患腹泻,主要与下列因素有关。

(1)婴幼儿消化系统发育不成熟:婴幼儿胃酸和消化酶分泌较少,酶活性偏低,不能适应食物质和量的较大变化;婴幼儿水代谢旺盛,一岁以内每日摄入及排出的水分占细胞外液的1/2(成人为1/7),对缺水的耐受性差,水分流失容易发生体液紊乱。婴儿时期神经、内分泌、循环、肝、肾功能发育不成熟,容易发生消化功能紊乱。

(2)生长发育快:婴幼儿对营养物质的需求相对较多,且婴儿食物以液体为主,进入量较多,消化道负担较重。在受到不良因素影响时,易引起消化系统功能紊乱。

(3)机体防御功能较差:小儿胃内酸度低,对细菌的杀灭能力低。另外,血清免疫球蛋白(尤其IgM、IgA)和胃肠道分泌型IgA(SIgA)均较低。

(4)肠道菌群失调:正常肠道菌群对入侵的致病微生物有拮抗作用,新生儿出生尚未建立正常肠道菌群,改变饮食种类或滥用广谱抗生素,均可使肠道正常菌群失调,而致肠道感染。

(5)人工喂养:母乳中含有大量的体液因子,有很强的抗肠道感染的作用。人工喂养儿不能从母乳中得到SIgA、乳铁蛋白、巨噬细胞等;加上人工喂养的食物、食具易被污染等原因,人工喂养儿肠道感染发生率明显高于母乳喂养儿。

2. 感染因素

(1)肠道内感染:肠道内感染可由病毒、细菌、真菌、寄生虫等引起,以前两者多见。①病毒感染:占80%,以轮状病毒引起的秋冬季小儿腹泻最为常见,其他有埃可病毒、柯萨奇病毒、腺病毒、冠状病毒等。②细菌感染:以致腹泻大肠杆菌为主要病原体,包括致病性大肠杆菌(EPEC)、产毒性大肠杆菌(ETEC)、侵袭性大肠杆菌(EIEC)、出血性大肠杆菌(EHEC)和黏附-集聚性大肠杆菌(EAEC),其他有空肠弯曲菌、耶尔森菌、沙门菌、变形杆菌、金黄色葡萄球菌等。③真菌感染:以白色念珠菌多见。④寄生虫感染:常见蓝氏贾第鞭毛虫、阿米巴原虫和隐孢子虫等。

(2)肠道外感染:肺炎、上呼吸道感染、泌尿道感染、皮肤感染或急性传染病时,可伴有腹泻,主要是由于发热及病原体毒素的作用使消化功能紊乱。另外,某些肠道外的病毒感染可同时引起肠道感染。

3.非感染因素

(1)饮食因素:喂养不当常引起腹泻,如食物过多、过少,喂食不定时,过早喂淀粉类或脂肪类食物,以及食物性质突然改变等,都可引起消化功能紊乱。

(2)对某些食物过敏:个别婴幼儿对牛奶、豆浆或某些食物成分过敏或不耐受(乳糖酶缺乏)可出现腹泻。

(3)气候因素:气候突然变化,腹部受凉使肠蠕动增加;天气过热使消化液分泌减少,而由于口渴又吃奶过多,均易诱发腹泻。

饮食因素、肠道外感染、肠道内病毒或非侵袭性细菌感染一般引起轻型腹泻,肠道内侵袭性细菌感染多引起重型腹泻。

(三)发病机制

1.感染性腹泻 大多数病原微生物经污染的水、食物或通过污染的手传播而进入消化道。病原微生物能否引起肠道感染,取决于宿主防御功能的强弱、病原微生物数量的多少及病原微生物的毒力。

(1)病毒性肠炎:主要是轮状病毒引起。病毒侵入肠道后,在小肠绒毛顶端的柱状上皮细胞上复制,使小肠绒毛柱状上皮细胞发生空泡、变性、坏死,其微绒毛肿胀,不规则和变短,受累的肠黏膜上皮细胞脱落,遗留不规则的裸露病变,致使小肠黏膜回吸收水、电解质能力下降,肠液在肠腔内大量积聚而引起腹泻。同时,发生病变的肠黏膜细胞分泌双糖酶不足,活性降低,使食物中的糖类消化不完全而积滞在肠腔内,并被肠道内细菌分解成小分子的短链有机酸,使肠液的渗透压增高;双糖的分解不全造成微绒毛上皮细胞钠转运功能障碍,均造成进一步水和电解质的丧失,加重腹泻。

(2)细菌性肠炎:①肠毒素性肠炎:产生肠毒素的细菌如霍乱弧菌、产毒性大肠杆菌、空肠弯曲菌、金黄色葡萄球菌、产气荚膜杆菌等侵入肠道后,仅在肠腔内繁殖并黏附于肠黏膜上皮细胞上,不侵入肠黏膜。细菌在肠腔中释放肠毒素,抑制小肠上皮细胞吸收 Na^+、Cl^- 和水,并促进 Cl^- 分泌,使小肠液总量增多,超过结肠吸收的限度而产生腹泻(分泌性腹泻),排出大量无脓血的水样便,导致患儿脱水和电解质紊乱。②侵袭性肠炎:侵袭性细菌如志贺菌属、沙门菌属、侵袭性大肠杆菌、耶尔森菌和金黄色葡萄球菌等直接侵袭小肠或结肠肠壁,引起肠黏膜的充血、水肿、炎症细胞浸润、溃疡和渗出等病变,患儿排出含有大量白细胞和红细胞的菌痢样粪便。

2.非感染性腹泻 主要由饮食不当引起,当摄入食物的质、量突然改变超过消化道的承受能力时,消化过程发生障碍,食物不能被充分消化吸收而积滞于小肠上部,使肠腔局部酸度减低,有利于肠道下部细菌上移和繁殖,一方面造成内源性感染,另外,这些上移的细菌使食物发酵和腐败,分解产生的乳酸、醋酸等使肠腔内渗透压增高,并刺激肠壁,使肠蠕动增加,引起腹泻。

(四)临床表现

1.一般情况 轻型腹泻患儿精神尚可,体重不增或稍降,无脱水症状。重型腹泻患儿一般状态较差,可出现高热或体温低于正常、烦躁不安、精神萎靡、嗜睡、意识朦胧甚至昏迷、休克。体重可迅速降低,明显消瘦。

2. 胃肠道症状

(1)轻型腹泻:患儿食欲不振、偶有恶心或呕吐;大便次数增多及性状改变,一天大便可达10次左右,每次大便量不多,稀薄带水,呈黄色或黄绿色、有酸味、常见白色或黄白色奶瓣和泡沫,水分多时呈"蛋花汤样",可混有少量黏液,排便前常因腹痛而哭闹不安,便后安静。一般无脱水及全身中毒症状。大便镜检可见大量脂肪球和少量白细胞。

(2)重型腹泻:患儿食欲低下,常伴有呕吐,有时甚至进水即吐,严重者由于损伤了胃黏膜致出血,可吐咖啡样液体;腹泻次数明显增多,每日10次以上;大便呈黄绿色水样或蛋花汤样,量多,可有少量黏液,有腥臭味。大便镜检可见脂肪球及少量白细胞。少数患儿可有少量血便。

3. 水、电解质和酸碱平衡紊乱症状　重型腹泻患儿常有水、电解质和酸碱平衡紊乱症状。

(1)脱水:由于呕吐、腹泻丢失大量体液,以及患儿食欲降低、摄入量的不足,使体液总量尤其是细胞外液量减少,导致不同程度的脱水。另外,由于腹泻时水和电解质两者丢失的比例不同,从而引起体液渗透压的变化,造成等渗性、低渗性或高渗性脱水,临床上以等渗性脱水和低渗性脱水常见,占70%~80%。患儿可出现眼窝凹陷、皮肤粘膜干燥等脱水表现。

(2)代谢性酸中毒:腹泻会丢失大量碱性物质;进食少,摄入热能不足,机体得不到正常能量供应而体内脂肪氧化分解增加,产生大量酮体;脱水时血容量减少,血液浓缩、血流缓慢,组织灌注不良、缺氧和乳酸堆积;脱水致肾血流量减少,尿少,酸性代谢产物潴留。故腹泻时绝大多数患儿都存在代谢性酸中毒,而且脱水越重,酸中毒也越严重。轻度酸中毒或小婴儿发生酸中毒时症状不明显,仅有呼吸稍增快。中、重度酸中毒可出现呼吸深大、心率增快、口唇樱桃红、呼气有酮味、恶心呕吐、厌食、精神萎靡、烦躁不安、嗜睡甚至昏迷。造成腹泻患儿死亡的最重要原因是脱水和酸中毒。

(3)低钾血症:血钾<3.5mmol/L。由于腹泻、呕吐丢失大量钾,进食少,钾的摄入量不足,故腹泻患儿都有不同程度的低钾,尤其是久泻及营养不良的患儿。但脱水未纠正前,由于血液浓缩、酸中毒时细胞内钾向细胞外转移,尿少致排钾量减少等原因,体内钾总量虽减少,但血钾多数正常。当输入不含钾的溶液时,随着血液被稀释、酸中毒被纠正、利尿后排钾增加以及大便继续失钾等原因,血钾迅速下降。主要表现为神经肌肉兴奋性减低,患儿精神萎靡、躯干和四肢无力等。

(4)低钙、低镁血症:由于进食少、吸收不良和腹泻、呕吐丢失钙、镁,患儿多有钙、镁缺乏,尤其是腹泻较久,营养不良或有活动性维生素D缺乏性佝偻病的患儿。但在脱水和酸中毒时,由于血液浓缩,患儿可不表现出相应症状,当脱水和酸中毒被纠正时,大多表现有钙缺乏,少数可有镁缺乏。低血钙或低血镁时出现手足抽搐、惊厥等。

4. 肛周皮肤损伤:由于频繁的排便,可刺激肛周,有肛周皮肤损伤的可能。患儿可有肛周皮肤发红、发炎及破损情况。

5. 几种不同病原体所致腹泻的特点(见表7-1)

表 7-1　几种不同病原体所致腹泻的临床特点

类型	好发季节	好发年龄	临床特点
轮状病毒肠炎	以 10~11 月最多，以秋季流行为主，故又称"秋季腹泻"	多见于 6 个月至 2 岁的婴幼儿	起病急，早期出现呕吐，常伴有上呼吸道感染症状和发热，体温常在 38~40℃，起病 1~2 天后，可有恶心、呕吐，大便次数多、量多，呈黄色或浅黄色，水样或蛋花汤样，无腥臭味，常并发脱水、酸中毒。本病为自限性疾病，几天后呕吐渐停，腹泻减轻，3~8 天自然恢复。
大肠杆菌肠炎	四季均有发病，以 5~8月气温较高季节多发	多见于 6 个月至 2 岁的婴幼儿	起病较缓，开始症状轻，逐渐加重，呕吐和低热常与脱水同时出现。各种菌群引起的腹泻其粪便各有特点：致病性大肠杆菌肠炎和产毒性大肠杆菌肠炎大便呈蛋花汤样或水样，混有黏液；侵袭性大肠杆菌肠炎可排出痢疾样黏液脓血便，可出现严重的全身中毒症状甚至休克；出血性大肠杆菌肠炎开始为黄色水便，后转为血水便，有特殊臭味，伴腹痛。可在新生儿室、托儿所甚至病房内流行
真菌性肠炎	四季均可发	2 岁以下婴幼儿多见	多为白色念珠菌感染所致，主要表现为大便次数增多、稀黄、泡沫较多，带黏液，有时可见豆腐渣样细块（菌落）
金黄色葡萄球菌肠炎	四季均可发，一般继发于使用大量抗生素后	多见于 6 个月至 2 岁的婴幼儿	表现为发热、呕吐、腹泻、不同程度中毒症状、脱水和电解质紊乱，甚至发生休克。典型大便为暗绿色，量多带黏液，少数为血便

（三）辅助检查

1.血常规　白细胞总数及中性粒细胞增多提示细菌感染，降低提示为病毒感染，嗜酸性粒细胞增多多属寄生虫或过敏性病变。

2.大便检查　腹泻患儿均应收集大便标本送检。如果大便常规无或偶见白细胞，则提示为除侵袭性细菌以外的病因，如病毒、非侵袭性细菌、寄生虫等致肠道内、外感染或喂养不当引起；若大便常规有较多的白细胞，提示为常由各种侵袭性细菌感染引起，必要时应做大便细菌培养。对于近期应用抗生素者，需做真菌检查；腹泻持续较久而大便细菌培养和病毒检查均为阴性，应做寄生虫检查。疑为轮状病毒感染者，可取粪便上清液染色电镜检查或通过补体结合反应、酶联免疫吸附实验等鉴别。

3.血液生化测定　测血钙、钾、钠、镁、pH，了解电解质及酸碱平衡情况。血钠测定可提示脱水性质，血钾测定可反映体内缺钾的程度。血气分析及 CO_2CP 测定可了解酸碱平衡情况，酸中毒时，血浆 pH 及 CO_2CP 降低。

（四）治疗原则

1. 调整饮食　腹泻患儿应强调继续饮食，满足生理需要。不能禁食过久或严格限制，只能根据情况合理调整饮食。与禁食相比，继续喂养更能缓解病情，缩短病程，促进恢复，增加体重，预防营养不良。

2. 控制感染　病毒性肠炎以饮食疗法和支持疗法为主，不需应用抗生素。细菌感染者，应根据大便细菌培养和药敏试验选择合适的抗生素治疗。如大肠杆菌、空肠弯曲菌、鼠伤寒沙门菌、耶尔森菌感染腹泻患儿可选用庆大霉素、卡那霉素、呋喃唑酮、氨苄西林、红霉素、复方磺胺甲噁唑、头孢霉素等。抗生素诱发性肠炎需停用原来的抗生素，根据症状可选用万古霉素等。

3. 预防和纠正水、电解质和酸碱平衡紊乱　重型腹泻导致的脱水、电解质紊乱及酸中毒是急性腹泻死亡的主要原因，合理的液体疗法是降低腹泻患儿病死率的关键。根据病情选择合适的补液方法。轻、中度脱水而无周围循环衰竭者口服 ORS 溶液纠正脱水；中、重度脱水伴有周围循环衰竭者应静脉补液，重度酸中毒或经补液后仍有酸中毒症状者，补充碱性溶液（碳酸氢钠或乳酸钠）。纠正低钾、低钙和低镁血症（具体见本章第四节小儿体液平衡特点和液体疗法）。

4. 微生态疗法　有助于恢复肠道正常菌群的生态平衡，抑制病原菌的侵袭，有利于控制腹泻。常用双歧杆菌等。

5. 肠道黏膜保护剂　吸附病原体和毒素，维持肠细胞的吸收和分泌功能，并与肠黏膜蛋白相互作用增强其屏障功能。如蒙脱石粉。

二、护　理

（一）护理评估

1. 健康史　应详细询问喂养史，是母乳喂养还是人工喂养，询问乳品种类、冲调浓度、每天喂哺次数及量，辅食添加及断奶情况；有无饮食不洁、外出旅游和气候变化等情况；腹泻开始时间、次数、颜色、性状、量、气味等；是否伴随发热、呕吐、腹胀、腹痛及里急后重等症状；既往有无腹泻史、其他病史和是否长期使用抗生素等。

2. 身体评估

（1）评估有无腹痛、里急后重、大便性状。密切观察患儿生命体征、体重、尿量、神志状态、营养状态、皮肤弹性、皮肤、黏膜是否干燥，有无眼窝凹陷等表现，评估无有脱水、酸碱平衡紊乱及全身中毒症状，肛周及臀部皮肤有无损伤。

（2）评估大便常规和大便细菌培养情况，分析血常规、红细胞计数、血清电解质、尿素氮、CO_2CP 测定了解酸碱平衡情况。

3. 心理社会状况　患儿家长由于对疾病的担心会产生焦虑和不安的表现。在评估时，应了解患儿及家长的心理状态及他们对疾病的病因、治疗、护理知识的认知程度，了解是否缺乏小儿喂养和卫生知识，评估患儿家庭环境、卫生。

(二)护理诊断/问题

1. 体液不足　与呕吐、腹泻遗失体液过多和摄入量不足有关。
2. 腹泻　与喂养不当、感染等因素有关
3. 体温过高　与感染有关。
4. 有皮肤完整性受损的危险　与大便次数增多,频繁刺激臀部皮肤有关。
5. 潜在并发症
(1)酸中毒:与腹泻丢失碱性物质及能量摄入不足有关。
(2)低钾、低钙、低镁血症:与腹泻、呕吐丢失过多和摄入不足有关。
6. 知识缺乏　患儿家长缺乏合理喂养知识、卫生知识以及腹泻的护理知识。

(三)护理目标

1. 患儿脱水、电解质紊乱纠正,体重恢复正常,尿量正常。
2. 患儿腹泻、呕吐逐渐减少至停止,大便次数、性状正常。
3. 患儿体温逐渐恢复正常。
4. 患儿住院期间无红臀发生。
5. 患儿不发生酸中毒、低血钾等并发症。
6. 家长能说出腹泻的病因、预防措施和喂养知识,能协助医护人员护理患儿。

(四)护理措施

1. 控制腹泻、防止继续失水

(1)调整饮食:腹泻患儿不能限制饮食过严或禁食过久。以前认为腹泻患儿要禁食,让肠道充分休息,现在认为腹泻患儿禁食,尤其是长时间的禁食,对患儿是不利的。急性腹泻患儿照常进食虽然大便和次数增加,但其体重增长率可接近正常,而进食少者则体重不增或下降。腹泻期间和恢复期适宜的营养对促进恢复,减少体重下降,预防营养不良都非常重要。应根据患儿病情、消化能力和对食物的耐受力逐渐调整。

具体方法:首先禁食不易消化食物;对于严重呕吐的患儿暂时禁食4～6小时,但不禁水,待好转后继续喂食,由少到多、由稀到稠;母乳喂养儿可继续母乳喂养,但要缩短每次哺乳时间,并在喂奶前先喂适量的温开水,暂停辅食;人工喂养儿,可继续喂等量的米汤或稀释的牛奶或其他代乳品,逐渐过渡到正常饮食;病毒性肠炎多有双糖酶的缺乏,暂停乳类喂养,改为豆制品或发酵奶,以减轻腹泻、缩短病程。较大儿童可给予半流质、易消化的饮食。腹泻停止后,继续给予营养丰富的饮食,并每日加餐1次,共2周,以赶上正常生长。对少数严重病例口服营养物质不能耐受者,应加强支持疗法,必要时给予肠外营养。

(2)控制感染:严格执行医院消毒隔离措施,做好床边隔离,护理患儿前后认真洗手,防止交叉感染。

(3)观察排便情况:观察并记录大便次数、颜色、气味、性状、量,作好动态比较,为输液方案和治疗提供可靠依据。

2. 补充液体,维持水、电解质及酸碱平衡　脱水是急性腹泻死亡的主要原因,合理的液体疗法是降低病死率的主要关键。根据病情可选择口服补液和（或）静脉补液（具体方法参照本章第四节液体疗法）。

3. 降低体温　体温过高者采取头枕冰袋等物理降温措施，嘱患儿多饮水。做好口腔护理和皮肤护理，必要时服用退热药物。

4. 加强臀部护理　由于患儿腹泻频繁，大便刺激肛周及臀部皮肤，易造成皮肤损伤，做好臀部护理尤为重要。每次便后用温水清洗臀部并吸干，尿布应选用浅色、柔软、吸水性好的棉质尿布，勤换尿布，污染尿布用中性皂液清洗、日光暴晒后再使用，保持臀部及会阴部皮肤干燥、清洁，禁用不透气的塑料布或橡皮布，防止尿布皮炎的发生。对于已经发生臀红者，局部皮肤发红处涂以 3%～5% 鞣酸软膏或 40% 氧化锌软膏并按摩片刻；皮肤溃疡局部尽可能暴露于空气中，也可使用红外线灯照射（照射时要专人看护，避免烫伤），每次 15～20 分钟，以促进愈合。避免使用含酒精的纸巾擦拭，以防刺激破损处皮肤。

5. 严密观察病情

(1) 密切观察有无酸中毒表现：当患儿出现呼吸深长、精神萎靡、口唇桃红、恶心，血 pH 下降时，应及时报告医生，及时补液或使用碱性药物纠正。

(2) 密切观察低血钾的表现：当患儿出现全身乏力、不哭或哭声低下、吃奶无力、肌张力低下、反应迟钝、腹胀提示有低钾血症，应按医嘱及时补充钾盐。

(3) 观察循环情况：如患儿出现四肢厥冷、皮肤花纹、血压下降、脉搏细速等表明患儿有循环衰竭，应及时报告医生，做好抢救准备。

(4) 严格记录 24 小时液体出入量：入量包括静脉输液量、口服液体量及食物中的含水量；液体出量包括尿量、呕吐物量、大便丢失和不显性失水等。每 8 小时测 1 次尿比重。每日测量体重以评估脱水情况。

6. 提供情感支持，促进舒适，减轻焦虑　入院时患儿和家长通常有焦虑，允许他们询问和提问题；向家长及患儿解释治疗、护理过程，介绍液体疗法的重要性和注意事项等；为患儿提供安静的休息环境，鼓励家长陪护；与患儿多交谈，促进信任关系，以减少分离性焦虑；为婴儿提供安慰奶嘴，促进舒适感；鼓励患儿将生气、害怕和疼痛表达出来，以减轻心理压力。

案例问题解答：

1. 案例中患儿的脱水程度和性质为低渗性脱水、中度脱水、低钾血症、代谢性酸中毒。

2. 根据患儿目前身心状况，列出主要护理诊断：(1) 体液不足；(2) 营养失调；(3) 体温过高；(4) 有皮肤完整性受损的危险。

3. 针对该患儿体液不足，首先考虑静脉补液，第一天补液总量包括累积损失量、继续损失量和生理需要量；补充 2/3 张混合溶液；见尿补钾；遵循先快后慢的原则。第二天以后的补液主要补充生理需要量和继续损失量，可改为口服补液量。

7. 健康教育

(1) 指导合理喂养：宣传母乳喂养的优点；对人工喂养儿，应让家长掌握正确的喂养方法，如乳制品的选择和调制方法；添加辅食应遵循"由少到多、由一种到多种、由稀到稠"的原则,患病期间不添加辅食。母乳喂养者,应避免在夏季断奶。

(2)指导家长防止感染传播的措施,护理患儿前后要认真洗手,消毒处理衣物、尿布;防止患儿的手和物品接触污染尿布区;集体机构中如有腹泻流行,应积极治疗,做好消毒隔离工作,防止交叉感染。

(3)指导家长正确监测出入量及评估脱水的体征,教会患儿家长配制和使用ORS溶液。简易的配制方法为500mL开水(或米汤)中,加入20g白糖(两平匙)和1.75g食盐(半啤酒瓶盖),做成口服补液,按需进行喂补。

(4)注意小儿的饮食卫生,食物应新鲜、清洁,食具应定时煮沸消毒,避免肠道内感染。教育儿童饭前便后洗手,勤剪指甲,注意会阴部的卫生。

(5)加强锻炼,增强体质,适当进行户外活动。气候变化时防止受凉或过热,夏天多喝水。发现营养不良、佝偻病要及早治疗,避免长期应用广谱抗生素。

(五)护理评价

经过治疗和护理,评价患儿是否达到:腹泻次数减少;体液和电解质紊乱恢复正常;肛周皮肤完整;家长能否说出腹泻的病因、预防措施和喂养知识,能否协助医护人员护理患儿。

第四节 小儿体液平衡特点和液体疗法

一、小儿体液平衡特点

(一)体液的总量和分布

体液由血浆、间质液、细胞内液三部分组成,前两者合称为"细胞外液",后者称为"细胞内液"。细胞内液和血浆液量相对稳定,间质液量变化较大。年龄越小,体液总量相对愈多,间质液量所占的比例也越大(见表7-2)。因此,小儿发生急性脱水时,由于细胞外液首先丢失,故脱水症状可在短期内立即出现。

(二)体液的电解质组成

小儿与成人相似,生后数日内新生儿血钾、氯、磷和乳酸偏高,血钠、钙和碳酸氢盐偏低。细胞外液的电解质以Na^+、Cl^-、HCO_3^-等离子为主,其中Na^+含量占该区阳离子量的90%以上,对维持细胞外液的渗透压起主导作用。细胞内液以K^+、Mg^{2+}、HPO_4^{2-}等离子和蛋白质为主,K^+大部分处于离解状态,维持细胞内液的渗透压。

表 7-2 不同年龄的体液分布(占体重的百分比)

年龄	细胞内液	细胞外液		体液总量
		间质液	血浆	
足月新生儿	35	37	6	78
1岁	40	25	5	70
2～14岁	40	20	5	65
成人	40～45	10～15	5	55～60

(三)水代谢的特点

1.水的需要量相对较大,交换率高　体液的出入量应保持动态平衡,即水的摄入量大致等于排泄量。每日所需水量与热量消耗成正比。小儿由于新陈代谢旺盛,排泄水的速度也较成人快。年龄愈小,出入水量相对愈多。婴儿每日水的交换量为细胞外液量的1/2,而成人仅为1/7,故婴儿体内水的交换率比成人快3～4倍;此外,小儿体表面积相对较大,呼吸频率快,因此小儿年龄愈小,水的需要量相对愈大(见表7-3),不显性失水相对愈多(见表7-4),对缺水的耐受也愈差,在病理情况下较成人更易发生脱水。

表 7-3 小儿每日水的需要量

年龄(岁)	每日需水量(mL/kg)	年龄(岁)	每日需水量(mL/kg)
<1	120～160	4～9	70～110
1～3	100～140	10～14	50～90

表 7-4 不同年龄小儿的不显性失水量

不同年龄或体重	不显性失水量(mL/kg·天)	不同年龄或体重	不显性失水量(mL/kg·天)
早产儿或足月新生儿		>1500g	26
750～1000g	82	婴儿	19～24
1001～1250g	56	幼儿	14～17
1251～1500g	46	儿童	12～14

2.体液平衡调节功能不成熟　肾脏的浓缩和稀释功能对于体液平衡调节起着重要作用。小儿肾脏功能不成熟,年龄愈小,肾脏对体液平衡的调节作用也愈差。婴儿肾脏只能将尿渗透压浓缩至700mOsm/L(成人1400mOsm/L),每排出1mmol溶质时需带出1～2mL水(成人0.7ml)。因此,小儿在排泄同量溶质时所需水量较成人为多,尿量相对较多。当入水量不足或失水量增加时,易超过肾脏浓缩能力的限度,发生代谢产物滞留和高渗性脱水。小儿肾脏的稀释能力相对较好,在出生1周时可达成人水平,但由于肾小球滤过率低,所以水的排泄速度较慢,当摄入水过多时易导致水肿和低钠血症。另外,由于小儿肾脏排钠、排酸、产氨能力差,因而也容易发生高钠血症和酸中毒。

二、小儿常见水、电解质和酸碱平衡紊乱

(一)脱水

由于丢失体液过多和摄入量不足使体液总量尤其是细胞外液量减少,而导致不同程度的脱水。脱水时除水分丢失外,同时伴有钠、钾和其他电解质的丢失。

1. 脱水程度 即患病后累积的体液损失量。判断脱水程度一是依据损失体液占体重的百分比来表示:①轻度脱水:失水量为体重的5%以下;②中度脱水:失水量为体重的5%~10%;③重度脱水:失水量为体重的10%以上。二是根据前囟、眼窝、皮肤弹性、循环情况和尿量等临床表现综合估计。等渗性脱水的临床表现及分度如下表(见表7-5)。

表7-5 不同程度脱水的临床表现

	轻度	中度	重度
失水占体重百分比	5%以下	5%~10%	10%以上
皮肤	皮肤弹性稍差	皮肤弹性差	皮肤弹性极差
黏膜	口腔黏膜稍干燥	口腔黏膜干燥	口腔黏膜极干燥
眼窝及前囟凹陷	轻度	明显	极明显
眼泪	有	少	无
尿量	略减少	明显减少	少尿或无尿
周围循环衰竭	无	不明显	明显
代谢性酸中毒	无	有	严重

营养不良患儿因皮下脂肪少,皮肤弹性较差,容易把脱水程度估计过高;而肥胖小儿皮下脂肪多,脱水程度常易估计过低,临床上应予注意,不能单凭皮肤弹性来判断,应综合考虑。

2. 脱水性质 指现存体液渗透压的改变。脱水的同时亦伴有电解质的丢失,由于腹泻时水与电解质丢失比例不同,因而导致体液渗透压发生不同的改变,据此可将脱水分为等渗性脱水、低渗性脱水、高渗性脱水三种。其中以等渗性脱水最常见,其次为低渗性脱水,高渗性脱水少见。钠是决定细胞外液渗透压的主要成分,所以常用血钠来判定细胞外液的渗透压

(1)等渗性脱水:水和电解质成比例地丢失,血清钠130~150mmol/L,脱水后体液仍呈等渗状态,丢失的体液主要是细胞外液。多见于急性腹泻、呕吐、胃肠液引流、肠瘘及短期饥饿所致的脱水。临床表现为一般脱水症状。

(2)低渗性脱水:血清钠<130mmol/L,电解质的丢失多于水分的丢失。脱水后体液(首先表现在细胞外液)呈低渗状态,导致水分由细胞外向细胞内转移,造成细胞内水肿。多见于营养不良伴慢性腹泻或摄入水量正常而摄入钠盐极少时。临床特点为:①因细胞外液的减少明显,脱水症状较其他两种类型严重,较早发生休克;②肾血流量不足,肾功能不良;③严重低钠者可有脑细胞水肿,出现嗜睡、惊厥或昏迷等神经系统症状。

(3)高渗性脱水:血清钠>150mmol/L,水分的丢失多于电解质的丢失。脱水后细胞外液呈高渗状态,致细胞内的水分向细胞外转移,造成细胞内脱水。多见于腹泻伴高热,不显性失水增多而给水不足(如昏迷、发热、呼吸增快、光疗或红外线辐射保温、早产儿等),口服或静脉输入含盐过高液体。临床特点为:①患儿口渴明显;②尿量锐减;③机体产生脱水热;④出现神经系统兴奋征象:烦躁不安,严重者可抽搐;⑤脱水征不明显。

(二)酸碱平衡紊乱

正常血液的pH值维持在7.35~7.45。pH<7.30为酸中毒,pH>7.45为碱中毒。发生酸碱平衡紊乱时,如果机体通过体内缓冲系统以及肺、肾的调节,使血液的pH值仍保持在正常范围时则称为代偿性酸中毒或碱中毒。

1.代谢性酸中毒 最常见,其发生机理主要系H^+增加或HCO_3^-减少。发生原因为:①碱性物质从消化道或肾脏丢失,如腹泻、肾小管酸中毒、应用碳酸酐酶抑制剂(乙酰唑胺)或醛固酮拮抗剂等;②摄入酸性物质过多,如氯化钙、氯化镁等;③静脉输入过多的不含HCO_3^-的含钠液;④酸性代谢产物堆积,如进食不足、组织缺氧、休克等。

(1)临床表现:根据HCO_3^-测定值可将酸中毒分为轻度(18~13mmol/L)、中度(13~9mmol/L)、重度(<9mmol/L)。轻度酸中毒症状不明显,常被原发病所掩盖,仅有呼吸稍快,不作血气分析难以作出诊断。典型酸中毒表现为精神萎靡或烦躁不安、呼吸深快、口唇樱桃红、恶心、呕吐、昏睡、昏迷。新生儿和小婴儿的呼吸代偿功能较差,酸中毒时其呼吸改变常不典型,往往表现为精神萎靡、拒食和面色苍白等。

(2)治疗要点:积极治疗原发病,去除引起酸中毒的病因。改善循环、肾脏和呼吸功能,以恢复机体的调节作用。

一般主张当pH值<7.3时可用碱性液,常首选碳酸氢钠。所需5%碳酸氢钠的mL数=(−BE)×0.5×体重。一般稀释成1.4%溶液输入。先给予计算量的1/2,复查血气后调整剂量。如病情危重先给予5%碳酸氢钠5mL/kg,可提高CO_2CP 4.5mmol/L。纠酸后钾离子进入细胞内使血清钾降低,游离钙也减少,故应注意补钾、补钙。

2.代谢性碱中毒 由于体内H^+丢失或HCO_3^-蓄积所致。见于严重呕吐、低血钾、使用过量碱性药物等。

(1)临床表现:典型表现为呼吸慢而浅、头痛、烦躁、手足麻木、低钾血症,血清中游离钙降低而导致手足搐搦。

(2)治疗要点:去除病因,停用碱性药物,纠正水、电解质平衡失调。轻症可用0.9%氯化钠溶液,严重者可给予氯化铵治疗。0.9%氯化铵3mL/kg可降低HCO_3^- 1mmol/L,肝、肾功能不全及合并呼吸性酸中毒者禁用。

3.呼吸性酸中毒 由于通气障碍导致体内CO_2潴留和H_2CO_3增高所致。见于呼吸道阻塞、肺部和胸腔疾患、呼吸中枢抑制、呼吸肌麻痹或痉挛、呼吸机使用不当等。

(1)临床表现:常伴有低氧血症及呼吸困难。高碳酸血症可引起血管扩张,颅内血流增加,致头痛及颅内压增高。

(2)治疗要点:积极治疗原发病,改善通气和换气功能,解除呼吸道阻塞,重症患儿应行气管插管或气管切开、人工辅助通气,低流量氧气吸入。有呼吸中枢抑制者酌情使用呼吸兴奋剂。镇静剂可抑制呼吸，一般禁用。

4. 呼吸性碱中毒　由于通气过度使血液中的 CO_2 大量减少、血浆 H_2CO_3 降低所致。见于神经系统疾病、低氧、过度通气、早期水杨酸中毒、CO 中毒等。

(1)临床表现：突出症状为呼吸深快，其他症状与代谢性碱中毒相似。

(2)治疗要点：主要为病因治疗，呼吸改善后，碱中毒可逐渐恢复。纠正电解质紊乱，有手足搐搦者给予钙剂。

(三)钾平衡紊乱

正常血清钾浓度为 3.5~5.5mmol/L，当血清钾低于 3.5mmol/L 时为低钾血症，当血清钾浓度超过 5.5mmol/L 时为高钾血症。低(高)钾血症临床症状的出现不仅取决于血钾的浓度，更重要的是与血钾变化的速度有关。

1. 低钾血症　产生低钾血症的主要原因有：①钾摄入量不足：长期不能进食，液体疗法时补钾不足；②钾丢失增加：经消化道和肾脏失钾，如呕吐、腹泻、应用排钾利尿剂（呋噻米、甘露醇等），或原发性失钾性肾病（远端肾小管酸中毒、先天性肾上腺皮质增生症、醛固酮增多症等）；③钾分布异常：酸中毒时，大量 K^+ 进入细胞内导致血清钾骤降，其他还见于家族性周期性麻痹、碱中毒和胰岛素治疗等；④各种原因的碱中毒。

(1)临床表现：缺钾可出现下列症状：①神经肌肉：兴奋性降低，表现为肌无力（弛缓性瘫痪、呼吸肌无力）、腱反射消失、肠麻痹等；②心血管：缺钾时心肌收缩无力、心脏扩大。临床表现为心音低钝、心动过速、心衰、猝死，心电图示 S—T 段下降、Q—T 间期延长、出现 U 波、室上性或室性心动过速、室颤，亦可发生心动过缓和房室传导阻滞、阿—斯综合征；③肾脏损害：长期缺钾可导致肾小管上皮细胞空泡变性、对抗利尿激素反应低下、浓缩功能减低，出现口渴、多饮、多尿、夜尿；肾小管泌 H^+ 和回吸收 HCO_3^- 增加，氯的回吸收减少，发生低钾、低氯性碱中毒时伴反常性酸性尿。

(2)治疗要点：①治疗原发病；②每天补充氯化钾 3mmol/kg，严重低钾可补充 4~6mmol/kg。一般患儿可口服，口服有困难或严重低钾者需静脉补钾，每日补钾总量静滴时间不应短于 8 小时，浓度一般不超过 0.3%（新生儿 0.15%~0.2%），在治疗过程中要严密观察临床症状和体征的变化，监测血清钾及心电图，随时调整输入含钾溶液的浓度及速度。严重脱水、肾功能障碍时，补钾有引起高血钾的危险，故必须见尿补钾。由于细胞内钾恢复较慢，治疗低钾血症须持续给钾 4~6 日，甚至更长。在治疗过程中如病情好转，可由静脉补钾改为口服补钾，当饮食恢复至正常的一半时，可停止补钾。

2. 高钾血症　产生原因有：①钾摄入量过多：如静脉输液注入钾过多过快，静脉输入大量青霉素钾盐或库存过久的全血；②肾脏排钾减少：如肾功能衰竭、长期使用潴钾利尿剂；③钾分布异常：钾由细胞内转移至细胞外，如严重溶血、缺氧、休克、代谢性酸中毒和严重组织创伤等。

(1)临床表现：①神经、肌肉：兴奋性降低，精神萎靡、嗜睡、躯干和四肢肌肉无力，腱反射减弱或消失，严重者呈弛缓性瘫痪，但脑神经支配的肌肉和呼吸肌一般不受累；②心血管系统：心脏收缩无力、心音低钝、心率缓慢、心律失常，早期血压偏高，晚期常降低，心电图呈 T 波高尖等；③消化系统：由于乙酰胆碱释放可引起恶心、呕吐、腹痛等。

(2)治疗要点:首先要积极治疗原发病,停用含钾药物和食物,供应足量的能量以防止内源性蛋白质分解释放钾。并用钙剂、5%碳酸氢钠、胰岛素、呋噻米等拮抗高钾,碱化细胞外液,促进蛋白质和糖原合成加速排钾。病情严重可采用阳离子交换树脂、腹膜或血液透析。

三、小儿液体疗法及护理

(一)常用溶液

1. 非电解质溶液　常用的5%葡萄糖溶液为等渗液,10%葡萄糖溶液为高渗溶液。但葡萄糖输入体内后,逐渐被氧化成二氧化碳和水,或转变成糖原而贮存在肝内,失去其渗透压的作用。输入的葡萄糖溶液,主要用以补充水分和部分热量,不能起到维持血浆渗透压的作用,故视为无张力溶液。

2. 电解质溶液　主要用以补充所丢失的体液、所需的电解质,纠正体液的渗透压和酸碱平衡失调。

(1)0.9%氯化钠溶液(生理盐水)和复方氯化钠溶液均为等张液。在生理盐水中含Na^+和Cl^-均为154mmol/L,与血浆离子渗透压近似,为等渗液。但与血浆中的Na^+(142mmol/L)和Cl^-(103mmol/L)相比,Cl^-的含量高1/3,不含HCO_3^-,故大量输入体内可致血浆HCO_3^-被稀释、血氯升高,造成高氯性及稀释性酸中毒(尤其在肾功能不佳时)。复方氯化钠液除氯化钠外尚含与血浆含量相同的K^+和Ca^{2+},其作用及缺点与生理盐水基本相同,但大量输注不会发生稀释性低血钾和低血钙。

(2)碱性溶液:主要用于纠正酸中毒。常用的有:①碳酸氢钠溶液:可直接增加缓冲碱,纠正酸中毒的作用迅速。1.4%碳酸氢钠为等渗溶液,市售为5%碳酸氢钠高渗溶液,可用5%或10%葡萄糖稀释3.5倍,即为等渗液。在抢救重度酸中毒时,可不稀释而直接静脉注射,但不宜多用;②乳酸钠溶液:需在有氧条件下,经肝脏代谢产生HCO_3^-而起作用,显效较缓慢。因此在肝功能不全、缺氧、休克、新生儿期以及乳酸潴留性酸中毒时,不宜使用。1.87%乳酸钠为等渗液,市售为11.2%乳酸钠溶液,稀释6倍即为等渗液。

(3)氯化钾溶液:用于纠正低钾血症。制剂为10%溶液,静脉滴注时稀释成0.2%~0.3%浓度。不可静脉直接推注,以免发生心肌抑制而死亡。

3. 混合溶液　将各种不同渗透压的溶液按不同比例配成混合溶液,目的是减少或避免各自的缺点,而更适合于不同情况液体疗法的需要。几种常用混合溶液的简便配制方法见表7-6。

4. 口服补液盐溶液　近年来世界卫生组织推荐用口服补液盐溶液(oral rehydration salts,ORS溶液)给急性腹泻脱水患儿进行口服补液疗法,经临床应用已取得良好疗效。其配方为:氯化钠3.5g,枸橼酸2.5g,氯化钾1.5g,葡萄糖20g。临用前以温开水1000mL溶解之。此溶液为2/3张,含钾浓度为0.15%。

表 7-6　几种常用混合溶液的简便配制(mL)

混合溶液	张力	加入溶液		
		5%或10%葡萄糖	10%氯化钠	5%碳酸氢钠(11.2%乳酸钠)
2∶1含钠液	1	加至500	30	47(30)
1∶1含钠液	1/2	加至500	20	—
1∶2含钠液	1/3	加至500	15	—
1∶4含钠液	1/5	加至500	10	—
2∶3∶1含钠液	1/2	加至500	15	24(15)
4∶3∶2含钠液	2/3	加至500	20	33(20)

(二)液体疗法的实施

液体疗法是儿科护理的重要环节。其目的是通过补充不同种类的液体来纠正水、电解质紊乱和酸碱不平衡的现象,以保证正常的生理功能。具体实施时要全面了解患儿疾病情况,从病史、临床表现和化验检查等进行综合分析,判断水和电解质紊乱的程度和性质,以确定补液总量、组成、步骤和速度。在静脉补液的实施过程中需做到三定(定量、定性、定速)三先(先盐后糖、先浓后淡、先快后慢)及两补(见尿补钾、惊跳补钙)。第一天补液总量应包括累积损失量、继续损失量、生理需要量三个部分。

1. 累积损失量　即发病后水和电解质总的损失量。

(1)补液量:根据脱水的程度决定。轻度脱水 30~50mL/kg,中度脱水 50~100mL/kg,重度脱水 100~150mL/kg。

(2)输液种类:由脱水的性质决定。低渗性脱水补给2/3张含钠液;等渗性脱水补给1/2张含钠液;高渗性脱水补给1/3~1/5张含钠液。若临床上判断脱水性质有困难时,可先按等渗性脱水处理。

(3)补液速度:补液速度取决于脱水程度,原则上应先快后慢。对伴有明显周围循环障碍者开始应快速输入等渗含钠液(2∶1液),按 20mL/kg(总量不超过 300mL)于 30 分钟至 1 小时内静脉输入。其余累积损失量常在 8~12 小时内完成,每小时 8~10mL/kg。在循环改善出现排尿后应及时补钾。

2. 继续损失量　在液体疗法实施过程中,腹泻、呕吐、胃肠引流等损失可继续存在,使机体继续丢失体液,此部分按实际损失量及性质予以补充。

(1)补液量:腹泻患儿一般按每天 10~40mL/kg 计算。

(2)补液种类:一般常用1/3~1/2张含钠液,同时应注意钾的补充。

(3)补液速度:在补充累积损失量完成后的 12~16 小时均匀滴入,每小时约 5mL/kg。

3. 生理需要量　生理需要量包括能量、液量和电解质三个方面的需要量。

(1)补液量:每日水、电解质的生理维持量可按代谢所需能量计算。一般每代谢 100kcal (418kJ)能量需 120~150mL 水,年龄越小,需水量相对越多。婴幼儿每天需能量 50~60kcal/kg(230.12~251.04kJ/kg),则每天需水量为 60~80mL/kg。

(2)补液种类:钠、钾、氯的需要量各为2~3mmol/(100kcal·天)。可用1/4~1/5张液补充,尽量口服,不能口服或口服量不足者可静脉滴注生理维持液(1/5张含钠液含0.15%氯化钾)。

(3)补液速度:同继续损失量。

实际补液中,应对上述三方面进行综合分析,混合使用。腹泻引起脱水第一天的补液总量,一般轻度脱水为90~120mL/kg,中度脱水为120~150mL/kg,重度脱水为150~180mL/kg。液体种类:低渗性脱水2/3张含钠液;等渗性脱水1/2张含钠液;高渗性脱水1/3~1/5张含钠液。注意钾的补充。再根据治疗反应,随时进行调整。

第2天及以后的补液需根据病情轻重估计情况来决定,一般只需补充损失量和生理需要量,继续补钾,供给热量,在12~24小时内均匀输入。能够口服者应尽量口服。

(三)护理要点

1.补液前准备阶段

(1)了解小儿病情:补液开始前应全面了解患儿的病史、病情、补液目的及其临床意义,应以高度的责任心,迅速认真地做好补液的各种准备工作。

(2)熟悉常用溶液的种类、成分及配制方法:根据患儿脱水状况准备各种溶液,所需仪器和用物。

(3)解释治疗目的:向家长及患儿解释治疗目的,以利配合。对家长应解释治疗的原因、液体疗法需要的时间及可能发生的情况,使其了解整个治疗过程,并指导家长参与治疗过程。对年长患儿亦应做好鼓励和解释工作,以消除其恐惧心理。

2.补液阶段

(1)维持静脉输液:严格掌握输液速度,明确每小时输入量,计算出每分钟输液滴数。有条件时最好使用输液泵,以便更精确地控制输液速度。

(2)密切观察病情变化

①注意观察生命体征,对于水、电解质紊乱患儿,应注意观察体温、脉搏、血压、呼吸等生命体征,并监测体重变化。若生命体征突然变化,或异常的生命体征仍持续,应及时记录并报告,以调整治疗方案。

②观察脱水情况:注意患儿的神志状态,有无口渴,皮肤、黏膜干燥程度,眼窝及前囟凹陷程度,尿量多少,呕吐及腹泻次数和量等。比较治疗前后的变化,判断脱水减轻或加重。

③观察酸中毒表现:最重要的表现是呼吸改变,其次为口唇樱桃红和神经精神系统抑制征象,如乏力、精神不振、呕吐、嗜睡。

④观察低血钾表现:注意观察患儿有无神经、肌肉兴奋性降低,如腹胀、肠鸣音减弱、腱反射消失等,有无心音低钝或心律不齐等。补充钾时应按照"见尿补钾"的原则。

⑤观察低血钙表现:当酸中毒被纠正后,由于血浆稀释、离子钙降低,可出现低钙惊厥。个别抽搐患儿用钙剂无效,应考虑到低镁血症的可能。补液中应注意碱性液体及钙剂勿漏出血管外,以免引起局部组织坏死。

(3)准确记录液体出入量:24小时液体入量包括静脉输液量、口服液体量及食物中含水量;液体出量包括尿量、呕吐量、大便丢失的水分和不显性失水。计算并记录24小时液体出入量,是液体疗法中护理工作的重要内容。

3. 几种常见病补液原则

(1)急性感染的补液　急性感染时,因高热、呼吸增快、出汗、消耗增加、摄入量不足,常致高渗性脱水和代谢性酸中毒。应适当给予输液,如无特殊损失可给予 1/4~1/5 张力含钠盐按生理需要量补充水分并给予一定能量,经纠正脱水恢复有尿后,一般酸中毒多能自行纠正。严重酸中毒才需另外补充碱性液体,休克患者则按休克处理。

(2)婴幼儿肺炎的补液　小儿肺炎时因发热,呼吸增快,可使不显性失水增多,重症肺炎因同期换气功能障碍及进食减少可引起呼吸性酸中毒和代谢性酸中毒,出现电解质紊乱,因此要补充足够的热量和水分。轻者可通过口服补充,重者通过静脉补液,按生理需要量补充,补液量要控制,速度要慢,肺炎合并腹泻的补液原则与婴幼儿腹泻相同,但补液量按计算的 3/4 补充,速度稍慢,以免增加心脏的负担。

(3)新生儿期的补液　新生儿对水、电解质和酸碱平衡的调节能力差,对钠、氯的排泄功能差,易出现水肿和酸中毒,生后 1~2 天,如无明显损失,一般不需补液,生后 3~5 天每天补液量为 40~80mL/kg,用 4∶1 补液。新生儿正常时血钾偏高,生后几天内如无损失短期补液可不补钾。输液速度宜慢,不宜把全天的液量,在短时间内一次输入。因新生儿肝功能不完善,纠正酸中毒时宜用碳酸氢钠而不用乳酸钠,最好稀释成 1.4% 等渗溶液补给。

本章小结

消化系统疾病患儿护理的目标是通过保证均衡营养以促进生长发育。本章主要介绍了小儿消化系统的解剖生理特点,介绍了口炎、小儿腹泻的疾病概要及护理,小儿体液平衡特点,小儿常见水、电解质和酸碱平衡紊乱、小儿液体疗法及护理,重点强调小儿腹泻时如何正确进行液体疗法和护理。

本章关键词:口炎;小儿腹泻;小儿体液平衡特点;液体疗法

课后思考

1. 如何预防小儿口炎的发生?
2. 如何区别轻型腹泻和重型腹泻?
3. 如何观察患儿脱水症状改善与否?
4. 患儿,男,10 个月。因腹泻 2 天伴呕吐,10 余次/天,黄色稀糊状便,在门诊就诊。入院时体格检查示:精神萎靡,口唇干燥,眼眶凹陷,皮肤弹性差。心音有力,心律齐,腹平软,未触及异常腹部包块,肠鸣音活跃,四肢肌张力正常,四肢末端偏凉。实验室检查:血清钠 135mmol/L。

问题:(1)该患儿主要的护理诊断有哪些?
(2)应为该患儿家长进行哪些健康教育?

(刘安诺)

第八章

循环系统疾病

案例

患儿,4月,女。因"生后口唇青紫,哭闹后加重"来院检查。患儿出生时即发现有口唇青紫、哭闹、活动后明显,反复患"呼吸道感染"。入院检查:体温37℃,神志清楚,口唇发绀,双睑无水肿,两肺呼吸音清,心前区隆起,胸骨左缘2~4肋间可闻及Ⅱ~Ⅲ级收缩期杂音,腹平软,有轻度杵状指(趾),布克氏征阴性。辅助检查:心电图提示窦性心动过速,电轴右偏,右室大;胸片及超声心电图均提示符合"先天性心脏病—法洛四联症"改变。

问题:
1. 如何针对该患儿首优的护理诊断实施护理措施?
2. 如何观察病情变化,预防并发症?

本章学习目标

1. 掌握先天性心脏病的临床分类,室间隔缺损、房间隔缺损、动脉导管未闭、法洛四联症等四种临床常见先天性心脏病患儿的护理评估、护理诊断、护理措施,病毒性心肌炎患儿的护理措施。
2. 熟悉先天性心脏病的治疗原则,病毒性心肌炎的病因及治疗原则。
3. 了解小儿循环系统解剖生理特点,先天性心脏病的介入与心导管检查术。
4. 在护理患儿的过程中充分体现爱心、细心和关心,为患儿提供及时有效的护理,促进患儿早日康复。

第一节 小儿循环系统解剖生理特点

一、心脏的胚胎发育

胚胎第2周开始形成原始心脏,原始心脏是一个纵直管道,由外表收缩环把它分为心房、心室和心球三部分。由于基因的作用,心管逐渐扭曲生长,从上到下构成静脉窦(以后发育成上、下腔静脉及冠状窦)、共同心房、共同心室、心球(以后发育成心室的流出管)和动脉总干(以后分隔成主动脉和肺动脉)。心脏在胚胎第4周开始有循环作用,第8周房、室中隔完全形成,即成为具有四腔的心脏。因此,心脏胚胎发育的关键时期是在胚胎2～8周,此期间如受到某些物理、化学或生物因素的影响,则易引起心血管发育畸形。

二、胎儿血液循环和出生后的改变

1. 正常胎儿血液循环　由于胎儿的肺呈压缩状态,没有有效的呼吸运动,肺循环血量很少,卵圆孔和动脉导管开放,故胎儿循环通路与成人不同,左右心室所承担的循环作用几乎相等(见图8-1)。

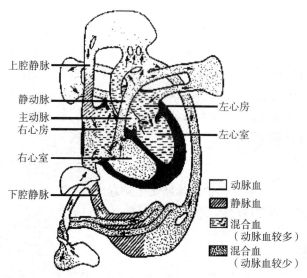

图8-1　胎儿血液循环示意图

胎儿时期的营养代谢和气体交换是在脐血管和胎盘与母体之间以弥散的方式进行的,含氧量较高的动脉血经脐静脉进入胎儿体内,在肝脏下缘分流为两支:一支入肝脏与门静脉汇合后经肝静脉进入下腔静脉;另一支经静脉导管直接进入下腔静脉,与来自下半身的静脉血混合,流入右心房。来自下腔静脉的血液(以动脉血为主)进入右心房后,大部分经卵圆孔流入左心房,再经左心室流入升主动脉,主要供应心脏、脑和上肢及上半身,小部分流入右心室。从上腔静脉回流的、来自上半身的静脉血,进入右心房后,绝大部分流入右心室,再转入肺动脉。进入右心室的血液经动脉导管流入降主动脉,与来自升主动脉的血汇合,供应腹腔器官和下肢(下半身),最后血液经脐动脉回至胎盘,再次进行营养和气体交换。

综上所述,正常胎儿血液循环有以下特点:①胎儿的营养与气体交换是通过胎盘与脐血管来完成的;②胎儿左、右心都向全身供血,肺无呼吸,故只有体循环,而无有效的肺循环;③胎儿体内绝大部分是混合血(脐静脉内氧合血除外),肝脏血的含氧量最高(肝脏是纯动脉血供应),心、脑、上肢次之,而下半身血的含氧量最低;④静脉导管,卵圆孔及动脉导管是胎儿血液循环中的特殊通道。

2.出生后血液循环的改变

(1)脐带结扎:胎儿娩出后脐带结扎,脐—胎盘血循环被阻断,脐血管在血流停止后6~8周完全闭锁,形成韧带。

(2)卵圆孔关闭:新生儿呼吸建立,肺泡扩张,肺脏开始进行有效的气体交换,从右心经肺动脉流入肺脏的血流增多,使肺静脉回流至右心房的血量也增多,左心房压力因而增高。当左心房压力超过右心房压力时,卵圆孔的瓣膜则发生功能上的关闭,生后5~7个月时,卵圆孔解剖上闭合。

(3)动脉导管关闭:由于肺循环压力降低,体循环压力增高,流经动脉导管的血流逐渐减少,使导管逐渐收缩、闭塞,最后血流停止,成为动脉韧带。足月儿约80%在生后24小时形成功能性关闭。约80%婴儿于生后3个月、95%婴儿于生后1年内形成解剖上关闭。若动脉导管持续未闭,可认为有畸形存在。

三、各年龄正常小儿心脏、心率、血压的特点

1.心脏的大小　小儿心脏体积相对比成人大,随着年龄的增长,心脏重量与体重的比值下降,且左、右心室增长不平衡。胎儿的右心室负荷较左心室大,出生时两侧心室壁厚度几乎相等,随着小儿的生长发育,肺循环的阻力在生后明显下降,而体循环量逐渐扩大,左心室负荷明显增加,故左心室壁较右心室壁增厚更快。

2.心脏的位置　小儿心脏在胸腔的位置随年龄而改变。新生儿和小于2岁婴幼儿的心脏多呈横位,心尖搏动位于左侧第4肋间、锁骨中线外侧,心尖部主要为右心室;以后心脏逐渐由横位转为斜位,3~7岁心尖搏动已位于左侧第5肋间、锁骨中线处,左心室形成心尖部;7岁以后心尖位置逐渐移到锁骨中线以内0.5~1cm。

3.心率　小儿新陈代谢旺盛,交感神经兴奋性较高,因此心率较快。随年龄增长心率逐渐减慢,新生儿平均为120~140次/分,1岁以内(婴儿期)为110~130次/分,2~3岁(幼儿期)为100~120次/分,4~7岁(学龄前期)为80~100次/分,8~14岁(学龄期)为70~90次/分。

活动、哭闹、进食和发热等因素均可影响小儿心率,因此,应在小儿安静或睡眠时测量心率和脉搏。一般体温每升高1℃,心率增加10~15次/分。凡脉搏显著增快,且在睡眠时不见减慢者,应检查有无器质性心脏病。

4.血压　小儿由于心搏出量较少,动脉壁的弹性较好和血管口径相对较大,因此血压偏低,但随着年龄的增长血压逐渐升高。新生儿收缩压平均为60~70mmHg(8.0~9.3kPa),1岁为70~80mmHg(9.3~10.7kPa),2岁以后收缩压可按公式计算:收缩压(mmHg)=年龄×2+80mmHg(年龄×0.26+10.7kPa);舒张压(mmHg)=收缩压×2/3。收缩压高于此标准20mmHg(2.6kPa)为高血压,低于此标准20mmHg(2.6kPa)为低血压。正常情况下,下肢的血压比上肢约高20mmHg(2.6kPa)。

第二节 先天性心脏病

一、疾病概要

先天性心脏病(congenital heart disease,CHD)简称先心病,是胎儿时期心脏及大血管发育异常,或者胎儿时期血液循环特殊通道在生后未闭合而形成的先天性畸形,是儿童最常见的心脏病。发病率为活产婴儿的5‰~8‰左右,早产儿的发生率为成熟儿的2~3倍。

近半个世纪以来,随着心导管检查、心血管造影术和超声心动图等的应用,介入性导管术及在低温麻醉和体外循环下心脏直视手术的发展,术后监护技术的提高,许多常见的先天性心脏病得到早期准确诊断,多数患儿获得根治,先心病的预后已大为改观,但先天性心脏病仍为小儿先天发育异常致死的重要原因。

(一)病因

引起先天性心脏病的病因尚未完全明确。目前认为主要与遗传和环境因素及二者相互作用有关。遗传因素主要包括染色体易位与畸变,如单一基因突变,多基因突变和先天性代谢紊乱等;环境因素中较为主要的是孕早期宫内感染,如风疹病毒、流感病毒、流行性腮腺炎病毒和柯萨奇病毒感染等。此外,孕妇接触大剂量的放射线,服用抗癌、抗癫痫等药物,患代谢紊乱性疾病(如糖尿病、高血钙症等),妊娠早期饮酒、吸食毒品等均可能与发病有关。

(二)分类

临床根据左右心腔及大血管间有无直接分流和临床有无青紫,将先天性心脏病分为三类:

1.左向右分流型(潜伏青紫型)　在正常情况下由于体循环压力高于肺循环,血液从左向右分流,易造成肺循环充血而不出现青紫。当屏气、剧烈哭闹或任何病理情况致使肺动脉高压和右心室压力增高并超过左心室压力时,则可使氧含量低的血液自右向左分流而出现青紫,称为潜伏青紫型。常见的有室间隔缺损(见图8-2)、房间隔缺损(见图8-3)和动脉导管未闭(见图8-4)等。

2.右向左分流型(青紫型)　由于畸形的存在,致右心压力增高并超过左心而使血液从右向左分流,或大动脉起源异常,导致大量回心静脉血进入体循环,引起全身持续性青紫。常见的有法洛四联症(见图8-5)和大动脉错位等。

3.无分流型(无青紫型)　左右心之间或主动脉与肺动脉之间无异常分流或交通存在,故无青紫现象,只在发生心衰时才发生青紫,如主动脉缩窄、肺动脉狭窄、右位心等。

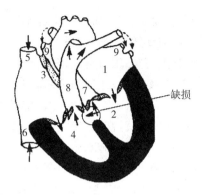

图 8-2 室间隔缺损血液循环示意图

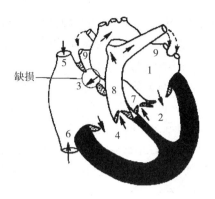

图 8-3 房间隔缺损血液循环示意图

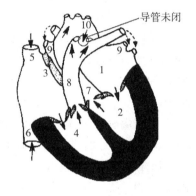

图 8-4 动脉导管未闭血液循环示意图

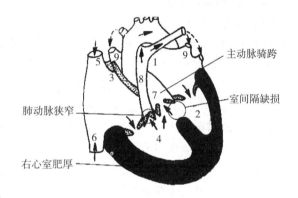

图 8-5 法洛四联症血液循环示意图

注：1.左心房 2.左心室 3.右心房 4.右心室 5.上腔静脉 6.下腔静脉 7.主动脉 8.肺动脉 9.肺静脉 10.动脉导管

（三）临床常见的先天性心脏病

小儿先天性心脏病中最常见的是室间隔缺损、房间隔缺损、动脉导管未闭、法洛四联症等。

1.室间隔缺损（ventricular septal defect，VSD）是最常见的先天性心脏病，缺损可发生在膜部（最常见）、漏斗部、三尖瓣后方、室间隔肌部（较少见）。其发病率约占小儿先天性心脏病的一半。

（1）临床表现：症状取决于缺损的大小和肺循环的阻力。

小型室间隔缺损（缺损<0.5cm）分流较少，患儿一般无明显症状，多数在体检时发现杂音，不影响患儿的生长发育，活动不受限制。大部分在 5 岁以内关闭，一般不发生心衰或肺动脉高压。

中型室间隔缺损（缺损为 0.5～1.0cm）左向右分流较多，体循环血流减少，在新生儿后期及婴儿期即可出现症状，表现为吸吮时气急、苍白、多汗、喂养困难、生长发育滞后、易反复呼吸道感染及心力衰竭。体检见患儿心界扩大，可触及收缩期震颤，听诊在胸骨左缘第3～4肋间闻及Ⅲ～Ⅳ全收缩期杂音，声音粗糙向心前区传导，肺动脉第二音增强。

大型室间隔缺损（缺损>1.0cm）且伴有肺动脉高压者，右心压力也显著增高，右心室肥大明显，左向右分流减少。当出现右向左分流时患儿呈持续青紫，并逐渐加重，即艾森曼格（Eisenmenger）综合征，此时心脏杂音减弱但肺动脉第二音显著亢进。大型室间隔缺损患儿在婴儿期即可出现心衰，甚至死亡，年长后可发展成梗阻型肺动脉高压，错失手术的时机。

本病常见的并发症为支气管炎、支气管肺炎、充血性心力衰竭、肺水肿和心内膜炎等。

(2)辅助检查：①心电图：小型室间隔缺损者心电图基本正常；中型缺损者左心室肥大；大型缺损者左、右心室肥大。②胸部X线检查：小型缺损者无明显改变；中、大型缺损者肺血增多，肺门阴影扩大，肺动脉段凸出，心影增大，心脏以左心室增大为主，左心房也常增大，晚期可出现右心室增大。③超声心动图：可见左心室、左心房和右心室内径增大，主动脉内径缩小。二维超声心动图可显示室间隔回声中断，并可提示缺损的位置和大小。多普勒彩色血流显像可直接见到分流的位置、方向和区别分流的大小，还能确诊多个缺损的存在。④心导管检查：如合并重度肺动脉高压及其他心脏畸形或对解剖有疑点，须做右心导管检查，检查可发现右心室血氧含量明显高于右心房，右心室和肺动脉压力升高。

(3)治疗原则：小型室间隔缺损者有自然闭合可能，一般不需要治疗，亦不限制体力活动，需定期随访。在拔牙、做扁桃体或其他咽部手术时预防性使用抗生素，以防发生亚急性细菌性心内膜炎。大、中型缺损伴有难以控制的充血性心力衰竭和反复呼吸道感染患儿，应尽早手术以免影响生长发育。肺动脉压力持续升高超过体循环的1/2，或肺循环血量与体循环血量之比大于2：1时，亦应及时手术修补。随着介入医学的发展，应用可自动张开和自动置入的装置经心导管堵塞成为非开胸治疗的新技术。

2.房间隔缺损（atrial septal defect，ASD） 约占先天性心脏病发病总数的20%～30%，女孩中多见。由于小儿时期症状较轻，多数患者到成年后才被发现。根据解剖病变的不同可分为卵圆孔未闭、第一孔未闭型缺损、第二孔未闭型缺损，以后者常见。房间隔缺损可合并其他心血管畸形，较常见的有肺静脉畸形引流入右心房。

(1)临床表现：症状随缺损的大小而不同。缺损小者可无症状，仅在体检时发现胸骨左缘第2～3肋间有收缩期杂音。缺损大者由于体循环血量减少而表现为活动后气促、乏力，易患呼吸道感染，生长发育迟缓。当哭闹、患肺炎或心力衰竭时，右心房压力可超过左心房，出现暂时性青紫。体检见患儿消瘦，心前区隆起，心尖搏动弥散，心浊音界扩大，胸骨左缘2～3肋间可闻及Ⅱ～Ⅲ级收缩期喷射性杂音，肺动脉瓣区第二音增强或亢进，并呈固定分裂。患儿体格发育滞后。常见的并发症为支气管炎、支气管肺炎，青中年可合并心律失常、肺动脉高压和心力衰竭。

(2)辅助检查：①心电图：典型心电图表现为电轴右偏和不完全性右束支传导阻滞，部分病例尚有右心房和右心室肥大。第一孔未闭伴二尖瓣关闭不全者，则左心室亦增大。②胸部X线检查：心脏外形呈轻、中度扩大，以右心房、右心室增大为主，肺动脉段突出，肺门血管影增粗，可见"肺门舞蹈"征，肺野充血，主动脉影缩小。③超声心动图：提示右心房和右心室内径增大。二维超声心动图可见房间隔回声中断，并可显示缺损的位置和大小。多普勒彩色血流显像可观察到分流的位置、方向且能估测分流的大小。④心导管检查：可发现右心房血氧含量高于上、下腔静脉的平均血氧含量。心导管可由右心房通过缺损处进入左心房。

(3)治疗原则：缺损较大影响生长发育者宜于学龄前做房间隔缺损修补术，亦可通过介入性心导管用扣式双盘堵塞装置、蚌状伞或蘑菇伞关闭缺损。

3. 动脉导管未闭（patent ductus arteriosus，PDA） 动脉导管是胎儿时期肺动脉与主动脉间的正常通道，是胎儿循环的重要途径。生后数小时至数天在功能上关闭，多数于生后3个月左右在解剖上完全关闭。若持续开放并出现左向右分流者即为动脉导管未闭。未闭的动脉导管大小、长短和形态不一，一般分为3型：①管型；②漏斗型；③窗型。其发病率约占先天性心脏病发病总数的15%～20%，女多于男，比例为2：1～3：1。

(1)临床表现：症状取决于动脉导管的粗细，导管口径较细者，分流量小，临床可无症状，仅在体检时发现心脏杂音。导管粗大者分流量大，患儿疲劳无力、多汗，影响生长发育，易合并呼吸道感染，表现为气急、咳嗽等。偶见因扩大的肺动脉压迫喉返神经而引起声音嘶哑。体检示患儿多消瘦，轻度胸廓畸形，心前区隆起，心尖搏动增强，胸骨左缘第2～3肋间可闻有粗糙响亮的连续性机器样杂音，占据整个收缩期和舒张期，向左上和腋下传导，可伴有震颤，肺动脉瓣区第二心音增强或亢进。婴幼儿期及合并肺动脉高压或心力衰竭时，主动脉与肺动脉舒张期压力差很小，仅有收缩期杂音。由于肺动脉分流使动脉舒张压降低，脉压差多大于40mmHg（5.3kPa），可有水冲脉、毛细血管搏动和股动脉枪击音等周围血管征。伴有显著肺动脉高压者可出现差异性青紫（differential cyanosis），多限于左上肢及下半身青紫。常见的并发症为支气管肺炎、充血性心力衰竭、心内膜炎、肺血管的病变等。

(2)辅助检查：①心电图：动脉导管细的患儿心电图正常。动脉导管粗和分流量大者可有左侧心室和心房肥大，合并肺动脉高压时右心室肥大。②胸部X线检查：动脉导管口径较细、分流量小者可无异常发现。动脉导管粗、分流量大者有左心室和左心房增大，肺动脉段突出，肺门血管影增粗，肺野充血。有肺动脉高压时，右心室亦增大，主动脉弓也有所增大。③超声心动图：示左心房和左心室内径增宽，主动脉内径增宽，左心房内径/主动脉内径>1.2，二维超声心动图有时可显示肺动脉与降主动脉之间有动脉导管的存在，多普勒彩色血流显像可直接见到分流的方向和大小。④心导管检查：典型病例不需做，如有肺动脉高压或伴发其他畸形者进行心导管检查。右心导管检查显示肺动脉血氧含量高于右心室，说明肺动脉部位由左向右的分流。肺动脉和右心室的压力可正常或不同程度升高。部分患儿心导管可通过未闭的动脉导管，由肺动脉进入降主动脉。

(3)治疗原则：手术结扎或切断缝扎动脉导管即可治愈，宜于学龄前施行，必要时任何年龄均可手术。对早产儿动脉导管未闭可于生后一周内应用消炎痛，以促使导管平滑肌收缩而关闭导管。近年来介入性治疗已成为动脉导管未闭首选治疗方法，可采用微型弹簧圈或蘑菇伞堵塞动脉导管。

4. 法洛四联症（tetralogy of fallot，TOF） 是存活婴儿中最常见的青紫型先天性心脏病，由以下四种畸形组成：①肺动脉狭窄：以漏斗部狭窄多见；②室间隔缺损；③主动脉骑跨：主动脉骑跨于室间隔之上；④右心室肥厚：为肺动脉狭窄后右心室负荷增加的结果。以肺动脉狭窄最主要，对患儿的病理生理和临床表现有重要影响。其发病率约占各类先天性心脏病的10%～15%，男女发病比例接近。

(1)临床表现：症状的严重程度及出现早晚与肺动脉狭窄程度成正比，主要表现为青紫。

有些在生后不久即有青紫,随年龄增加逐渐加重,青紫常于唇、球结合膜、口腔粘膜、耳垂、指(趾)等毛细血管丰富的部位明显。由于血氧含量下降,患儿活动耐力差,在吃奶、哭闹、走动等活动时,即出现气急和青紫加重。患儿多有蹲踞症状,每于行走、活动或站立久时主动下蹲片刻。由于患儿长期缺氧,指(趾)端毛细血管扩张增生,局部软组织和骨组织也增生肥大,随后指(趾)末端膨大如鼓槌状,称杵状指(趾)。年长儿由于脑缺氧可诉头晕、头痛。婴儿有时在吃奶、大便、哭闹时出现阵发性呼吸困难,严重者可引起突然昏厥、抽搐或脑血管意外,这是由于在肺动脉漏斗部狭窄的基础上,突然发生该处肌肉痉挛,引起一时性肺动脉梗阻,使脑缺氧加重所致。体检可见患儿发育落后,重者智能低下。心前区可隆起,胸骨左缘第2~4肋间可闻及Ⅱ~Ⅲ级喷射性收缩期杂音,其响度取决于肺动脉狭窄的程度。狭窄重,流经肺动脉的血液少,杂音轻而短。肺动脉第二音减弱或消失。由于长期缺氧、红细胞增加,血液黏稠度高,血流变慢,易引起脑血栓,若为细菌性血栓,则易形成脑脓肿。常见并发症还有亚急性细菌性心内膜炎。

(2)辅助检查:①血液检查:周围血红细胞计数增多,血红蛋白和红细胞压积增高。②心电图:心电轴右偏,右心室肥大,也可右心房肥大。③胸部X线检查:心脏大小正常或稍增大。典型者心影呈靴形,系由右心室肥大使心尖上翘和漏斗部狭窄使心腰凹陷所致。肺门血管影缩小,肺纹理减少,透亮度增加。④超声心电图:二维超声心电图可显示主动脉内径增宽并向右移位。右心室内径增大,流出道狭窄。左心室内径缩小。多普勒彩色血流显像可见右心室直接将血液注入骑跨的主动脉。⑤心导管检查:导管较易从右心室进入主动脉,有时能从右心室入左心室。心导管从肺动脉向右心室退出时,可记录到肺动脉和右心室之间的压力差。根据压力曲线可判断肺动脉狭窄的类型。股动脉血氧饱和度降低,证明有右向左的分流存在。⑥心血管造影:造影剂注入右心室,可见主动脉和肺动脉几乎同时显影。主动脉影增粗且位置偏前、稍偏右。此外,尚可显示肺动脉狭窄的部位、程度和肺血管的情况。

(3)治疗原则:以根治手术治疗为主。手术年龄一般在2~3岁以上。在体外循环下作心内直视手术,切除流出道肥厚部分,修补室间隔缺损,纠正主动脉右跨。如肺血管发育较差不宜做根治手术,则以姑息分流手术为主,以增加肺血流量。待年长后一般情况改善时再作根治术。

缺氧发作时的处理:①置患儿于膝胸位;②及时吸氧并保持患儿安静;③皮下注射吗啡0.1~0.2mg/kg,可抑制呼吸中枢和消除呼吸急促;④静脉应用碳酸氢钠,纠正代谢性酸中毒;⑤可静脉注射β受体阻滞剂普萘洛尔(心得安)减慢心率,缓解发作。

5.肺动脉狭窄(pulmonary stenosis,PS) 为右室流出道梗阻的先天性心脏病,按狭窄部位的不同,可分为肺动脉瓣狭窄、漏斗部狭窄、肺动脉干及肺动脉分支狭窄,其中以肺动脉瓣狭窄最常见。其发病率占先天性心脏病总数的10%~20%。

(1)临床表现:轻度肺动脉狭窄一般无症状,只有在体检时才发现。狭窄程度越重,症状越明显,主要为活动后气急、乏力和心悸。重症肺动脉瓣狭窄婴儿期即可发生青紫及右心衰竭,青紫主要为未闭卵圆孔的右向左分流所致。发生心力衰竭前,生长发育尚可。体检可见心前区隆起,胸骨左缘搏动较强。肺动脉瓣区可触及收缩期震颤,并可闻及响亮的喷射性全收缩期杂音,向颈部传导。轻、中度狭窄杂音为Ⅱ~Ⅳ级,重度狭窄可达Ⅴ级,但极重度狭窄时杂音反而减轻。杂音部位与狭窄的类型有关:瓣膜型以第2肋间最响,漏斗部狭窄以第3、4肋间最响。如右心室代偿失调而扩大,则于三尖瓣区可闻及收缩期吹风样杂音,同时可有颈静脉怒张、肝肿大、下肢浮肿等右心衰竭表现。

(2)辅助检查:①心电图:轻者正常。中度以上狭窄者,显示不同程度的电轴右偏,右心室肥大,部分患者有右心房肥大。②胸部X线检查:肺野清晰,肺纹理减少。右心室扩大,有时右心房亦扩大,肺动脉段明显凸出。③超声心动图:右心室和右心房内径增宽,右心室前壁和室间隔增厚。扇形切面显像可见肺动脉瓣增厚和活动受限。漏斗部狭窄可见右心室流出道狭小。多普勒超声检查可估测跨瓣压差。④心导管检查:右心室收缩压增高,而肺动脉收缩压降低,心导管退出时可连续测得肺动脉和右心室的压力阶差。

(3)治疗原则:轻度狭窄者不需要治疗。中、重度肺动脉瓣膜型狭窄多数经皮囊导管成形术效果良好。右心室肥厚及收缩压达9.3kPa。对肺动脉瓣膜显著增厚、漏斗部有狭窄或合并其他心脏结构异常时宜及早外科手术治疗。

二、护　理

(一)护理评估

1.健康史　了解母亲妊娠史,尤其在妊娠初期2～3个月内有无感染史、接触放射线、用药史及吸烟、饮酒史;母亲是否患有代谢性疾病,家族中是否有先天性心脏病患者。

2.身体状况

(1)了解发现患儿心脏病的时间,详细询问有无青紫及出现青紫的时间;了解小儿发育的情况,体重增加的情况,与同龄儿相比活动耐力是否下降;了解有无喂养困难、声音嘶哑、苍白多汗、反复呼吸道感染,是否喜欢蹲踞,有无阵发性呼吸困难或突然昏厥。

(2)体检注意观察:①患儿生长发育的情况;②皮肤黏膜有无发绀及发绀程度;③胸廓有无畸形;④有无杵状指(趾);⑤心脏杂音的位置、时间、性质和程度;⑥特别注意肺动脉瓣区第二音是增强还是减弱,是否分裂;⑦有无呼吸急促、心率加快、鼻翼扇动,以及肺部啰音及肝增大等合并肺炎和心力衰竭的表现。

(3)了解X线、心电图、超声心动图、血液检查的结果和临床意义。较复杂的畸形还应取得心导管检查和心血管造影的诊断资料。

3.心理社会状况　评估患儿是否因患先天性心脏病生长发育落后,正常活动、游戏、学习因受到不同程度的限制和影响而出现抑郁、焦虑、自卑、恐惧等心理。了解家长是否因本病的检查和治疗比较复杂、风险较大、预后难于预测、费用高而出现焦虑和恐惧等。

(二)护理诊断/问题

1.活动无耐力　与体循环血量减少或血氧饱和度下降有关。
2.生长发育迟缓　与体循环血量减少或血氧下降影响生长发育有关。
3.有感染的危险　与肺血增多及心内缺损易致心内膜损伤有关。
4.潜在并发症　心力衰竭、感染性心内膜炎、脑血栓。
5.焦虑　与疾病的威胁和对手术担忧有关。

（三）护理目标

1. 患儿活动量得到适当的限制,能满足基本生活所需。
2. 患儿获得充足的营养,满足生长发育的需要。
3. 患儿住院期间无感染发生或感染及时得到控制。
4. 患儿住院期间无并发症发生或及并发症时发现并处理。
5. 患儿或(和)家长掌握本病的有关知识,积极配合诊断检查和治疗。

（四）护理措施

1. 养成良好的生活习惯　教育患儿及家长要安排好作息时间,保证睡眠,根据病情安排适当活动量,减少心脏负担。集中护理,避免引起情绪激动和大哭大闹。病情严重的患儿应卧床休息。

2. 供给充足营养　注意营养搭配,提供充足能量、蛋白质和维生素,保证营养需要,以增强体质,提高对手术的耐受。对喂养困难的小儿要耐心喂养,可少量多餐,避免呛咳和呼吸困难。心功能不全伴有水钠潴留者,应根据病情,采用无盐饮食或低盐饮食。

3. 预防感染　注意体温变化,根据气温改变及时加减衣服,避免受凉引起呼吸系统感染。注意保护性隔离,以免交叉感染。做各种口腔小手术时应给予抗生素预防感染,防止感染性心内膜炎发生,一旦发生感染应积极治疗。

4. 观察病情

（1）观察有无心率增快、呼吸困难、端坐呼吸、吐泡沫样痰、浮肿、肝脏肿大等心力衰竭的表现,如出现上述表现,立即置患儿于半卧位,给予吸氧,及时与医生取得联系,并按心衰护理。

（2）法洛四联症患儿可因活动、哭闹、便秘引起缺氧发作,应注意观察,一旦发生缺氧,应将小儿置于膝胸卧位,以增加体循环阻力,使右向左分流减少,同时给予吸氧,并与医生合作给予吗啡及普萘洛尔抢救治疗。

（3）因法洛四联症患儿血液黏稠度高,出现发热、出汗、吐泻时,体液量减少,加重血液浓缩易形成血栓,因此要注意供给充足体液,必要时可静脉输液。

5. 心理护理　对患儿关心爱护、态度和蔼,建立良好的护患关系,消除患儿的紧张。对家长和患儿解释病情和检查、治疗经过,取得他们理解和配合。

6. 健康教育　指导家长掌握先天性心脏病的日常护理,养成良好的生活习惯,合理用药,预防感染和其他并发症发生。定期复查,保持心功能在最好状态,使患儿能顺利度过手术关。

（五）护理评价

经过治疗和护理,评价患儿活动耐力是否增加;能否满足基本生活所需;能否获得充足的营养,满足生长发育的需要;有无发生感染等并发症;患儿或(和)家长是否了解本病的有关知识,是否积极配合诊疗和护理。

附：先天性心脏病的介入治疗与心导管检查术

心导管术是指从周围血管插入导管、送至心腔及大血管各处的技术，用以获取信息，达到检查、诊断和治疗目的。

介入性治疗的优点：无需开胸，创伤小，患儿痛苦少，无手术疤痕，并发症少，疗效确切。

（一）适应征

1. 完全性大动脉转位（TGA）。
2. 右室发育不良综合征（三尖瓣闭锁，肺动脉瓣闭锁）。
3. 左心梗阻性心脏病（二尖瓣闭锁，二尖瓣重度狭窄）。
4. Fontan 术后低心排。

（二）常见并发症

1. 心律失常
2. 血管撕裂
3. 心房穿孔，心包填塞

（三）术前护理

1. 检查病历，是否已完成必要的实验室检查（如出凝血时间，肝肾功能检测，X 线胸片，超声心电图等）。
2. 向病人及家属介绍心导管检查和介入的方法和意义，手术的必要性和安全性。
3. 做抗生素和碘过敏实验，采用非离子造影剂时，可以不做皮试。
4. 术前一天做好术区皮肤准备，禁食、禁水 6 小时，术前 30 分钟肌肉注射阿托品。
5. 术前有体温升高者，排除各种感染，必要时停手术，治疗至体温正常 3 天再手术。
6. 腰部垫铅皮，保护生殖系统。
7. 麻醉病人呼吸机的准备，吸引器的准备，四肢的固定，手术体位的固定，必要时备血等。

（四）术中护理

1. 观察动态心电图，记录各参数并保存资料。
2. 心室造影前，抽回血排气，防止形成气栓。

（五）术后护理

1. 静脉穿刺术侧制动 4～6 小时，动脉侧肢体制动 12 小时。穿刺点及近心侧 1～2cm 处以左手食指、中指两指压迫穿刺点止血 3～6 小时，防止局部血肿形成。
2. 严密监测生命体征，观察足背动脉搏动，比较两次搏动强度及肢体温度变化。
3. 根据医嘱补液及用药。
4. 全麻病人注意麻醉护理。

5. 术后卫生宣教,注意术后肢体的活动。局部硬肿可热敷或理疗。

第三节 病毒性心肌炎

一、疾病概要

病毒性心肌炎(viral myocarditis)是病毒侵犯心脏所致的炎性过程。本病临床表现轻重不一,轻者预后大多良好,重者可发生心力衰竭、心源性休克、甚至猝死。部分病例可伴有心包炎和心内膜炎。

(一)病因和发病机制

本病多因病毒感染所致。主要是肠道和呼吸道病毒,尤其是柯萨奇病毒 B_{1-6} 型最常见,约占半数以上,其次为埃可病毒。其他病毒如腺病毒、脊髓灰质炎病毒、流感和副流感病毒、单纯疱疹病毒、腮腺炎病毒等均可引起心肌炎。轮状病毒是婴幼儿秋季腹泻的病原体,也可引起心肌的损害。

本病的发病机制尚不完全清楚,一般认为与病毒及其毒素早期经血液循环直接侵犯心肌细胞有关,另外病毒感染后的变态反应和自身免疫也与发病有关。其病理改变多以心肌间质组织和附近血管周围单核细胞、淋巴细胞和中性粒细胞浸润为主,少数为心肌变性,包括肿胀、断裂、溶解和坏死等变化。病变分布可为局灶性、散在性或弥漫性,慢性病例多有心脏扩大,心肌间质炎症浸润和心肌纤维化形成的疤痕组织。心包可有浆液渗出,个别发生粘连。病变可波及传导系统,甚至导致终身心律失常。

(二)临床表现

病毒性心肌炎临床表现轻重悬殊,轻症患儿可无自觉症状,仅表现心电图的异常;多数患儿预后良好,病死率不高。重症者则暴发心源性休克、急性心力衰竭,常在数小时或数天内死亡。

1. 一般表现 典型病例在起病前数日或 1~3 周多有上呼吸道或肠道等前驱病毒感染史,常伴有发热、胸痛、周身不适、咽痛、肌痛、腹泻和皮疹等症状;心肌受累时患儿常诉疲乏无力、气促、心悸和心前区不适或腹痛。体检发现心脏扩大、心搏异常,安静时心动过速,第一心音低钝,出现奔马律,伴心包炎者可听到心包摩擦音。

2. 严重表现 血压下降,甚至发生充血性心力衰竭或心源性休克。少数重症暴发病例,因心源性休克、急性心力衰竭或严重心律失常在数小时或数天内死亡。

(三)辅助检查

1. 实验室检查
(1)血象及血沉:急性期白细胞总数轻度增高,以中性粒细胞为主;部分病例血沉轻度或中度增快。
(2)血清心肌酶谱测定:病程早期血清肌酸激酶(CK)及其同功酶(CK-MB)、乳酸脱氢酶(LDH)及其同工酶(LDH$_1$)、血清谷草转氨酶(SGOT)均增高。心肌肌钙蛋白 T(cTnT)升高,具有高度的特异性。恢复期血清中检测相应抗体,多有抗心肌抗体增高。

(3)病毒分离:疾病早期可从咽拭子、粪便、血液、心包液或心肌中分离出病毒,但阳性率低。

(4)免疫荧光技术(PCR):在疾病早期可通过 PCR 技术检测出病毒核酸。

2.X 线检查　透视下心搏动减弱,胸片示心影正常或增大,合并大量心包积液时心影显著增大。心功能不全时两肺呈淤血表现。

3.心电图检查　呈持续性心动过速,多导联 ST 段偏移和 T 波低平、双向或倒置,QT 间期延长,QRS 波群低电压。心律失常以早搏为多见,尚可见到部分性或完全性窦房、房室或室内传导阻滞。

(四)治疗原则

本病为自限性疾病,目前尚无特效治疗,主要是减轻心脏负担,改善心肌代谢和心功能,促进心肌修复。

1.休息　减轻心脏负担。

2.药物治疗　大剂量维生素 C 应用有清除自由基的作用,可改善心肌代谢及促进心肌恢复,剂量为每日 100~200mg/kg,溶于 10％葡萄糖液中静脉注射,每日一次,疗程 3~4 周。能量合剂有加强心肌营养、改善心肌功能的作用,常用三磷酸腺苷 20mg、辅酶 A50 单位、胰岛素 4~6 单位及 10％氯化钾 8mL 溶于 10％葡萄糖液 250mL 中静脉滴注,每日或隔日 1次。还可用辅酶 Q10、1,6-二磷酸果糖(FDP)。在常规治疗的基础上还可加用丹参或黄芪等中药。

3.应用激素　肾上腺皮质激素有改善心肌功能、减轻心肌炎性反应和抗休克作用,一般病程早期和轻症者不用,多用于急重病例,常用泼尼松,每日 1~1.5mg/kg 口服,共 2~3周,症状缓解后逐渐减量至停药。对于急症抢救病例可采用静脉滴注,如地塞米松每日 0.2~0.4mg/kg,或氢化可的松每日 10~20mg/kg。

4.应用丙种球蛋白　用于重症病例,2g/kg,单剂 24 小时静脉缓慢滴注。

5.控制心力衰竭　强心药常用地高辛或毛花苷丙,由于心肌炎时患者对洋地黄制剂比较敏感,容易中毒,故剂量应偏小,一般用有效剂量的 2/3 即可。重症患儿加用利尿剂时,尤应注意电解质平衡,以免引起心律失常。

6.救治心源性休克　静脉大剂量滴注肾上腺皮质激素或静脉推注大剂量维生素 C 常可取得较好的效果,如效果不满意可应用调节血管紧张度的药物如多巴胺、异丙肾上腺素和阿拉明等以加强心肌收缩、维持血压和改善微循环。

二、护　理

(一)护理评估

1.健康史　评估患儿近期有无呼吸道和消化道病毒感染史,有无发热、心前区不适、乏力、胸闷等。

2. 身体状况　观察精神状态,有无面色苍白、青紫、多汗、皮肤花纹、四肢厥冷和气急等表现。体检注意血压、脉搏、心音强弱、心率和心律,有无心界扩大、呼吸困难和水肿。了解X线胸片心脏大小、心电图、心肌酶谱以及其他辅助检查的结果及临床意义。

3. 心理社会状况　评估患儿及家长的心理状况,对本病病因、发展和预后的了解程度,能否配合治疗和护理,家庭的基本情况及经济状况,家庭和亲属有无特殊要求等。

(二)护理诊断/问题

1. 活动无耐力　与心肌收缩力下降,组织供氧不足有关。
2. 潜在并发症　心律失常、心力衰竭、心源性休克。

(三)护理目标

1. 患儿活动耐力提高。
2. 患儿未发生并发症或及时发现并得到有效控制。

(四)护理措施

1. 休息　急性期卧床休息,至体温稳定后3～4周基本恢复正常时逐渐增加活动量。恢复期继续限制活动量,一般总休息时间不少于6个月。重症患儿心脏扩大者、有心力衰竭者,应延长卧床时间,待心衰控制、心脏情况好转后再逐渐开始活动。

2. 严密观察病情　密切观察和记录患儿精神状态、面色、心率、心律、呼吸、体温和血压变化。有明显心律紊乱者应进行连续心电监护,发现多源性期前收缩、频发室性期前收缩、高度或完全性房室传导阻滞、心动过速、心动过缓时应立即报告医生,采取紧急处理措施。

3. 对症处理和观察药物作用　胸闷、气促、心悸时应休息,必要时可给予吸氧。烦躁不安者可根据医嘱给予镇静剂。有心力衰竭时置患儿于半卧位,尽量保持其安静,静脉给药应注意点滴的速度不要过快,以免加重心脏负担。心源性休克使用血管活性药物和扩张血管药时,要准确控制滴速,最好能使用输液泵,以避免血压过大的波动。

心肌炎时,心肌敏感性增高,使用洋地黄时剂量应偏小,注意观察有无心率过慢,出现新的心律失常和恶心、呕吐等消化系统症状,如有上述症状应暂停用药并与医生联系处理,避免洋地黄中毒。

4. 健康教育　对患儿及家长介绍本病的治疗过程和预后,减少患儿和家长的焦虑和恐惧心理。强调休息对心肌炎恢复的重要性,使其能自觉配合治疗。告知预防呼吸道感染和消化道感染的常识,疾病流行期间尽量避免公共场所。带抗心律失常药物出院的患儿,让患儿和家长了解药物的名称、剂量、用药方法及副作用。嘱咐出院后定期到门诊复查。

(五)护理评价

经过治疗和护理,评价患儿活动耐力是否增加;有无感染等并发症发生;患儿或(和)家长是否了解本病的有关知识尤其是休息对疾病恢复的重要作用。

本章小结

本章主要介绍了小儿循环系统的解剖生理特点,重点介绍了先天性心脏病、病毒性心肌炎的疾病概要及护理,重点强调了各类疾病的护理评估、护理诊断及护理措施。

本章关键词:先天性心脏病;房间隔缺损;室间隔缺损;动脉导管未闭;法洛四联征;肺动脉狭窄;病毒性心肌炎

课后思考

1. 试述不同年龄小儿的正常心率。
2. 如何正确测量和计算各年龄小儿的动脉血压?
3. 先天性心脏病分哪几种类型?分类依据是什么?
4. 患儿,10岁,女,以"胸闷3天"为主诉入院。患儿3天前开始感胸闷,伴头晕、恶心,有乏力,无心悸。体格检查:T36.6℃,P55次/分,R19次/分,发育营养差,胸骨左缘第3~4肋间有Ⅲ级粗糙收缩期杂音,P2亢进,肺(一),腹平软,肝脾未触及。心电图:电轴不偏,P波增宽、双峰,V3导联R波+S波为7mV。X线胸片示肺血增多,心影中度增大。

问题:(1)该患儿的医疗诊断是什么?

(2)该患儿主要的护理诊断有哪些?

5. 患儿,2岁,男,以"气促、生长缓慢2年"为主诉入院。患儿生后6个月开始出现口唇发绀,活动、哭闹后加重。体格检查:T36.6℃,P55次/分,R24次/分,发育营养差,轻度杵状指,胸骨左缘第3肋间闻及Ⅲ级收缩期喷射性杂音,肺动脉瓣区第二音减弱。胸部X线示心影呈"靴型",二肺叶清晰透亮。

问题:(1)该患儿的医疗诊断是什么?

(2)该患儿主要的护理诊断有哪些?

(王国琴)

第九章 泌尿系统疾病

案例

患儿,男,7岁,因"眼睑水肿、尿少2天"入院。2天前发现患儿眼睑水肿,尿少呈浓茶色。患儿2周前有上呼吸道感染病史。入院检查:体温37℃,血压120/95mmHg,颜面轻度水肿,咽部稍红,心率106次/分,双肺呼吸音稍粗,腹水征(一),双下肢水肿,按压无凹陷。尿常规检查:红细胞(++),蛋白(+),血清补体C_3降低、抗链球菌溶血毒素"O"增高。临床诊断为"急性肾小球肾炎"。

问题:
1. 如何针对该患儿首优的护理诊断实施护理措施?
2. 如何观察病情变化,预防重症的发生?

本章学习目标

1. 掌握急性肾小球肾炎、肾病综合征、泌尿道感染患儿的护理评估、护理问题、护理措施。
2. 熟悉小儿泌尿系统的解剖生理特点,急性肾小球肾炎、肾病综合征、泌尿道感染的治疗要点,肾病综合征的病理生理改变。
3. 了解急性肾小球肾炎、肾病综合征、泌尿道感染的发病机制、护理目标及护理评价。
4. 在护理患儿的过程中充分体现爱心、细心和关心,为患儿提供及时有效的护理,促进患儿早日康复。

第一节 小儿泌尿系统解剖生理特点

一、解剖特点

1. **肾脏** 小儿年龄越小,肾脏相对越大。新生儿肾的总重量约占体重的1/125,而成人仅为1/220。婴儿肾位置较低,下极位于髂嵴以下第4腰椎水平,2岁后达髂嵴以上,故2岁以内健康小儿腹部触诊可扪及肾脏(尤右肾)。肾脏表面呈分叶状,2~4岁时分叶消失,若此后继续存在,应视为分叶畸形。

2.输尿管　婴幼儿输尿管长而弯曲,管壁肌肉和弹力组织发育不全,易因扩张受压或扭转而引起梗阻,出现尿潴留而诱发泌尿道感染。婴幼儿输尿管和膀胱结合处瓣膜发育不成熟,易发生膀胱输尿管返流(膀胱内压力增高时,尿液逆流),这也是尿路感染发病率较高的原因之一。

3.膀胱　婴儿膀胱位置相对较高,尿液充盈后其顶部常在耻骨联合以上,腹部触诊时可扪及,以后随年龄增长逐渐降入骨盆内。膀胱容量(mL)约为[年龄(岁)+2]×30。

4.尿道　女婴尿道较短,新生女婴尿道仅1cm,(性成熟期3~5cm)而且外口靠近肛门,易受污染而引起上行感染。男婴尿道虽长(5~6cm),但常有包茎,易发生污垢积聚,亦可引起上行感染。

二、生理特点

1.肾功能　新生儿出生时肾单位数量已达成人水平,其储备能力尚不充足,调节机制亦不成熟;肾小球滤过率低,生后3~6个月仅为成人的1/2;肾小管的重吸收、排泄、浓缩和稀释等功能均不成熟,对水及电解质平衡的调节较差,易发生水、电解质紊乱及酸中毒等。新生儿对药物排泄功能差,用药种类及剂量应慎重选择。小儿肾功能12~18个月时接近成人。

2.排尿特点

(1)排尿次数:93%新生儿在生后24小时内开始排尿,99%在48小时内排尿。生后头几天因摄入量少,每日排尿仅4~5次;1周后因新陈代谢旺盛,进水量较多而膀胱容量较小,排尿增至每日20~25次;1岁时每日排尿15~16次;至学龄前和学龄期每日排尿6~7次。

(2)排尿控制:正常排尿机制在婴儿期由脊髓反射完成,随后建立脑干—大脑皮层控制,至3岁左右小儿已能控制排尿。1岁半至3岁小儿主要通过控制尿道外括约肌和会阴肌等非逼尿肌来控制排尿。若3岁后仍保留这种排尿机制,不能控制膀胱逼尿肌收缩,则表现为白天尿频、尿急、偶然尿失禁和夜间遗尿,被称为不稳定膀胱。

(3)每日尿量:小儿尿量个体差异较大,每日排尿量与饮食、气温、活动量及精神等因素有关。新生儿正常尿量为每小时1~3mL/kg,每小时<1.0mL/kg为少尿,<0.5mL/kg为无尿。每日正常尿量为:婴儿400~500mL;幼儿500~600mL;学龄前期600~800mL;学龄期800~1400mL。若婴幼儿每日排尿量少于200mL,学龄前儿童少于300mL,学龄期儿童少于400mL,即为少尿;每日尿量少于30~50mL,为无尿。

3.尿液特点

(1)尿色和酸碱度:新生儿出生最初几天尿液颜色较深,数日后开始变淡。婴幼儿尿液淡黄透明,在寒冷季节尿排出后放置可有白色混浊,加酸(磷酸盐结晶能溶解)或加热(尿酸盐结晶能溶解)后尿液变清即为正常,可与脓尿或乳糜尿鉴别。新生儿出生后尿呈强酸性,以后接近中性或弱酸性,pH在5~7。

(2)尿渗透压和尿比重:新生儿尿渗透压平均为240mmol/L,比重为1.006~1.008;1岁后接近成人水平,儿童尿渗透压通常为500~800mmol/L,尿比重为1.011~1.025。

(3)尿蛋白:正常小儿尿中含微量蛋白,定量每天不超过100mg/m²,超过150mg～200mg为异常;尿蛋白定性试验阴性,一次尿蛋白(mg/dL)/肌酐(mg/dL)≤0.2。

(4)尿细胞和管型:正常新鲜尿液离心后沉渣镜检:红细胞<3个/HPF,白细胞<5个/HPF,偶见透明管型;12小时尿细胞正常计数(Addis count):红细胞<50万,白细胞<100万,管型<5000个。

第二节　急性肾小球肾炎

一、疾病概要

急性肾小球肾炎(acute glomerulonephritis,AGN)简称急性肾炎,是一组不同病原体所致的感染后免疫反应引起的急性弥漫性肾小球损害的疾病,占小儿泌尿系统疾病的首位。主要表现为起病急,多有前驱感染,以血尿、水肿、少尿、高血压为特点。多见于5～14岁小儿,小于2岁者少见,男女比例2∶1。一年四季均可发病,但以秋冬季较多,可呈局部流行。本病为自限性疾病,预后良好,较少转为慢性肾炎和慢性肾衰竭,个别病例可于急性期死亡。

(一)病因及发病机制

本病主要是由A组β-溶血性链球菌中的"致肾炎菌株"感染后引起的免疫复合物性肾炎,继发于呼吸道和皮肤感染。除β-溶血性链球菌外,其他细菌如金黄色葡萄球菌、肺炎链球菌和革兰阴性杆菌等也可致病。此外,流行性感冒病毒、腮腺炎病毒、乙型肝炎病毒、柯萨奇病毒B₄、埃可病毒9型、肺炎支原体、真菌、钩端螺旋体、立克次体和疟原虫等也可导致急性肾炎。发病机制如图9-1所示。

急性肾小球肾炎的发病机制

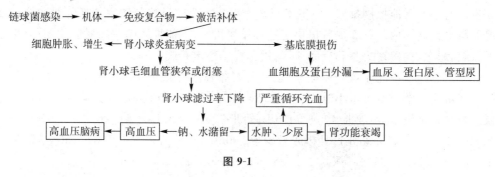

图 9-1

(二)临床表现

急性肾炎临床表现轻重悬殊,轻者甚至无临床症状,仅于尿检时发现异常;重者在病初2周内可因病情进展迅速而危及生命。

1.一般表现　病初可有低热、乏力、头晕、食欲减退、恶心、呕吐等一般症状。部分患儿可见呼吸道或皮肤等前驱感染尚未彻底治愈的残迹。

2.典型表现

(1)水肿、少尿:最常见和最早出现的症状,为就诊的主要原因。70%患儿有水肿,多由眼睑开始,晨起为著,渐波及躯干、四肢,重者1~2日内波及全身。一般多为轻、中度水肿,呈非凹陷性。水肿同时伴尿量减少,严重者可出现无尿。一般随着尿量增多,水肿于病程1~2周内逐渐消退。

(2)血尿:起病时几乎均有血尿,轻者仅有镜下血尿,30%~50%的患儿为肉眼血尿,呈茶褐色或烟灰水样(酸性尿),也可呈洗肉水样(中性或弱碱性尿)。肉眼血尿多在1~2周内逐渐消失,转为镜下血尿,少数持续3~4周;而镜下血尿一般持续1~3个月或更长时间。运动后或并发感染时血尿可暂时加剧。血尿同时常伴有不同程度蛋白尿,一般为轻、中度,个别可达肾病水平。

(3)高血压:30%~80%的患儿可有高血压,一般学龄前患儿血压>120/80mmHg,学龄患儿>130/90mmHg,呈轻度或中度增高。大多血压在120~150/80~110mmHg,可伴有头痛、头晕、眼花、恶心等。一般在1~2周内随尿量增多而血压降至正常。

3.严重表现 少数患儿在起病1~2周内可出现下列严重症状,如不及早发现、及时治疗,可危及生命。

(1)严重循环充血:常发生在起病后第一周。由于水、钠潴留,血浆容量增加而致循环充血,出现类似心力衰竭表现。患儿心脏代偿性搏出量增加,出现心脏扩大,心率增快,甚至出现奔马律;肺循环血容量增多,出现呼吸增快、端坐呼吸、咳嗽,严重者咳粉红色泡沫痰,肺底可闻细小湿啰音;体循环血容量增多,出现颈静脉充盈或怒张,肝脏充血肿大,肝区疼痛,水肿加剧。危重病例可因急性肺水肿于数小时内死亡。少数病例因心脏持续高负荷,或因心肌病变而发展成真正的心力衰竭。

(2)高血压脑病:由于病初血压骤升,超过脑血管代偿性收缩机制,使脑组织血液灌注急剧增多而致脑水肿。患儿出现头痛、烦躁不安、恶心呕吐、复视或一过性失明,甚至惊厥和昏迷等症状。血压常在150~160/100~110mmHg以上,若能及时控制高血压,脑水肿症状可迅速消失。

(3)急性肾功能衰竭:病初由于肾小球滤过率降低,出现尿少、尿闭等症状,引起暂时性氮质血症、电解质紊乱(高钾、低钠)和代谢性酸中毒。一般持续3~5天或1周左右,在尿量逐渐增多后,病情好转;若持续数周仍不恢复,则预后严重。

4.非典型表现

(1)无症状性急性肾炎:有前驱感染病史,患儿仅有镜下血尿,无水肿、高血压等临床表现,血清链球菌抗体可增高,一过性血清补体降低。

(2)肾外症状性急性肾炎:患儿有水肿和(或)高血压,有时甚至出现高血压脑病或严重循环充血,而尿液改变轻微或无改变。

(3)肾病综合征表现的急性肾炎:以急性肾炎起病,但呈肾病综合征表现,主要为水肿和蛋白尿突出,伴轻度低蛋白血症和高胆固醇血症,症状持续时间长,预后较差,部分病儿可演变为慢性进行性肾炎。

(三)辅助检查

1.尿液检查 尿沉渣镜检可见大量红细胞,有透明、颗粒、红细胞等多种管型。尿蛋白

(十～+++),与血尿的程度平行。早期可见白细胞(并非感染)。

2. 血液检查

(1)血常规:有轻度至中度贫血,与血容量增加、血液稀释有关;白细胞可正常或稍高。血沉多数轻度增快,一般2～3个月内恢复正常。

(2)血清抗链球菌抗体:若抗链球菌溶血素"O"、抗透明质酸酶、抗脱氧核糖核酸酶等血清抗链球菌抗体升高,提示新近链球菌感染,是诊断链球菌感染后肾炎的依据。

(3)血清总补体(CH_{50})及C_3:90%在病程早期显著下降,多在6～8周内恢复正常。

(4)肾功能:少尿期有轻度氮质血症,血尿素氮、肌酐暂时增高。利尿消肿后,肾功能多数迅速恢复正常。肾小管功能一般正常。

(四)治疗原则

本病为自限性疾病,无特异性治疗方法。除休息、控制水盐摄入量外,主要是利尿及降压等对症处理,应用抗生素彻底清除感染灶,以及防治严重循环充血、高血压脑病、急性肾功能衰竭等。

1. 利尿 一般用氢氯噻嗪每天1～2mg/kg,分2～3次口服;重症者用呋塞米(速尿)肌注或静脉注射,每次1～2mg/kg,每日1～2次。

2. 降压 当舒张压高于90mmHg时应首选硝苯地平(心痛定)0.25～0.5mg/(kg·天),最大剂量不超过1mg/(kg·天),分3次口服。卡托普利与硝苯地平交替使用效果好。

3. 应用抗生素 早期使用对链球菌敏感的抗生素,以清除病灶内残存的细菌,常用青霉素10～14天。青霉素过敏者改用红霉素,避免使用肾毒性药物。

4. 重症治疗

(1)高血压脑病:首选硝普钠5～20mg加入5%葡萄糖液100mL中,以1μg/(kg·min)速度静脉滴注。同时,给予地西泮止痉及呋塞米利尿脱水等。

(2)严重循环充血:强利尿剂(如呋塞米)促进液体排出;如已发生肺水肿则可用硝普钠扩张血管降压;适当使用快速强心药。

(3)急性肾功能衰竭:主要使患儿能度过少尿期(肾衰期),将少尿引起的内环境紊乱减少至最低程度。具体措施有维持水电平衡,及时处理水过多、高钾血症和低钠血症等危及生命的水、电解质紊乱,必要时采用透析治疗。

二、护 理

(一)护理评估

1. 健康史 仔细询问患儿:发病前1～4周有无前驱感染史;秋冬季节1～2周前有无呼吸道感染,如扁桃体炎、咽炎、猩红热等;夏秋季节2～4周前有无皮肤感染,如脓疱疮等;近期患儿有无发热、食欲减退等症状;既往有无类似疾病的发生及其治疗情况等。

2. 身体状况

(1)评估患儿有无水肿、少尿、血尿、高血压的症状和体征,测量血压、脉搏、呼吸、体重、腹围等,检查水肿的程度、部位及其发生、发展情况。

(2)观察是否出现严重循环充血、高血压脑病、急性肾功能衰竭等严重表现,如心率是否增快、有无奔马律,肺部有无啰音,肝脏是否增大、有无颈静脉怒张等。

(3)注意评估尿常规检查结果:有无血尿、蛋白尿;血液检查有无血清补体降低、抗链球菌溶血素"O"增高;血浆肌酐、尿素氮是否升高。

3.心理社会状况　了解并评估患儿及家长的心态及对本病的认识程度。患儿多为年长儿,个性心理及心理社会行为的发展已趋完善,开始注意他人对自己的态度和评价,除来自疾病和医疗上对活动及饮食严格限制的压力外,还有来自家庭和社会的压力,如:因不能与同伴玩耍、担心学习成绩下降或休学等,可产生紧张、焦虑、抱怨等心理,表现为情绪低落、烦躁易怒等;因长期住院,担心家庭经济负担加重,可产生失望、否认、对抗等心理,表现为隐瞒、说谎及不合作等。家长因缺乏本病有关知识,担心转为慢性肾炎影响患儿将来健康,可产生焦虑、失望和沮丧等心理;学龄患儿的老师、同学的认知水平及态度,对患儿和家长影响也很大。

(二)护理诊断/问题

1.体液过多　与肾小球滤过率下降,水、钠潴留有关。

2.营养失调,低于机体需要量　与蛋白丢失、消化功能降低致食欲下降有关。

3.活动无耐力　与水肿、高血压有关。

4.潜在并发症　严重循环充血、高血压脑病、急性肾功能不全、药物副作用。

5.焦虑　与病程长、医疗性限制及缺乏对疾病的了解等有关。

(三)护理目标

1.患儿尿量增多,水肿减轻或消退。

2.患儿营养摄入量达到正常标准。

3.患儿能按要求参与活动,活动后无心慌、气急。

4.患儿不发生并发症,或并发症经及时处理后得到控制。

5.患儿及家长情绪稳定,能积极配合治疗和护理。

案例问题解答:

案例中患儿首优的护理诊断为:体液过多。依据为:颜面及双下肢水肿,尿少呈浓茶色。针对患儿体液过多的护理问题制定护理计划,并加以实施:①卧床休息二周;②限制水盐摄入量;③记录24小时出入量及水肿变化情况,防止发生或及时控制严重症状;④遵医嘱用利尿剂,观察疗效与副作用;⑤帮助患儿及家长减轻焦虑、缓解心理压力;⑥健康指导。

(四)护理措施

1.休息与活动

(1)起病2周内卧床休息,可减轻心脏负担,增加肾血流量,提高肾小球滤过率,减少水、钠潴留,预防严重症状的发生;同时又由于静脉压下降,降低了毛细血管血压,使水肿减轻。应向患儿及家长强调卧床休息的重要性,以取得合作。

(2)待浮肿消退、血压正常、肉眼血尿消失,可下床在室内轻微活动或户外散步,1～2个月内宜限制活动量,3个月内避免剧烈活动;当血沉正常、尿红细胞<10个/HPF时时可以上学,但应避免体育活动;尿常规正常3个月后或12小时尿细胞计数正常后可恢复正常生活。

(3)卧床休息时注意肾区保暖,可在腰部热敷,促进血液循环,解除肾血管痉挛,使肾血流量增多,以增加尿量,减轻水肿。每日一次,每次15～20分钟。

2.饮食管理

(1)少尿和水肿期间限制钠、水摄入,钠盐摄入以每日60～120mg/kg为宜,水的摄入以不显性失水加前一日的尿量计算。一般不必严格限水,但对严重少尿或无尿患儿应限制钠、水摄入,有助于减轻水肿及循环充血,从而减轻肾脏负荷。

(2)早期供给易消化的高糖、高维生素、含适量脂肪的低盐或无盐饮食,少量多餐。一般不必严格控制蛋白质摄入,但有氮质血症时应限制蛋白质入量,每日0.5g/kg。有肾功能衰竭时,禁食含钾较多的食物如柑橘、香蕉、马铃薯等。在尿量增加、水肿消退、血压正常后,可逐渐恢复到正常饮食,以保证小儿生长发育的需要。

(3)向家长阐明饮食管理的重要性,因患儿胃肠道黏膜水肿,消化能力下降,应注意减轻胃肠道负担。低盐饮食可使患儿食欲下降,故在不违反饮食原则的前提下与患儿及家长共同制订可口的食谱,尽量满足患儿饮食习惯与要求。可利用糖、醋及其他调料来满足味觉需要,保证营养的摄入,亦可在做菜时不放盐,吃时蘸适量盐水,既能控制盐量摄入,又可刺激食欲。

3.观察病情变化,预防重症发生

(1)预防严重循环充血:使患儿卧床休息,限制其活动,尽量保持安静,以免加重心脏负担。密切观察呼吸、心率、脉搏、肝脏和精神状态,注意有无烦躁、紫绀、呼吸困难、夜眠不安、不能平卧、咳粉红色泡沫痰、肝脏增大、颈静脉怒张等表现,警惕发生严重循环充血。一旦出现,应让患儿半坐位、吸氧,及时报告医生,并按心力衰竭护理。

(2)预防高血压脑病:病程早期注意观察血压变化,每日测血压2次,必要时按医嘱监测血压,应用降压药。若出现血压突然升高、剧烈头痛、烦躁、恶心、呕吐、眼花、一过性失明、惊厥等,提示可能发生高血压脑病,应立即让患儿卧床,头部稍抬高,测生命体征,报告医生,并配合救治。

(3)预防急性肾功能衰竭:注意观察尿量、尿色及水肿情况,每日测体重,准确记录24小时出入量,按医嘱取晨尿标本送检,以了解水肿增减情况和治疗效果。患儿尿量增加,肉眼血尿消失,体重每日下降100～200g,提示病情好转。如尿量持续减少,出现头痛、恶心、呕吐、心律失常,甚至惊厥、昏迷等,要警惕急性肾功能衰竭的发生,及时报告医生,进行相应处理。除限制患儿钠、水入量外,应限制蛋白质及含钾食物的摄入,以免发生氮质血症及高钾血症;要嘱患儿绝对卧床休息以减轻心脏和肾脏的负担,并作好透析前的心理护理。

案例问题解答：

案例中患儿血压增高，心率增快，提示已有循环充血，系肾小球滤过率下降，水、钠潴留所致。因此要注意观察病情变化，预防重症的发生。嘱患儿卧床休息，以免加重心脏负担，并密切观察呼吸、心率、脉搏、血压、肝脏和精神状态，警惕发生严重循环充血、高血压脑病。一旦出现，应让患儿半卧位、吸氧，及时报告医生，并按心力衰竭护理。如尿量持续减少，出现头痛、恶心、呕吐、心律失常，甚至惊厥、昏迷等，要警惕急性肾功能衰竭的发生。

4.遵医嘱用药，观察疗效与副作用

(1)利尿剂：多数于起病后1~2周内自发利尿消肿，一般水肿不必用利尿剂。凡经限制水盐量后仍有明显浮肿、少尿、高血压及全身循环充血者，应按医嘱给予利尿剂。可在清晨或上午给药，避免夜尿过多影响休息。氢氯噻嗪口服60分钟后开始利尿，呋塞米松静脉注射15分钟（口服30分钟）后开始利尿。因口服氢氯噻嗪对胃肠道有刺激，应餐后服用。注意观察并记录用利尿剂前后患儿体重、尿量、水肿变化，观察药物起效的时间，有无水、电解质紊乱如低血容量、低钾血症、低钠血症等。

(2)降压药：凡经休息、控制水盐、利尿而血压仍高者，应给予降压药。常用的硝苯地平应口服或舌下含服；肼苯哒嗪受潮后可粘连、变色，要在遮光密闭、干燥处保存；较重者可给予利血平，肌注后可有鼻塞、面红、嗜睡等副作用；高血压脑病时用硝普钠静脉滴注起效迅速，必须严密监测血压、心率和药物副作用，并根据血压随时调整滴速，每分钟不宜超过$8\mu g/kg$。药液应在使用前新鲜配制；放置4小时后即不能再用，整个输液系统应用黑纸或铝箔包裹遮光，以免药物遇光失效。硝普钠主要副作用有恶心、呕吐、情绪不稳定、头痛和肌痉挛等；二氮嗪可致钠、水潴留，因碱性较强，静脉注射勿漏出血管外，以防止皮下组织坏死。

(3)血管扩张剂及洋地黄制剂：为减轻心脏前后负荷，防止心衰，可用血管扩张剂硝普钠或酚妥拉明。一旦发生心衰，可使用快速洋地黄制剂，但剂量宜小，以免中毒，同时，注意观察药物疗效及副作用，症状好转后停药。

5.减轻焦虑，帮助缓解心理压力

(1)病室布置应适合儿童心理特点，营造一个良好的休养环境。阳光充足，空气新鲜，室温维持在20~22℃，如室温过低可致肾小动脉发生反射性痉挛而影响肾功能。护理人员态度要和蔼、亲切，多与患儿交谈与游戏，和他们交朋友，以减轻陌生环境造成的心理压力，使患儿在和谐的氛围中心情愉快地接受治疗和护理。

(2)向患儿及家长耐心讲解病情，解除他们的焦虑心情；解释限制活动的原因，避免患儿误认为被惩罚。护理人员要经常巡视病房，发现问题，及时解决，如帮助卧床时间较长的患儿进食、大小便，解除由活动受限带来的紧张情绪。

(3)根据年龄特点提供患儿所喜爱的床上娱乐物品，如图书、画报、电视机、拼装玩具等，以减轻长时间卧床所致的焦虑；根据病情安排同病房患儿一定量的文娱活动，如讲故事、床上游戏等，以调整情绪、减轻焦虑。

(4)合理安排家长陪护和家人探望的时间。对年幼患儿，可允许家长24小时陪护，以增加安全感，减轻焦虑；对年长儿，可帮助联系并鼓励其同学及老师来院探视，给予心理支持。

6. 健康教育

(1) 向患儿及家长介绍病情、护理要点和预后,说明本病是一种自限性疾病,预后良好,使患儿及家长增强信心,更好地与医护人员合作。

(2) 强调限制患儿活动的重要性,尤以前 2 周最为关键。说明休息可使代谢率下降、代谢产物减少,减轻肾负担,同时也能减轻心脏负担,防止重症发生。解释本病的病程较长,始终要适当限制活动,直至阿迪氏计数恢复正常。

(3) 强调控制患儿饮食的重要性,说明低盐饮食虽影响食欲,但可使病情得到控制,减少重症的发生。可通过其他调味品及提供良好进餐环境来增进食欲,保证营养的摄入。尿量增加,水肿消退,血压恢复正常后需恢复到正常饮食。

(4) 指导家长按医嘱给患儿用药,介绍所用药物可能出现的副作用。

(5) 出院时指导患儿及家长定期到医院查尿常规,每周 1 次,2 个月后改为每月 1 次,随访时间为 6 个月。同时强调本病预防的重点是防止感染,应加强营养和体格锻炼,增强机体抗病能力,注意皮肤清洁卫生,避免居室长期潮湿。一旦发生上呼吸道或皮肤感染,应尽早应用抗生素彻底治疗。另外,感染后 1~3 周内应注意随访尿常规,及时发现、早期治疗。急性肾炎痊愈后再次发病极少见,无需定期给予长效青霉素。

(五) 护理评价

经过治疗和护理,评价患儿是否达到:尿量增多,水肿减轻或消退;营养摄入量达到正常标准;按要求参加活动后无异常表现;未发生并发症,或发生经及时处理后得到控制;患儿及家长情绪稳定,接受饮食和活动的限制,能积极配合治疗和护理。

第二节 肾病综合征

一、疾病概要

肾病综合征(nephrotic syndrome,NS)简称肾病,是一组由多种病因引起的肾小球基底膜通透性增高,导致大量血浆蛋白自尿中丢失而引起的一种临床症候群,临床特征为大量蛋白尿、低蛋白血症、高胆固醇血症和不同程度的水肿,即"三高一低"四大特征。肾病综合征是小儿泌尿系统常见病之一,发病率仅次于急性肾炎,居第二位。按病因可分为原发性、继发性和先天性三大类。原发性肾病综合征根据临床表现又分为单纯性肾病和肾炎性肾病,其中以单纯性肾病多见;继发性肾病综合征是指在诊断明确的原发病基础上出现肾病表现,多继发于过敏性紫癜、系统性红斑狼疮、乙型肝炎、糖尿病、D-青霉胺中毒及恶性肿瘤等;先天性肾病综合征属常染色体隐性遗传,在新生儿期或生后 6 个月内发病,较少见,预后差。本节重点介绍原发性肾病综合征。

(一) 病因及发病机制

原发性肾病综合征患儿一般体质较好,大多起病隐匿,过敏性体质小儿发病较多,其诱因主要是感染、劳累,预防接种也可引起本病复发。发病机制如图 9-2 所示。

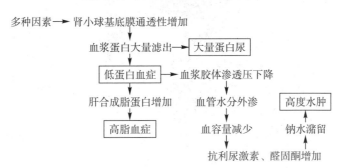

图 9-2

其发病机制尚不明确。单纯性肾病的发病可能与 T 细胞免疫功能紊乱有关;肾炎性肾病患儿的肾病变中常可发现免疫球蛋白和补体沉积,提示与免疫病理损伤有关。其主要病理生理改变为:

1. **大量蛋白尿** 由于多种因素使肾小球毛细血管滤过屏障性质改变,基底膜通透性增高,血浆中分子较小、带负电荷的清蛋白大量滤出,其他免疫球蛋白、各种凝血因子、维生素 D 结合蛋白等也可滤出。当这些蛋白超过肾小管的吸收能力时便随尿排出而出现大量蛋白尿。长时间持续大量蛋白尿能促进肾小球系膜硬化和间质病变,可导致肾功能不全。因此,大量蛋白尿是本病最根本的病理生理改变,是导致其他三大临床特点的基本原因。

2. **低蛋白血症** 大量血浆蛋白自尿中丢失是造成低蛋白血症的主要原因,蛋白质分解的增加、蛋白丢失超过肝脏合成蛋白的速度等,也使血浆蛋白降低。血浆白蛋白下降影响机体内环境的稳定,还影响脂类代谢,是病理生理改变中的关键环节。

3. **高胆固醇血症** 低蛋白血症促进肝合成蛋白增加,其中大分子脂蛋白难以从肾排出而导致患儿血清总胆固醇和低密度脂蛋白、极低密度脂蛋白增高,形成高脂血症。持续高脂血症可促进肾小球硬化和间质纤维化。

4. **不同程度的水肿** 发生机制尚未完全明确,传统理论认为由于低蛋白血症使血浆胶体渗透压降低,水和电解质由血管内向外渗到组织间隙而出现水肿,同时有效循环血量减少,肾素—血管紧张素—醛固酮系统激活,造成水、钠潴留,进一步加重水肿。当血浆白蛋白低于 25g/L 时,液体主要在间质区潴留,表现为全身凹陷性水肿;低于 15g/L 时可同时形成胸水和腹水。

(二)临床表现

1. **单纯性肾病** 发病年龄多为 2~7 岁,男孩较女孩多见(2:1~4:1),起病缓慢,主要表现为全身凹陷性水肿。水肿是本病最突出的表现,往往是就诊的主要原因。最初起始于眼睑、面部,很快波及全身,颜面、下肢、阴囊较为明显,严重时两眼难以睁开,阴囊皮肤薄而透明,甚至有液体渗出(见图 9-3),可伴有腹水或胸水致呼吸困难,水肿部位随着重力作用而移动。病初患儿一般情况好,继之出现面色苍白、疲倦、厌食、精神萎靡。水肿严重者可有少尿,但大多无血尿及高血压。

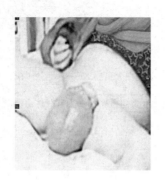

图 9-3 阴囊水肿

2. 肾炎性肾病　发病年龄多在 7 岁以上。水肿一般不严重,除具备肾病四大特征外,尚有以下四项中的一项或多项:①血尿,指 2 周内进行的 3 次以上离心尿检查,尿红细胞≥10 个/HPF;②反复出现高血压,指学龄儿童≥130/90mmHg,学龄前儿童≥120/80mmHg,并排除激素所致;③持续性氮质血症,尿素氮≥10.7mmol/L,并排除由于血容量不足所致;④血总补体 CH_{50} 和补体 C_3 持续降低。

3. 并发症

(1)感染:是最常见的并发症,尤其是呼吸道感染,其次是皮肤感染、泌尿道感染和原发性腹膜炎等。由于蛋白质营养不良、全身性水肿、长期应用激素或免疫抑制剂,以及肾病时细胞免疫功能紊乱等,导致机体抵抗力降低,容易发生感染。感染又可促使病情反复或加重,并影响激素的疗效。

(2)电解质紊乱:常见的电解质紊乱有低钠血症、低钾血症,由长期忌盐、大量使用利尿剂以及感染、呕吐和腹泻等丢失钠、钾所致。另外,低血钙症是由于钙在血液中与清蛋白结合,可随清蛋白由尿中丢失;同时维生素 D 结合蛋白也由尿中丢失,使维生素 D 水平降低,肠钙吸收不良;以及大剂量激素治疗的影响,可出现惊厥、手足搐搦和骨质疏松等。

(3)低血容量性休克:多见于起病或复发时,或大量利尿后,有效循环血量明显减少,表现为烦躁不安、四肢湿冷、皮肤花纹、脉搏细速、心音低钝和血压下降等,并可出现肾前性肾功能衰竭。

(4)高凝状态和血栓形成:肾病患儿的血液常处于高凝状态,是由于尿中丢失抗凝血酶Ⅲ使血浆抗凝物质减少、肝脏合成凝血因子增加。低蛋白血症时,血浆胶体渗透压降低使血液浓缩;高脂血症是由血液黏滞度增高、血流缓慢、血小板聚集增加等原因所致,长期大量激素应用更进一步促进凝血而发生栓塞。临床以肾静脉血栓最常见,可突发腰痛或腹痛、肉眼血尿或急性肾功能衰竭。近年来,也见有肺栓塞、脑栓塞。

(5)生长延迟:主要见于频繁复发和长期接受大剂量激素治疗的患儿,但其发生机制错综复杂,多数患儿在肾病缓解后有生长追赶现象。

本病预后主要与其病理类型、激素的敏感性密切相关,还取决于激素应用是否合理、有无严重并发症等。单纯性肾病绝大多数对激素敏感,虽然容易复发,但预后良好;肾炎性肾病预后较差。

(三)辅助检查

1. 尿液检查　蛋白定性多为＋＋＋~＋＋＋＋,24小时尿蛋白定量＞0.05~0.1g/kg,可见透明管型和颗粒管型,肾炎性肾病患儿尿红细胞可增多。

2. 血液检查　血浆总蛋白及白蛋白明显减少,白、球比例(A/G)倒置;胆固醇明显增多;血沉明显增快;肾炎性肾病者可有血清补体(CH_{50}、C_3)降低。单纯性肾病肾功能一般正常,肾炎性肾病有不同程度的肾功能障碍及氮质血症。

3. 其他检查　血小板增多;血浆纤维蛋白原增加;尿纤维蛋白裂解产物增多。疑为血栓形成则进行B超或数字减影血管造影;必要时可进行诊断性肾活检。

(四)治疗原则

1. 激素治疗　肾上腺皮质激素是较为有效的首选药物。如泼尼松,开始每日2mg/kg,尿蛋白转阴再巩固2周后开始减量,改为隔日早餐后顿服,每2~4周减量一次,直至停药。总疗程:短程疗法为8周(国内少用);中程疗法为6个月;长程疗法为9个月。

2. 免疫抑制剂治疗　适用于部分激素敏感、耐药、依赖及复发者,常用药物为环磷酰胺(CTX)。也可用苯丁酸氮芥、环孢霉素A,雷公藤多甙片等。

3. 应用利尿剂　激素敏感者用药7~10天可利尿,一般无需给予利尿剂。当水肿较重,尤其有胸水、腹水时可给予利尿剂。对水肿明显且血容量相对不足者给予低分子右旋糖苷10mL/kg,快速滴入约1小时后,静注呋塞米(1mg/kg),必要时每日重复1~2次。对大多数水肿患儿有良好的利尿效果。

4. 其他治疗　抗凝、控制感染、补充维生素及矿物质等。

二、护　理

(一)护理评估

1. 健康史　注意评估患儿起病的急缓,有无明显诱因,是否为过敏体质,近来有无预防接种史,既往病史与本病的发生有无明确的关系,发病时做过哪些检查,是否用过激素治疗,治疗后病情有无缓解等。

2. 身体状况

(1)评估患儿有无高度水肿,检查水肿的程度、部位及其发生、发展情况,测量血压、脉搏、呼吸、体重、腹围等。

(2)观察有无呼吸道感染、皮肤感染、泌尿道感染和原发性腹膜炎等,以及有无低钠血症、低钾血症、低血钙症等电解质紊乱的表现。

(3)注意评估尿常规检查结果:有无大量蛋白尿;血生化检查有无低蛋白血症、高胆固醇血症,血清补体是否降低,血浆肌酐、尿素氮是否升高。

3. 心理社会状况　了解并评估患儿及家长的心态及对本病的认识程度。年长患儿对长期用糖皮质激素治疗引起的满月脸、向心性肥胖、多毛等形象的改变(见图9-4)可能会产生自卑心理,同时对来自家庭及社会的压力如与同伴分离、学习中断等产生焦虑心理,出现抑郁、烦躁、隐瞒、否认等表现。年龄较小的患儿主要有分离性焦虑。家长因知识缺乏,对患儿的严重水肿非常担忧,同时担心激素治疗造成的副作用对将来健康有影响。患儿老师及同学因知识缺乏会忽略对患儿的心理支持。

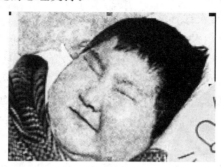

图9-4 库欣综合征外貌特征

（二）护理诊断/问题

1.体液过多　与低蛋白血症导致水分外渗及钠、水潴留有关。

2.营养失调,低于机体需要量　与大量蛋白质从尿中丢失、摄入量减少及消化吸收功能降低有关。

3.潜在并发症　感染、电解质紊乱、药物副作用等。

4.焦虑　与病程长及病情反复、学习中断、形象改变及缺乏对疾病的了解有关。

（三）护理目标

1.患儿尿量增多,水肿减轻或消退,活动后无心慌、气急。

2.患儿尿中丢失的蛋白质减少或消失,营养摄入量达到正常标准。

3.患儿不发生潜在并发症,或已发生但经及时处理后得到控制。

4.患儿及家长情绪稳定,能积极配合治疗和护理。

（四）护理措施

1.休息　严重水肿、高血压、低血容量的患儿需卧床休息,以减轻心脏和肾脏负担;一般无需严格限制活动,每日可定时下床轻微活动,既可保持正常的生活规律,也可促进血液循环,即使卧床也应经常变换体位,防止血栓形成,但不要过度劳累,以免病情复发。因胸水、腹水致呼吸困难时,取半卧位,可扩大胸腔容积,减轻肺淤血,缓解呼吸困难。护士应协助患儿进食、大小便等,使患儿舒适。在校儿童肾病活动期应休学。

2.饮食管理

（1）一般不必过分限制钠、水摄入量,对于重度水肿和严重高血压者可适当限制,给无盐或低盐饮食(氯化钠1～2g/天)。水肿消退、尿量正常后,应恢复正常饮食,因患儿水肿主要是血浆胶体渗透压下降,限制钠、水的摄入量对减轻水肿无明显作用,限盐过久易造成低钠血症,导致食欲下降。

（2）不需特别限制饮食,但因消化道黏膜水肿使消化能力减弱,应给易消化的饮食,如优质蛋白(乳类、蛋、鱼、家禽等)、低脂肪、高糖、高维生素饮食。无盐或低盐饮食时应设法提高患儿的食欲,调整食物的色、香、味、种类。

(3)大量蛋白尿期间摄入蛋白量不宜过多,控制在每日 2g/kg 左右为宜。因摄入过量蛋白可造成肾小球高滤过,使肾小管细胞回吸收蛋白负荷增加,蛋白分解亢进,导致细胞功能受损,加重肾脏病变。尿蛋白消失后长期用糖皮质激素治疗期间应多补充蛋白,因糖皮质激素可使机体蛋白质分解代谢增强,出现负氮平衡。为减轻高脂血症应少食动物脂肪,以植物性脂肪或鱼油为宜,同时增加富含可溶性纤维的饮食如燕麦、米糠及豆类等。

(4)因糖皮质激素有排钾作用,长期应用可造成机体缺钾,应鼓励患儿进食富含钾的食物如香蕉、橘子等。由于大量蛋白尿使与蛋白结合的钙随之丢失,同时长期使用糖皮质激素可使肠道吸收钙减少,引起骨质疏松,常有低血钙症倾向,应注意补充钙及维生素D。

(5)加用免疫抑制剂治疗时可引起胃肠道反应,注意与患儿沟通制定可口食谱,保证摄入足量营养;用环磷酰胺期间要让患儿多饮水,同时碱化尿液,防止发生出血性膀胱炎。

3.观察药物疗效及副作用

(1)按医嘱应用利尿剂,并观察用药前、后尿量及水肿变化,定期查血钠、血钾。尿量过多时应及时与医生联系,因大量利尿可加重血容量不足,有出现低血容量性休克或静脉血栓形成的危险。每天测体重一次,或根据按压水肿部位的凹陷程度判断水肿情况。有腹水者每日测腹围一次,了解腹水消长情况,同时记录24小时液体出入量。

(2)激素治疗期间注意每日尿量、尿蛋白变化及血浆蛋白恢复等情况。注意观察激素的副作用,如库欣综合征、蛋白质营养不良、高血压、高凝状态、消化道溃疡、骨质疏松等,警惕有无感染及潜伏病灶的扩散,有无肾上腺皮质危象、戒断综合征等。遵医嘱及时补充维生素D及钙质,以免发生手足搐搦症。监测血压变化;注意保护胃黏膜,如喝牛奶、面汤或进软食,避免空腹吃药,不吃坚硬或有刺激的食物,注意观察患儿大便颜色,若有黑便及时报告医生。

如何观察激素治疗效果?

泼尼松治疗8周时进行疗效判断:①激素敏感,指8周内尿蛋白转阴,水肿消退;②激素部分敏感,指8周内水肿消退,尿蛋白仍＋～＋＋;③激素耐药,指已满8周,尿蛋白仍在＋＋以上;④激素依赖,指对激素敏感,但停药或减量2周内复发,再次用药或恢复用量后尿蛋白又转阴,并重复2次以上者(除外感染及其他因素);⑤复发或反复,若尿蛋白已转阴,停用激素4周以上,又出现尿蛋白≥＋＋,为复发;若在激素用药过程中出现,为反复;⑥频复发或反复,指半年内复发或反复≥2次,1年内≥3次。

(3)免疫抑制剂如环磷酰胺副作用,主要是胃肠道反应、出血性膀胱炎、脱发、骨髓抑制及远期性腺损害等。宜饭后服药,多饮水、注意碱化尿液,定期复查血象及肝功能。白细胞总数$<4\times10^9$/L时应减量,$<3\times10^9$/L时停药。

(4)使用抗凝和溶栓疗法,能改善肾病的临床症状,改变患儿对激素的效应,从而达到理想的治疗效果。常用肝素钠、尿激酶、双嘧达莫等。在使用肝素过程中注意监测凝血时间和凝血酶原时间。

4. 预防感染

(1)首先向患儿及家长解释预防感染的重要性。肾病患儿由于免疫力低下易继发感染，而感染又可导致病情加重或复发，严重感染甚至危及患儿生命。

(2)对患儿施行保护性隔离，与感染性疾病患儿分室收治，有条件者可安排单人病室；严格执行探视制度，拒绝有明显感染表现的探视者进入病房，病室应定期消毒，保持用物清洁，避免患儿到人多的公共场所去。

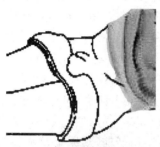

图 9-5 阴囊水肿的护理

(3)注意皮肤清洁、干燥，协助床上擦浴，及时更换内衣；腋窝及腹股沟等处每天擦洗 1~2 次，擦干后在皮肤皱褶处撒爽身粉，保持干燥；保持床铺清洁，被褥松软、平整，以免损伤皮肤；帮助患儿每 1~2 小时翻身一次，并为患儿提供减轻局部压力的方法，如在外踝、足跟、肘部等受压部位衬棉垫，水肿严重时，臀部和四肢受压部位衬棉垫圈，或用气垫床，以免受压部位循环障碍而发生感染；水肿的阴囊可用棉垫或丁字吊带托起(见图 9-5)，局部保持干燥；帮助患儿勤剪指甲，嘱咐勿抓伤皮肤，皮肤破损处可涂碘伏预防感染，并盖上消毒敷料；严格执行无菌操作，静脉穿刺时要选好静脉，要求一次穿刺成功，注射后按压局部直至不渗液为止；严重水肿者应尽量避免肌内注射药物，以防药液外渗，导致局部潮湿、糜烂或感染。

(4)密切观察有无感染表现如发热、咳嗽等，监测体温及白细胞数。一旦发生感染，应及时报告医生用抗生素治疗。

5. 心理护理

(1)关心、爱护患儿，多与患儿及家长沟通，鼓励其说出内心感受，如害怕、忧虑等，及时解决他们的问题；协助安排作息时间，根据病情适当安排娱乐、学习和休息，如在恢复期可组织一些轻松的娱乐活动，适当安排一定的学习，以增强患儿信心，积极配合治疗，争取早日康复。活动时注意安全，避免奔跑，患儿之间打闹，以防摔伤、骨折。

(2)对由于形象改变而引起焦虑者，应多给予解释，说明药物反应是暂时的，经过长期、耐心治疗，可达到基本痊愈，恢复正常生活、学习，严禁以患儿的形象改变开玩笑。同时指导家长或同学多给患儿心理支持，使其保持良好的情绪，主动配合治疗及护理，增强战胜疾病的信心。其他见急性肾炎焦虑的护理。

6. 健康教育

(1)介绍与本病有关知识、患儿病情和护理要点；强调激素治疗的重要性，帮助患儿及家长树立信心，使其主动配合并坚持按计划服药；出院后定期来院随访、复查；逐渐递减激素剂量，不可骤然停药，以免造成复发。

(2)重点强调预防感染的重要性。感染是本病最常见的并发症及复发的诱因,因此采取有效措施预防感染至关重要,如加强皮肤护理,避免到人多的公共场所等。抗生素不作为预防用药,一旦发生感染应及时治疗。预防接种须在病情完全缓解且停用激素3个月后才能进行。

(3)讲解本病对患儿活动及饮食的要求,说明病情缓解后才可以上学,但不能参加剧烈活动,否则病情会加重或复发;饮食虽不过分限制,但应按医嘱调整,说明补充营养物质的方法和意义,防止发生并发症。

(4)教导家长和较大儿童学会用试纸监测尿蛋白的变化;介绍如何自己观察并发症的早期表现如咽部不适(上感)、食欲下降及乏力(低钠血症)、肌肉无力及腹胀(低钾血症)等,以便能早期发现、及时处理;介绍并发症的预防方法。

(5)让患儿及家长了解肾病的预后常常取决于对糖皮质激素的最初反应及病理类型。激素治疗无效,应争取肾穿刺活检,以评价预后和调整治疗方案。

(五)护理评价

经过治疗和护理,评价患儿是否达到:尿量增加、水肿减轻及消退;按要求参加活动后无异常表现;尿中丢失的蛋白质减少或消失,营养摄入量正常;未发生并发症或发生后得到及时的处理;情绪稳定,配合饮食和活动带来的限制,能积极配合治疗和护理。

第三节 泌尿道感染

一、疾病概要

泌尿道感染(urinary tract infections,UTI)是指病原体直接侵入泌尿道,在尿液中生长繁殖,并侵犯尿路黏膜或组织引起损伤而导致的炎症,又称尿路感染。感染可累及尿道、膀胱、肾盂及肾实质。临床以脓尿和(或)菌尿为特征,可有尿路刺激症、发热及腰痛等症状;也可无任何症状,仅在普查时发现细菌尿,称为无症状细菌尿。临床上根据感染部位可分为上尿路感染(肾盂肾炎)和下尿路感染(膀胱炎或尿道炎)。婴幼儿时期炎症很少局限于某一部位,临床难以定位,故统称泌尿道感染。可发生于任何年龄,2岁以下多见,女孩多于男孩。其发病率居小儿泌尿系统疾病的第三位。

(一)病因及发病机制

1.病原菌 细菌、真菌和支原体均可引起泌尿道感染,以革兰氏阴性杆菌为主,其中80%~90%的致病菌为肠道杆菌,常见为大肠埃希菌,其次为变形杆菌、克雷伯杆菌;革兰阳性菌较少见,主要为表皮葡萄球菌、白色葡萄球菌和肠球菌,金黄色葡萄球菌多见于血行感染。真菌感染常继发于长期应用广谱抗生素和皮质激素的患儿。病毒也可致病,但较少见。

2.感染途径

(1)上行性感染:是最主要的感染途径。致病菌从尿道口上行并进入膀胱、输尿管、肾脏,引起感染。膀胱输尿管反流常是细菌上行性感染的直接通道。

(2)血源性感染:通常为全身性败血症的一部分。任何部位的细菌感染,只要引起菌血症或败血症,细菌都可随血流到达肾实质,引起尿路感染,主要见于新生儿和小婴儿。

(3)淋巴感染和直接蔓延:较少见。结肠内的细菌和盆腔感染可通过淋巴管感染肾脏或膀胱;肾脏周围邻近器官和组织的感染如肾周脓肿、阑尾脓肿也可直接蔓延。

3.易致病因素 小儿易发生泌尿道感染的原因有以下几点:

(1)与小儿泌尿系统的解剖生理特点有关。慢性感染或反复感染者应注意有无泌尿道先天性畸形。

(2)婴儿未能控制排便或大便后未及时清洗被污染的会阴部,幼儿坐地玩耍致尿道口污染,蛲虫由肛周移行至外阴等。

(3)受凉、营养不良及长期用免疫抑制剂等导致机体抵抗力降低易发生感染。

(4)膀胱输尿管返流与泌尿道感染的发生、发展存在密切的关系,如各种原因所致的肾盂积水、肾囊肿等,另外排尿功能障碍如神经性膀胱、不稳定膀胱和非神经性膀胱也易致感染。

(5)其他的如泌尿道器械检查、留置导尿管、尿路损伤或异物等常易导致感染。

(二)临床表现

1.急性尿路感染 急性尿路感染因患儿年龄不同临床表现不一,可根据患儿的年龄来评估其临床表现。

(1)新生儿:多由血行感染引起,临床表现极不典型,症状轻重不一,可为无症状性菌尿或呈严重的败血症表现。以全身症状为主,可有发热或体温不升、皮肤苍白、体重不增、拒乳、腹泻、黄疸、嗜睡、烦躁甚至惊厥等。常伴有败血症。局部排尿刺激症状多不明显。

(2)婴幼儿:女孩多见,仍以全身症状为主,其中以发热最突出,可出现高热、呕吐、面色苍白、腹胀、腹泻等,甚至出现精神萎靡、激惹和惊厥。局部症状轻微,细心观察可发现部分患儿可有膀胱刺激征如尿线中断、排尿时哭闹、夜间遗尿等,由于尿频可致顽固性尿布皮炎。

(3)年长儿:表现常与成人相似。上尿路感染以发热、寒战、腹痛、腰痛等全身症状为主,常伴肾区叩击痛、肋脊角压痛等;下尿路感染以膀胱刺激症状如尿频、尿急、尿痛等局部症状为主,全身症状轻微,尿液混浊,有时可出现终末血尿或遗尿。

2.慢性尿路感染 病程在6个月以上,主要是间歇性地出现上述表现,也可表现为反复发作的尿路刺激症状、脓尿或细菌尿,病程久者可有贫血、生长发育迟缓,重症者出现肾实质损害、肾功能不全及高血压等。

(三)辅助检查

1.尿液检查

(1)尿常规:取清晨首次中段尿离心后镜检,白细胞≥5个/HPF,或白细胞成堆,白细胞管型有诊断意义。膀胱炎者可有血尿。但新生儿也可正常。

(2)尿细菌涂片:取新鲜尿一滴直接涂片革兰氏染色,油镜下观察,每个视野≥1个细菌,表明尿中菌落计数≥10万/mL,有诊断意义。

(3)尿细菌培养:清洁中段尿做细菌培养,菌落计数在1~10万/mL,女性为可疑,男性有诊断意义;>10万/mL可确诊;<1万/mL为污染。通过耻骨上膀胱穿刺获取的尿培养,只要发现有细菌生长,即有诊断意义。

2. 血液检查　急性感染者,末梢血中白细胞增加,其中以中性粒细胞增多为主;慢性感染者白细胞改变不明显,但可有贫血。

3. 影像学检查　反复感染或迁延不愈者应进行影像学检查,以观察有无泌尿系畸形和膀胱输尿管返流。常用的有B型超声检查、静脉肾盂造影加断层摄片、排泄性膀胱造影、肾核素造影和CT扫描等。

(四)治疗原则

治疗原则是控制感染、祛除病因、缓解症状、防止复发和保护肾功能。

正确选用并及早给予有效抗生素。症状轻或上行感染者首选磺胺类药,连服7~10天;全身症状重或血行感染者多选用青霉素类、氨基糖甙类或头孢菌素类药物,2种联合应用10~14天。年长儿若能区分为上尿路感染者应选择血药浓度高的抗生素,如氨苄西林与头孢噻肟钠联合应用;下尿路感染应选择尿浓度高的抗生素,如复方磺胺甲噁唑(SMZ CO),也可选用呋喃妥因。婴幼儿难以区分感染部位、且有全身症状者均按上尿路感染用药。

经合理治疗多数2周内可痊愈,但有部分患儿可复发或再感染。对于复发或慢性感染,选用2种抗菌药物,治疗10~14天,控制后改用小剂量维持,疗程4~6个月。同时检查有无泌尿系异常和膀胱输尿管返流。慢性病例治愈率低,其中部分患儿可迁延多年发展成慢性肾功能衰竭,预后不良。

二、护　理

(一)护理评估

1. 健康史　评估患儿有无抵抗力降低的病史,如受凉、营养不良及长期用免疫抑制剂等;发病前有无诱因,如婴儿大便后未及时清洗被污染的会阴部、幼儿坐地玩耍致尿道口污染、留置导尿管、尿路损伤等;慢性感染者注意有无泌尿道先天畸形;既往有无类似疾病的发生及其治疗情况等。

2. 身体状况

(1)评估患儿有无发热等全身症状,有无腰痛、肾区叩击痛及肋脊角压痛等表现;婴幼儿是否出现尿线中断、排尿时哭闹、夜间遗尿等膀胱刺激症状,年长儿是否出现尿频、尿急、尿痛等膀胱刺激症状。

(2)注意评估尿常规检查结果,有无大量白细胞或成堆脓细胞;尿细菌学检查有无细菌生长;是否有不同程度肾功能损伤;有无泌尿道畸形。

3. 心理社会状况　了解并评估患儿及家长的心态及对本病的认识程度。本病见于各年龄小儿,心理状况差别较大。来自疾病和医院里的压力会使患儿产生紧张、拒绝、反抗等心理,婴儿主要表现为哭闹,幼儿表现为退化性行为及习惯的改变,年长儿此期自尊心很强,病后出现尿床或尿裤子,怕被别人嘲笑而产生紧张不安、抑郁、沮丧等心理。家长面对哭闹及频繁排尿的患儿,会出现焦虑、抱怨或歉疚,希望患儿尽快痊愈,渴望接受健康指导。

(二)护理诊断/问题

1. 体温过高　与感染有关。
2. 排尿障碍　与膀胱、尿道炎症有关。
3. 知识缺乏　年长患儿及家长缺乏疾病的护理和预防知识。

(三)护理目标

1. 患儿体温恢复正常。
2. 患儿尿频、尿急及遗尿的表现减轻或消失,排尿恢复正常。
3. 患儿及家长能说出本病的原因,做出相应的护理和预防。

(四)护理措施

1. 维持正常体温　发热使机体代谢增快,耗氧量增加,防御感染的能力降低,应做好发热患儿的护理,维持体温正常。

(1)休息:急性期应卧床休息,出汗后及时更换内衣,保持皮肤、口腔清洁。保证摄入充足水分,以利降温。

(2)饮食:发热患儿宜给予流质或半流质饮食,食物应易于消化,含足够热量、丰富的蛋白质和维生素,以增强机体抵抗力。

(3)降温:监测体温变化,高热者给予物理降温或药物降温,采取退热措施半小时至1小时后复测体温一次,并记录降温效果。

(4)按医嘱给予抗生素控制感染。

2. 减轻排尿异常

(1)保持会阴部清洁,便后冲洗外阴,清洗时应从前向后,避免污染尿道口;小婴儿应勤换尿布,尿布用开水烫洗晒干,或煮沸、高压消毒。

(2)婴幼儿哭闹、尿道刺激症状明显者,可应用654-2等抗胆碱药解痉,或适当使用苯巴比妥、地西泮等镇静剂。也可口服碳酸氢钠,以碱化尿液,减轻膀胱刺激症状,也可增强氨基糖甙类抗生素、青霉素、红霉素和磺胺类的疗效。

(3)鼓励患儿大量饮水,使尿液增多以冲洗尿道,减少细菌在尿道停留的时间,以促进细菌、毒素和炎症分泌物的排出;多饮水还可降低肾髓质及乳头部组织的渗透压,不利于细菌生长繁殖。

(4)观察并记录排尿次数、尿量、排尿时表情及尿液性状。因患儿有尿急、尿频的表现,故要提供合适的排尿环境,如将年长儿安排在离厕所较近的床位,年幼儿应将便器具放在易取的位置,并做好消毒和消臭处理。

(5)按医嘱给抗菌药物,在留尿送细菌培养后即可应用。开始治疗时应连续3天进行尿细菌培养,若24小时后尿培养阴性,表示所用药物有效,否则应按尿培养药敏试验的结果来调整用药。停药1周后再做尿培养一次。注意观察患儿用药后的反应。口服抗菌药物可出现恶心、呕吐、食欲减退等现象,饭后服药可减轻胃肠道症状。服用磺胺药时应多喝水,并注意有无血尿、尿少、尿闭、过敏反应等。

(6)按医嘱定期复查尿常规,留取患儿的中段尿液送尿培养,以了解病情变化和治疗效果。取尿时要做到无菌操作,由于细菌在尿液中繁殖很快,标本要在 30 分钟内送检,或者放在 4℃冰箱内保存。

3.健康教育

(1)根据患儿及家长接受能力选择适当方式介绍本病的护理及预防要点,如加强营养,增强小儿体质,积极治疗感染性疾病;注意保持会阴部清洁,尽早穿合裆裤,避免尿道口污染而发生再感染。有习惯性便秘者应给予处理,以保持大便通畅。

(2)指导并示范如何对患儿进行护理。指导家长为婴儿勤换尿布、便后清洗臀部,女孩清洗外阴时从前向后擦洗,并单独使用洁具,以减少尿道口的污染;及时发现男孩包茎,清除积聚的污垢,减少上行性感染。每日冲洗会阴部 1~2 次,保持会阴部清洁、干燥。

(3)解释取中段尿培养时洗净外阴并进行消毒的目的是防止细菌污染尿液干扰检查结果,指导家长配合取尿标本。

(4)根治蛲虫病,尽量避免导尿或泌尿系的器械检查,及时处理泌尿道先天畸形,以减少感染因素。

(5)指导按时服药,定期复查,防止复发与再感染。一般急性感染于疗程结束后每月随访一次,除尿常规检查外,还应做中段尿培养,连续 3 个月,如无复发,可以认为痊愈。反复发作者,每 3~6 个月复查一次,持续 2 年或更长时间。

(五)护理评价

经过治疗和护理,评价患儿是否达到:体温恢复正常;排尿恢复正常;患儿及家长能说出本病的原因,做好相应的护理和预防。

本章小结

本章主要介绍了小儿泌尿系统的解剖生理特点,重点强调了小儿排尿特点;介绍了急性肾小球肾炎、肾病综合征、泌尿道感染的疾病概要及护理,重点强调了疾病的护理评估、护理诊断及护理措施。

本章关键词:少尿;无尿;急性肾小球肾炎;肾病综合征;泌尿道感染

课后思考

1.解释名词:少尿、无尿、肾病综合征。

2.小儿为什么易患泌尿道感染?

3.急性肾炎患儿的临床特点、休息要求和饮食护理?

4.泌尿道感染患儿取尿培养标本时应注意哪些问题?

5.患儿 4 岁,因"全身水肿 6 天"入院。入院时体温 37℃,脉搏 90 次/分,血压 90/60mmHg。颜面水肿,心音稍低钝,双肺未闻及异常。腹部膨隆,腹壁静脉显见,腹移动性浊音(+),阴囊水肿发亮,双下肢重度凹陷性水肿。实验室检查:尿蛋白定性(+++),血清白蛋白 15g/L,球蛋白 22g/L,胆固醇 9.2mmol/L;血电解质、ASO、C_3 正常;肝、肾功能正常。

(1)请提出该患儿主要的护理问题。

(2)请针对护理问题,制定相应的护理措施。

6.患儿,女,6个月,因"发热、哭闹2天,呕吐2次,黄稀便2次"收入院。体温 39.2℃,面色苍白。咽部无充血,心肺无异常,腹软,外阴红,会阴及臀部见红色皮疹。血白细胞 $20×10^9$/L,中性粒细胞 0.92;尿检白细胞(+++),红细胞 0-1/HP。初步拟诊为"泌尿道感染"。

1.该患儿主要的护理问题是什么?如何护理?

2.如何对该患儿家长进行健康指导?

(许　玲)

第十章 造血系统疾病

案例

患儿,女,11个月,因"面色苍白、体重不增3月余"入院。患儿足月顺产,出生体重3公斤,母乳喂养,未按时添加辅食。入院检查:体重7.5kg,全身皮肤苍白,双颌下可触及黄豆大淋巴结,活动、无压痛。两肺呼吸音清,心音稍钝,肝肋下2.5cm,脾肋下扪及。血常规检查:红细胞$3×10^{12}$/L,血红蛋白80g/L,涂片红细胞大小不等,以小细胞为多见,中央淡染区扩大。临床诊断:营养性缺铁性贫血。

问题:
1. 如何通过评估,提出该患儿存在的护理问题?
2. 当该患儿即将出院时,怎样对患儿及其家长进行健康教育?

本章学习目标

1. 掌握营养性缺铁性贫血的病因、临床表现、辅助检查、治疗原则、护理问题、护理措施及健康指导,营养性巨幼细胞性贫血的护理评估及护理措施。

2. 熟悉小儿贫血的分度、贫血的病因学分类,营养性巨幼细胞性贫血的病因、辅助检查、治疗原则及健康指导。

3. 了解小儿造血特点和血液特点,营养性缺铁性贫血、营养性巨幼细胞性贫血的发病机制、护理目标及评价,血小板减少性紫癜、血友病的护理评估、护理问题、护理措施及健康教育,急性白血病的临床表现、辅助检查、护理措施。

4. 在护理患儿的过程中充分体现爱心、细心和关心,为患儿提供及时有效的护理,促进患儿早日康复。

第一节 小儿造血和血液特点

一、造血特点

小儿造血分胚胎期造血及生后造血。

(一)胚胎期造血

胚胎期造血分为三个阶段,开始于卵黄囊,然后在肝脾,最后在骨髓。

1. 中胚叶造血期 卵黄囊约自胚胎第3周开始出现造血,其壁上的中胚层间质细胞开始分化聚集成细胞团,称为血岛。血岛中间的细胞进一步分化成为初级原始红细胞,自胚胎第6~8周血岛开始退化,初级原始红细胞逐渐减少,至第12~15周消失,代之以肝脾造血。

2. 肝脾造血期 肝脏约自胚胎第6~8周开始出现活动的造血组织,产生有核红细胞和少量粒细胞、巨核细胞,4~5个月时肝脏造血达高峰,6个月后逐渐减退,约于初生时停止。脾脏约自胚胎第8周开始参与造血,主要产生红细胞、粒细胞、淋巴细胞和单核细胞,至第5个月后脾脏造红细胞和粒细胞的功能逐渐减退至消失,仅保留造淋巴细胞功能并可维持终身。胸腺和淋巴结约自胚胎第8~11周开始参与造淋巴细胞。

3. 骨髓造血期 骨髓约自胚胎第6周出现,第4个月开始造血,第6个月后迅速成为造血的主要器官,直至出生2~5周后成为唯一的造血场所(见图10-1)。

(二)生后造血

小儿生后造血为胚胎造血的延续,主要是骨髓造血。

1. 骨髓造血 婴儿期所有骨髓均为红髓,全部参与造血,以满足生长发育的需要。幼儿期开始,长骨干中出现脂肪细胞(黄髓);5~7岁开始,长骨中的红髓逐渐被黄髓所代替;至成年时红髓仅限于颅骨、锁骨、胸骨、肋骨、肩胛骨、脊柱、骨盆及长骨近端。黄髓具有潜在的造血功能,当造血需要增加时,它可转变成红髓而恢复造血功能。

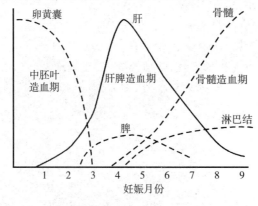

图10-1 胚胎期造血(坐标图)

2. 骨髓外造血 是小儿造血器官的一种特殊反应。正常情况下骨髓外造血极少。婴幼儿期因缺少黄骨髓,造血的代偿潜力甚少,当发生严重感染或贫血等造血需要增加时,肝、脾和淋巴结可随时适应需要,恢复到胎儿时期的造血状态,出现肝、脾、淋巴结肿大,同时外周血中可出现有核红细胞或(和)幼稚中性粒细胞,当感染及贫血纠正后即可恢复正常。

二、血液特点

(一)红细胞数与血红蛋白量

由于胎儿期处于相对缺氧状态,红细胞数和血红蛋白量均较高,出生时红细胞数约 $5.0 \times 10^{12} \sim 7.0 \times 10^{12}/L$,血红蛋白量 $150 \sim 220g/L$。少数未成熟儿可稍低。生后 $6 \sim 12$ 小时因进食少和不显性失水,红细胞数和血红蛋白量有所增高。此外,出生时外周血液中可见到少量有核红细胞,生后 1 周内消失。随着生后自主呼吸的建立,血氧含量的增高,胎儿红细胞寿命较短,破坏较多(生理性溶血)。同时红细胞生成素不足,骨髓造血功能暂时性降低;加之婴儿生长发育迅速,循环血量迅速增加等因素,红细胞数和血红蛋白量逐渐降低,至生后 $2 \sim 3$ 个月时红细胞数降至 $3 \times 10^{12}/L$ 左右,血红蛋白量降至 $110g/L$ 左右,出现轻度贫血,称为"生理性贫血"。"生理性贫血"呈自限性,一般无临床症状,3 个月以后随着红细胞生成素的增加,红细胞数和血红蛋白量又逐渐上升,约 12 岁时达成人水平。

(二)白细胞数与分类

出生时白细胞总数为 $15 \times 10^9 \sim 20 \times 10^9/L$,生后 $6 \sim 12$ 小时达 $21 \times 10^9 \sim 28 \times 10^9/L$,然后逐渐下降,至生后 10 天左右约为 $12 \times 10^9/L$,婴儿期维持在 $10 \times 10^9/L$ 左右,8 岁以后接近成人水平。白细胞分类主要是中性粒细胞(N)与淋巴细胞(L)比例的变化。出生时中性粒细胞约占 65%,淋巴细胞约占 30%。随着白细胞总数的下降,中性粒细胞比例也相应下降,至生后 $4 \sim 6$ 天时两者比例约相等;随后淋巴细胞比例上升,婴幼儿时期淋巴细胞约占 60%,中性粒细胞约占 35%,至 $4 \sim 6$ 岁时两者又相等;以后中性粒细胞比例增多,分类逐渐达成人值。7 岁后白细胞分类与成人相似(见图 10-2)。初生儿末梢血液中也可出现少量幼稚中性粒细胞,但在数日内即消失。嗜酸性粒细胞、嗜碱性粒细胞及单核细胞各年龄期差异不大。

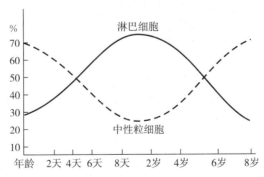

图 10-2 中性粒细胞与淋巴细胞比例变化示意图

(三)血小板数

血小板数与成人相似,约为 $150×10^9$~$250×10^9$/L。

(四)血红蛋白种类

出生时血红蛋白以胎儿血红蛋白 HbF 为主,约占 70%。成人型血红蛋白 HbA 约占 30%,其中 HbA_2<1%。出生后胎儿血红蛋白 HbF 迅速被成人血红蛋白 HbA 代替,至 4 个月时 HbF<20%,1 岁时<5%,2 岁后达成人水平,<2%。成人的血红蛋白绝大部分为 HbA,约占 95%,HbA_2 占 2%~3%,HbF 不超过 2%。

(五)血容量

小儿血容量相对较成人多,新生儿血容量约占体重的 10%,平均 300mL;儿童血容量约占体重的 8%~10%;成人血容量约占体重的 6%~8%。

第二节 小儿贫血概述

贫血(anemia)是指末梢血中单位容积内红细胞数或血红蛋白量低于正常。由于小儿的红细胞数和血红蛋白量随年龄不同而有差异,在诊断贫血时必须参照不同年龄的正常值。世界卫生组织提出:6 个月~6 岁时血红蛋白<110g/L、6~14 岁时<120g/L 是诊断小儿贫血的标准(海拔每升高 1000 米,血红蛋白上升 4%)。6 个月以下的婴儿由于生理性贫血等因素,血红蛋白值变化较大,目前国际尚无统一标准。我国小儿血液病学会(1989 年)暂定:新生儿期血红蛋白<145g/L、1~4 月时<90g/L、4~6 月时<100g/L 者为贫血。

一、贫血的分度

根据末梢血中血红蛋白量和红细胞数可将贫血分为轻度、中度、重度、极重度等四度(见表 10-1)。

表 10-1 贫血的分度

	轻度	中度	重度	极重度
血红蛋白量(g/L)	90~120	60~90	30~60	<30
红细胞数($×10^{12}$/L)	3~4	2~3	1~2	<1
新生儿血红蛋白量(g/L)	120~144	90~120	60~90	<60

二、贫血的分类

(一)病因学分类

根据贫血发生的原因和发病机制将其分为红细胞或血红蛋白生成不足、溶血性贫血和失血性贫血三大类。

1. 红细胞和血红蛋白生成不足

(1)造血物质缺乏:铁、维生素 B_{12}、叶酸、维生素 B_6、铜、维生素 C、蛋白质等缺乏引起的贫血,如营养性缺铁性贫血、营养性巨幼红细胞性贫血。

(2)骨髓造血功能障碍:骨髓造血功能衰竭或各种原因如放射线、化学物质、药物等所致的骨髓抑制造成再生障碍性贫血。

(3)感染性、炎症性贫血:如慢性感染、儿童类风湿病、系统性红斑狼疮等。

(4)其他:铅中毒、慢性肾脏疾病所致的贫血;骨髓浸润伴发的贫血如白血病、恶性淋巴瘤等。

2. 溶血性贫血 可由红细胞内在异常或外在因素引起红细胞破坏过多引起。

(1)红细胞内在异常:红细胞膜结构缺陷如遗传性球形细胞增多症、阵发性睡眠性血红蛋白尿等;红细胞酶缺陷如葡萄糖-6-磷酸脱氢酶缺陷病、丙酮酸激酶缺乏症等;血红蛋白合成与结构异常如地中海贫血、血红蛋白病等。

(2)红细胞外在因素:免疫因素,如新生儿溶血症、自身免疫性或药物所致的溶血性贫血等;感染因素,如细菌或疟原虫对红细胞破坏;物理化学因素,如烧伤、苯、蛇毒等可直接破坏红细胞;其他如脾功能亢进、弥散性血管内凝血等。

3. 失血性贫血 包括急性和慢性失血性贫血。

(1)急性失血:如创伤性大出血、出血性疾病等。

(2)慢性失血:如溃疡病、钩虫病、鲜牛奶过敏、肠息肉等引起的贫血。

(二)形态学分类

根据红细胞平均容积(MCV)、红细胞平均血红蛋白量(MCH)、红细胞平均血红蛋白浓度(MCHC)的值将贫血分为4类(见表10-2):

表10-2 贫血的细胞形态分类

	MCV(fl)	MCH(pg)	MCHC(%)
正常值	80~94	28~32	32~38
大细胞性	>94	>32	32~38
正细胞性	80~94	28~32	32~38
单纯小细胞性	<80	<28	32~38
小细胞低色素性	<80	<28	<32

临床多采用病因学诊断,而形态学诊断有助于推断病因。

第三节 营养性缺铁性贫血

一、疾病概要

营养性缺铁性贫血(iron deficiency anemia,IDA)是由于体内铁缺乏导致血红蛋白合成减少而引起的一种贫血,临床上以小细胞低色素性贫血、血清铁蛋白减少和铁剂治疗有效为特点。它是小儿最常见的一种贫血,任何年龄均可发病,以 6 个月～2 岁婴幼儿发病率最高,是我国儿童保健重点防治的"四病"之一。

(一)病因

铁是构成血红蛋白必需的原料,任何引起体内铁缺乏的原因均可导致贫血。

人体铁的来源

主要是衰老的红细胞释放的铁全部被重新利用;其次为摄入含铁较多的食物,主要有动物性食物如肝、肾、瘦肉、血、蛋黄、鱼,植物性食物如黑木耳、黑芝麻等。母乳中含铁量虽较少,但50%可被吸收,而牛乳中铁吸收率为10%;肉类、鱼类、肝脏等动物性食物中铁吸收率约10%～25%;谷物等植物性食物中的铁吸收率约1%。

1. 铁储存不足 胎儿在孕期最后 3 个月从母体获得的铁足够其生后 4～5 个月造血所需,如系早产、双胎、胎儿失血和孕母患严重缺铁性贫血等均可使胎儿储铁减少。

2. 铁摄入不足 食物铁供应不足是缺铁性贫血的主要原因。人乳、牛乳、谷物中含铁量均较低,吸收率也不同,单纯喂养如不及时添加含铁较多的辅食,则易发生缺铁性贫血。年长儿偏食、挑食或摄入动物性食品过少等可导致铁摄入量不足。

3. 生长发育快 婴儿期、青春期生长发育迅速,血容量增加较快,故需铁量也增加,如不及时添加含铁丰富的辅食就很容易造成缺铁。早产儿和低出生体重儿生后生长发育更快,更容易发生缺铁。

4. 铁吸收减少 食物中的不同成分对铁的吸收可产生不同影响,如维生素 C、果糖、氨基酸等还原物质可促进铁的吸收;磷酸、草酸等可与铁形成不溶性铁盐,妨碍铁的吸收;植物纤维、茶、牛乳、蛋、咖啡等可抑制铁的吸收,所以食物搭配不合理可使铁吸收减少。某些疾病如消化道畸形(美克尔憩室、膈疝)、胃肠炎、慢性腹泻、蛲虫病、钩虫病、肠息肉等可导致铁吸收障碍。

5. 铁丢失过多 正常婴儿每日排铁量相对较成人多。生后 2 个月的婴儿大便排出的铁较食物中摄入的铁多。长期慢性失血可致铁缺乏,每失血 1mL 即损失 0.5mg 铁,如用未经加热的鲜牛奶喂养婴儿,因对蛋白过敏而发生的小量肠出血(每日失血约 0.7mL)、溃疡病、肠息肉、膈疝、钩虫病、鼻衄等致的慢性小量出血,初潮后女性月经量过多等均可致铁丢失过多。

(二)发病机制

铁缺乏对造血系统及多种组织器官的功能均有影响。

1. 对造血系统的影响 铁是合成血红蛋白的原料。缺铁时血红素生成不足,进而血红蛋白合成减少,导致新生红细胞内血红蛋白含量不足,细胞浆少使细胞变小;而缺铁对细胞的分裂、增殖影响较小,故红细胞数量减少的程度不如血红蛋白减少明显,从而形成小细胞低色素性贫血。

人体总铁量的 60%～70% 存在于血红蛋白和肌红蛋白中,约有 30% 以铁蛋白和含铁血黄素形式储存于肝、脾和骨髓中,称为储存铁。当铁供应不足时,储存铁可供造血所需,故缺铁早期无贫血表现,而是要经过三个阶段:①铁减少期(ID),体内贮存铁减少,但供红细胞制造血红蛋白的铁尚未减少;②红细胞生成缺铁期(IDE),贮存铁进一步减少,红细胞生成所需的铁也不足,但循环中血红蛋白量尚不减少;③缺铁性贫血期(IDA),储存铁耗竭,出现小细胞低色素性贫血和一些非血液系统症状。因此,缺铁性贫血是缺铁的晚期表现。

2.对其他系统的影响　铁缺乏使含铁酶和铁依赖酶的活性下降,这些酶参与生物氧化、组织呼吸、神经介质合成与分解等,造成细胞功能紊乱而出现一系列非造血系统表现。缺铁还可引起细胞免疫功能及中性粒细胞功能下降,从而使免疫力减低。

(三)临床表现

本病起病缓慢,临床表现随病情轻重而有所不同。

1.一般贫血表现　皮肤黏膜逐渐苍白,以唇、口腔粘膜及甲床最为明显。易疲乏无力,不爱活动,常有烦躁不安或精神不振,体重不增或增加缓慢。年长儿可诉头晕、眼前发黑、耳鸣等。

2.髓外造血表现　肝、脾、淋巴结可轻度肿大;年龄愈小、病程愈久、贫血愈重,肝脾肿大愈明显。

3.非造血系统表现

(1)消化系统症状:食欲减退,可见有呕吐、腹泻;少数有异食癖,如喜食泥土、墙皮、煤渣等;可出现口腔炎、舌炎或舌乳头萎缩;重者可出现萎缩性胃炎或吸收不良综合征等。

(2)神经系统症状:婴幼儿表现为烦躁不安、易激惹或萎靡不振;年长儿常注意力不能集中、记忆力减退,智力多数低于同龄儿。由此会影响到儿童之间的交往,以及语言学习和思维活动的能力,以致影响心理的正常发育。

(3)心血管系统的症状:明显贫血时心率增快、心脏扩大,重者可发生心力衰竭。

(4)其他:因细胞免疫功能低下,常合并感染。可因上皮组织异常而出现指甲薄脆、不光滑甚至反甲(匙状指)。

(四)辅助检查

1.血常规　末梢血中红细胞数、血红蛋白量均低于正常,血红蛋白降低比红细胞数减少更明显,呈小细胞低色素性贫血。MCV、MCH、MCHC 均降低。涂片可见红细胞大小不等,以小细胞为多,中央淡染区扩大。网织红细胞数正常或轻度减少。白细胞、血小板一般无特殊改变。

2.骨髓象　可见红细胞增生活跃,以中、晚幼红细胞增生为主。各期红细胞均较小,显示胞浆成熟程度落后于胞核。粒细胞系和巨核细胞系一般无明显改变。

3.有关铁代谢的检查　血清铁蛋白(SF<12μg/L)、血清铁(SD<10.7μmol/L)和转铁蛋白饱和度(TS<15%)降低,红细胞游离原卟啉(FEP>0.9μmol/L)、总铁结合力(TIBC>62.7μmol/L)升高。

(五)治疗原则

1. **祛除病因** 合理喂养,及时添加含铁食物,纠正不良的饮食习惯,积极治疗原发病如驱虫、手术治疗消化道畸形、控制慢性失血等。

2. **铁剂治疗** 铁剂是治疗缺铁性贫血的特效药。口服补铁经济、安全、副作用小。二价铁易吸收,常用硫酸亚铁、富马酸铁、葡萄糖酸亚铁等。口服元素铁剂量为每日 4~6mg/kg,分 2~3 次口服。慎用铁针剂。

3. **输血治疗** 一般不需输血。重症贫血并发心力衰竭、明显感染者或急需外科手术者可输血,以输入新鲜浓缩红细胞为宜,每次 2~3mL/kg。但应注意输血的速度。

二、护　理

(一)护理评估

1. **健康史** 重点评估母亲孕期有无贫血,患儿是否早产、多胎,其年龄、生长发育情况、喂养方法或饮食习惯、辅食添加的时间及种类,饮食结构是否合理,有无偏食、挑食等,患儿有无消化道畸形、慢性腹泻、钩虫病、肠息肉或反复感染等疾病以及用药情况。

2. **身体状况**
(1)评估患儿有无面色及皮肤苍白、疲乏无力、肝脾和淋巴结肿大的表现;
(2)观察是否出现感染的表现;
(3)注意评估血常规检查结果,末梢血中有无出现血红蛋白量减少比红细胞数减少更明显,涂片有无红细胞大小不等、以小细胞为多、中央淡染区扩大。

3. **心理社会状况** 了解并评估患儿及家长的心态及对本病的认识程度。本病多发生在婴幼儿时期,其心理改变不明显。病情较重、病程较长的年长儿由于学习时注意力不易集中、记忆力减退、理解力较差、学习成绩下降,可能会产生焦虑、抑郁、自卑、厌学等心理问题。家长因对本病知识的缺乏,对早期贫血的患儿往往不够重视,在病情加重时可能会产生焦虑、歉疚的心理。对有异食癖的患儿,家长和社会往往不能正确对待,过多的责备,甚至歧视,可能会对患儿心理产生极其不良的影响。

案例问题解答:

案例中患儿已 11 个月,母乳喂养,仅添加少量稀粥,故缺铁的主要原因是铁摄入不足。临床表现为面色、皮肤苍白,疲乏无力,肝脾、淋巴结轻度肿大。血常规检查呈小细胞低色素性贫血。其护理问题:①营养失调,低于机体需要量,依据是该患儿未按年龄和需要量及时添加含铁食物,造成铁摄入不足;②活动无耐力,依据是患儿有面色苍白、疲乏无力等表现;③有感染的危险,因缺铁会造成患儿细胞免疫功能缺陷,增加对感染的易感性。

(二)护理诊断/问题

1.活动无耐力 与组织、器官缺氧有关。

2.营养失调,低于机体需要量 与铁的摄入不足、食欲下降、吸收不良、丢失过多或消耗增加有关。

3.潜在并发症 感染、心力衰竭、药物副作用。

4.知识缺乏 年长患儿及家长缺乏铁营养知识及疾病的预防和护理知识。

(三)护理目标

1.患儿倦怠乏力减轻,活动耐力逐渐增强,活动量增加。

2.患儿食欲恢复正常,缺铁因素消除,贫血纠正。

3.患儿不发生感染、心力衰竭等并发症或得到及时的发现和处理。

4.患儿及家长能说出贫血的原因,正确选择含铁丰富的食物,能遵医嘱正确服用铁剂。

(四)护理措施

1.注意休息,适量活动 患儿病室应安静、清洁,阳光充足,空气新鲜。根据活动耐力下降程度制定休息方式、活动强度及每次活动持续时间,同时注意观察病情,调整活动强度。

(1)轻、中度的贫血患儿不必严格限制日常活动,注意避免剧烈运动。生活应有规律,保证患儿有充分的休息和足够的睡眠。做适合患儿的运动,如户外活动、幼儿体操等,以不感到疲乏为度。

(2)重度贫血患儿可有心悸、气短,活动后症状加重,应卧床休息、吸氧,以减轻心脏负担。护理人员应协助患儿的日常生活,定时测量心率。

(3)对易烦躁、激动的患儿,护理人员应耐心细致看护、抚慰,使其保持安静,避免因烦闹而加重缺氧。同时各项护理操作应集中进行。

2.合理安排饮食,补充含铁食物

(1)提倡母乳喂养,按时添加含铁丰富的辅食或补充铁强化食品如铁强化奶、铁强化食盐等。人乳含铁虽少,但吸收率高。婴儿6个月后应逐渐减少每日奶类的摄入量,以便增加含铁丰富的固体食物。鲜牛乳必须经加热处理后才能喂养婴儿,以减少因过敏而致肠出血的发生。

(2)在营养师指导下制定饮食计划,提供含铁丰富的食品种类,如动物肝脏、动物血、瘦肉、鱼类、豆类、紫菜、海带、黑木耳等。向家长及年长患儿解释不良饮食习惯会导致贫血,协助纠正不良饮食习惯,避免挑食、偏食等。

(3)创造良好的进食环境,保持患儿心情愉快,进食前不做引起疲劳的活动,不做引起疼痛、不愉快或不舒适的检查、治疗及护理;经常更换饮食品种,注意色、香、味的调配,增添新鲜感;必要时根据医嘱给患儿服用助消化药如胃蛋白酶、多酶片等。

3.指导正确应用铁剂,观察疗效与副作用

(1)按医嘱服用铁剂,并告知家长小儿每日需铁量,让家长掌握应用铁剂的正确剂量;药物应放在患儿不能触及之处且不要存放过多,以免误服过量中毒。

(2)口服铁剂对胃肠道有刺激,可致恶心、呕吐、腹泻、便秘、厌食、胃部不适及疼痛等。宜从小剂量开始,1~2日内加至足量,并在两餐间服用,以减少对胃肠道的刺激;液体铁剂可使牙齿染黑,应用吸管或滴管服用,直接将药液送到舌根部;服用铁剂后大便变黑或呈柏油样,停药后恢复正常,应向家长说明原因,以消除其紧张心理。

(3)铁剂或含铁食品可与维生素C、稀盐酸、氨基酸、果汁等同服,以利吸收;忌与妨碍铁吸收的食物如牛奶、蛋类、茶、咖啡、钙片等同服。

(4)慎用铁针剂。因注射右旋糖苷铁、山梨醇枸橼酸铁复合物等铁针剂可出现过敏现象,如面红、荨麻疹、发热、关节痛、头痛或局部淋巴结肿大,个别可发生过敏性休克,常在不能口服铁剂的情况下才使用。首次注射应严密观察,警惕过敏的发生。用药时应深部肌内注射,最好分层注药,以利吸收、减轻疼痛、避免硬结形成,每次更换注射部位,并在注射前更换新针头或注射器内留微量(约0.1mL)气体,以防药液漏入皮下组织致局部坏死。

(5)铁剂治疗有效者在用药后12~24小时可出现临床症状好转,烦躁等精神症状减轻,食欲增加。网织红细胞2~3天后升高,5~7天达高峰,2~3周后降至正常。血红蛋白1~2周后逐渐上升,一般3~4周达正常。如服药3~4周仍无效,应查找原因。铁剂治疗的疗程至血红蛋白达正常水平后再用2个月左右,以补充铁的贮存量。

4. 观察病情,防止发生并发症

(1)观察病情变化:在自然光线下仔细观察有无口唇、口腔黏膜、眼结膜及甲床等皮肤黏膜苍白的表现,了解病情进展;注意有无头晕、眼花、昏厥等脑缺氧的表现;对重症病儿应及时测脉搏、血压,细心观察呼吸、脉搏、血压、面色等变化,如有异常应及时报告医生处理。

(2)预防感染:缺铁会造成患儿细胞免疫功能缺陷,易导致感染的发生;同时感染也可影响铁的吸收,从而加重贫血。因此应保护患儿,不要到人群集中的公共场所,在医院内与感染患儿分室居住,施行保护性隔离,以免交互感染;做好口腔护理,一般每日2次,并鼓励患儿多饮水,可起到清洁口腔的作用,防止发生口腔感染;保持皮肤清洁,勤洗澡、勤换内衣。对重症贫血卧床患儿,要注意勤翻身,更换体位,按摩受压部位,防止发生压疮。

(3)预防心力衰竭:重度贫血患儿应卧床休息,以减少耗氧。取半卧位,使横膈降低,减少回心血量,必要时吸氧。应密切观察心率、呼吸、尿量变化,若出现心悸、气促、发绀、肝增大等症状和体征,应及时通知医生,并按心力衰竭护理患儿。对重症贫血并发心力衰竭或有明显感染的患儿,输血时应注意:贫血愈重,一次输血量应愈少,速度应愈慢,以免加重心力衰竭。

5. 关心患儿,重视心理疏导 因长期贫血可导致智力减退、成绩下降,应加强患儿的教育与训练,减轻患儿的自卑心理;对有异食癖患儿不应过多责备和歧视,应热心看护和引导,鼓励患儿纠正不良嗜好。

6. 健康教育

(1)合理安排日常生活:注意休息,解释患儿适度活动和休息的意义,指导家长观察和调整患儿活动的强度和时间。

(2)合理安排小儿膳食:提倡母乳喂养,按时添加含铁丰富的辅食,强调进食高蛋白、高维生素、高铁饮食的意义。生后6个月内的婴儿,若有足量母乳喂养,可以维持血红蛋白和储存铁在正常范围。足月儿4个月后应补充维生素C及含铁较多的绿色蔬菜汤、水果汁,可逐渐在粥、米糊内加蛋黄、鱼泥、肝泥、动物血等含铁多且易消化吸收的食物;早产儿和低体重儿宜自2个月左右给予铁剂预防;人工喂养儿应喂强化铁的配方乳,并及时添加辅食;鲜牛乳必须加热处理,以减少牛乳过敏所致肠道失血。贫血纠正后仍要坚持合理安排小儿膳食,培养患儿良好的饮食习惯,纠正挑食、偏食等不良饮食习惯,这是防止疾病复发、保证患儿正常生长发育的关键。

(3)做好母亲的保健工作:大力宣传母亲孕期及哺乳期营养丰富的重要性,指导孕妇及哺乳期母亲食用含铁丰富的食物,如患贫血应及时治疗。

(4)指导用药,注意药物副作用:坚持正确和全疗程用药,详细告诉家长口服铁剂的注意事项、服药的时间及服药后的反应,从而使其正确应对。

(5)加强护理,预防感染:注意个人卫生,保持口腔清洁和皮肤清洁。避免到人多的公共场所,避免与感染性疾病的患儿接触,以防交互感染。积极防治慢性腹泻、感染及慢性失血性疾病。

(6)宣传知识,取得家长配合:讲解本病的病因、临床表现、治疗原则、护理要点和预防措施,使家长明确及时治疗和精心护理对小儿体格成长及智能发展的重要意义,从而改善患儿焦虑等不良心理,使其积极主动配合治疗和护理。

(五)护理评价

经过治疗和护理,评价患儿是否达到:倦怠乏力有所减轻,活动耐力逐渐增强,活动量增加后无心慌、气短的出现;患儿食欲恢复正常,缺铁因素消除,贫血纠正;患儿未发生感染、心力衰竭等并发症或发生后得到及时的处理;家长及年长患儿知道本病的发病原因,能遵指导正确服用铁剂,并能正确选择含铁较多的食物,纠正不良的饮食习惯,合理搭配饮食。

案例问题解答:

案例中患儿即将出院,为其及家长进行健康教育:①合理安排日常生活,注意休息,指导家长观察和调整患儿活动的强度和时间;②合理安排膳食,按时添加含铁丰富的辅食;③宣传母亲哺乳期营养的重要性,指导母亲食用含铁丰富的食物,如有贫血应及时治疗;④指导正确应用铁剂,观察疗效与副作用;⑤加强护理,预防感染;⑥宣传知识,使家长明确治疗和护理对小儿健康成长及智能发展有重要意义。

第四节 营养性巨幼红细胞性贫血

一、疾病概要

营养性巨幼红细胞性贫血(nutritional megaloblastic anemia,NMA)是由于缺乏维生素B_{12}和(或)叶酸所引起的一种大细胞性贫血,主要临床特点为贫血、神经精神症状、红细胞数较血红蛋白量减少更明显、红细胞的胞体变大、骨髓中出现巨幼细胞,用维生素 B_{12} 或(和)叶酸治疗有效。本病多见于婴幼儿,2岁以内约占96%以上。

(一)病因及发病机制

维生素 B_{12} 和(或)叶酸缺乏的原因主要有:

1. 摄入不足　人体所需的维生素 B_{12} 主要来源于动物性食物,如肝、肾、肉类、蛋类、海产品等。乳类中含量少,羊乳几乎不含维生素 B_{12},植物性食物中含量甚少。故单纯母乳喂养、仅添加植物性食物或偏食均可导致维生素 B_{12} 摄入不足。绿色新鲜蔬菜、水果、酵母、谷类和动物肝、肾等含丰富叶酸,但经加热易被分解破坏;羊乳含叶酸量很低,牛乳中叶酸经加热也遭破坏,故单纯用这类食物喂养而未及时添加辅食可致叶酸缺乏。年长儿偏食、挑食易致维生素 B_{12}、叶酸缺乏。

2. 储存不足　胎儿通过胎盘获得维生素 B_{12} 和叶酸,并贮存在肝脏,如孕妇缺乏维生素 B_{12} 可致婴儿储存不足。

3. 需要量增加　婴幼儿生长发育较快,尤其是早产儿,对维生素 B_{12} 和叶酸的需要量也增加,如不及时添加辅食易造成缺乏。

4. 疾病影响　维生素C缺乏、严重感染均可使维生素 B_{12} 消耗增加,如再供给不足可致缺乏;严重营养不良、胃肠疾病、慢性腹泻或吸收不良综合征等使维生素 B_{12}、叶酸吸收减少。其他肝脏疾病可致维生素 B_{12} 代谢障碍。

5. 药物作用　长期应用广谱抗生素可使正常结肠内细菌所含的叶酸被清除而减少叶酸的供应;抗叶酸代谢药物(如甲氨喋呤、巯嘌呤等)抑制叶酸代谢;长期服用抗癫痫药(如苯妥英钠、苯巴比妥、扑痫酮等)也可导致叶酸缺乏。

食物中的维生素 B_{12} 进入胃内后,与内因子结合成复合物在回肠吸收入血,主要贮存于肝脏,可供数年之需。叶酸主要在十二指肠及空肠中吸收,吸收后随血流分布于各组织中,主要贮存于肝脏,可供1～3个月内婴儿生理之需。体内的叶酸经二氢叶酸还原酶的还原作用和维生素 B_{12} 的催化作用后转变成四氢叶酸,后者是DNA合成过程中必需的辅酶,促进DNA合成。当维生素 B_{12} 和叶酸缺乏时,DNA合成障碍,造血细胞内DNA减少使红细胞的分裂和增殖时间延长,胞浆成熟而核发育落后,红细胞胞体变大,骨髓中巨幼红细胞增生。由于红细胞的生成速度变慢,且这些异型红细胞在骨髓内容易遭到破坏,进入血流中的成熟红细胞寿命也较短,故出现巨幼红细胞性贫血。维生素 B_{12} 缺乏时还可使中枢和外周神经髓鞘受损,导致周围神经变性、脊髓亚急性联合变性和大脑损害,出现神经精神症状;还可使中性粒细胞和巨噬细胞作用减退而易并发感染。

(二)临床表现

1. 一般贫血表现　起病缓慢,大多呈轻度或中度贫血。患儿皮肤蜡黄,睑结膜、口腔黏膜、口唇、指甲等处苍白,毛发稀疏发黄,颜面轻度水肿,多呈虚胖,疲乏无力,常伴有肝、脾肿大。严重病例可有皮肤出血点或淤斑。

2. 神经精神症状　患儿可出现烦躁不安、易怒等症状。维生素 B_{12} 缺乏者还可出现表情呆滞、目光发直、嗜睡,对外界反应迟钝,少哭不笑,智力及动作发育落后,甚至倒退。重症病例可出现肢体、躯干、头部和全身震颤,手足无意识运动,甚至抽搐、感觉异常、共济失调、踝阵挛和巴宾斯基征阳性等。

3.其他 常有食欲不振、厌食、恶心、呕吐、腹泻和舌炎、舌下溃疡等表现,重症患儿可有心脏扩大、心力衰竭,可闻及收缩期杂音;易发生感染和出血。

(三)辅助检查

1.血常规 末梢血中红细胞数、血红蛋白量均低于正常,红细胞数减少比血红蛋白量减少更明显,呈大细胞性贫血,MCV、MCH 升高,MCHC 正常。血涂片可见红细胞大小不等,以大细胞为多,中央淡染区不明显,可见巨幼变的有核红细胞、巨大幼稚粒细胞和中性粒细胞呈分叶过多现象。网织红细胞、白细胞、血小板计数常减少。

2.骨髓象 红细胞系统增生明显活跃,各期红细胞均出现巨幼变,胞体大,胞核发育落后于胞浆。中性粒细胞的胞浆空泡形成,核分叶过多。巨核细胞的核有过度分叶现象。

3.血清维生素 B_{12} 和叶酸测定 血清维生素 B_{12}<100ng/L(正常值 200~800ng/L),血清叶酸<3μg/L(正常值 5~6μg/L)。

(四)治疗原则

祛除诱因,补充维生素 B_{12} 和叶酸,防治感染。肌内注射维生素 B_{12},每次 100μg,每周 2~3 次;口服叶酸,每次 5mg,每日 3 次。坚持用全疗程,至临床症状好转,血象恢复正常为止。对有明显神经、精神症状的患儿可用镇静剂。重症贫血并发心功能不全或明显感染者可输入红细胞制剂。

二、护 理

(一)护理评估

1.健康史 重点评估母亲孕期情况、胎龄、乳母营养情况;患儿年龄、生长发育情况、喂养方法或饮食习惯、辅食添加的时间及种类,患儿有无疾病史及既往用药情况。

2.身体状况

(1)评估患儿有无皮肤蜡黄、粘膜苍白、毛发稀疏发黄、疲乏无力、肝脾肿大等贫血表现;是否出现烦躁易怒、表情呆滞、对外界反应迟钝,智力及动作发育落后等神经精神症状,以及肢体、躯干、头部和全身震颤,甚至抽搐、感觉异常、共济失调和巴宾斯基征阳性等重症表现。

(2)注意评估血常规检查结果,末梢血中有无出现红细胞数减少比血红蛋白量减少更明显,涂片有无红细胞大小不等、以大细胞为多、中央淡染区不明显的表现。

3.心理社会状况 了解并评估患儿及家长的心态及对本病的认识程度。本病多见于婴幼儿时期,病程较长。严重贫血不但会影响小儿的体格发育,而且会影响神经、精神的正常发育,以及小儿心理行为的正常发展。患儿可能出现注意力不易集中、反应迟钝、情绪不稳定等表现;对有震颤而不能正常游戏和生活的患儿,可能会出现烦躁、易怒、哭闹甚至拒绝他人照顾等现象;年长儿可能会有焦虑或抑郁、自卑等心理改变。家长由于缺乏对本病的知识,担心患儿的病情会对今后造成影响,可能出现焦虑、担忧、歉疚等心理。

(二)护理诊断/问题

1. 活动无耐力 与贫血所致的组织、器官缺氧有关。
2. 营养失调,低于机体需要量 与维生素 B_{12} 和(或)叶酸摄入不足、吸收不良等有关。
3. 有受伤的危险 与肢体或全身震颤甚至抽搐、舌下溃疡等有关。
4. 成长发展迟缓 与营养不足、贫血及维生素 B_{12} 缺乏影响生长发育有关。

(三)护理目标

1. 患儿倦怠乏力减轻,活动耐力逐渐增强,活动量增加。
2. 患儿食欲恢复正常,维生素 B_{12} 和(或)叶酸缺乏因素被消除,贫血纠正。
3. 患儿不发生感染、受伤等并发症或发生后得到及时处理。
4. 患儿体重增加,生长发育指标逐渐恢复达正常标准。

(四)护理措施

1. 注意休息,适当活动 根据患儿的耐受情况,安排休息与活动。一般不需严格卧床,严重贫血者适当限制活动,协助满足其日常生活所需。对烦躁、震颤、抽搐者,限制活动,必要时遵医嘱用镇静剂。

2. 加强营养,指导喂养 改善哺乳母亲营养,及时添加富含维生素 B_{12} 的食物,如肝、肾、肉类、蛋类、海产品等;添加富含叶酸的食物,如绿色新鲜蔬菜、水果、酵母、谷类和动物肝、肾等。注意饮食均衡,合理搭配。对年长儿要防止偏食、挑食,养成良好的饮食习惯;对年幼儿要耐心喂养,少量多餐,改变烹调方法,注意食物的色、香、味、形的调配,以增强患儿食欲。对震颤严重不能吞咽者可改用鼻饲。

3. 按医嘱合理用药并观察效果 补充维生素 B_{12} 和(或)叶酸,一般2~4天后患儿精神症状好转、食欲增加,随即网织红细胞上升,5~7天达高峰,2周后降至正常。2~6周红细胞和血红蛋白恢复正常,但神经精神症状恢复较慢。单纯维生素 B_{12} 缺乏时,不宜加用叶酸治疗,以免加重神经精神症状;维生素 C 有助叶酸的吸收,同时服用可提高疗效;恢复期应加用铁剂,防止红细胞增加过快时出现缺铁。

4. 加强护理,防止受伤 由于维生素 B_{12} 缺乏的患儿可出现全身震颤、抽搐、感觉异常、共济失调等,应严密观察患儿病情。震颤严重者应按医嘱给予镇静剂;上下门齿之间可垫缠有纱布的压舌板,以防咬破口唇、舌尖;限制患儿活动防止发生外伤。

5. 促进成长发展 部分患儿可有体格、动作、智能发育落后和倒退的现象,需进行监测和评估,并加强护理、耐心教育和训练。如指导患儿及家长做被动体操,逐渐训练坐、立、行等运动功能,并尽早给予药物治疗,以促进动作和智能发育。

6. 健康教育

(1)向家长介绍本病的发病原因、表现特点、治疗方法及预后,指出维生素 B_{12} 和(或)叶酸缺乏不仅造成贫血,还会引起小儿智力与动作发育落后,解释及时的药物治疗和正确的教养可以改善神经精神症状,精心的护理对小儿身心健康具有重要意义。

(2)向家长进行营养卫生、合理喂养技术宣传和指导,告知家长母乳喂养或人工喂养儿都应按时添加含维生素 B_{12} 和叶酸丰富的辅食;解释乳母如长期素食,缺乏动物性食物,则乳汁中维生素 B_{12} 量极少,不能满足婴儿生长所需而致发病;说明本病的预防要点就是要按时添加辅食,饮食要多样化,特别要注意动物性食物的摄入。较大儿童要耐心说服他们克服不良饮食习惯,必要时协助家长制定合适的食谱。

(3)注意施行保护性隔离,避免交互感染,并做好口腔护理,防止口炎的发生,同时鼓励患儿多饮水,保持口腔清洁。指导家长按时带小儿进行预防接种,少去公共场所,并提供良好的环境,适当户外活动。

(4)指导家长为患儿提供愉快的生活环境,多给患儿触摸、拥抱、亲吻等爱抚,促进其心理行为的发展;因病程较长,患儿亲属要有充分的心理准备,要有足够的爱心和耐心,鼓励患儿树立战胜疾病的信心,积极配合治疗;加强教养与训练,促进患儿动作和智力发育。

(五)护理评价

经过治疗和护理,评价患儿是否达到:倦怠乏力减轻,活动量增加;食欲恢复正常,贫血纠正;未发生感染、受伤等并发症或发生后得到及时的处理;体重增加,生长发育指标恢复达正常标准。

附:其他常见小儿贫血性疾病(见表10-3)

表10-3 其他常见小儿贫血性疾病

疾病	病因	临床表现	辅助检查	治疗原则	护理要点
再生障碍性贫血	原发性或因物理、化学、生物等因素使骨髓造血功能受抑制。	进行性贫血、出血、反复感染,肝、脾、淋巴结一般不肿大。	全血细胞、血红蛋白减少,骨髓增生低下。	激素、抗生素、中药、输血、造血干细胞移植。	加强营养,防治感染、贫血和出血的护理,去除病因,忌用抑制骨髓的药物。
红细胞葡萄糖6-磷酸脱氢酶缺陷症(G-6-PD缺陷症)	G-6-PD缺乏,与遗传有关。	常见于吃蚕豆或服药后出现黄疸、血红蛋白尿、贫血。	血红蛋白、红细胞减少,网织红细胞计数增高,血清间接胆红素增高,G-6-PD活性下降。	祛除诱因,碱化尿液,输G-6-PD正常的红细胞制剂。	避免食用蚕豆及其制品,忌服氧化型药物,观察溶血症状,防治感染,高发区行普查。
海洋性贫血	遗传因素(常染色体不完全显性遗传)致珠蛋白生成障碍。	发病早,慢性进行性贫血、肝脾肿大、生长发育不良、轻度黄疸、特殊面容。	血红蛋白、红细胞减少,网织红细胞计数增高,骨髓红细胞系增生明显活跃,HbF或HbH增加。	输血,脾切除,造血干细胞移植。	注意休息与营养,防治感染,开展人群普查与遗传咨询。
遗传性球形细胞增多症	常染色体显性遗传,红细胞膜缺陷。	贫血、黄疸、脾肿大。	血红蛋白、红细胞减少,网织红细胞计数增高,球形红细胞增多,红细胞通透性增加。	脾切除、必要时应用抗生素。	加强营养,防治感染,注意溶血危象的发生。

第五节 出血性疾病

出血性疾病是指由于正常的凝血机制异常,引起的以自发性出血或轻微损伤后出血不止为主要表现的一类疾病。血液内的血小板、血浆中的凝血与抗凝血因子以及毛细血管壁三者中任何一项发生异常,均可造成临床上的出血倾向。故出血性疾病根据发病机制又分为三类:

1. 血管结构和功能异常 如过敏性紫癜、维生素 C 缺乏症(坏血病)、遗传性毛细血管扩张症等。

2. 血小板异常性疾病

(1)血小板数量的异常:血小板减少性紫癜(原发性、继发性)。

(2)血小板功能异常:血小板病、血小板无力症等。

3. 血液凝固功能障碍性疾病

(1)凝血因子缺乏:血友病甲、乙和丙,新生儿出血症,低纤维蛋白血症等。

(2)抗凝物质增多症:儿童中少见。

一、特发性血小板减少性紫癜

(一)疾病概要

特发性血小板减少性紫癜(idiopathic thrombocytopenic purpura,ITP)又称自身免疫性血小板减少性紫癜,是小儿最常见的出血性疾病。临床主要特点为皮肤、黏膜自发性出血,血小板减少,出血时间延长,血块收缩不良,束臂试验阳性,骨髓巨核细胞数正常或减少。

1. 病因及发病机制

目前认为此病是一种自身免疫性疾病。患儿因自身免疫功能缺陷或外来抗原(如病毒感染和其他因素)的作用,使机体产生血小板相关抗体 PAIgG,而引起血小板减少。血小板数量减少是导致出血的主要原因。附着有 PAIgG 的血小板因不同程度功能异常及抗体损伤血管壁致毛细血管脆性和通透性增加,是出血的促进因素。感染可加重血小板减少或使疾病复发。

2. 临床表现

本病分为急性型和慢性型。

(1)急性型 占 70%~90%,多见于婴幼儿,7 岁以后较少发病。起病急,常伴有发热。以自发性皮肤黏膜出血为突出表现,多为针尖大小出血点,或瘀斑、紫癜,遍布全身,以四肢较多。常有鼻衄、牙龈出血,也可出现便血、呕血、球结膜下出血,偶见肉眼血尿和颅内出血。颅内出血是 ITP 死亡的主要原因。青春期女孩可有月经量过多。出血严重者可伴贫血。肝脾偶见轻度肿大,淋巴结正常。本病呈自限性过程,85%~90%的患儿在 1~6 个月内痊愈,10%~20%可转为慢性。

(2)慢性型 病程超过 6 个月,多见于学龄期儿童,男女发病数约 1∶3。起病缓慢,出血症状相对较轻,主要为皮肤黏膜出血,可呈持续性或反复发作性出血,出血持续期和间歇期长短不一。约 1/3 患儿发病数年后自行缓解。反复发作者脾脏常呈轻度肿大。

3. 辅助检查

(1)血常规　血小板数常<50×10^9/L,甚至<20×10^9/L;出血时间延长,血块收缩不良;血清凝血酶原消耗不良;凝血时间正常;白细胞数正常;出血较多时可有贫血。

(2)骨髓象　骨髓巨核细胞数正常或增多,胞体大小不一,以小型巨核细胞为主;幼稚巨核细胞增多,核分叶减少,常有空泡形成、颗粒减少或胞浆少等现象的出现。

(3)血小板抗体 PAIgG 测定含量明显增高。

4. 治疗原则

(1)肾上腺皮质激素治疗　口服泼尼松 1.5~2mg/(kg·天),每日 3 次。严重出血者可用冲击疗法:静脉滴注地塞米松 0.5~2mg/(kg·天)或甲基泼尼松 20~40mg/(kg·天),连用 3 天,症状缓解后改口服泼尼松。2~3 周后逐渐减量停药,一般不超过 4 周。停药后如复发,可再用肾上腺皮质激素治疗。

(2)静滴大剂量丙种球蛋白　静滴剂量按每天 0.4g/kg,连用 5 天;或每次 1g/kg,必要时次日再用 1 次,以后每 3~4 周用一次。可与肾上腺皮质激素合用。

(3)输注血小板和红细胞　严重出血危及生命时可输注血小板。但尽量少输,因患儿血液中含有大量 PAIgG,可使输入的血小板很快被破坏;反复输注还可产生抗血小板抗体。贫血严重者可输浓缩红细胞。

另外,激素和丙种球蛋白治疗无效或慢性难治性病例可给于免疫抑制剂治疗或行脾切除术。

(二)护　理

1. 护理评估

(1)健康史　仔细询问发病前 1~3 周是否有急性病毒感染史,主要为上呼吸道感染和麻疹、风疹、流行性腮腺炎、水痘、传染性单核细胞增多症等,偶见注射活疫苗后发病;患儿平素有无自发性皮肤黏膜出血等表现。

(2)身体状况

①评估患儿有无皮肤黏膜出血的表现,是否出现鼻衄、牙龈出血、便血、呕血、球结膜下出血、肉眼血尿和颅内出血等表现。

②观察是否有感染的表现。

③注意评估血常规检查结果,有无血小板数减少,出血时间延长,血块收缩不良等;骨髓象中有无幼稚巨核细胞增多;血小板抗体 PAIgG 测定含量是否明显增高。

(3)心理社会状况　了解并评估患儿及家长的心态及对本病的认识程度。因出血及止血技术操作均可使患儿产生恐惧心理,可能出现不合作、烦躁、哭闹等表现,使出血加重。加之疾病的痛苦和限制,患儿因不能正常的游戏和生活,可能会产生焦虑、恐惧、悲观等不良心理;家长由于对本病知识的缺乏,对出血可能会产生震惊、恐惧的心理。

2. 护理诊断/问题

(1)潜在并发症　出血。

(2)有感染的危险　与糖皮质激素和(或)免疫抑制剂应用致免疫功能下降有关。

(3) 恐惧　与严重出血有关。

3. 护理措施

(1) 控制出血　遵医嘱给止血药、输同型血小板。口、鼻黏膜出血可用浸有1%麻黄素或0.1%肾上腺素的棉球、纱条或明胶海绵局部压迫止血。无效者，可请耳鼻喉科医生会诊，以油纱条填塞，2~3天后更换。

(2) 预防创伤

①急性期应减少活动，避免创伤，尤其是头部外伤，明显出血时应卧床休息。提供安全的环境，床头、床栏及家具的尖角用软垫子包扎，忌玩锐利玩具。慢性型也要限制剧烈运动如篮球、足球、爬树等，以免碰伤、刺伤或摔伤出血。

②禁食坚硬、多刺的食物，防止损伤口腔黏膜及牙龈。保持大便通畅，避免用力大便时腹压增高而诱发颅内出血。

③尽量减少肌肉注射或深静脉穿刺抽血，必要时应延长压迫时间，以免形成深部血肿。

(3) 密切观察病情变化

①观察皮肤淤点、淤斑变化，监测血小板数量变化，对血小板极低者应严密观察有无其他出血情况的发生。

②监测生命体征，观察神志、面色，记录出血量。如面色苍白加重，呼吸、脉搏增快，出汗，血压下降，提示可能有失血性休克的发生；若患儿烦躁、嗜睡、头痛、呕吐，甚至惊厥、昏迷等，提示可能有颅内出血；若呼吸变慢或不规则，双侧瞳孔不等大，光反射迟钝或消失，提示可能合并脑疝；如有消化道出血常伴腹痛、便血；肾出血伴血尿、腰痛等。

4. 预防感染　应与感染患儿分室居住。保持出血部位清洁。注意个人卫生。

5. 心理护理　关心、安慰患儿，向其及家长解释，以取得合作。

6. 健康教育

(1) 指导自我保护，预防损伤。忌服抑制血小板功能的药物如阿司匹林类或含阿司匹林的药物；服药期间不与感染患儿接触，去公共场所时戴口罩；衣着适度，尽量避免感冒，以防加重病情或复发。不玩尖利的玩具和使用锐利工具，不做剧烈的、有对抗性的运动，常剪指甲，选用软毛牙刷等。

(2) 教会家长识别出血征象和学会压迫止血的方法，一旦发现出血，立即到医院复查或治疗。

(3) 脾切除的患儿易患呼吸道感染和皮肤化脓性感染，且易发展为败血症。术后2年内应定期随诊，并遵医嘱应用长效青霉素或丙种球蛋白，以增强抗感染能力。

二、血友病

(一) 疾病概要

血友病(hemophilia)是一组遗传性凝血功能障碍的出血性疾病，包括：①血友病甲，即因子Ⅷ(抗血友病球蛋白，AHG)缺乏症；②血友病乙，即因子Ⅸ(血浆凝血活酶成分，PTC)缺乏症，或称Christmas病；③血友病丙，即因子Ⅺ(血浆凝血活酶前质，PTA)缺乏症。血友病发病率约为5/10万~10/10万，以血友病甲最为常见(约占75%)。其共同特点为终身在轻微损伤或小手术后发生长时间的出血。

1. 病因和发病机制　血友病甲、乙为 X 连锁隐性遗传,由女性传递,男性发病。多数有家族史,约 30% 病例无肯定的家族史,可能是由于基因突变或家族中轻型病例未被发现。血友病丙为常染色体显性或不完全性隐性遗传,两性均可发病,双亲均可传递,是一种罕见的血友病。

因子Ⅷ、Ⅸ、Ⅺ缺乏,使凝血过程第一阶段中的凝血活酶生成减少,引起血液凝固障碍,导致出血倾向。

2. 临床表现

(1) 血友病甲和乙大多在 2 岁时发病,重型在新生儿期即可发病。发病后即终生易出血,出血程度与血浆因子Ⅷ、Ⅸ的活性水平相关。常有皮肤瘀斑、黏膜出血、皮下及肌肉血肿,关节腔出血、积血,也可见消化道、泌尿道等内脏出血。颅内出血少见,但出现后常危及生命。关节出血以膝、踝关节最常受累,且在同一部位反复发生。急性期关节肿胀、疼痛、活动受限。初发者血肿可于数日或数周内完全吸收,疼痛消失,功能恢复。反复关节出血、血肿吸收不全,可致慢性关节炎、滑膜增厚、骨质破坏、关节纤维化,从而致关节强直畸形、功能丧失。

(2) 血友病丙的出血症状一般较轻,与因子Ⅺ活性高低不相关,可无出血症状(杂合子患儿)。出血多发生于外伤或手术后。

3. 血友病发病年龄越早,程度越重,预后越差,重症患儿多于 5 岁内死亡。随着年龄增大,逐渐知道保护自己,受伤机会减少,可使病情好转。

(3) 辅助检查　凝血时间延长,部分凝血活酶时间延长,凝血酶原消耗不良,凝血活酶生成试验异常。出血时间、凝血酶原时间和血小板计数正常。为鉴别 3 种血友病,需做进一步检查如纠正试验。用免疫学方法测定因子Ⅷ、Ⅸ的活性,对血友病甲、乙有诊断意义。

4. 治疗原则　目前尚无根治疗法。原则是预防出血、止血和替代疗法。

(1) 止血

①尽快输注凝血因子:血友病甲应用Ⅷ因子浓缩制剂。无该制剂时可酌情使用冷沉淀物、新鲜血浆或新鲜冰冻血浆。血友病乙应用因子Ⅸ制剂、凝血酶原复合物,或酌用新鲜冰冻血浆。输注次数、剂量依出血程度而定。

②应用止血药物:①1-脱氧-8-精氨酸加压素(DDAVP)缓慢静注,可提高血浆Ⅷ因子活性,并有抗利尿作用,因能激活纤溶系统,需与 6-氨基己酸或止血环酸联用;②达拉唑(danazol)和复方炔诺酮,有减少血友病甲患儿的出血作用。

③局部止血:压迫止血、加压包扎。

(2) 基因治疗　血友病乙基因治疗已获成功。

(二) 护　理

1. 护理评估

(1) 健康史　询问患儿是否有遗传病家族史。血友病甲、乙为 X 连锁隐性遗传,由女性传递,男性发病,约 30% 病例无确定的家族史;血友病丙为常染色体显性或不完全性隐性遗传,男女均可发病,双亲均可传递。

(2)身体状况

①评估患儿平素轻微损伤或小手术后是否有长时间出血的倾向,有无皮肤淤斑、黏膜出血、皮下及肌肉血肿,有无关节腔出血、积血,消化道、泌尿道等内脏出血。

②注意评估实验室检查结果,有无凝血时间延长、部分凝血活酶时间延长、凝血酶原消耗不良、凝血活酶生成试验异常。

③心理社会状况 了解并评估患儿及家长的心态及对本病的认识程度。由于疾病终生性,患儿不能正常的游戏和生活,加之疾病的痛苦和限制,可能会产生烦躁、焦虑、恐惧、悲观等不良心理;家长由于对本病知识的缺乏,可能会出现恐惧、歉疚的态度,对医护人员的言行和态度非常敏感。

2. 护理诊断/问题

(1)潜在并发症 出血。

(2)组织完整性受损 与凝血因子缺乏致出血有关。

(3)躯体活动障碍 与关节腔出(积)血、皮下肌肉血肿及活动受限、关节畸形、功能丧失有关。

(4)长期悲伤 与疾病终生性有关。

3. 护理措施

(1)防治出血

①局部止血:口、鼻粘膜出血或表面创伤可局部压迫止血。口鼻出血还可用浸有0.1%肾上腺素或新鲜血浆的棉球、明胶海绵压迫,必要时用油纱条填塞,保持口鼻黏膜湿润,48~72小时后拔出油纱条。肌肉、关节出血早期可用弹力绷带加压包扎,冷敷,抬高患肢并制动。

②遵医嘱尽快输注凝血因子:按要求输注,输注时严密观察有无不良反应,有反应者酌情减慢输注速度;严重不良反应者,需停止输注,并将制品和输液器保留送检。

③预防出血:尽量减少活动,以减少或避免损伤出血;尽量避免肌内注射、深部组织穿刺,必须穿刺时,须选用小针头、拔针后延长按压时间,以免出血和形成深部血肿;尽量避免手术,必须手术时,应在术前、术中、术后补充所缺乏的凝血因子。

(2)预防致残 可用冰袋冷敷出血部位,抬高患肢、制动并保持其功能位。关节出血停止、肿痛消失后,应逐渐增加活动,以防畸形。反复关节出血致慢性关节损害者,应进行康复指导与训练。严重关节畸形可行手术矫正。

(3)病情观察 观察生命体征、神志、皮肤黏膜淤点、淤斑及血肿消退情况,记录出血量,及时发现内脏及颅内出血,并组织抢救。

(4)心理护理 鼓励年长儿参与自身的护理,如日常生活自理,有利于增强自信和自我控制感。鼓励年长儿表达想法,减轻焦虑、悲伤和挫折感。提供适龄的游戏活动,安排同学、同伴探望,可减轻孤独感。

(5)健康教育

①指导家长采取必要的防护措施,减少或避免损伤出血;让患儿从小养成安静生活习惯,为患儿提供安全的家庭环境;告知患儿的老师和学校卫生员其病情及应限制的活动。

②教会家长及年长儿必要的应急处理措施如局部止血方法,以便出血时能得到尽快处理。

③鼓励患儿有规律、适度地进行体格锻炼和运动,以增强关节周围肌肉的力量和强度,延缓出血或使出血局限化。

4)对家长进行遗传咨询,使其了解本病的遗传规律和筛查基因携带者的重要性。基因携带者孕妇应行产前基因分析检查,如确定胎儿为血友病病人,可及时终止妊娠。

第六节　急性白血病

一、疾病概要

白血病(leukemia)是造血系统的恶性增生性疾病,其特点为造血组织中某一血细胞系统过度增生、进入血流并浸润到各组织和器官,从而引起一系列临床表现。在我国,小儿的恶性肿瘤中以白血病的发病率最高,男性多于女性,任何年龄均可发病,但以学龄前期和学龄期小儿多见。90%以上为急性白血病,慢性白血病仅占3%~5%。近十年来由于化疗的不断改进,急性淋巴细胞白血病已不再被认为是致死性疾病,5年无病生存率达70%~80%;急性非淋巴细胞白血病的初治完全缓解率亦已达80%,5年无病生存率约40%~60%。

(一)病因及发病机制

白血病的病因及发病机制尚未完全明了。病因可能与病毒因素、物理化学因素、遗传或体质因素有关。近年研究提示其发病机制可能与原癌基因的转化、抑癌基因畸变、细胞凋亡受抑等有关。根据增生的白细胞种类的不同,可分为急性淋巴细胞白血病(简称急淋,ALL)和急性非淋巴细胞白血病(简称急非淋,ANLL)两大类,前者在小儿中的发病率较高。目前,常采用形态学(M)、免疫学(I)、细胞遗传学(C)及分子生物学(M),即MICM综合分型。急性白血病的分类或分型对于诊断、治疗和提示预后都有一定意义。

(二)临床表现

各型急性白血病的临床表现基本相同,大多起病较急,少数缓慢。早期表现有面色苍白、精神不振、乏力、食欲低下、鼻衄或牙龈出血等;少数患儿以发热和类似风湿热的骨关节痛为首发症状,主要临床特征有发热、贫血、出血、白血病细胞浸润的表现。

1.发热　多数患儿起病时出现发热,热型不定,一般不伴寒战。白血病引起的发热多为低热且抗生素治疗无效;感染性发热多为呼吸道炎症、牙龈炎、皮肤疖肿、肾盂肾炎、败血症等所致。

2.贫血　主要是由于骨髓造血干细胞受到抑制所致。贫血出现较早,并随病情发展而加重,表现为苍白、虚弱无力、活动后气促等。

3.出血　主要由于骨髓被白血病细胞浸润,巨核细胞受抑制使血小板的生成减少所致。以皮肤和黏膜出血多见,表现为紫癜、淤斑、鼻衄、牙龈出血、消化道出血和血尿。偶有颅内出血,是引起死亡的重要原因之一。

4.白血病细胞浸润引起的症状和体征

（1）肝、脾、淋巴结肿大：尤以急淋显著，可有压痛。纵隔淋巴结肿大时可致压迫症状如呛咳、呼吸困难和静脉回流受阻。

（2）骨、关节疼痛：多见于急淋，主要与骨髓腔内白血病细胞大量增生、压迫和破坏邻近骨质及浸润骨膜有关。约25%的患儿为首发症状，其中部分呈游走性关节痛，局部红肿现象多不明显，并常伴有胸骨压痛。

（3）中枢神经系统白血病（CNSL）：是白血病细胞侵犯脑实质和（或）脑膜所致，出现头痛、呕吐、嗜睡、视神经乳头水肿、脑神经麻痹、截瘫、惊厥甚至昏迷、脑膜刺激症等颅内压增高的表现，脑脊液中可发现白血病细胞。由于多数化疗药物不易透过血脑屏障，故中枢神经系统便成为白血病细胞的"庇护所"，它是导致急性白血病复发的主要原因。

（4）绿色瘤：因白血病细胞浸润眶骨、颅骨、胸骨、肋骨或肝、肾、肌肉等组织所致，在局部呈块状隆起，此瘤切面呈绿色，暴露于空气中绿色迅速消退，这种绿色素的性质尚未明确。

（5）睾丸白血病：白血病细胞侵犯睾丸所致，表现为局部肿大、触痛，阴囊皮肤可呈红黑色。由于化疗药物也不易进入睾丸，此处白血病细胞可长期存在，因而常成为导致白血病复发的另一主要原因。

（6）其他：少数患儿有皮肤、心脏、肾脏、消化系统等浸润而出现相应的症状、体征。

（三）辅助检查

1.血常规　红细胞及血红蛋白均减少，呈正细胞正色素性贫血。网织红细胞数大多较低，偶在外周血中见到有核红细胞。白细胞数高低不一，增高者约占50%以上，以原始细胞和幼稚细胞占多数。血小板减少。

2.骨髓象　骨髓检查是确立诊断和评定疗效的重要依据。典型表现为该型白血病的原始及幼稚细胞极度增生，幼红细胞和巨核细胞减少。少数患儿表现为骨髓增生低下。

3.其他检查　如组织化学染色、溶菌酶检查、肝功能检查、胸部X线检查等。

（四）治疗原则

急性白血病的治疗主要是以化疗为主的综合疗法，其原则是早期诊断、早期治疗、严格分型，按照白血病的类型及影响预后的因素，采取联合、足量、间歇、交替和长期的正规化疗方案，争取尽快完全缓解；加强支持疗法，包括防治感染、成分输血、集落刺激因子应用、高尿酸血症的防治，注意休息，加强营养。同时要防治早期中枢神经系统白血病和睾丸白血病。持续完全缓解2.5~3.5年者，方可停止治疗。条件允许者也可做骨髓造血干细胞移植。

二、护　理

（一）护理评估

1.健康史　评估患儿是否有遗传病家族史、病毒感染史、放射线或重金属接触史，及本次发病的时间、主要症状和体征。特别是3岁以上的贫血患儿，应仔细分析其发病特点，对常规补血治疗无效的，应警惕白血病的可能。

2.身体状况

(1)评估患儿有无面色苍白、精神不振、乏力、食欲低下、鼻衄或齿龈出血等早期表现。有无发热、贫血、出血、白血病细胞浸润的典型表现。

(2)注意评估实验室检查结果:末梢血中是否出现原始细胞和幼稚细胞,有无红细胞数、血红蛋白及血小板均减少;骨髓检查是否出现该型白血病的原始及幼稚细胞极度增生的典型表现,有无幼红细胞和巨核细胞减少。

3.心理社会状况　了解患儿及家长的心态及对本病的认识程度。本病的病情较重,会对患儿的生命、生长发育带来威胁,且住院时间长,加之疾病的痛苦和限制,患儿不能进行正常的游戏和生活,可能会产生烦躁、焦虑、恐惧、悲观等不良心理;家长由于对本病知识的缺乏,非常害怕失去孩子,可能出现极度震惊、恐惧、歉疚甚至否认的态度,而表现为惊慌失措、痛苦不堪,不愿离开患儿,对医护人员的言行和态度非常敏感。另外高昂的医疗费用也给家庭带来沉重的负担,还应评估家庭经济的承受能力和护理能力。

(二)护理诊断/问题

1.体温过高　与大量白血病细胞浸润、坏死和(或)感染有关。
2.活动无耐力　与贫血致组织器官缺氧、恶性疾病本身消耗有关。
3.营养失调,低于机体需要量　与疾病过程中消耗增加、食欲下降、摄入不足有关。
4.潜在并发症　感染、出血、药物副作用。
5.慢性疼痛　与白血病细胞浸润有关。
6.预感性悲哀　与白血病危险程度、久治不愈有关。

(三)护理目标

1.维持体温在正常范围。
2.患儿能合理安排生活作息制度,适度活动,充分休息。
3.患儿食欲增加,能摄入足够的能量和营养素,体重无减轻。
4.一旦发生感染、出血,能得到较好控制。
5.疼痛得到较好缓解。
6.患儿能说出自己的感受,焦虑、恐惧、悲哀心理逐渐减轻;患儿及家长逐渐接受疾病事实,积极配合治疗,有决心战胜疾病。

(四)护理措施

1.维持正常体温　监测体温,观察热型及度数,遵医嘱给降温药,但忌用安乃近和酒精擦浴,以免降低白细胞和增加出血倾向。观察降温效果,防治感染。

2.休息　合理安排生活作息制度,既不要过多卧床,又要防止活动过度。严重虚弱患儿需卧床休息,护理人员协助其日常生活,并经常更换体位,预防褥疮。

3.加强营养,注意饮食卫生　给高蛋白、高维生素、高热量的饮食。鼓励进食,不能进食者可静脉补充。食物应新鲜、清洁、卫生,食具应消毒。多喝水利尿,以防止高尿酸血症。

4.观察病情,防止并发症

(1)防治感染:感染是白血病患儿最常见和最危险的并发症,也是导致白血病患儿死亡的主要原因之一。因此,防治感染尤为重要。

①保护性隔离:白血病患儿应安置在相对洁净无菌的病室内,与其他病种患儿分室居住,以免交互感染。病室阳光充足,空气新鲜,每日用紫外线灯照射1次,墙壁、地板每日用1:200洗必泰溶液擦洗。粒细胞数极低和免疫功能明显低下者应住单间,有条件者住空气层流室或无菌单人层流床。医护人员进入前须更换拖鞋及隔离衣、戴口罩,接触患儿前认真洗手,必要时以消毒液洗手。指导家长尽量做到清洁,也按上述程序更换衣物及洗手后陪伴患儿。限制探视者人数和次数,感染者禁止探视。

②注意个人卫生:化疗期间最易发生感染的部位是呼吸道、皮肤黏膜,尤其是口腔、鼻、外耳道及肛周等部位。教会家长及年长儿正确的洗手方法,防止感染传播;保持口腔清洁,进食前后应用温开水或漱口液漱口,宜用软毛牙刷或海绵,以免损伤口腔黏膜及牙龈,导致出血和继发感染;每日清洁鼻前庭并用洗必泰油膏或石蜡油抹鼻;有黏膜真菌感染者,可用氟康唑或依曲康唑涂搽患处;勤换衣裤,每日沐浴,利于汗液排泄,减少皮肤感染;保持大便通畅,便后用温开水或盐水清洁肛周,以防肛周脓肿,肛周溃烂者,每日用高锰酸钾溶液坐浴。

③严格执行无菌操作,遵守操作规程:护理人员应具有严格的无菌观念,对粒细胞减少的患儿进行操作时(静脉穿刺、肌肉注射等)除需按常规消毒外,宜用浸过乙醇的无菌纱布覆盖局部皮肤5分钟再行穿刺。

④避免预防接种:免疫功能低下者,避免用麻疹、风疹、水痘、流行性腮腺炎等减毒活疫苗和脊髓灰质炎糖丸预防接种,以防发病。

⑤观察感染早期征象:监测生命体征,检查皮肤有无破损、红肿,外阴、肛周有无黏膜糜烂、渗出、脓肿等;有无牙龈肿胀、咽红、咽痛等。发现感染先兆及时处理,遵医嘱用抗生素。监测血象结果,中性粒细胞很低者,遵医嘱皮下注射集落刺激因子,促进中性粒细胞合成,增强机体抵抗力。

(2)防治出血:出血是白血病患儿死亡的又一主要原因。

①注意安全,避免出血:提供安全的生活环境,加强护理,避免碰伤、刺伤或摔伤出血。禁食坚硬、多刺的食物,防止口腔黏膜损伤及齿龈出血。保持大便通畅,防止腹腔压力增高而诱发颅内出血。尽量减少肌内注射或深静脉穿刺抽血,穿刺后需按压穿刺部位10分钟,以防出血。

②注意有无出血表现:观察皮肤有无瘀点(斑)及变化,监测血小板的数量变化。监测生命体征,观察神志、面色,如面色苍白加重,呼吸、脉搏增快,出汗,血压下降,提示失血性休克;若患儿烦躁、嗜睡、头痛、呕吐,甚至惊厥、昏迷、颈抵抗等,提示颅内出血;若呼吸变慢或不规则,双瞳孔不等大,光反射迟钝或消失,提示可能合并脑疝。如有消化道出血常伴腹痛、便血;肾出血伴血尿、腰痛。

③出血处理:口鼻黏膜出血可用浸有1%麻黄素或0.1%肾上腺素的棉球、纱条或明胶海绵局部压迫止血。无效者,可请耳鼻喉科医生会诊,以油纱条填塞,2～3天后更换。严重出血者遵医嘱给止血药、输同型血小板。

(3)按医嘱正确用药：

1)护理人员应熟悉各种化疗药物的药理作用和特性，了解化疗方案及给药途径，按医嘱正确给药：①化疗药物多为静脉给药，且有较强的刺激性，药液渗漏可致局部疼痛、红肿、甚至坏死。注射前应确认静脉通畅方可注入，注意输注速度，以减轻对血管壁刺激。发现渗漏，立即停止注射，并做局部处理，用25％硫酸镁热敷。因患儿需要长期静脉用药，要注意保护和合理使用静脉，一般从远端小静脉开始；②某些药(如门冬酰胺酶)可致过敏反应，用药前应询问用药史及过敏史，用药过程中要观察有无过敏反应；③光照可使某些药(依托泊苷、替尼泊苷)分解，静脉滴注时应避光；④鞘内注射时浓度不宜过大，药量不宜过多，缓慢推入，术后应平卧4～6小时；⑤操作中护士要注意自我保护。

2)观察及处理药物毒性反应：①绝大多数化疗药物均可致骨髓抑制而使患儿易感染，应监测血象，及时防治感染；观察有无出血倾向和贫血表现；②恶心、呕吐严重者，用药前半小时给止吐药；③加强口腔护理。有溃疡者，宜给清淡、易消化的流质或半流质饮食；疼痛明显者，进食前可给局麻药或敷以溃疡膜、溃疡糊剂；④环磷酰胺可致出血性膀胱炎，应保证液量输入，并尽量在白天完成，以免影响休息；可致脱发，脱发后可戴假发、帽子或围巾；⑤告知家长及年长儿应用糖皮质激素可出现满月脸及情绪改变等，停药后会消失，应多关心患儿，勿嘲笑或讥讽患儿。

5.缓解疼痛　提高诊疗技术，尽量减少因治疗、护理带来的痛苦。选用适当的非药物性止痛技术或遵医嘱用止痛药，以减轻疼痛。监测患儿生命体征，注意有无烦躁、易激惹等症状，及时发现镇痛需要，及时评价止痛效果。

6.提供情感支持和心理疏导，消除心理障碍

(1)由于患儿被诊断为白血病，家长受到较大精神创伤，医护人员应具有人道主义精神及同情心，热情帮助、关心患儿，向家长及年长儿介绍本病的有关知识，让他们了解国内外的治疗进展，及早诊断、合理治疗将使预后大为改善。帮助家长及年长患儿树立战胜疾病的信心，并对治疗的长期性有充分的思想准备。

(2)为新老患儿家长提供相互交流的机会，如定期召开家长座谈会或病友联谊会，让患儿、家长相互交流成功护理经验和教训、应对措施等，从而提高自护和应对能力，增强治愈的信心。

(3)护理治疗前，告知家长及年长儿其操作意义和过程、配合要点及可能出现的不适，以减轻或消除其恐惧心理。告知家长所用的化疗方案、药物剂量及可能出现的不良反应，引导其积极应对；告知定期化验(血象、骨髓、肝功能、肾功能、脑脊液等)的必要性，做好解释，使其配合各项检查；了解患儿所处的治疗阶段，详细记录每次治疗情况，使治疗方案具有连续性。

(4)注意年长患儿可能出现的心理问题，如形象紊乱、悲观失望、恐惧等，应给予及时的心理疏导，使患儿以积极的态度面对疾病，主动配合治疗。

7.健康教育

(1)讲解白血病的有关知识、化疗药物的作用和毒副作用。教会家长预防感染的注意事项和观察感染及出血征象，出现异常如发热、心率及呼吸加快、鼻衄或其他出血征象时及时就诊。

(2)向家长及年长儿阐明白血病完全缓解后,患儿体内仍有残存的白血病细胞(约 10^7 个),这是复发的根源,明确坚持定期化疗的重要性。

(3)化疗间歇期可在家庭维持治疗,应详细介绍用药方法,强调按时用药,不应随便停药或减量。指导患儿定期到专科门诊复查,使治疗方案有效进行。

(4)化疗间歇期可酌情参加学校学习,以利其生长发育。鼓励患儿参与体格锻炼,增强抗病能力,预防感染。重视患儿的心理状况,正确引导,使患儿在治疗疾病的同时,心理社会及智力也得以正常发展。

（五）护理评价

经过治疗和护理,评价患儿是否达到:体温能维持在正常范围;能适度活动,充分休息;摄入足够的能量和营养素,体重有所增加;疼痛得到较好控制;恐惧心理减轻;患儿及家长积极配合治疗,有战胜疾病的决心。

本章小结

本章主要介绍了小儿造血特点和血液特点、小儿贫血的分度和分类;介绍了营养性缺铁性贫血、营养性巨幼细胞性贫血、血小板减少性紫癜、血友病、急性白血病的疾病概要及护理,重点强调了营养性缺铁性贫血、营养性巨幼细胞性贫血的护理评估、护理问题及护理措施。

本章关键词:骨髓外造血;生理性贫血;营养性缺铁性贫血;营养性巨幼细胞性贫血;血小板减少性紫癜;血友病;急性白血病

课后思考

1. 解释名词:骨髓外造血、生理性贫血。
2. 营养性缺铁性贫血的病因及健康指导。
3. 如何指导特发性血小板减少性紫癜患儿预防创伤?
4. 如何防治血友病患儿发生出血?
5. 急性白血病的主要临床特征是什么?
6. 患儿,女,11月,因"面色逐渐蜡黄,手足颤抖2月"来院检查。母乳喂养,未加辅食,4～5个月时会笑、能认识人,近2个月面色蜡黄,表情呆滞,嗜睡,肢体可见不自主颤动。体格检查:面色蜡黄,双肺呼吸音清,心率 122 次/分,肝肋下 3cm,脾肋下 1cm,手足可见细微抖动。血象检查:红细胞 $2.0\times10^{12}/L$,血红蛋白 $70g/L$。血涂片:红细胞大小不均,以大者为多,中央淡染区不明显。临床诊断为"营养性巨幼红细胞性贫血"。

问题:1.根据患儿的临床资料,提出患儿的护理诊断。
  2.列出该患儿相应的护理措施。

(许 玲)

第十一章 神经系统疾病

案例

患儿，男，1岁，因"高热、呕吐2天，抽搐1次"急诊入院。患儿二天前开始出现发热，体温在38.5℃左右，口服退热药后体温降至正常。今日患儿又出现发热，伴呕吐2次。半小时前出现抽搐，急诊入院。入院时查体：T39℃，P135次/分，精神萎靡，嗜睡，前囟饱满，咽部充血，颈项强直，心肺未发现异常，四肢肌张力增高。辅助检查：血WBC15×10^9/L。初步诊断：化脓性脑膜炎。

问题：
1. 对该患儿进行护理评估，列出主要护理诊断。
2. 根据患儿情况，应采取哪些主要护理措施？

本章学习目标

1. 掌握化脓性脑膜炎、病毒性脑炎脑膜炎患儿的临床表现和护理评估、护理诊断和护理措施。
2. 熟悉化脓性脑膜炎、病毒性脑炎脑膜炎的病因和治疗要点，脑性瘫痪的临床特点和护理要点。
3. 了解神经系统疾病解剖生理特点，小儿神经系统常用检查方法。
4. 在护理患儿的过程中充分体现爱心、细心和关心，为患儿提供及时有效的护理。

第一节 小儿神经系统解剖生理特点及常用检查方法

一、小儿神经系统解剖生理特点

胎儿时期神经系统发育最早，尤其是脑的发育最为迅速。新生儿脑重已达成人脑重的25%左右，出生时大脑的外观已与成人相似，有主要的沟回，但大脑皮层较薄，沟回较浅。此时神经细胞数目已与成人相同，但其树突与轴突少而短。出生后脑重的增加主要由于神经细胞体积增大和树突的增多、加长，以及神经髓鞘的形成和发育。神经髓鞘的形成和发育约在4岁左右完成,在此之前,尤其在婴儿期,各种刺激引起的神经冲动传导缓慢,且易于泛化;不易形成兴奋灶,易疲劳而进入睡眠状态。

脊髓的发育在出生时较成熟,随年龄而增长。在胎儿期,脊髓下端在第2腰椎下缘,4岁时上移至第1腰椎,在进行腰椎穿刺时应注意年龄特点。

出生时小儿即具有觅食、吸吮、吞咽、拥抱、握持等一些先天反射和对强光、寒冷、疼痛的反应。其中有些无条件反射如觅食、吸吮、拥抱、握持等反射随年龄增长而消失,否则将影响动作发育。婴儿肌腱反射较弱,腹壁反射和提睾反射也不易引出,到1岁时才稳定。3~4个月前的婴儿肌张力较高,凯尔尼格征可为阳性,2岁以下儿童巴宾斯基征阳性亦可为生理现象。

二、小儿神经系统常用检查方法

小儿神经系统的检查,原则上与成人相同,但由于小儿神经系统正处于生长发育阶段,检查方法也有其特点。年龄越小,差异越大。而且小儿有时难以合作,检查顺序也应灵活掌握。检查时还应重视小儿的心理和生理特征,在比较中判断异常。

(一)一般检查

1.意识和精神行为状态 可根据小儿对各种刺激的反应来判断意识水平有无障碍,由轻而重分为嗜睡、意识模糊、昏迷(浅昏迷和深昏迷)等。意识状态要注意有无烦躁不安、激惹、谵妄、迟钝、定向力丧失和精神行为异常等。

2.头颅和脊柱检查 应检查头颅大小(头围)、形状、前囟的大小与张力、叩诊头部有无"破壶音",对疑有硬脑膜下积液者,应做颅骨透照试验检查。脊柱检查包括有无畸形、脊柱裂、叩击痛和异常弯曲等。

3.许多先天性神经系统疾病可伴有特征性皮肤损害,包括皮肤色素脱失斑、面部皮脂腺瘤、血管痣等。

(二)运动功能检查

1.运动功能 观察小儿大运动和细运动情况,包括头、躯干及四肢随意运动的动作,如卧、坐、立、走、跑、跳及手的运动,注意是否达到该年龄小儿的正常标准。运动系统疾病、发育落后和智力低下者可表现出随意运动障碍或落后。

2.肌张力 指安静情况下的肌肉紧张度。新生儿肌张力较高,手呈握拳状态,3个月后才自然松开,否则属异常。半岁内正常婴儿肌张力也可稍增高。

3.肌容积 检查有无肌肉萎缩或假性肥大。还可酌情进行肌力、不自主运动等方面检查。

(三)感觉功能检查

1.浅感觉 包括痛觉、触觉和温度觉的检查。

2.深感觉 包括位置觉和震动觉。

(四)反射检查

小儿反射检查可分两大类:第一类为终身存在的反射,即浅反射和腱反射;第二类为暂时性反射,或称原始反射。

1. 浅反射和腱反射

(1)浅反射:出生时不存在,以后逐渐出现并终生存在的反射。腹壁反射、提睾反射在新生儿期不易引出,到 1 岁时才稳定。提睾反射正常时可有轻度不对称。

(2)腱反射:从新生儿期即可引出肱二头肌、膝和踝反射。腱反射减弱或消失,提示神经、肌肉、神经肌肉结合处或小脑病变。

2. 小儿时期暂时性反射 出生时存在,以后在 3~6 个月逐渐消失的反射,包括觅食反射、拥抱反射、握持反射、吸吮反射、颈肢反射。这些反射在新生儿时期减弱或到应该消失的年龄仍存在,则为病理状态。

3. 病理反射 包括巴彬斯基(Babinski)征、卡道克(Chaddock)征、戈登(Gordon)征和奥本海姆(Oppenheim)征等,检查和判断方法同成人。正常 2 岁以内引出巴彬斯基征阳性为生理现象,若单侧出现或 2 岁后仍出现则为病理表现。

4. 脑膜刺激征 包括颈强直、克匿格征(Kernig 征)和布鲁津斯基征(Brudzinski 征)。检查方法同成人。因婴儿屈肌张力紧张,故生后 3~4 个月表现为阳性,多无病理意义。而在婴儿期因颅缝和囟门的未闭合可以缓解颅内压,所以脑膜刺激征可表现不明显或出现较晚。

(五)神经系统辅助检查

1. 脑脊液检查 是诊断颅内感染和蛛网膜下腔出血的重要依据。脑脊液可被用于多种项目的检测,主要包括外观、压力、常规、生化和病原学检查等。对于严重颅内压增高的患儿,在未有效降低颅内压之前,腰椎穿刺有诱发脑疝的危险,应特别谨慎。小儿正常脑脊液:压力 0.69~1.96kPa,外观清亮透明,白细胞 $0~10×10^6$/L,蛋白 0.2~0.4g/L,糖 2.8~4.5mmol/L,氯化物 117~127mmol/L。

2. 脑电图检查 包括常规、动态、录像脑电图。

3. 神经影像学检查 电子计算机断层扫描(CT)、磁共振成像(MRI)等等。

第二节 化脓性脑膜炎

一、疾病概要

化脓性脑膜炎(purulent meningitis)简称化脑,是小儿时期常见的中枢神经系统感染性疾病。可由各种化脓性细菌引起,婴幼儿多见。临床上以急性发热、惊厥、意识障碍、颅内压增高和脑膜刺激征以及脑脊液改变为特征。重症者可导致脑积水、智力低下、肢体瘫痪、癫痫等后遗症,给家庭和社会带来沉重的负担。随着脑膜炎球菌及流感嗜血杆菌疫苗的接种和诊断、治疗水平的不断发展,本病发病率和病死率明显下降。

(一)病因和发病机制

1.致病菌 许多化脓菌都能引起本病。但大部分患儿是由脑膜炎双球菌、肺炎链球菌和流感嗜血杆菌三种细菌引起。新生儿以及2个月以下婴儿易发生大肠杆菌和金黄色葡萄球菌脑膜炎,其次如变形杆菌、绿脓杆菌或产气杆菌等;2～3个月后的小儿化脑多由B型流感嗜血杆菌、肺炎链球菌和脑膜炎双球菌引起;5岁以上儿童病人主要致病菌是脑膜炎双球菌和肺炎链球菌。由脑膜炎双球菌引起的脑膜炎呈流行性。

2.入侵途径 致病菌可通过多种途径侵入脑膜。

(1)最常见的途径是通过血流,即菌血症抵达脑膜微血管。当小儿免疫防御功能降低时,细菌通过血脑屏障到达脑膜。致病菌大多由上呼吸道入侵血流,新生儿的皮肤、胃肠道黏膜或脐部也常是感染的侵入门户。

(2)邻近组织器官感染,如中耳炎、乳突炎等扩散波及脑膜。

(3)与颅腔存在直接通道,如颅骨骨折、皮肤窦道或脑脊髓膜膨出,细菌可因此直接进入蛛网膜下腔。

3.病理 在细菌毒素和多种炎症相关细胞因子作用下,形成以软脑膜、蛛网膜和表层脑组织为主的炎症反应,表现为广泛性血管充血、大量中性粒细胞浸润和纤维蛋白渗出,伴有弥漫性血管源性和细胞毒性脑水肿。在早期或轻型病例,炎性渗出物主要在大脑顶部表面,逐渐蔓延至大脑基底部和脊髓表面。严重者可有血管壁坏死和灶性出血,或发生闭塞性小血管炎而致灶性脑梗死。

(二)临床表现

90%的化脑患者为5岁以下儿童,1岁以下是患病高峰年龄。一年四季均有化脑发生,但肺炎链球菌冬、春季多见,而脑膜炎球菌和流感嗜血杆菌引起的化脑分别以春、秋季发病多。大多急性起病,部分患儿病前有数日上呼吸道或胃肠道感染病史。典型临床表现为三个方面:

1.感染中毒及急性脑功能障碍症状 包括发热、烦躁不安和进行性加重的意识障碍。随病情加重,患儿逐渐从精神萎靡、嗜睡、昏睡、昏迷到深度昏迷。30%以上患儿有反复的全身或局限性惊厥发作。脑膜炎双球菌感染则起病急骤,可迅速出现皮肤瘀点、瘀斑和休克。

2.颅内压增高表现 包括头痛、喷射性呕吐,婴儿则有前囟饱满与张力增高、头围增大等。合并脑疝时,则有呼吸不规则、突然意识障碍加重及瞳孔不等大等体征。

3.脑膜刺激征 以颈项强直最常见,Kernig征和Brudzinski征呈阳性。

新生儿和3个月以内的小婴儿化脑表现多不典型,主要差异在:①体温可高可低或不发热,甚至体温不升;②颅内压增高表现可不明显,可能仅有吐奶、尖叫或颅缝开裂因为幼婴儿不会诉头痛;③惊厥可不典型,如仅见面部、肢体局灶或多灶性抽动、局部或全身性肌阵挛,或呈眨眼、呼吸不规则、屏气等各种不显性发作;④脑膜刺激征不明显,与婴儿肌肉不发达、肌力弱和反应低下有关。

(三)并发症和后遗症

1.硬脑膜下积液 30%～60%的化脑并发硬脑膜下积液,主要发生在1岁以内的流感嗜血杆菌或肺炎链球菌脑膜炎患儿。凡经化脑有效治疗 48～72 小时后脑脊液有好转,但体温不退或体温下降后再升高;或一般症状好转后又出现意识障碍、惊厥、前囟隆起或颅压增高等症状,首先应怀疑本病的可能性。头颅透光检查和 CT 扫描可协助诊断,但最后确诊仍有赖硬膜下穿刺放出积液,同时也达到治疗目的。积液应送常规和细菌学检查。

2.脑室管膜炎　主要发生在治疗被延误的婴儿。患儿在有效抗生素治疗下发热不退,惊厥,意识障碍不改善,进行性加重的颈项强直甚至角弓反张,脑脊液始终无法正常化,以及 CT 见脑室扩大时,需考虑本症。确诊依赖侧脑室穿刺,取脑室内脑脊液显示异常。治疗大多困难,病死率和致残率高。

3.抗利尿激素异常分泌综合征　炎症刺激神经垂体致抗利尿激素过量分泌,引起低钠血症和血浆低渗透压,可能加剧脑水肿,致惊厥和意识障碍加重,或直接因低钠血症引起惊厥发作。

4.脑积水　炎症渗出物粘连堵塞脑室内脑脊液流出通道,如导水管、第Ⅳ脑室侧孔或正中孔等狭窄处,引起非交通性脑积水;也可因炎症破坏蛛网膜颗粒,或颅内静脉窦栓塞致脑脊液重吸收障碍,造成交通性脑积水。发生脑积水后,患儿出现烦躁不安、嗜睡、呕吐、惊厥发作,头颅进行性增大,骨缝分离,前囟扩大饱满、头颅破壶音和头皮静脉扩张。至疾病晚期,持续的颅内高压使大脑皮层退行性萎缩,患儿出现进行性智力减退和其他神经功能倒退。

5.各种神经功能障碍　由于炎症波及耳蜗迷路,10%～30%的患儿并发神经性耳聋。其他如智力低下、癫痫、视力障碍和行为异常等。

(四)辅助检查

1.脑脊液检查　脑脊液检查是确诊本病的重要依据。典型病例表现为压力增高,外观混浊,白细胞总数显著增多≥$1000×10^6$/L,分类以中性粒细胞为主,糖和氯化物含量常有明显降低,蛋白显著增高。确认致病菌对明确诊断和指导治疗均有重要意义,涂片革兰染色检查致病菌简便易行,检出阳性率甚至较细菌培养高。细菌培养阳性者应进行药物敏感试验。以乳胶颗粒凝集法为基础的多种免疫学方法可检测出脑脊液中致病菌的特异性抗原,对涂片和培养未能检测到致病菌的患者的诊断有参考价值。

2.其他

(1)血培养:对所有疑似化脑的病例均应做血培养,以帮助寻找致病菌。

(2)皮肤瘀点、瘀斑找菌:是发现脑膜炎双球菌重要而简便的方法。

(3)外周血象:白细胞总数大多明显增高,以中性粒细胞为主。感染严重或不规则治疗者,可能出现白细胞总数减少。

(五)治疗原则

应用有效抗生素控制感染、对症处理和支持疗法。若治疗及时,处理得当,预后较好,否则可危及生命或留有神经系统后遗症如脑积水、耳聋、失明、智力障碍等。

1.抗生素治疗　化脑预后严重,力求用药 24 小时内杀灭脑脊液中致病菌,故应选择对病原菌敏感,且能较高浓度透过血脑屏障的药物。急性期要静脉用药,做到早期、足量和足疗程。病原菌明确前应选用对肺炎链球菌、脑膜炎球菌和流感嗜血杆菌三种常见致病菌皆有效的抗生素。目前主要选择能快速在病人脑脊液中达到有效灭菌浓度的第三代头孢菌素，包括头孢噻肟 200mg/(kg·天)，或头孢曲松 100 mg/(kg·天)，疗效不理想时可联合使用万古霉素 40mg/(kg·天)。对 β 内酰胺类药物过敏的患儿，可改用氯霉素 100mg/(kg·天)。病原菌明确后，针对不同的病原菌，参照药敏试验选用抗生素。对肺炎链球菌和流感嗜血杆菌脑膜炎，其抗生素疗程应是静脉滴注有效抗生素 10～14 天，脑膜炎球菌为 7 天，金黄色葡萄球菌和革兰阴性杆菌脑膜炎应在 21 天以上。若有并发症，还应适当延长治疗。

2.肾上腺皮质激素的应用　细菌释放大量内毒素，可能促进细胞因子介导的炎症反应，加重脑水肿和中性粒细胞浸润，使病情加重。抗生素迅速杀死致病菌后，内毒素释放尤为严重，此时使用肾上腺皮质激素不仅可抑制多种炎症因子的产生，还可降低血管通透性，减轻脑水肿和颅内高压。常用地塞米松 0.6mg/(kg·天)，分 4 次静脉注射。一般连续用 2～3 天，过长时间使用并无益处。

3.并发症的治疗

(1)硬膜下积液：少量积液无需处理。如积液量较大引起颅压增高症状时，应作硬膜下穿刺放出积液，放液量每次、每侧不超过 15mL。有的患儿需反复多次穿刺，大多数患儿积液逐渐减少而治愈。个别迁延不愈者，需外科手术引流。

(2)脑室管膜炎：进行侧脑室穿刺引流，以缓解症状。同时，针对病原菌并结合用药安全性，选择适宜抗生素脑室内注入。

(3)脑积水：主要依赖手术治疗。

4.对症和支持治疗

(1)急性期严密监测生命体征，定期观察患儿意识、瞳孔和呼吸节律改变，并及时处理颅内高压，预防脑疝发生。及时控制惊厥发作，并防止再发。

(2)监测并维持体内水、电解质、血浆渗透压和酸碱平衡。适当限制液体摄入量，对低钠症状严重者酌情补充钠盐。

二、护　理

(一)护理评估

1.健康史　询问患儿近期有无呼吸道、消化道或皮肤感染史，了解有无先天性或后天性神经与皮肤的解剖异常，如皮肤窦道和脑脊膜膨出。

2.身体状况　观察患儿有无感染中毒症状、急性脑功能障碍和颅内压增高表现。检查患儿体温、呼吸、前囟、颅缝、瞳孔以及脑膜刺激症情况。了解血象、脑脊液及细菌培养结果。

3.心理社会状况　婴幼儿化脓性脑膜炎起病急、表现重、病死率高、后遗症多，会给患儿或家长带来极大的焦虑、恐惧和不安；特别是意识清楚的年长儿得知自己颅内发生疾病，焦虑会更突出。因此应注意评估家属对疾病的了解程度、对护理知识的掌握程度、经济承受力和焦虑程度。家长对医护人员的言行和态度非常敏感，特别需要心理支持。

(二)护理诊断/问题

1.体温过高　与细菌感染有关。

2.潜在并发症　颅内压增高。

3.营养失调,低于机体需要量　与摄入不足、机体消耗增多有关。

4.有受伤的危险　与惊厥、抽搐有关。

5.焦虑　与本病预后不良有关。

(三)护理目标

1.患儿体温维持正常。

2.颅内压能维持正常水平。

3.营养供给能满足机体的需要。

4.没有受伤的情况发生。

5.患儿情绪稳定,能够积极配合治疗。

(四)护理措施

1.维持正常的体温　保持病室安静,空气新鲜,绝对卧床休息。每4小时测体温1次,并观察热型及伴随症状。鼓励患儿多饮水,必要时静脉补液。出汗后及时更衣,注意保暖。体温超过38.5℃时,及时给予物理降温或药物降温,以减少大脑氧的消耗,防止惊厥的发生,并记录降温效果。

2.观察病情、防治并发症

(1)监测生命体征:若患儿出现意识障碍、囟门及瞳孔改变、躁动不安、频繁呕吐、肢体发紧等惊厥先兆,提示有脑水肿;若呼吸节律不规则、瞳孔忽大忽小或两侧不等大、对光反应迟钝、血压升高,提示有脑疝及呼吸衰竭。应经常巡视、密切观察、详细记录,以便及早发现并给予急救处理。

(2)做好并发症的观察:如患儿在治疗中发热不退或退而复升、前囟饱满、颅缝裂开、呕吐不止、频繁惊厥,应考虑有并发症的可能。可作头颅CT扫描检查等,以便早期确诊并及时处理。

(3)做好抢救药品及器械的准备:做好氧气、吸引器、人工呼吸机、脱水剂、呼吸兴奋剂、硬脑膜下穿刺包及侧脑室引流包的准备。

(4)用药护理:遵医嘱及时给予抗生素治疗,熟悉药物的使用要求,了解副作用。如掌握静脉用药的配伍禁忌;青霉素稀释后应在1小时内输完,防止破坏,影响疗效;注意观察氯霉素的骨髓抑制作用,定期做血象检查;静脉输液速度不宜过快,以免加重脑水肿;保护好静脉血管,保证静脉输液通畅;正确使用甘露醇;记录24小时出入水量等。

静脉输注甘露醇出现外渗该怎么办?

静脉输注甘露醇发生外渗,处理愈早,效果愈好,超过24小时,多不能恢复。可采用以下方法:①烫伤膏外敷,可起到消肿、止痛、收敛、促进组织修复的作用;②对于单纯甘露醇外渗用50%硫酸镁溶液或0.01%酚妥拉明局部湿敷,可改善微循环,消除水肿,减轻对局部组织的损伤;③伴局部淤血时,用0.25%普鲁卡因溶液局部封闭,可减轻或阻止液体的外渗及疼痛反应,减轻局部损伤。

3. 保证营养供给　保证足够热量摄入,根据患儿热量需要制定饮食计划,给予高热量、清淡、易消化的流质或半流质饮食。少量多餐,以减轻胃的饱胀感,并防止呕吐发生。注意食物的调配,增加患儿食欲。频吐不能进食者,应注意观察呕吐情况并遵医嘱静脉输液,维持水、电解质平衡。监测患儿每日热量摄入量,及时给予适当调整。

4. 防止外伤　要协助患儿洗漱、进食、大小便及个人卫生等生活护理。做好口腔护理,保持口腔清洁,呕吐后及时帮患儿漱口,清除呕吐物,减少不良刺激。做好皮肤护理,保持大便通畅和臀部干燥,预防压疮发生。注意患儿安全,躁动不安或惊厥时防止坠床的发生,防止舌咬伤。

5. 心理护理　评估并记录患儿的恐惧或焦虑程度,鼓励患儿表达恐惧的感受,密切观察患儿的情绪反应。加强与患儿沟通,态度和蔼,及时解除患儿不适,取得患儿的信赖。在进行护理操作时,技术要熟练,尽可能减轻患儿痛苦和对治疗的恐惧感。对患儿及家长给予解释和心理上的支持,帮助患儿及家长克服焦虑心理,树立战胜疾病的信心,取得患儿对治疗及护理的配合。

6. 健康教育

(1)根据家长及患儿的接受程度,介绍病情,讲解治疗及护理的方案,教会家长对患儿饮食、体位、个人卫生、服药及检查治疗的护理配合,使患儿处于接受治疗护理的最佳状态。

(2)对恢复期和有神经系统后遗症的患儿,应进行功能训练,指导家长掌握常用的护理方法,减少后遗症的发生。

(五)护理评价

经过治疗和护理,评价患儿是否达到:生命体征维持在正常范围;意识、精神状态得到恢复;患儿所需的热量得到满足,水电解质维持平衡;评价患儿及家长能正确对待疾病,焦虑情绪减轻或消失;家长掌握康复护理的方法。

第三节　病毒性脑炎和脑膜炎

一、疾病概要

病毒性脑炎(viral encephalitis)是指多种病毒引起的颅内急性炎症。由于病原体致病性和宿主反应过程的差异,形成不同类型疾病。若病变主要累及脑膜,临床表现为病毒性脑膜炎;若病变主要影响大脑实质,则以病毒性脑炎为临床特征。由于解剖上两者相邻近,若脑膜和脑实质同时受累,此时称为病毒性脑膜脑炎。大多数患者病程呈自限性。危重者可出现后遗症及死亡。

(一)病因及发病机理

目前认为 80% 以上是由肠道病毒引起,其次为虫媒病毒、腺病毒、腮腺炎病毒和疱疹病毒等。

病毒经呼吸道、胃肠道或经昆虫叮咬侵入人体,在淋巴系统内繁殖后经血循环(此时为病毒血症期)到达各脏器,此时患者可有发热等全身症状。若病毒在定居脏器内进一步繁殖,即可能入侵脑或脑膜组织,出现中枢神经症状。因此,颅内急性病毒感染的病理是脑膜和(或)脑实质广泛性充血、水肿,伴淋巴细胞和浆细胞浸润。可见炎症细胞在小血管周围呈袖套样分布,血管周围组织神经细胞变性、坏死和髓鞘崩解。病理改变大多呈弥漫分布,是大量病毒对脑组织的直接入侵和破坏。若宿主对病毒抗原发生强烈免疫反应,将进一步导致脱髓鞘、血管与血管周围脑组织损害。

(二)临床表现

病情轻重差异很大,取决于脑膜或脑实质受累的相对程度。一般说来,病毒性脑炎的临床症状较脑膜炎严重,重症脑炎更易发生急性期死亡或后遗症。

1.病毒性脑膜炎　急性起病,或先有上呼吸道感染或前驱传染性疾病。主要表现为发热、恶心、呕吐、嗜睡。年长儿会诉头痛,婴儿则烦躁不安,易激惹。一般很少有严重意识障碍和惊厥的发生。可有颈强直等脑膜刺激征的表现,无局限性神经系统体征。病程大多在1~2周内。

2.病毒性脑炎　起病急,但其临床表现因脑实质部位的病理改变、范围和严重程度而有所不同。

(1)大多数患儿主要表现为发热、反复惊厥发作、不同程度意识障碍和颅压增高症状。惊厥大多呈全身性,但也可有局灶性发作,严重者呈惊厥持续状态。患儿可有嗜睡、昏睡、昏迷、深度昏迷等不同程度的意识改变。若出现呼吸节律不规则或瞳孔不等大,要考虑颅内高压并发脑疝的可能性。部分患儿尚伴偏瘫或肢体瘫痪的表现。

(2)有的患儿病变主要累及额叶皮层运动区,临床则以反复惊厥发作为主要表现,多数为全部性或局灶性强直-阵挛或阵挛性发作,少数表现为肌阵挛或强直性发作。皆可出现癫痫持续状态。若脑部病变主要累及额叶底部、颞叶边缘系统,则主要表现为精神情绪异常,如躁狂、幻觉、失语以及定向力、计算力与记忆力障碍等。其他还有以偏瘫、单瘫、四肢瘫或各种不自主运动为主要表现者。不少患者可能同时兼有上述多种类型表现。当病变累及锥体束时出现病理征阳性。本病病程大多为2~3周。多数完全恢复,但少数遗留癫痫、肢体瘫痪、智力倒退等后遗症。

(三)辅助检查

1.脑电图　以弥漫性或局限性异常慢波背景活动为特征,少数伴有棘波、棘-慢综合波。

2.脑脊液检查　外观清亮,压力正常或增加。白细胞数正常或轻度增多,分类计数以淋巴细胞为主,蛋白质大多正常或轻度增高,糖含量正常。涂片和培养无细菌发现。

3.病毒学检查　部分患儿脑脊液病毒培养及特异性抗体测试呈阳性。恢复期血清特异性抗体滴度高于急性期4倍以上有诊断价值。

(四)治疗原则

本病缺乏特异性治疗。但由于病程自限性,急性期正确的支持与对症治疗,是保证病情顺利恢复、降低病死率和致残率的关键。主要治疗原则包括：

1. 控制脑水肿和颅内高压　可酌情采用以下方法：①严格限制液体入量；②过度通气，将 $PaCO_2$ 控制于 20～25kPa；③静脉滴注脱水剂，如甘露醇等。

2. 控制惊厥发作　可给予止惊剂如地西泮、苯妥英钠等。如止惊无效，可在控制性机械通气下给予肌肉松弛剂。

3. 抗病毒药物　无环鸟苷每次 5～10mg/kg，每 8 小时 1 次；或其衍生物丙氧鸟苷每次 5mg/kg，每 12 小时 1 次。两种药物均需连用 10～14 天，静脉滴注给药。抗病毒药物对单纯疱疹病毒作用最强，对水痘－带状疱疹病毒、巨细胞病毒、EB 病毒也有抑制作用。

二、护　理

（一）护理评估

1. 健康史　询问患儿发病前数日或 1～2 周有无呼吸道、消化道感染史。有无接触动物、被昆虫叮咬及发病前或同时发生的腮腺炎、麻疹、水痘或传染性单核细胞增多症等流行病史。了解预防接种史。

2. 身体状况　了解患儿是否呈急性或亚急性起病；评估有无发热、头痛、呕吐、颈背疼痛、颈强直和烦躁、嗜睡、惊厥等情况；检查有无意识障碍、脑膜刺激征、肢体瘫痪、共济失调、局限性神经系统体征等情况；了解病原学检查、脑脊液、脑电图、头颅 CT 检查结果。

3. 心理社会状况　病毒性脑炎脑膜炎轻者两周之内好转，严重病例可出现脑疝而危及生命或导致后遗症。因此应注意评估家长及患儿对本病的了解程度，护理知识掌握程度，焦虑恐惧程度、经济承受力等；同时评估患儿患病后对生活环境改变的适应能力，对疾病本身的耐受能力，对治疗护理的配合、认知能力。

（二）护理诊断/问题

1. 体温过高　与病毒血症有关。
2. 急性意识障碍　与脑实质炎症有关。
3. 躯体移动障碍　与昏迷、肢体瘫痪有关。
4. 潜在并发症　颅内压增高症、昏迷。

（三）护理目标

1. 患儿体温维持正常、头痛缓解。
2. 患儿意识恢复到正常。
3. 患儿肢体能自由活动无障碍。
4. 不发生颅内压增高，一旦发生可得到及时控制。

（四）护理措施

1. 维持正常体温　监测体温、观察热型及伴随症状。出汗后及时更换衣物。体温超过 38.5℃时，给予物理降温或遵医嘱进行药物降温、静脉补液。

2.密切观察病情 定时巡视患儿,观察头痛、呕吐、神志、瞳孔及呼吸等变化情况,及时向医生汇报。

3.昏迷患儿护理

(1)保持安静,减少移动。患儿取平卧位,一侧背部稍垫高,头偏向一侧,以便让分泌物排出;上半身可抬高20~30°,以利于静脉回流,降低脑静脉窦的压力,利于降低颅内压。

(2)保持呼吸道通畅、给氧,如有痰液堵塞,立即气管插管吸痰,必要时作气管切开或使用人工呼吸机。

(3)对昏迷或吞咽困难的患儿,应尽早给予鼻饲,保证热量供应,并做好口腔护理;对营养状况不良者给予静脉营养剂或白蛋白,维持水、电解质平衡。

(4)每2小时翻身一次,轻拍背部促进痰液排出,减少坠积性肺炎。保持肢体功能位,避免关节变形、挛缩、足下垂等。尿潴留时可留置导尿管,并给予定时膀胱冲洗。

(5)遵医嘱使用镇静剂、抗病毒、激素、促进苏醒、能量合剂营养脑细胞的药物等,促进脑功能恢复。

4.促进肢体功能的恢复

(1)做好心理护理,增强患儿自我照顾能力和信心。

(2)卧床期间协助患儿洗漱、进食、大小便及个人卫生等。

(3)教会家长协助患儿翻身及皮肤护理的方法,适当使用气圈、气垫等,预防压疮。

(4)保持瘫痪肢体处于功能位置。病情稳定后,及早督促患儿进行肢体的被动或主动功能锻炼,活动时要循序渐进,加强保护措施,防碰伤。在每次改变锻炼方式时给予指导、帮助和正面鼓励。

5.健康教育

(1)向患儿及家长说明病情,做好心理护理,增强战胜疾病的信心;向家长提供保护性看护和日常生活护理的有关知识;指导家长做好智力训练和瘫痪肢体功能训练及院外的相关护理。

(2)有继发癫痫者应指导长期正规服用抗癫痫药物,在生活上要多给予照顾,减少不必要的刺激。出院患儿应定期随访。

(五)护理评价

经过治疗和护理,评价患儿体温是否维持在正常范围,意识是否清醒,患儿所需的热量是否满足,水电解质是否维持平衡,家属有无掌握康复护理方法。

第四节 脑性瘫痪

一、疾病概要

脑性瘫痪(cerebral palsy)简称脑瘫,是指出生前到生后1个月内(即脑发育早期)由各种原因所致的非进行性脑损伤或脑发育缺陷。临床主要表现为中枢性运动障碍和姿势异常。本病并不少见,在发达国家患病率为1‰~2.5‰,我国为2‰左右。

(一)病因

许多围生期危险因素被认为与脑瘫的发生有关,主要包括:早产与低出生体重、脑缺氧缺血性脑病、产伤、先天性脑发育异常、核黄疸和先天性感染等。然而,对很多患儿却无法明确其具体原因。目前认为胚胎早期阶段的发育异常,很可能就是导致婴儿早产、低出生体重和易发生围生期缺氧缺血等事件的重要原因。胚胎早期的这种发育异常主要来自受孕前后孕妇体内外环境影响、遗传因素以及孕期疾病引起妊娠早期胎盘羊膜炎症等。

(二)临床表现

1. **基本表现** 脑瘫以出生后非进行性运动发育异常为特征。

(1)运动发育落后和瘫痪肢体主动运动减少:患儿不能完成相同年龄正常小儿应有的运动发育进程,包括抬头、坐、站立、独走等大运动以及手指的精细动作。

(2)肌张力异常:因不同临床类型而异,痉挛型表现为肌张力增高;肌张力低下型则表现为瘫痪性肢体松软,但仍可引出腱反射;而手足徐动型表现为变异性肌张力不全。

(3)姿势异常:受异常肌张力和原始反射延迟消失不同情况影响,患儿可出现多种肢体异常姿势,并因此影响其正常运动功能的发挥。体格检查中将患儿分别置于俯卧位、仰卧位、直立位以及由仰卧牵拉成坐位时,即可发现瘫痪肢体的异常姿势和非正常体位。

(4)反射异常:多种原始反射消失延迟。痉挛型脑瘫患儿腱反射活跃,可引出踝阵挛和Babinski征阳性。

2. **临床类型**

(1)按运动障碍性质分类:痉挛型最常见,占全部病例的50%~60%。此外,还包括手足徐动型、肌张力低下型、强直型、共济失调型、震颤型、混合型等。

(2)按瘫痪累及部位分类:可分为四肢瘫(四肢和躯干均受累)、双瘫(也是四肢瘫,但双下肢相对较重)、截瘫(双下肢受累,上肢及躯干正常)、偏瘫、三肢瘫和单瘫等。

3. **伴随症状和疾病** 作为脑损伤引起的共同表现,一半以上脑瘫患儿可能合并智力低下、听力和语言发育障碍,其他如视力障碍、过度激惹、小头畸形、癫痫等。有的伴随症状如流涎、关节脱位则与脑瘫自身的运动功能障碍相关。

(三)辅助检查

1/2~2/3的患儿可有头颅CT、MRI异常,但正常者不能否定本病的诊断。脑电图可能正常,也可表现异常背景活动,伴有痫性放电波者应注意合并癫痫的可能性。

(四)治疗原则

主要目的是促进各系统功能的恢复和发育,纠正异常姿势,减轻伤残程度。

1. **原则** 婴儿运动系统正处发育阶段,早期发现、早期治疗容易取得较好疗效;促进正常运动发育,抑制异常运动和姿势;除针对运动障碍外,应同时控制癫痫发作,以阻止脑损伤的加重。对同时存在的语言障碍、关节脱位、听力障碍等也应同时治疗。可在医师指导和家庭训练相结合下,保证患儿得到持之以恒的正确治疗。

2.主要治疗措施

(1)功能训练：包括体能运动训练、技能训练、语言训练。

(2)矫形器的应用：功能训练时，配合使用一些支具或辅助器械，有帮助矫正异常姿势、抑制异常反射的功效。

(3)手术治疗：主要用于痉挛型，目的是矫正畸形、恢复或改善肌力与肌张力的平衡。

(4)其他：如高压氧、水疗、电疗等，对功能训练起辅助作用。

二、护　理

(一)护理评估

1.健康史　仔细询问母亲孕期情况、患儿出生情况、生后疾病和治疗情况，家族中有无遗传性疾病史。

2.身体状况　观察患儿语言、听力、视力、精神行为表现，检查运动功能、肌张力、反射有无异常。了解头颅CT、脑电图、智力测试等结果。

3.心理社会状况　脑瘫患儿由于精神障碍和运动功能异常，生活不能自理，给家庭带来沉重负担，甚至遭到歧视及遗弃。家长往往不能正确认识和接受疾病的事实，或过度焦虑，或过度失望，缺乏治疗的信心。

(二)护理诊断/问题

1.成长发展迟缓　与脑损伤有关。

2.有废用综合征的危险　与肢体痉挛性瘫痪有关。

3.营养失调，低于机体需要量　与脑性瘫痪造成的进食困难有关。

(三)护理目标

1.患儿生长发育改善。

2.患儿肢体减缓或不发生废用综合征。

3.患儿营养平衡，体重、身高等发育指标接近正常增长均值。

(四)护理措施

1.培养自理能力　根据患儿年龄训练适当的日常生活动作，如循序渐进地进行穿脱衣服的训练，加强患儿对衣、裤、鞋、袜的认知训练等。鼓励患儿参加集体活动，调动其积极性，克服自卑、孤独心理。

2.坚持功能训练　训练的重点是教给患儿身体活动的方法，使其掌握正常运动功能。一经确诊，立即开始进行功能锻炼，注意从简单到复杂、从易到难。保持患儿肢体的功能位置，帮助患儿进行被动或主动的肢体锻炼，以促进肌肉、关节活动和改善肌张力，配合针刺、理疗、按摩、推拿等，纠正异常姿势。

3.克服进食困难

(1)进食姿势：使患儿脊柱伸直，头肩稍前倾，收下颌使其贴近胸部，尽量抑制异常姿势。

桌椅高度要合适,使双足能够着地,增加稳定性。

(2)下颌运动:下颌运动控制不良导致许多患儿口唇难以闭合而流涎,可进行口唇闭合锻炼以提高下颌随意运动,如口、唇、舌用冰块冷刺激,促进闭合动作;定时做舌的上下左右运动,以减少不随意运动,逐渐培养自我控制的能力。

(3)咀嚼肌训练:饭前先用手在患儿面部两侧咬肌处轻轻按摩或热敷,帮助咀嚼肌松弛便于进食。

(4)食物选择:根据患儿年龄及进食困难程度选择食物种类,进食高热量、优质蛋白及富含维生素、容易消化的食物。餐具要有把手,勺面尽量浅平,勺柄要长,饭后清洁口腔。

4.健康教育

(1)根据患儿年龄段进行有重点的训练:婴儿期主要促进正常发育,幼儿期防治各种畸形,随年龄增长可结合功能训练并配备必要的支具。

(2)把握训练时机,尽量取得患儿合作:如在患儿情绪好、兴趣高时教一些新的动作并不断强化,但每次训练时间不可过长,内容不要单一。

(3)促进患儿心理健康:家庭应给患儿更多的关爱与照顾,耐心指导,积极鼓励,注意挖掘其自身潜力,使患儿有成就感并不断进步;切不可歧视或过于偏爱,以免造成性格缺陷。

(五)护理评价

经过治疗和护理,评价患儿生长发育有无改善,有无废用综合征的发生。

本章小结

小儿神经系统疾病大多病情严重,病死率高,后遗症多。本章介绍了小儿神经系统解剖生理特点和常用检查方法,重点强调了化脓性脑膜炎、病毒性脑炎脑膜炎、脑性瘫痪的疾病概要和护理评估、护理诊断和护理措施。

本章关键词:神经系统;检查方法;化脑;病脑;脑性瘫痪

课后思考

1.小儿神经反射检查有哪些特点?

2.化脓性脑膜炎的主要临床表现和治疗原则有哪些?

3.化脑患儿发生脑疝的主要指征有哪些,如何采取相应的护理措施?

4.简述病毒性脑炎患儿昏迷的护理措施。

5.脑性瘫痪的主要护理措施有哪些?

6.患儿,男,4岁,因"发热3天、频繁抽搐半天"入院。查体:T38℃,P 110次/分,神志不清,呈嗜睡状态,心肺(一),左侧巴氏征阳性。脑电图报告为异常脑电图。脑脊液检查:压力增高,外观清亮,细胞数 100×10^6/L,蛋白轻度增高,糖和氯化物正常。初步诊断为病毒性脑炎。请为该患儿提出首优的护理诊断,并制定护理措施。

(方　勤)

第十二章

内分泌疾病

案例

患儿,男,4岁,因"多饮、多尿、多食、体重下降半月余,伴发热、呕吐、腹痛一天"而入院。入院体检:T38.3℃,P112次/分,R33次/分,BP83/55mmHg。精神差,心肺未检出明显异常,腹平软,肝脾肋下未及。空腹血糖值18.6mmol/L,尿糖(++),尿酮体(++),pH 7.3,血清钠137.2mmol/L,血清钾4.0mmol/L。有糖尿病家族遗传史。

问题:
1. 该患儿的临床诊断是什么?
2. 目前需采取哪些护理措施?

本章学习目标

1. 掌握先天性甲状腺功能减低症、生长激素缺乏症、性早熟、儿童糖尿病患儿的护理措施。
2. 熟悉先天性甲状腺功能减低症、生长激素缺乏症、性早熟、儿童糖尿病的治疗原则、护理评估、护理诊断。
3. 了解先天性甲状腺功能减低症、生长激素缺乏症、性早熟、儿童糖尿病的病因、发病机理、护理目标及评价,性早熟的分类。
4. 在护理患儿的过程中充分体现爱心、细心和关心,为患儿提供及时有效的护理。

第一节 概 述

机体为了适应外界环境的变化和保持内环境的稳定,必须依赖由内分泌、神经和免疫三个系统共同构成的网络进行调控。内分泌系统是机体的重要调节系统,不仅包括固有的内分泌腺如垂体、甲状旁腺、甲状腺、胰岛、肾上腺,还包括分布在心血管、肝、脑、肾、肺、胃肠、皮肤的内分泌组织和细胞以及一些神经细胞;其主要功能是促进和协调人体生长、发育、生殖和性成熟等生命过程。

激素是内分泌系统最基本的物质,它是由一系列高度分化的内分泌细胞所合成和分泌的,参与细胞内外联系的内源性调控分子和信号分子,进入细胞和血液传递信息,在一定生物浓度下,通过内分泌、自分泌、旁分泌、神经分泌、胞内分泌、腔分泌和并列分泌等方式作用于靶器官或靶细胞,引起生物效应调控机体的生理代谢。

从胚胎形成直至青春期,伴随着机体的生长发育,内分泌系统也在不断的发育和成熟,它与胎儿器官的形成、分化和成熟以及青春期的生长发育、生理功能、免疫机制等密切相关。在此过程中,内分泌系统的结构和功能异常均可造成内分泌疾病。儿童内分泌疾病与生长发育密切相关,在不同的年龄阶段有其独特的临床表现,而且部分内分泌疾病的发病机制、治疗方法与成人有较大区别,一旦确诊,大多需要终生替代治疗,治疗剂量具有个体性,并需要根据病情以及生长发育情况及时调整。若患儿在出生后就存在激素功能障碍和代谢紊乱,则会严重影响其智能和体格发育,若未能早期诊治,则易导致残疾甚至夭折。因此,对儿童内分泌疾病应给予及早关注,在治疗的过程中需要密切随访,以保证患儿正常的生长发育。

第二节 先天性甲状腺功能减低症

一、疾病概要

先天性甲状腺功能减低症(congenital hypothyroidism)简称先天性甲低或甲减,是由于甲状腺激素分泌或合成不足所引起的一种疾病,其主要临床表现为体格和智能发育障碍,是小儿时期最常见的一种内分泌疾病。先天性甲低可以通过新生儿筛查获得早期诊断,越早治疗,预后越好。

(一)病因及发病机制

1. 散发性先天性甲低 由于先天性甲状腺发育障碍和甲状腺激素合成过程中酶缺陷所导致。大多为散发,少数有家族史。

(1)甲状腺不发育、发育不良或异位:又称为原发性甲低,是造成先天性甲低最主要的原因,约占90%,女孩多见,男女发病比例为1:2。患儿甲状腺在胎儿期即出现发育不全或形成异位甲状腺,部分或完全丧失其功能。造成甲状腺发育异常的原因尚未明确,可能与遗传素质与免疫介导机制有关。

(2)甲状腺激素合成障碍:是引起先天性甲低的第二位常见原因。大多由于甲状腺激素合成和分泌途径中酶的缺陷而造成甲状腺素不足。多见于常染色体隐性遗传病。

(3)促甲状腺激素(TSH)缺乏:又称中枢性甲低或下丘脑-垂体性甲低,是由于垂体分泌促甲状腺激素障碍而引起,常见于下丘脑、垂体发育缺陷或特发性垂体功能低下。

(4)母体因素:又称暂时性甲低,在妊娠期间孕母服用抗甲状腺药物或母体存在抗甲状腺素抗体,可以通过胎盘影响胎儿,造成甲低,通常在三个月后好转。

(5)甲状腺或靶器官反应低下:由于甲状腺细胞质膜上的Gsα蛋白缺陷,使cAMP生成障碍,而对促甲状腺素不反应;或由于末梢组织β-甲状腺受体缺陷而对T_3、T_4不反应。

2.地方性先天性甲低 多见于甲状腺肿流行地区,由于该地区水、土、食物中碘缺乏导致孕妇饮食缺碘,致使胎儿在胚胎期因碘缺乏而导致甲状腺功能低下。随着我国碘化食盐的广泛使用,发病率明显下降。

甲状腺的主要功能是合成三碘甲状腺原氨酸(T_3)和甲状腺素(T_4)。甲状腺素的合成与释放受下丘脑和垂体的控制,三者形成下丘脑—垂体—甲状腺负反馈轴。甲状腺素的主要生理作用是:加速细胞氧化反应,提高基础代谢率;促进细胞和组织分化、成熟;促进糖的吸收和利用;促进蛋白质合成;加速脂肪的分解和利用;促进中枢神经系统的生长发育。当甲状腺功能减低时,易导致小儿出现代谢障碍、生长发育迟缓、生理功能低下、智能发育障碍等。

(二)临床表现

症状出现的早晚及轻重程度与患儿残留的甲状腺组织的多少及功能低下程度有关。先天性无甲状腺的患儿,在生后1~3个月内可出现症状,甲状腺发育不良者常在生后3~6个月时出现症状,少数患儿在4~5岁时才出现症状。

1.新生儿甲低 患儿常为过期产儿,生理性黄疸时间延长是最早出现的症状,同时伴有反应迟钝、喂养困难、肌张力低、腹胀、脐疝、便秘、哭声低且少、体温低、末梢循环差、皮肤出现硬肿等。

2.婴幼儿甲低 多数先天性甲低患儿在出生半年后出现典型症状。

(1)生理功能低下:表现为代谢率低,如精神差、嗜睡、食欲不振、安静少哭、声音低哑、对周围事物反应迟钝、低体温、脉搏、呼吸缓慢、肌张力低、腹胀、便秘、第二性征出现晚;心电图呈低电压、P-R间期延长、T波平坦。

(2)特殊面容和体态:头大、颈短而粗、面色苍黄、面部黏液性水肿、毛发稀少、皮肤粗糙、眼睑浮肿、眼距宽、鼻梁宽平、唇厚、舌大而宽厚常伸出口外。患儿身材矮小、躯干长而四肢短、上部量/下部量>1.5、囟门闭合延迟、出牙延迟、腹部膨隆,常有脐疝。

(3)神经系统症状:智能发育落后、表情淡漠、神经反射迟钝、动作发育迟缓、记忆力和注意力低下。

3.地方性甲低 由于在胎儿期碘缺乏而不能合成充足的甲状腺激素,影响中枢神经系统发育。临床表现为两种不同的症候群,偶见两者交叉重叠。

(1)"神经性"综合征:主要表现为痉挛性瘫痪、共济失调、聋哑和智力低下,但身材正常。甲状腺功能正常或轻度降低。

(2)"黏液水肿性"综合征:以黏液性水肿为特征,临床上有显著的生长发育和性发育落后、智力低下等表现。血清T_4下降、TSH升高。

(三)辅助检查

1.新生儿筛查 目前多采用出生后2~3天的新生儿干血滴纸片检查促甲状腺素浓度作为初筛,若结果>20mU/L,则进一步检测血清T_4、TSH进行确诊。

2.血清T_3、T_4、TSH测定 任何新生儿筛查结果可疑或临床具有可疑症状的患儿都应检测血清T_4和TSH。若T_4下降、TSH明显升高,即可确诊。血清T_3可降低或正常。

3. 骨龄测定　患儿腕部和手的X线检查可见骨龄落后于实际年龄。

4. 其他　甲状腺扫描可检测甲状腺先天缺如或异位,基础代谢率测定可出现下降等。

(四)治疗原则

本病应早期诊断,尽早治疗,以减小对患儿神经系统功能的损害。一旦确诊,不论是何种原因引起,应终身服用甲状腺制剂替代治疗,以维持正常生理功能。常用药物有L-甲状腺素钠和甲状腺干粉片。用药剂量应根据患儿发育情况及血清T_4和TSH浓度随时调整,以保证患儿TSH浓度正常,血清T_4正常或略偏高,且食欲好转,大便次数及性状正常,腹胀消失,心率维持在正常范围,体格及智能发育改善。如药物使用过量时,可出现发热、多汗、烦躁、消瘦、腹痛、腹泻等症状。

二、护　理

(一)护理评估

1. 健康史　评估患儿母亲在妊娠期的饮食习惯以及是否有抗甲状腺药物的用药史,患儿是否有体格及智能发育落后,是否有家族史。

2. 身体状况　评估患儿的食欲、活动、精神情况,是否有特殊面容和体态,生理功能是否低下。注意评估患儿血清T_3、T_4、TSH水平是否异常,患儿的骨龄是否落后,基础代谢率是否出现下降。

3. 心理社会状况　评估家长的心理状态;评估家长对于本病相关知识的掌握程度,尤其是用药方法和副作用的观察,以及对患儿体力、智力训练的方法;父母的文化程度、家庭环境和经济状况等。

(二)护理诊断/问题

1. 体温过低　与基础代谢率降低有关。

2. 有成长比例失调的危险　与甲状腺素合成不足有关。

3. 营养失调,低于机体需要量　与食欲差、喂养困难有关。

4. 便秘　与活动量减少、肠蠕动减慢以及肌张力下降有关。

5. 知识缺乏　与患儿家长缺乏疾病相关知识有关。

(三)护理目标

1. 患儿体温维持正常。

2. 患儿体格和智能发育有所改善。

3. 患儿营养均衡,体重增加。

4. 患儿大便次数和性状正常。

5. 患儿父母掌握服药和病情的观察的方法。

(四)护理措施

1. 保暖　注意室内温度,适时增减衣服,防止受凉。

2. 加强训练，促进体能和智能发育　加强患儿的日常生活护理，防止意外的发生。与家长合作，采用音乐、语言、玩具、体操、游戏等形式加强患儿体能和智能的训练，使其掌握基本生活技能。

3. 保证营养供给　向家长指导正确的喂养方法，对于吸吮能力差、吞咽困难的患儿要耐心喂养，必要时给予滴管喂养或鼻饲。患儿治疗后，代谢率增加，应供给高蛋白、高维生素、富含钙和铁的易消化食物，以满足生长发育的需要。

4. 保持大便通畅　指导家长防治患儿便秘的措施：多吃水果和蔬菜；补充充足的液体；引导患儿增加活动量，促进肠蠕动；养成定时排便的习惯；必要时使用缓泻剂、软化剂或灌肠。

5. 用药护理　指导家长掌握药物的服用方法及如何观察疗效，向家长及患儿强调终身用药的必要性。甲状腺制剂在用药一周后疗效最佳，应在服药后密切观察患儿的生命体征、生长发育状况、活动、食欲、排便情况，根据患儿的临床表现和实验室检查结果随时调整剂量。治疗过程中定期随访复查，治疗开始时，每两周随访一次；血清 T_4 和促甲状腺激素正常者每 3 个月一次；服药 1~2 年后，每半年一次。

6. 健康教育

(1) 重视新生儿筛查，尽早开始替式疗法。本病在内分泌疾病中的发病率最高，早期诊治至关重要。

(2) 向家长讲解终生服药的重要性和必要性，坚持长期服药治疗，掌握正确的服药方法和疗效的观察。

(3) 与家长共同制定患儿的体能、智能训练方案，多鼓励患儿，增强战胜疾病的信心。

(五) 护理评价

经过治疗和护理，评价患儿体温是否维持正常，体格和智能发育是否有所改善，营养是否均衡，体重是否增加，大便次数和性状是否正常，患儿父母是否掌握服药以及病情的观察的方法。

第三节　生长激素缺乏症

一、疾病概要

生长激素缺乏症(growth hormone deficiency, GHD)，又称垂体性侏儒症，是由于垂体前叶合成和分泌生长激素部分或完全缺乏，或由于结构异常、受体缺陷等所引起的生长发育障碍性疾病。

(一) 病因及发病机制

生长激素是由垂体前叶细胞合成和分泌，其释放受下丘脑分泌的生长激素释放激素和生长激素释放抑制激素的调节。生长激素的基本功能是使组织细胞增大和增殖，促进骨骼、肌肉和各器官系统生长发育。当下丘脑、垂体功能障碍或靶细胞对生长激素无反应时均造成生长落后。

1. 原发性　占绝大多数。

(1)特发性下丘脑、垂体功能障碍　是生长激素缺乏的主要原因,下丘脑和垂体无明显病灶,但分泌功能不足。

(2)遗传因素　约有5％的患儿由于生长激素基因缺陷引起。

(3)垂体发育异常　少数患儿由该原因引起。

2. 继发性　继发于下丘脑、垂体或其他颅内肿瘤、感染、头颅创伤及放射性创伤等病变,其中产伤是国内 GHD 的最主要原因。

3. 暂时性　体质性青春期生长延迟、社会心理性生长抑制、原发性甲状腺功能低下等原因均可导致暂时性生长激素分泌功能低下,在原发疾病治疗后及外界不良因素去除后可恢复正常。

(二)临床表现

1. 原发性生长激素缺乏症　多见于男孩,男：女为3：1。

(1)体格发育障碍:患儿出生时身高和体重正常,1岁后体格生长速度减慢,身高落后比体重更显著,外观显著小于实际年龄,但体型匀称、上下部量比例正常。

(2)骨成熟延迟:骨骼发育落后,骨龄落后于实际年龄两岁以上,囟门闭合及出牙时间明显延迟,骨骺融合较晚。

(3)智力发育正常。

(4)其他:部分患儿同时伴有一种或多种其他垂体激素的缺乏,除出现生长迟缓,还有其他伴随症状。如伴有促性腺激素缺乏的患儿性腺发育不全,至青春期仍无性器官和第二性征的发育;伴有促肾上腺皮质激素缺乏者易发生低血糖。

2. 继发性生长激素缺乏症　可发生于任何年龄,病后生长发育开始减慢,并伴有原发疾病的相应症状,如由颅内肿瘤引起者,多有头痛、呕吐、视野缺损等颅内压增高和视神经受压的症状和体征。

(三)辅助检查

1. 生长激素刺激试验　生长激素分泌功能的生理性试验包括睡眠试验和运动试验,用于对可疑患儿的筛查;药物刺激试验包括胰岛素、可乐定、左旋多巴和精氨酸的试验,有两项结果不正常可确诊GHD。

2. 影像学检查　对确诊的患儿进行头颅CT扫描或MRI检查以明确病因。

(四)治疗原则

采用生长激素替代疗法,患儿年龄越小,疗效越好,治疗持续至骨骺融合为止。由于各种因素不能应用替代疗法时,可选用促合成代谢激素。对患儿伴有其他垂体激素缺乏者,采取相应的治疗措施。

二、护　理

（一）护理评估

1. 健康史　评估患儿体格发育指标是否正常；有无下丘脑、垂体病变或其他颅内肿瘤、感染、头颅创伤及其他激素的缺乏；有无家族史。

2. 身体状况

（1）评估患儿身高、体重、上下部量、骨龄、出牙、囟门闭合等体格发育指标是否正常，智力发育是否正常，青春期患者检查其第二性征是否发育，体检是否有颅内压增高和视神经受压等症状和体征。

（2）评估患儿生长激素刺激试验是否异常及患儿头颅影像学检查结果。

3. 心理社会状况　评估患儿是否具有心理社会因素的抑制因素，家长的心理状况及对疾病的认识程度。

（二）护理诊断/问题

1. 有成长比例失调的危险　与生长激素缺乏有关。
2. 身体形像紊乱　与生长发育迟缓、成长比例失调有关。

（三）护理目标

1. 患儿生长发育指标改善。
2. 患儿能正确看待身高的改变。

（四）护理措施

1. 指导正确用药，促进生长发育　用药期间严密监测骨龄发育情况，定期测量身高、体重等生长发育指标。采用生长激素替代疗法并在骨骺融合之前坚持用药。

2. 心理护理　充分了解患儿的心理变化，运用人际沟通技巧，鼓励患儿表达自己的情感，帮助其正确看待自己的形象改变。

3. 健康教育　教会家长掌握药物疗效和副作用的观察，并强调替代疗法必须坚持用药；治疗过程中，每3个月测量身高、体重一次，记录生长发育曲线以判断疗效。

（五）护理评价

评价患儿生长发育指标是否恢复正常，是否能正确看待其身高的改变。

第四节　性早熟

一、疾病概要

性早熟（precocious puberty）是指性发育启动年龄显著提前，女孩在8岁、男孩在9岁以前出现性发育征象。女孩多见,男：女约为1：4。

(一)病因及发病机制

按下丘脑－垂体－性腺轴功能是否提前启动,分为中枢性和外周性两类。

1. 中枢性性早熟　又称真性性早熟,由于下丘脑－垂体－性腺轴功能过早启动,导致性腺发育。性发育的过程和正常青春期发育顺序一致,仅是年龄提前。

(1)特发性性早熟:又称体质性性早熟,是由于下丘脑对性激素的负反馈的敏感性下降,引起促性腺激素释放激素过早分泌。女孩多见,约占女孩中枢性性早熟的80%以上。

(2)继发性性早熟:继发于中枢神经系统病变,包括中枢神经系统感染、肿瘤或占位性病变、先天发育异常、外伤等。男孩多见,约占男孩中枢性性早熟的60%。

2. 外周性性早熟　又称假性性早熟。是非受控于下丘脑－垂体－性腺轴功能所引起的性早熟,下丘脑－垂体－性腺轴不成熟,性腺无发育,有性激素水平升高和第二性征发育。包括以下四种情况：

(1)性腺肿瘤,如畸胎瘤、睾丸间质细胞瘤、卵巢颗粒－泡膜细胞瘤等。

(2)肾上腺疾病,如先天性肾上腺皮质增生、肾上腺肿瘤等。

(3)外源性因素,如含雌激素的药物、食物、化妆品等。

(4)其他疾病,如肝胚细胞瘤。

人体生殖系统的发育和功能维持受下丘脑－垂体－性腺轴控制。由于中枢性原因导致下丘脑－垂体－性腺轴功能提早启动或外周性原因导致性激素水平提高,都将导致性发育提前。

(二)临床表现

性早熟以女孩多见,女孩发生特发性性早熟约为男孩的9倍;男孩性早熟因中枢神经系统病变的发生率较高。

1. 中枢性性早熟　临床特征是提前出现的性征发育与正常青春期发育程序相似,男孩首先表现为睾丸增大,女孩首先表现为乳房发育,但临床表现差异较大,症状发展快慢不同。在性发育过程中,男孩和女孩都存在有身高和体重过快增长和骨骼生长加速的现象。早期患儿身高较同龄儿童高,但由于骨骺较早融合,成年后的身材反而较矮小。在青春期成熟后,患儿除身高低于一般群体外,其余均正常。

2. 外周性性早熟　性发育过程与中枢性性早熟明显不同。如果男孩性早熟时首先表现为睾丸增大,则提示为中枢性性早熟;若睾丸未见增大,但男性化体征进行性发展,则提示为外周性性早熟,其雄性激素可能来自肾上腺。颅内肿瘤所致的性早熟者在病程早期常仅有性早熟表现,后期可见颅内压增高、视野缺损等定位征象。

(三)辅助检查

1. 基础性激素测定　基础促黄体生成激素(LH)有筛查意义,如：LH<0.1 IU/L,提示未有中枢性青春发动;LH>3.0－5.0IU/L,可肯定已有中枢性发动。凭基础值不能确诊时需进行激发试验。β－HCG和甲胎蛋白(AFP)应当纳入基本筛查,是诊断分泌HCG生殖细胞瘤的重要线索。雌激素和睾酮水平升高有辅助诊断意义。

2. 促性腺激素释放激素（GnRH）激发试验　以 GnRH 2.5－3.0μg/kg（最大剂量100μg）皮下或静脉注射，于注射的 0、30、60 和 90 分钟测定血清 LH 和卵泡刺激素（FSH）水平。激发峰值 LH＞3.3－5.0 IU/L 是判断真性发育界点，同时 LH/FSH 比值＞0.6 时可诊断为中枢性性早熟。目前认为以激发后 30－60 分钟单次的激发值，达到以上标准也可诊断。如激发峰值以 FSH 升高为主，LH/FSH 比值低下，结合临床可能是单纯性乳房早发育或中枢性性早熟的早期，后者需定期随访，必要时重复检查。

3. 子宫卵巢 B 超　单侧卵巢容积≥1－3mL，并可见多个直径≥4 mm 的卵泡，可认为卵巢已进入青春发育状态；子宫长度＞3.4－4cm 可认为已进入青春发育状态，可见子宫内膜影提示雌激素呈有意义的升高。但单凭 B 超检查结果不能作为中枢性性早熟诊断依据。

4. 骨龄　是预测成年身高的重要依据，但对鉴别中枢和外周性无特异性。

5. 确诊为中枢性性早熟后需做脑 CT 或 MRI 检查，外周性性早熟病因诊断按照具体临床特征和内分泌激素初筛后，进行进一步的内分泌检查，并按需做性腺、肾上腺或其他相关器官的影像学检查。如有明确的外源性性甾体激素摄入史者可酌情免除复杂的检查。

（四）治疗原则

1. 病因治疗　中枢性性早熟主要是抑制骨骼生长速度，改善成人期最终身高；减慢或抑制性发育，特别是阻止女孩月经来潮；预防与性发育有关的心理社会问题。外周性性早熟，若为肿瘤引起者应手术摘除或进行放疗、化疗；先天性肾上腺皮质增生者采用皮质激素治疗。

2. 药物治疗　常采用促性腺激素释放激素类似物（GnRHa），其作用是通过下降调节，抑制垂体促性腺激素的分泌，从而控制性发育，延迟骨骼成熟，改善成人期最终身高。

二、护　理

（一）护理评估

1. 健康史　评估患儿身高、体重等生长发育史，有无中枢神经系统及其他既往病史，患儿有无进食含激素的食物或药品，有无接触过或使用含激素的物品等。

2. 身体状况

（1）评估患儿性早熟症状和体征，男孩有无睾丸增大，女孩乳房发育情况，有无中枢神经系统的异常症状和体征，骨骺融合情况。

（2）评估患儿促性腺激素释放激素刺激试验结果，从而判断性腺轴是否启动；患儿的骨龄测定结果是否显示骨骼发育超前；盆腔 B 超检查女孩卵巢、子宫的发育情况，男孩睾丸、肾上腺皮质等部位变化。

3. 心理社会状况　评估患儿是否由于性早熟而导致社会心理问题，父母对本病的认识和对治疗疾病的信心。

（二）护理诊断/问题

1. 有成长比例失调的危险　与下丘脑－垂体－性腺轴功能失调有关。

2. 自我认同紊乱　与性早熟有关。

（三）护理目标

1. 患儿性发育减慢。
2. 患儿自我认知正确。

（四）护理措施

1. 指导正确用药，控制性发育　促性腺激素释放激素类似物可以减缓或抑制性发育，延迟骨骺融合，改善成人期最终身高，应尽早用药，用药期间注意观察患儿骨龄的变化和性发育的变化。

2. 心理护理　充分了解患儿的心理变化，鼓励患儿表达自己的情感，帮助其正确看待自己的形象改变。

3. 健康教育　指导家长勿给孩子滥服营养滋补品，避免食用含激素的食物；家长平时应多留心观察孩子是否有第二性征过早出现、10 岁以下孩子身高增长突然加速等现象，一旦发现异常，应及时前往正规医院就诊。

（五）护理评价

经过治疗和护理，评价患儿性发育是否得到控制，患儿自我认知是否正确。

第五节　儿童糖尿病

一、疾病概要

糖尿病（diabetes mellitus，DM）是由于胰岛素缺乏所造成的糖、脂肪、蛋白质代谢紊乱的全身慢性代谢病。糖尿病分型为：Ⅰ型糖尿病（又称胰岛素依赖型糖尿病）、Ⅱ型糖尿病（又称非胰岛素依赖型糖尿病）、特殊型糖尿病和妊娠糖尿病。98％的儿童糖尿病属于Ⅰ型糖尿病，常表现为多饮、多尿、多食和体重下降，易并发酮症酸中毒和慢性合并症血管病变而危及生命。随着经济的发展和生活方式的改变，我国儿童糖尿病发病率有逐年增加趋势。

（一）病因及发病机制

Ⅰ型糖尿病确切病因机制尚未完全明确，目前认为与遗传易感性基因、外界环境因素以及自身免疫反应等作用下导致胰岛β细胞的损伤和破坏有关。

正常情况下，胰岛素具有促进葡萄糖、氨基酸和钾离子的膜转运，促进糖的利用和蛋白质合成，促进肌肉、肝脏和脂肪组织储存多余能量，抑制肝糖原和脂肪的分解等功能；当胰岛β细胞大部分被破坏后，将导致胰岛素分泌明显减少，而分泌胰高血糖素的细胞和其他细胞则相对增加，引起代谢紊乱。

1. 糖代谢紊乱　由于胰岛β细胞被破坏，胰岛素分泌减少，导致葡萄糖利用减少，糖原合成障碍，一些在饥饿状态下促进能量释放的激素作用增强，引起肝糖原分解和糖原异生增加,致使血糖升高。当血糖浓度超过肾糖阈时则出现糖尿,引起渗透性利尿,表现为多尿、脱水、电解质丢失、口渴和多饮,又由于组织不能利用葡萄糖而导致能量不足产生饥饿,引起多食。

2.蛋白质代谢紊乱　胰岛素的减少引起蛋白质合成减少,分解增加,出现负氮平衡。患儿表现为体重下降、乏力、生长发育迟缓和免疫力下降,从而继发各种感染。

3.脂肪代谢紊乱　胰岛素不足也导致脂肪合成减少,分解增加,患儿消瘦。当脂肪代谢出现严重障碍时,其中间产物不能进入三羧酸循环而变成酮体在体内蓄积,最终导致酮症酸中毒。

(二)临床表现

小儿糖尿病起病急,常由于感染、情绪激动或饮食不当而诱发。

1.典型表现　多饮、多尿、多食和体重下降,即"三多一少"。但婴儿多饮、多尿不易察觉,很快出现脱水和酮症酸中毒。学龄期儿童常表现为遗尿或夜尿增多。年长儿表现为精神不振、活动耐力和体重逐渐下降等。

2.酮症酸中毒　是儿童糖尿病急症死亡的主要原因。约40%糖尿病患儿在就诊时就表现为酮症酸中毒,这类患儿常因急性感染、诊断延误、进食过多、突然中断胰岛素治疗等诱发,且年龄越小越容易发生。常起病急,除表现为多饮、多尿、体重下降外,还有腹痛、关节或肌肉疼痛、皮肤粘膜干燥、恶心、呕吐、呼吸深长、呼气中带有酮味、口唇桃红、脉搏细速、血压下降、体温不升,随即可出现嗜睡、昏迷甚至死亡。

3.其他　由于病程长、血糖控制不良,患儿可出现生长落后、智能发育迟缓、肝大的表现,称为Mauriac综合征。晚期可出现高血压、蛋白尿等糖尿病肾病表现,最终导致肾衰竭,还可出现视力障碍、白内障、视网膜病变,甚至双目失明。

(三)辅助检查

1.尿液检查　尿糖定性通常为阳性。在综合治疗过程中,通过监测尿糖变化,判断胰岛素用量及饮食是否合适。一般在治疗初始阶段分段收集24小时尿液即晨8时至午餐前、午餐后至晚餐前、晚餐后至次晨8时的尿液,以了解尿糖的动态变化。餐前半小时排空膀胱,再留尿检查所得的尿糖结果有助于胰岛素剂量的调整。当伴有酮症酸中毒时,尿酮体呈阳性;定期检测尿微量白蛋白可以及时了解是否继发肾脏损害。

2.血糖检查　当患儿尿糖呈阳性,随机血糖≥11.1mmol/L(200mg/dL),空腹全血或血浆血糖浓度≥6.7mmol/L(120mg/dL)和7.8mmol/L(140mg/dL)时即可诊断为糖尿病。

3.糖耐量试验　用于尿糖偶尔阳性而血糖正常或稍增高、无明显临床症状的患儿。

4.血脂　血清总胆固醇、甘油三酯和游离脂肪酸明显增加,治疗后有所降低,通过定期检测血脂水平,有助于判断疗效。

5.血气分析　当患儿血pH<7.3、HCO_3^-<15mmol/L时,提示患儿出现代谢性酸中毒。

6.糖化血红蛋白　与血糖浓度呈正相关,可作为患儿在近2~3个月治疗期间血糖控制是否满意的指标。若患儿糖化血红蛋白<9%,提示治疗效果良好;若>12%,则表示血糖控制不理想。

(四)治疗原则

儿童糖尿病一旦诊断明确,立即采用胰岛素治疗、饮食管理、运动锻炼和心理治疗相结合的综合治疗方案,旨在消除高血糖引起的临床症状、纠正代谢紊乱、预防和治疗酮症酸中毒、防止并发症的出现。

1.胰岛素治疗　胰岛素是治疗的关键,其种类、剂量、注射方法都与疗效密切相关。目前胰岛素制剂有正规胰岛素(RI)、中效珠蛋白胰岛素(NPH)和长效鱼精蛋白锌胰岛素(PZI)。患儿在开始治疗时,轻症者多选用短效胰岛素,用量为每日 0.5~1U/kg,每日皮下注射两次,一日胰岛素用量的 2/3 于早餐前半小时注射,1/3 于晚餐前半小时注射。

2.酮症酸中毒的治疗　密切观察患儿血糖、尿糖、酮体和血气分析的变化,针对脱水、酸中毒、电解质紊乱、高血糖和感染等情况制定综合治疗方案。若处理不当,常引起低血糖、心衰、肾衰、碱中毒、低血钾、脑水肿等情况。所以,在整个治疗过程中必须严密观察,随时调整治疗计划。

(1)脱水、酸中毒的治疗:①液体疗法:酮症酸中毒时脱水量约为 100 mL/kg,通常是等渗性脱水。输液开始第 1 小时,快速静滴 0.85% 氯化钠溶液,剂量为 20 mL/kg(不超过 1000 mL);第 2~3 小时,静滴 0.45% 氯化钠溶液,剂量为 10 mL/kg。当患儿血糖<17mmol/L(300 mg/dL),用含有 0.2% 氯化钠的 5% 葡萄糖液静滴。补液的要求是在最初的 12 小时内至少补足累积损失量(100 mL/kg)的一半,在之后的 24 小时内,根据病情按 60~80 mL/kg 静滴相同溶液,补充继续损失量和生理需要量。②纠正酸中毒:酸中毒主要是由于酮体和乳酸的堆积而引起。为了防止出现脑细胞高钠血症和酸中毒,对酮症酸中毒患儿不宜大量使用碳酸氢钠溶液,只在 pH<7.1、HCO_3^-<12mmol/L 时,按照 2mmol/kg 静滴 1.4% 碳酸氢钠溶液,先用 1/2 量,当 pH≥7.2 时停药。③纠正低血钾:通常患儿在补液和使用胰岛素后出现血钾下降,则应遵循见尿补钾的原则,补充氯化钾每日 2~3mmol/kg,浓度<40mmol/L。

(2)胰岛素治疗:采用小剂量胰岛素静脉滴注治疗。先静脉滴注正规胰岛素(RI)0.1 U/kg,然后将 25 U 正规胰岛素加入等渗盐水 250 mL 中,按每小时 0.1 U/kg,缓慢匀速输入,1~2 小时后,复查血糖以调整输液量。当血糖<17 mmol/L 时,应将输入液体换成含 0.2% 氯化钠的 5% 葡萄糖液,并停止静滴胰岛素,改为 RI 皮下注射,每次 0.25~0.5 U/kg,每 4~6 小时 1 次,直至患儿开始进食、血糖稳定为止。

(3)控制感染:在治疗过程中使用抗生素,防止感染的发生。

3.饮食管理　根据患儿的年龄和饮食习惯制定每日的总能量和食物种类,维持正常的血糖水平。

4.运动锻炼　有氧运动能增加肌肉对胰岛素的敏感性,从而提高葡萄糖的利用,有助于控制血糖。运动项目和运动强度根据患儿年龄和运动能力来确定,运动干预时需要调整胰岛素用量和饮食,防止出现运动后低血糖。

二、护 理

（一）护理评估

1.健康史　评估患儿既往健康状况,有无糖尿病家族史,有无多饮、多尿、多食、体重下降等病史,有无经常发生遗尿、夜尿增多的现象,起病前有无急性感染史等。

2.身体状况

（1）评估患儿有无多饮、多尿、多食、体重下降（即"三多一少"）。婴儿多饮多尿不易发现,评估时应注意观察；学龄期儿童评估其是否出现夜尿增多或遗尿现象；年长儿评估是否出现精神不振、消瘦、活动能力下降的变化。对于以酮症酸中毒为首发症状的病情严重患儿应评估有无消化道、呼吸道、泌尿道以及皮肤等感染。

（2）注意评估患儿的尿糖、血糖是否为阳性；评估患儿的血脂和糖化血红蛋白的变化,从而判断疗效；血气分析的结果是否异常。

3.心理社会状况　评估患儿和家长对本病的认识程度,是否产生焦虑、紧张和恐惧的心理,家庭的经济状况等。

（二）护理诊断/问题

1.营养失调：低于机体需要量　与胰岛素缺乏引起代谢紊乱有关。

2.有感染的危险　与蛋白质代谢紊乱、免疫功能下降有关。

3.潜在并发症　酮症酸中毒、低血糖。

4.知识缺乏　患儿和家长缺乏控制糖尿病的知识。

（三）护理目标

1.患儿营养状况改善,生长发育基本需要满足,血糖维持正常。

2.患儿无感染的发生。

3.患儿无并发症发生或发生相关并发症能够得到及时处理。

4.患儿和家长掌握尿糖测定、血糖测定和结果判断、胰岛素注射方法、饮食管理和运动锻炼等知识。

（四）护理措施

1.饮食护理　饮食管理的原则是既能满足患儿生长发育和活动的需要又能使机体维持正常的血糖。

（1）总热量：每日所需总能量(kcal)＝1000＋(年龄×80～100)kcal,年幼儿稍偏高。

（2）三大营养物质及三餐热量分配：碳水化合物占总能量 50%～55%,蛋白质 15%～20%,脂肪 25%～30%。全天热量分配为：早餐占 1/5；中餐,2/5；晚餐,2/5；每餐留出少量食物作为餐间点心。当患儿活动增加可给予少量加餐或适当减少胰岛素用量。

2.预防感染　定期进行身体检查,保持良好的卫生习惯,做好口腔、皮肤的护理。

3.指导胰岛素的使用

(1)注射:每次注射用同一型号1mL注射器抽吸药液保证剂量的准确或使用胰岛素笔。皮下注射部位应选择上臂、大腿和腹壁等处,按顺序轮流注射,注射点相隔1~2cm,一个月内不能在同一部位注射两次,防止长期注射导致局部皮肤组织萎缩硬化,影响疗效。

(2)监测:根据每次餐前用试纸监测尿糖的结果,每2~3天调整胰岛素剂量一次,直至尿糖不超过++。

(3)注意事项:①室温下使用胰岛素,注射时严格无菌操作,剩余胰岛素贮存在冰箱中;②胰岛素长期治疗时,注意胰岛素过量、胰岛素不足和胰岛素耐药等情况。

4.防治糖尿病酮症酸中毒

(1)密切监测血气分析、血糖、尿糖、尿酮体和电解质等指标。

(2)建立两条静脉通路,一条纠正水、电解质和酸碱失衡,另一条采用微量输液泵缓慢输入小剂量胰岛素以降低血糖。

(3)积极寻找病因,及时发现感染源,遵医嘱使用有效抗生素。

5.低血糖的护理 当胰岛素剂量过大、活动量增加或在注射胰岛素后未按时和定量就餐,可能发生低血糖,患儿表现为突发饥饿感、脉速、多汗、心慌、手抖,严重者出现休克、惊厥、昏迷甚至死亡。一旦发生低血糖,应立即平卧,进食糖块或糖水,必要时静脉注射50%葡萄糖溶液。

6.运动锻炼 根据患儿的年龄和体力安排运动项目和运动强度,固定每日的运动时间,不宜空腹运动,最佳运动时间为进餐1小时后;2~3小时内,根据运动情况,调整胰岛素用量和饮食,防止发生运动后低血糖。

7.心理护理 由于小儿糖尿病的病情不稳定,而且需要长期注射胰岛素和饮食控制,给患儿及家长造成很大的心理压力。因此,医务人员必须向患儿及家长提供长期心理支持,详细介绍糖尿病相关知识,帮助患儿树立信心,使其能坚持有规律的生活和治疗,同时加强管理制度,定期随访复查。

8.健康教育

(1)日常生活管理:指导家长督促患儿注意个人卫生,养成良好的生活习惯,做好日常的皮肤、口腔、足部的护理,一旦出现皮肤破损或有炎症时及时就诊,防止诱发病情。

(2)疾病知识宣教:让患儿及家长掌握糖尿病的相关知识,解释胰岛素使用与运动、饮食相结合综合治疗的重要性。教会家长正确进行血糖、尿糖监测,胰岛素注射以及饮食管理和运动锻炼的方法。

(五)护理评价

经过治疗和护理,评价患儿营养状况是否改善,血糖是否维持正常,有无感染的发生;有无并发症发生或发生相关并发症能否得到及时处理,患儿和家长是否掌握尿糖测定、血糖测定和结果判断、胰岛素注射方法、饮食管理和运动锻炼等知识。

本章小结

本章主要介绍了小儿内分泌疾病的特点以及先天性甲状腺功能减低症、生长激素缺乏症、性早熟和儿童糖尿病的病因和发病机制、临床表现、治疗原则、常见护理诊断和护理措施。重点强调了各种疾病的护理措施。

本章关键词:内分泌疾病;先天性甲状腺功能减低症;生长激素缺乏症;性早熟;儿童糖尿病

课后思考

1. 先天性甲状腺功能减低症在婴幼儿时期有哪些典型症状?
2. 生长激素缺乏症有哪些临床特点?
3. 如何进行糖尿病患儿的饮食指导?
4. 患儿,男,5个月。因"平素食欲差、便秘、嗜睡、反应迟钝"来院就诊。体格检查:体温35.5℃,脉搏100次/分,呼吸30次/分,皮肤粗糙,干燥,头大,颈短,眼距宽,鼻梁宽平,腹胀,脐疝。

问题:(1)该患儿可能的医疗诊断是什么?
　　　(2)写出主要护理诊断/合作性问题。
　　　(3)该患儿的护理措施有哪些?

(梁蓓蓓)

第十三章
免疫缺陷病和结缔组织病

案例

患儿,男,10岁。因"发现双下肢出血点4天,便血2天"入院。患儿4天前双下肢出现散在的针尖大小皮疹,家长未重视。近2天双下肢和臀部又出现新的皮疹,伴阵发性腹痛,并排黑便2次。入院检查:T 36.5℃,P 98次/分,BP 100/60mmHg。双下肢可见散在大小不等的红色皮疹,高出皮肤,压之不褪色。腹软,弥漫性压痛,无肌紧张和反跳痛,关节无肿胀。血常规:红细胞$4.77\times10^{12}/L$,白细胞$6.6\times10^9/L$,中性粒细胞0.62,血红蛋白136g/L。尿常规(一)。

问题:
1. 该患儿可能的临床诊断是什么?
2. 该患儿的主要护理诊断是什么?
3. 针对其主要护理诊断应采取哪些护理措施?

本章学习目标

1. 掌握原发性免疫缺陷病和小儿常见几种结缔组织疾病的护理措施。
2. 熟悉原发性免疫缺陷病和小儿常见几种结缔组织疾病的治疗要点、护理诊断及护理评估。
3. 了解小儿免疫系统发育特点,原发性免疫缺陷病的分类,原发性免疫缺陷病和小儿常见的几种结缔组织疾病的病因、发病机理、护理目标及评价。
4. 在护理患儿的过程中充分体现爱心、细心和关心,为患儿提供及时有效的护理。

第一节 小儿免疫系统发育特点

免疫是机体的生理性保护机制,机体免疫系统识别自身与异己物质,并通过免疫应答排除抗原性异物,以维持机体生理平衡。免疫系统功能包括:抵御病原微生物和毒素侵袭的免疫防御功能;清除衰老、损伤或死亡细胞的免疫稳定功能;识别和清除突变细胞的免疫监视功能。免疫功能失调可引起异常免疫反应,即自身免疫反应、免疫缺陷、变态反应和发生恶性肿瘤。人体免疫系统的发生和发育从胚胎期开始至出生时趋于成熟,由于没有接触抗原,小儿免疫系统处于生理性低下状态。

一、非特异性免疫特点

(一)屏障防御机制

人体的屏障防御系统由皮肤-黏膜屏障、血-脑脊液屏障、血-胎盘屏障、淋巴结过滤功能等构成的物理屏障和由胃酸、溶菌酶等构成的生化屏障组成。小儿皮肤角质层薄而嫩,易受外界物理或机械损伤而发生感染;新生儿皮肤与成人相比偏碱性,病原体易于繁殖;血-脑屏障和淋巴结功能未发育成熟;肠道通透性高,胃酸分泌较少,杀菌力低。这些导致新生儿和婴幼儿时期的非特异免疫功能较差,但随着年龄的增长将逐渐发育完全。

(二)细胞吞噬功能

当病原体突破了体表的防御屏障进入机体内部时,具备吞噬功能的细胞将发挥防御作用。人体吞噬细胞主要包括单核巨噬细胞和中性粒细胞。新生儿时期,虽然单核细胞和中性粒细胞已经发育完善,但由于缺乏各种辅助因子、黏附因子和趋化因子,吞噬细胞功能呈暂时性低下。

(三)补体水平

母体的补体不能传输给胎儿,故新生儿血清补体水平低,其中的 C_1、C_2、C_3、C_4、C_7 的浓度大约是成人的 60%,于生后 6～12 个月才达到成人水平;旁路途径的各种成分发育将更加落后。

二、特异性免疫特点

特异性免疫反应包括细胞免疫和体液免疫,这两种免疫反应必须由抗原性物质进入机体刺激免疫系统后才能产生。T 淋巴细胞主要发挥细胞免疫功能,B 淋巴细胞主要发挥体液免疫功能。

(一)细胞免疫

细胞免疫是由 T 淋巴细胞介导产生的免疫反应。T 淋巴细胞发育成熟的重要场所在胸腺,新生儿时期胸腺大小与功能已达到高峰,末梢血中 T 细胞绝对计数已经达到成人水平,其中 CD_4 细胞数较多,但其辅助功能低,且具有较高的抑制活性。T 淋巴细胞来自骨髓中的淋巴干细胞,成熟时表达为 CD_3,进入外周后即为成熟的 CD_4^+ 和 CD_8^+。新生儿 T 细胞功能缺陷表现为:活化吞噬细胞和产生细胞毒性 T 淋巴细胞的能力下降;辅助 B 细胞产生免疫球蛋白的能力受限;产生细胞因子的能力比成人低;CD_{40} 配体在活化的 T 细胞上表达低下,影响 B 细胞免疫球蛋白的同型转换。

(二)体液免疫

体液免疫是指 B 淋巴细胞在抗原刺激下转化成浆细胞并产生抗体(免疫球蛋白),特异性的与相应抗原在体内结合而引起的免疫反应。

1. B细胞　骨髓是B淋巴细胞成熟的场所,淋巴结是B细胞富集的器官。B细胞免疫的发育比T细胞迟缓。胎儿和新生儿具有产生IgM的B细胞,而产生分泌IgA和IgG的B细胞分别在5岁和2岁时达到成人水平。若B细胞不足,其后果比血清Ig水平低更严重,不利于特异性抗体生成,易导致暂时性低丙种球蛋白血症。

2. 免疫球蛋白　具有抗体活性的动物蛋白,它是B系细胞最终分化为浆细胞的产物,存在于血管内外的体液中和B细胞膜上,分为IgG、IgA、IgM、IgD和IgE五类。

(1) IgG:其含量最多,占免疫球蛋白的75%,是唯一可以通过胎盘的免疫球蛋白。新生儿血液中的IgG主要在妊娠后期通过胎盘从母体获得,胎龄小于32周的早产儿IgG水平较低。生后3个月自身合成IgG能力增加,但来自于母体的IgG大量减少,故3～6个月龄婴儿IgG水平最低,至6～7岁时,血清IgG水平达到成人水平。

(2) IgA:是血清中增加较慢的一类免疫球蛋白,分为分泌型和血清型两种,分泌型IgA是黏膜局部抗感染的重要因素。母体的IgA不能透过胎盘传递给胎儿,因此胎儿血液中IgA含量很低,于少年时期才接近成人水平。新生儿和婴幼儿的分泌型IgA含量较低,易患呼吸道和消化道感染。初乳中含有大量的分泌型IgA,因此与人工喂养儿相比,母乳喂养儿较少患呼吸道和消化道感染。

(3) IgM:由于缺乏抗原刺激,胎儿时期自身合成IgM量极低,且不能通过胎盘,因此新生儿出生时脐带血IgM含量很低。如果脐带血IgM升高,提示胎儿有宫内感染。IgM是抗革兰氏阴性杆菌的主要抗体,具有溶菌作用,由于在新生儿血液中含量低,因此新生儿易患革兰氏阴性杆菌感染,尤其是大肠杆菌败血症。

(4) IgD和IgE:均难以通过胎盘,在新生儿血清中含量极低。IgD的生物学功能尚不清楚,多种疾病尤其是变态反应疾病与慢性疾病患者均能检出较高的血清IgD含量或特异性IgD抗体。IgE是引起速发型变态反应的主要物质,新生儿IgE含量很低,不易出现典型的速发型变态反应。

第二节　原发性免疫缺陷病

一、疾病概要

免疫缺陷病(immunodeficiency,ID)指免疫系统的器官、免疫活性分子(可溶性因子白细胞介素、细胞膜表面分子、免疫球蛋白和补体)及免疫活性细胞(淋巴细胞、中性粒细胞和吞噬细胞)发生缺陷引起机体免疫功能低下的一组临床综合征,可以分为原发性和继发性两大类。原发性免疫缺陷病(primary immunodeficiency disease,PID)是指由于免疫系统先天性发育不良而引起机体免疫功能低下的一组临床综合征,通常是由于相关基因突变或缺失所致,临床表现为机体抗感染能力下降,容易发生反复而严重的感染,并伴有自身稳定和免疫监护功能的异常。

(一) 病因和分类

原发性免疫缺陷病的病因复杂,目前尚不清楚,可能与在基因复制或基因突变过程中出现异常的遗传因素和巨细胞病毒、疱疹病毒、风疹病毒等病毒导致的宫内感染等因素有关。

原发性免疫缺陷病涉及的病种很多，按照1999年国际免疫协会PID专家委员会以分子学发病机理为基础的分类原则，分为四类：特异性免疫缺陷病（包括T细胞缺陷为主的免疫缺陷病、联合免疫缺陷病、抗体缺陷为主的免疫缺陷病、伴有其他特征的免疫缺陷病）；补体缺陷病；免疫缺陷合并其他先天性疾病；吞噬细胞缺陷病（见表13-1）。

表13-1 原发性免疫缺陷病分类

T细胞免疫缺陷病
  1. Nezolof 嘌呤综合征（包括核苷磷酸化酶缺陷）
  2. 先天性胸腺发育不全症（DiGeorger综合征）
联合免疫缺陷
  1. 共济失调－毛细血管扩张症
  2. 严重联合免疫缺陷病
  3. 伴有血小板减少和湿疹的免疫缺陷病（Wiskott－Aldrich综合征）
抗体缺陷病
  1. 常见变异型低丙种球蛋白血症
  2. X－连锁无丙种球蛋白血症
  3. 婴儿暂时性低丙种球蛋白血症
  4. 选择性IgA缺陷
  5. 选择性IgG亚类缺陷
  6. 选择性IgM缺陷
补体缺陷病
  1. C_1、C_2、C_4缺陷
  2. C_3缺陷
吞噬细胞缺陷病
  1. 先天性中性粒细胞减少症（Kostmann综合征）
  2. 慢性肉芽肿

（二）临床表现

原发性免疫缺陷病由于病因不同，临床表现非常复杂，虽然具有共性特征，即反复感染、易患自身免疫性疾病和肿瘤，但是由于免疫功能缺陷的不同，其表现也各有差异。

1. 共同表现

（1）反复和慢性感染：免疫缺陷最常见的表现是感染，对感染的易感性增加，表现为反复、持久、严重的感染，以呼吸道、胃肠道和皮肤感染最常见，也常发生全身性感染。患儿易感的病原类型取决于免疫缺陷种类。抗体缺陷容易发生化脓性感染；T细胞缺陷则易发生病毒、沙门菌属和结核杆菌等细胞内病原体感染；补体成分缺陷易发生奈瑟菌属感染；中性粒细胞功能缺陷易导致金黄色葡萄球菌感染。

（2）易并发肿瘤和自身免疫性疾病：原发性免疫缺陷病患儿随年龄增长易发生肿瘤，尤其是淋巴系统肿瘤，其发生率较正常人群高出10倍甚至100倍以上，以淋巴瘤最常见。此

外，患儿易发生自身免疫性疾病，如系统性血管炎、皮肌炎、血小板减少性紫癜、溶血性贫血、系统性红斑狼疮、Ⅰ型糖尿病、免疫复合物性肾炎、免疫性甲状腺功能低下和关节炎等。

2.常见几种原发性免疫缺陷病的临床特点

（1）婴儿暂时性低丙种球蛋白血症：一种自限性疾病，男女均可发生，偶有家族史，患儿自身产生免疫球蛋白的功能通常延迟至出生后9~18个月，2~4岁时其含量才达到正常水平。患儿容易发生各种细菌性感染，如腹泻、皮炎、肺炎等，但一般病情较轻。本病预后较好，一般在1.5岁后可以自愈。

（2）X-连锁无丙种球蛋白血症：本病仅见于男孩，患儿生后数月可没有临床症状，可能与来自于母体的丙种球蛋白有关。患儿通常于4~8个月后起病，表现为持续、反复的细菌感染，而对于真菌、病毒和原虫感染的抵抗力基本正常。患儿循环B细胞缺如或很少，但T细胞免疫功能正常。本病预后差，患儿通常于婴幼儿期死于重症感染。若能及时诊断，坚持用丙种球蛋白治疗，可以使感染减轻，生存时间延长。

（3）先天性胸腺发育不全：男女均可发生，通常不具备遗传性。临床表现与胸腺、甲状旁腺缺损程度有关。表现为新生儿手足抽搐、特殊面容（人中短、眼距宽、耳郭低位且有切迹、下颌骨发育不良等）、心血管畸形及不耐受免疫接种等。本病预后不良，患儿常于生后一周内死于低血钙症，有的于2岁内死于感染。较轻的病例可以通过治疗使T细胞功能得到恢复，甲状旁腺功能也可能自行恢复。

（4）常见变异型免疫缺陷病：一种较常见的低丙种球蛋白血症，男女均可发病，发病年龄多见于青少年。由于疾病的类型不同，免疫缺陷程度差异，其临床特征表现多样，易感细菌与X-连锁无丙种球蛋白血症相似。患儿循环B细胞数量正常或减低，周围淋巴组织可有滤泡结构破坏、皮质滤泡和网状细胞增生。

（三）辅助检查

1.免疫功能测定 免疫球蛋白测定是检测B细胞功能最常用的试验。当IgG低于2.5g/L(250mg/dL)，IgM和IgA在0.1 g/L(10mg/dL)以下时可认为体液免疫缺陷。外周血淋巴细胞计数检查若少于1.2×10^9/L，提示细胞免疫缺陷。

2.X线检查 婴儿期缺乏胸腺影者提示T细胞功能缺陷。

3.嘌呤核苷酸磷酸化酶和周围血红细胞腺苷脱氨酶测定有助于该酶缺陷病的诊断。

（四）治疗原则

1.一般治疗 对患儿采取保护性隔离，一旦发现感染灶应及时治疗，有时需要长期使用抗感染药物预防性给药。

2.替代治疗 对缺陷的细胞或体液免疫进行替代疗法，如静脉注射丙种球蛋白、高效价免疫血清球蛋白、新鲜白细胞、血浆或细胞因子。

3.免疫重建 采用正常细胞或基因片段植入患者体内，使之发挥功能，从而持久地纠正免疫缺陷病，如胸腺组织移植、干细胞移植（胎肝移植、脐血干细胞移植、骨髓移植等）。

4.基因治疗 将正常的目的基因片段整合到患儿干细胞基因组内，使转化的基因片段能在其体内复制、持续存在并发挥功能。

二、护　理

（一）护理评估

1. 健康史　评估患儿患病时间，是否出现反复感染的病史，有无引起继发免疫缺陷病的因素，接种疫苗后是否发生过免疫病，是否存在反复感染、免疫缺陷病、自身免疫疾病和恶性肿瘤的家族史。

2. 身体状况

（1）评估患儿是否出现反复和慢性感染以及感染的严重程度，是否容易并发肿瘤和自身免疫性疾病，有无常见的某种原发性免疫缺陷病的临床特点。

（2）注意评估患儿体液免疫功能测定和细胞功能测定结果是否异常，嘌呤核苷酸磷酸化酶和周围血红细胞腺苷脱氨酶测定是否异常，X线检查是否缺乏胸腺影。

3. 心理社会状况　家长是否缺乏对本病的了解，因患儿反复感染、发育不良、频繁就诊而焦虑不安；父母是否因疾病遗传性产生负罪感；是否因疾病终身药物替代治疗，造成家庭经济负担加重。

（二）护理诊断/问题

1. 有感染的危险　与免疫功能缺陷有关。
2. 焦虑　与反复感染、预后差有关。
3. 知识缺乏　家长缺乏对本病的认识。

（三）护理目标

1. 患儿在住院期间不发生感染。
2. 家长和年长儿情绪稳定，对战胜疾病充满信心。
3. 家长掌握疾病的相关知识，能够积极配合治疗。

（四）护理措施

1. 隔离患儿　对患儿采取保护性隔离措施，避免与感染性疾病患者接触；医护人员应严格执行无菌操作原则和消毒隔离制度，杜绝医源性感染的发生；经常开窗通风，保持室内空气新鲜，避免发生呼吸道感染；勿食生冷饮食，预防消化道感染；做好患儿皮肤和口腔护理。

2. 观察病情　密切观察患儿病情，及时发现感染迹象；当合并感染时，遵医嘱给予抗生素治疗；使用免疫替代制剂，应注意观察是否出现变态反应。

3. 合理喂养　选择易消化、富含营养的食物，注意热量、维生素、蛋白质和矿物质的供给，食具应定期消毒，婴儿提倡母乳喂养。

4. 心理护理　经常与年长儿和家长沟通，了解他们的心理活动，及时给予心理支持，帮助树立战胜疾病的信心。

5. 特殊护理　对于进行骨髓、胸腺及胎肝移植的患儿，应做好移植前后的护理。

6. 健康教育

(1)向家长介绍本病的相关知识及预防感染的重要性,指导家长正确合理喂养,以提高患儿的抵抗力。

(2)教育经治疗后的患儿,尽可能参加正常活动,采取相对正常的生活方式。

(3)免疫缺陷患儿禁止接种活菌苗和疫苗,防止出现严重感染。

(4)对于有免疫缺陷病家族史的家庭,建议进行遗传学咨询,对于曾生育过免疫缺陷患儿的孕妇,指导妊娠早期进行基因诊断。

(五)护理评价

经过治疗和护理,评价患儿在住院期间是否发生感染,家长和年长儿情绪是否稳定,对战胜疾病是否充满信心,家长是否掌握疾病的相关知识,能否积极配合治疗。

第三节 风湿热

一、疾病概要

风湿热(rheumatic fever)是常见的风湿性疾病。主要表现为心脏炎、游走性关节炎、舞蹈病、环形红斑和皮下结节。发热和关节炎是最常见的主诉,可反复发作。心脏炎是最严重的表现,急性的可危及患儿生命,慢性的反复发作可导致慢性风湿性心瓣膜病。发病年龄多见于6~15岁,以冬春季节、寒冷潮湿地区发病率高。

(一)病因与发病机制

风湿热与A组乙型溶血性链球菌感染后引起的两种免疫反应有关。(1)变态反应:某些抗链球菌抗体与人的某些组织发生交叉反应,引起Ⅱ型变态反应性组织损伤;还可由于链球菌菌体成分及其产物与相应抗体作用形成免疫复合物沉积于心肌、心瓣膜和关节,引起Ⅲ型变态反应性组织损伤。(2)自身免疫反应:风湿性心脏病患儿可出现抗心肌抗体,损伤心肌组织而发生心脏炎。近年来研究提示还可能与遗传、病毒有关。

(二)病理

病理过程可分为渗出、增生和硬化三期,但各期的病变可以同时存在。

1.急性渗出期 持续约1个月。可见变性、水肿、浆细胞和淋巴细胞浸润等渗出性炎症反应,受累部位为心脏、关节滑膜及周围组织、皮肤等结缔组织。

2.增生期 持续3~4个月。主要特点是形成风湿小体(Aschoff小体)或风湿性肉芽肿,风湿小体好发于心肌、心外膜、心内膜、关节处皮下组织和腱鞘,是诊断风湿热的病理依据。

3.硬化期 持续2~3个月。风湿小体中央变性和坏死物质被吸收,炎症细胞减少,纤维组织增生和瘢痕形成,引起二尖瓣、主动脉瓣狭窄和关闭不全。

(三)临床表现

患儿发病前1~4周有上呼吸道链球菌感染史,若未经治疗,一般发作不超过6个月;如不预防常反复发作。临床主要表现为发热、关节炎、心脏炎、环形红斑和皮下小结、舞蹈病。

1. 一般表现 急性起病者发热在38~40℃,热型不规则,1~2周后转为低热。其他还有疲倦、精神不振、食欲差、面色苍白、鼻出血、多汗、腹痛和关节痛等表现。

2. 心脏炎 40%~50%的风湿热患儿累及心脏,是风湿热最严重的表现。初次风湿热发作时,一般于起病后1~2周出现心脏炎症状,以心肌炎和心内膜炎多见,也可发生全心炎。

(1) 心肌炎:轻者可无症状或出现心率轻度加快或出现心电图短暂的轻微变化,重者出现弥漫性心肌炎,常并发不同程度的心力衰竭。心肌受累时常出现以下体征:①心音减弱,第一心音低钝,有时可闻及奔马律;②安静时,心率加快,与体温升高不成比例;③心脏扩大;④心律异常,可出现期前收缩,不同程度房室传导阻滞,心电图可出现P-R间期延长,伴有T波低平和ST段异常。

(2) 心内膜炎:主要侵犯二尖瓣,其次是主动脉瓣,造成关闭不全。二尖瓣关闭不全时主要表现为心尖部全收缩期杂音,向腋下传导,有时可闻及二尖瓣相对狭窄所致舒张中期杂音;主动脉瓣关闭不全,在胸骨左缘第三肋间可闻及舒张期叹气样杂音。心内膜炎多次复发可引起心瓣膜永久性瘢痕形成,导致风湿性心瓣膜病。超声心动图检查能更敏感地发现临床听诊无异常的隐匿性心瓣膜炎。

(3) 心包炎:重症患儿可出现心包炎症状,常与心内膜炎和心肌炎同时存在。表现为心前区疼痛、呼吸困难或端坐呼吸,患儿心底部可闻及心包摩擦音。少数患儿积液量增多时出现心前区搏动消失,心音遥远,并伴有颈静脉怒张、肝大等心包填塞表现。胸部X线检查心影向两侧扩大呈烧瓶状。

3. 关节炎 年长儿多见,占急性风湿热总数的50%~60%,临床特点为游走性和多发性,以腕、肘、膝、踝等大关节为主,表现为局部红、肿、热、痛,活动受限,一般在持续数日后自行消失,预后不留畸形。

4. 舞蹈病 又称Sydenham舞蹈病,以女孩多见,是一种累及椎体外系的风湿性神经系统疾病,表现为全身或部分肌肉不自主、不协调、无目的的快速运动,呈现挤眼、皱眉、伸舌等动作,在患儿兴奋或注意力集中时加剧,入睡后即消失。患儿常伴肌无力和情绪不稳定。舞蹈病病程为1~3个月,少数病例在1~2年内反复发作,可单独存在或与其他症状并存。

5. 环形红斑 发生率为2%~5%,通常在风湿热复发时出现,呈环形或半环形边界清晰的淡色红斑,大小不等,中心苍白,分布在躯干和四肢近端,可反复出现,不留斑痕。

6. 皮下小结 见于5%~10%的风湿热患儿,常见于复发病例,表现为坚硬无痛结节,与皮肤无粘连,直径0.1~1cm,常见于腕、踝、肘、膝等关节伸侧的骨质隆起或肌腱附着处,2~4周后自然消失。

(四) 辅助检查

1. 血常规 常见轻度贫血,外周血白细胞总数和中性粒细胞增多并伴核左移现象。

2. 风湿热活动指标 血沉增快、C反应蛋白和黏蛋白增高,该指标仅能反映风湿活动情况,对诊断本病并无特异性。

3. 抗链球菌抗体测定 咽拭子培养可发现A组乙型溶血性链球菌。80%患儿抗链球菌溶血素"O"(ASO)升高,同时测定抗脱氧核糖核酸B、抗透明质酸酶(AH)和抗链球菌激酶(ASK)阳性率可达到95%。

(五)治疗原则

1. 一般治疗　卧床休息,时间取决于心功能状态和心脏受累程度。加强营养,补充维生素等。

2. 清除链球菌感染　应用青霉素80万单位肌注,每日2次,持续2周,以彻底清除链球菌。青霉素过敏患儿可改用红霉素。

3. 抗风湿热治疗　心脏炎时宜尽早使用糖皮质激素,常用泼尼松每日1.5~2 mg/kg,最大量60mg/天,分次口服,重症者静脉滴注地塞米松,症状好转后逐渐停药,总疗程8~12周。在停激素之前需用阿司匹林接替治疗,防止激素停药反跳。无心脏炎患儿可口服阿司匹林,每日80~100 mg/kg,最大量≤3 g/天,分次服用,症状控制后剂量减半,疗程4~8周。

4. 对症治疗　治疗充血性心力衰竭时及时给予氧气吸入,并使用洋地黄制剂、利尿剂和血管扩张剂,但要注意防止发生洋地黄中毒,舞蹈病时,可用苯巴比妥、地西泮等镇静剂,关节肿痛时,服用阿司匹林并予以制动。

二、护　理

(一)护理评估

1. 健康史　评估患儿发病前有无上呼吸道感染史,有无发热及发热的热型,有无关节疼痛,是否出现皮疹,有无精神异常或不自主的动作表现,有无关节炎或心脏病的既往病史,家庭中有无相关疾病的家族史。

2. 身体状况

(1)评估患儿有无上呼吸道链球菌感染史,是否出现心脏炎、关节炎、环形红斑、皮下小结及舞蹈病等表现。

(2)评估检查结果,有无血沉增快、C反应蛋白和黏蛋白增高、抗链球菌溶血素"O"(ASO)升高等。

3. 心理社会状况　评估家长对本病的预后、药物副作用、护理及复发的预防等知识的了解情况,家庭环境和经济状况,舞蹈病患儿是否由于不自主动作而产生自卑的不良情绪。

(二)护理诊断/问题

1. 心输出量减少　与心脏受损、心肌收缩力下降有关。
2. 疼痛　与关节受累有关。
3. 体温过高　与感染有关。
4. 焦虑　与疾病反复发作有关。
5. 潜在并发症　药物副作用。

(三)护理目标

1. 患儿保持充足的心输出量,生命体征在正常范围。

2. 患儿关节疼痛减轻,能进行自理活动。
3. 患儿体温恢复正常。
4. 患儿情绪稳定,能够积极配合治疗。
5. 患儿不出现并发症,或发生时得到及时处理。

(四)护理措施

1. 限制活动　根据患儿的病情限制其活动量,急性期时应卧床休息至少 2 周;有轻度心脏炎的患儿应绝对卧床休息 4 周,严重患儿应卧床休息 6～12 周至血沉正常、急性症状完全消失才可以下床活动;有心力衰竭的患儿须在心功能恢复后再卧床 3～4 周。活动量应根据患儿的心音、心率、呼吸、疲劳程度而调节。通常恢复正常活动量的所需时间为:无心脏受累者,1 个月;心脏炎无心力衰竭者,2～3 个月;心脏炎伴心力衰竭者需半年。

2. 饮食管理　给予患儿易消化、富含营养的食物,少量多餐,心力衰竭者适当限制水和盐的摄入。详细记录液体的出入量,保持大便通畅。

3. 减轻疼痛　协助患儿将疼痛的关节置于功能位上并保持舒适体位,避免患肢受压,移动肢体时动作轻柔,急性期后可以用热水袋热敷减轻疼痛,做好皮肤护理。

4. 降低体温　密切观察体温的变化,高热时采取物理降温。

5. 观察病情　注意患儿的面色、心音、心率、心律及呼吸的变化,若有烦躁不安、气急、多汗等心力衰竭的表现时,应及时处理。

6. 用药护理　服药期间注意观察药物的副作用,如:泼尼松可引起精神症状、满月脸、肥胖、电解质紊乱、免疫抑制、血压升高、消化道溃疡和肾上腺皮质功能不全等副作用;阿司匹林可引起肝功能损害、胃肠道反应和出血,饭后服用或同服氢氧化铝可以减少对胃肠道的刺激,应用维生素 K 可以防止出血;发生心肌炎时对洋地黄制剂敏感者易发生中毒,用药期间注意密切观察有无恶心、呕吐、心动过缓、心律不齐等副作用。

7. 心理护理　关心爱护患儿,加强与年长儿的沟通,向患儿耐心解释各项检查和操作的意义,及时解除患儿的各种不适感,鼓励患儿积极配合治疗,协助患儿树立战胜疾病的信心。

8. 健康教育　向患儿及家长讲解疾病的相关知识,教会家长掌握病情观察、预防感染的方法;指导家长合理安排患儿的活动,避免剧烈运动、增强患儿体质、改善居住环境、避免寒冷潮湿,定期到医院进行复查。强调预防复发的重要性,预防用药首选肌内注射长效青霉素 120 万单位,每 3～4 周一次,至少 5 年,最好坚持至 25 岁,有风湿性心脏病者,宜终身药物预防。

(五)护理评价

经过治疗和护理,评价患儿心输出量是否增加,生命体征是否维持在正常范围,关节疼痛是否减轻,能否进行自理活动,体温是否恢复正常,心情是否愉悦,能否积极配合治疗;有无并发症,发生时是否得到及时处理。

第四节 小儿类风湿病

一、疾病概要

小儿类风湿病(juvenile rheumatoid disease，JRD)又称幼年类风湿关节炎，是一种以慢性关节滑膜炎为特征的全身性结缔组织疾病，主要表现为长期不规则发热和关节肿痛，常伴肝脾淋巴结肿大和皮疹，若反复发作可导致关节畸形和功能丧失。患儿年龄越小，全身症状越重，年长儿多以关节受累为主。本病总体预后较好，给予适当处理后，75%的患儿不会严重致残。并发症主要是关节功能障碍和虹膜睫状体炎所引起的视力障碍。

(一)病因与发病机制

病因尚不清楚，发病机制中有一系列的免疫过程参与，导致了组织损伤，其始动原因不明，可能与下列因素有关：

1. 感染因素　虽然有许多关于细菌、病毒、支原体和衣原体感染与本病有关的报道，但都不能证实是诱导本病的直接原因。

2. 免疫因素　部分患儿血清和关节滑膜液中存在类风湿因子(RF)和抗核抗体；关节滑膜液中有IgG包涵体和类风湿因子的吞噬细胞；血清IgG、IgM和IgA上升。

3. 遗传因素　作为遗传因子指标，患儿血中$HLA-DW_7$、$HLA-DW_8$抗原检出率高。

4. 其他因素　寒冷、潮湿、疲劳、外伤、精神、营养不良等因素均与发病有关。

其病理变化可累及全身各部位的结缔组织，但以关节的慢性非化脓性炎症变化最为明显。

(二)临床表现

本病可发生在任何年龄，以2~3岁和8~10岁患儿多见，形成两个发病高峰。根据全身症状与关节症状可分为三型。

1. 全身型　又称为急性发病型(Still病)，约占小儿类风湿病的20%，多见于2~4岁幼儿。以全身症状起病，发热和皮疹为典型症状，热型呈弛张热，常高达40℃以上，持续数周或数月。发热期伴一过性多形性皮疹，多见于躯干和四肢近端，随体温的升降而时隐时现。关节症状较轻，部分患儿后期出现多发性大关节炎症状。心包、心肌及胸膜可受累。肝、脾及淋巴结常出现不同程度肿大。

2. 多关节型　占30%~40%，好发于学龄期儿童，女孩中多见。起病缓慢，全身症状较轻，其特征是进行性多发性关节炎，随后伴关节破坏。受累关节在五个以上，多为对称性，先累及踝、肘、膝、腕等大关节，随病情的发展，指、趾等小关节受累。晨僵是此类型的特点，发作时表现为晨僵、肿痛和活动受限，反复发作者关节发生强直和畸形。

3. 少关节型　占40%~50%，好发于较大的小儿，女孩中多见。全身症状较轻，受累关节不超过4个，多为非对称性，主要累及踝、肘、膝、腕等大关节，通常无严重的关节活动障碍。少数患儿伴虹膜睫状体炎引起视力障碍甚至失明。

（三）辅助检查

1.血液检查 活动期患儿可出现轻度或中度贫血,白细胞增高,以中性粒细胞增高为主;血沉加快;黏蛋白、C反应蛋白增高。

2.免疫学检测 IgA、IgM、IgG均增高;部分病例抗核抗体和类风湿因子呈阳性,补体CD_4/CD_8下降,严重病例可能出现C_3和CH_{50}下降。

3.关节液分析和滑膜组织学检查 可以鉴别结核性关节炎、化脓性关节炎、滑膜肿瘤和类肉瘤病等。

4.X线检查 早期可见关节附近软组织肿胀、关节周围骨质疏松、关节附近呈现骨膜炎;晚期关节面骨膜破坏,关节腔变窄、关节融合、关节半脱位,以手腕关节多见。

（四）治疗原则

治疗原则为控制病变的活动度,减轻或消除关节疼痛和肿胀;预防感染、控制炎症的加重;防止关节畸形;恢复关节功能及促进生长发育。药物选用非甾体抗炎药物如布洛芬、萘普生等;病情缓解药物如青霉胺、甲氨蝶呤等以及肾上腺皮质激素等药物进行治疗。可采用理疗、红外线照射、热敷、按摩等方法减轻关节变形、肌肉萎缩和活动受限,必要时实施矫形手术。

二、护　理

（一）护理评估

1.健康史 评估患儿发病前有无感染史,家庭中有无相关疾病的家族史。

2.身体状况 评估患儿有无发热,是否伴有皮疹,有无肝脾及淋巴结肿大,是否出现关节疼痛、肌肉痛、关节活动障碍等表现,实验室检查和X线检查结果。

3.心理社会状况 评估家长对本病的预后、护理等知识的了解情况以及焦虑程度;评估年长儿心理状态;评估家庭环境和经济状况。

（二）护理诊断/问题

1.体温过高 与非化脓性炎症损害有关。

2.疼痛 与关节肿胀和炎症有关。

3.躯体活动障碍 与关节疼痛、畸形有关。

4.焦虑 与出现关节强直、畸形有关。

（三）护理目标

1.患儿体温维持正常。

2.患儿疼痛不适感减轻或消失,能进行自理活动。

3.患儿无并发症发生或发生时得到及时处理。

4.患儿心情愉悦,积极配合治疗。

(四)护理措施

1.降低体温 密切监测患儿体温的变化,注意热型。观察皮疹出现与体温的关系。高热时,采取物理降温,出现皮疹者禁止使用乙醇擦浴,及时擦干汗液、更换衣服防止受凉,做好皮肤护理;保证患儿摄入充足的能量和水分,给予高蛋白、高热量、高维生素、易消化的饮食;遵医嘱使用抗炎药物进行病因治疗。

2.减轻关节疼痛,维持关节的正常功能

(1)观察患儿关节疼痛的程度、晨僵状况及运动障碍等情况,急性期时卧床休息,保持关节功能位,经常更换体位,注意关节活动,防止关节肌肉萎缩。

(2)为减轻患儿关节疼痛,可利用沙袋、夹板固定患肢于功能位置或用支架保护患肢不受压,局部热敷以缓解疼痛。教给患儿放松、分散注意力的方法以控制疼痛。

(3)急性期后尽早开始关节的康复治疗,指导功能锻炼。给患儿提供设备,鼓励其在日常活动中尽量独立,将踢球、骑脚踏车、游泳等治疗性运动融入游戏中,提高患儿对康复治疗的兴趣,以恢复关节功能,防止畸形。若运动后关节疼痛肿胀加剧需暂时停止运动。对已经发生关节畸形的患儿,注意活动中防止外伤的发生。

3.用药护理 非甾体抗炎药常见的副作用有胃肠道反应,对肝、肾、中枢神经系统和凝血功能也有影响。对于长期服药的患儿应每2~3个月检查一次肝、肾功能和血象等指标。

4.心理护理 对患儿及其家长进行心理支持,关心患儿,多与年长儿及家长沟通,了解他们的心理感受,向他们介绍本病的慢性特征,帮助患儿树立战胜疾病的信心。

5.健康教育 向家长介绍类风湿病的观察、药物的使用、治疗进展和康复训练的相关知识,鼓励患儿加强受累关节的功能锻炼,帮助其克服因慢性病或关节功能障碍而造成的自卑心理。教育家长不要过度保护患儿,应该让患儿多接触社会,参加正常的活动和学习,多尝试新的活动,并对其独立性进行奖赏,从而保证患儿身心的健康发展。

(五)护理评价

经过治疗和护理,评价患儿体温是否维持正常,疼痛不适感是否减轻或消失,能否进行自理活动,心情是否愉悦,能否积极配合治疗,有无出现并发症,或发生时是否得到及时处理。

第五节 过敏性紫癜

一、疾病概要

过敏性紫癜(anaphylactoid purpura),又称舒-亨综合征(Schonlein - Henoch syndrome),是一种以小血管炎为主要病理改变的全身性血管炎综合征。临床特点除皮肤紫癜外,常伴过敏性皮疹、腹痛、关节肿痛、便血、血尿和蛋白尿。主要见于学龄期儿童,男孩多于女孩;一年四季均有发病,以春秋两季居多。本病预后大多良好,少数患儿病程迁延反复。

(一)病因和发病机制

本病的病因尚不明确,各项研究表明可能与某种致敏因素引起的自身免疫反应有关。致敏原可为病原体(细菌、病毒或寄生虫等)、药物(抗生素、磺胺药、异烟肼、水杨酸类、苯巴比妥钠等)、食物(鱼、虾、蟹、蛋、牛奶等)及其他(花粉吸入、昆虫叮咬、疫苗接种等)。发病机理可能是这些刺激因子,包括感染原和过敏原作用于具有遗传背景的个体,激发B细胞克隆扩增,导致IgA介导的系统性血管炎。病变可累及肾脏、皮肤、胃肠道及关节,少数涉及心、肺等器官。

(二)临床表现

多数患儿急性起病,各种症状以不同组合方式同时或先后出现,发病前1~3周常有上呼吸道感染史,首发症状以皮肤紫癜为主,少数患儿首先出现关节炎、腹痛或肾脏症状,可伴有低热、乏力及食欲不振等全身症状。

1.皮肤紫癜　反复出现皮肤紫癜是本病特征,多见于下肢及臀部,呈对称分布,分批出现,伸侧较多,面部及躯干较少,严重患儿累及上肢和躯干。初起呈紫红色斑丘疹、大小不等、高出皮肤、压不褪色,数日后转为暗紫色,最终转为棕褐色而消退。少数重症患儿紫癜融合成大疱并伴出血性坏死。部分病例可伴有血管神经性水肿和荨麻疹。

2.肾脏症状　30%~60%患儿有肾脏受损的临床表现,称为紫癜性肾炎。肾脏症状多于起病1~8周出现,症状轻重不一。多数患儿出现蛋白尿、血尿和管型尿,并伴血压升高和浮肿,少数呈肾病综合征表现,患儿的肾脏症状与肾外症状的严重程度无一致性关系。尽管部分患儿的血尿、蛋白尿持续数月甚至数年,但大多数都能完全恢复,少数发展为慢性肾炎,极少数死于肾功能衰竭。

3.消化道症状　约见于2/3的患儿。引起肠道症状及严重并发症的原因是由于血管炎引起肠壁水肿、出血、坏死或穿孔。一般以脐周或下腹部阵发性剧烈腹痛为主,可伴恶心、呕吐、黑便或血便,但呕血少见,偶见并发肠梗阻、肠套叠、肠穿孔或出血坏死性小肠炎。

4.关节疼痛和肿胀　约1/3的患儿出现腕、肘、踝、膝等大关节肿痛,活动受限,可单发也可多发,呈游走性,关节腔有浆液性积液,一般无出血,可在数日内消失,不遗留关节畸形。

5.其他表现　中枢系统病变是本病潜在的危险之一,患儿偶可发生颅内出血而导致惊厥、失语、昏迷、瘫痪及肢体麻痹。少数患儿有出血倾向包括牙龈出血、鼻出血、咯血、肌肉内出血等表现。个别病例累及循环系统发生心包炎和心肌炎,累及呼吸系统发生哮喘、喉头水肿和肺出血等。

(三)辅助检查

1.血液检查　外周血白细胞数正常或轻度增高,嗜酸性粒细胞和中性粒细胞可能增高,血小板计数、出凝血时间和骨髓象、血块退缩试验正常;部分患儿毛细血管脆性试验阳性。

2.尿液检查　尿液中可出现蛋白、红细胞和管型,重症患儿可见肉眼血尿。

3.大便隐血试验　可呈阳性反应。

4.其他　C反应蛋白阳性、抗"O"抗体效价增高、血沉轻度增快等试验室检查出现异常。

约半数患儿血清 IgA 浓度增高,IgG 和 IgM 浓度正常或升高。

(四)治疗原则

1. 皮质激素与免疫抑制剂　急性期可以减轻腹痛和关节痛症状,但不能预防肾脏损害的发生,也不能防止复发。一般在急性发作症状明显时服用泼尼松,症状缓解后即可停药。若并发肾炎且经激素治疗无效者,可用硫唑嘌呤或环磷酰胺治疗。

2. 抗凝治疗　以肾病为主要表现的患儿首选抗凝药物,可以选用潘生丁(双嘧达莫)、肝素、阿司匹林和尿激酶等药物。

3. 对症处理　对感染者使用有效抗生素治疗;消化道出血者应禁食,静脉滴注西咪替丁,必要时应输血治疗;单纯皮肤和关节出现症状者使用阿司匹林减痛消肿,但需要注意防止肠道出血;发生荨麻疹或血管神经性水肿时,应用抗组胺药物和钙剂。

4. 去除病因　清除感染灶,尽可能查明本病的诱发因素是关键措施。

二、护　理

(一)护理评估

1. 健康史　评估患儿是否有上呼吸道感染和急性肾炎病史,发病前是否有致敏原如各种食物、药物及其他物质的接触史,患儿是否有过敏性紫癜的家族史。

2. 身体状况　评估患儿有无典型皮肤紫癜的首发症状,是否出现胃肠道症状、关节肿痛、肾脏症状和中枢神经系统病变,患儿实验室检查结果。

3. 心理社会状况　评估患儿和家长是否由于本病出现皮肤、肾脏、消化道等症状而出现焦虑、恐惧等不良情绪,家长对本病的认识程度,患儿的家庭经济状况等。

(二)护理诊断/问题

1. 皮肤完整性受损　与变态反应性血管炎有关。
2. 急性疼痛　与关节肿痛、肠道变态反应性炎症有关。
3. 潜在并发症　紫癜性肾炎、消化道出血等。

(三)护理目标

1. 患儿皮肤完整性良好。
2. 患儿疼痛减轻或消失。
3. 患儿无并发症发生,或发生时得到及时处理。

案例问题解答:

根据本节内容可以得知,患儿双下肢反复出现高出皮肤的紫红色斑丘疹,符合过敏性紫癜的特征性变化,黑便提示有消化道出血,也是典型症状之一,故该患儿的临床诊断是"过敏性紫癜"。其护理诊断有:①皮肤完整性受损,与变态反应性血管炎有关;②急性疼痛,与肠道变态反应性炎症有关;③潜在并发症为消化道出血。其护理措施的重点是病情的观察、皮肤护理、减轻腹痛和饮食护理,具体内容见护理措施。

(四)护理措施

1.加强皮肤护理 密切观察皮疹的颜色、形态、数量、分布特点,每日详细记录皮疹变化情况;保持皮肤清洁,防止患儿抓伤或擦伤,若有破溃应及时处理,防止出血和感染;患儿衣着应柔软、宽松,保持清洁干燥,潮湿后应立即更换;避免接触可能的各种致敏原;遵医嘱使用脱敏药等。

2.减轻或消除关节肿痛和腹痛,保持患儿舒适 密切观察关节疼痛肿胀情况,保持患肢的功能位置,协助患儿取舒适卧位,避免在患肢进行护理操作;观察患儿腹痛的特点,有无恶心、呕吐、黑便及血便等症状;腹痛时,禁止腹部热敷,防止肠道出血,嘱患儿卧床休息,注意保证安全;遵医嘱使用肾上腺皮质激素,以减轻关节疼痛和腹痛。

3.饮食护理 患儿禁食各种辛辣刺激性食物,对于过敏原不明的患儿忌食未吃过的食物。为补充机体需要,多食富含维生素、蛋白质和补血食物。消化道明显出血者应禁食。腹痛严重或大便隐血试验阳性的患儿进半流质饮食。

4.并发症的观察

(1)肾功能损害的观察:详细记录尿量,观察尿色、尿液性状及患儿有无水肿,遵医嘱及时留取尿标本送检;当患儿出现蛋白尿、血尿时,提示发生了肾脏损害。

(2)肠道并发症的观察:当患儿突然剧烈哭叫,全腹压痛、反跳痛、肠鸣音减弱或消失并伴高热,提示可能出现肠穿孔;当患儿出现阵发性哭闹、四肢乱动、早期呕吐、触诊腹部有肿块,提示可能出现肠套叠。当出现肠穿孔或肠套叠时,应立即禁食,协助医生做好术前准备。

(3)失血性休克的观察:患儿消化道出血前驱期常有烦躁不安、恶心的表现,当出现四肢发冷、面色苍白、血压下降时提示出现失血性休克,需立即建立两条静脉通路,做好补液、输血、吸氧等抢救工作。

5.健康教育

(1)向家长介绍疾病的特点、治疗效果和预后等相关知识,对于反复发作和并发肾脏损害、消化道出血等情况,应耐心做好解释工作,教会家长正确观察患儿病情。

(2)做好出院的康复指导:对于皮肤紫癜未完全消退的患儿,出院后应加强生活护理,保持皮肤的干燥清洁,密切观察紫癜的吸收情况;皮肤恢复正常者,仍需注意观察尿液的颜色和量的变化,当尿液出现浑浊、量少和四肢、颜面出现水肿时应立即复诊。指导患儿尽量避免接触可能的过敏原。预防和早期治疗感染,加强饮食护理,对于已知过敏的药物和食物禁止使用。

(3)随诊一年,定期检查尿常规。出院后一周复查一次尿常规,尿常规正常者于半个月、1个月、6个月、一年定期复查,尽早发现肾脏损害。

(五)护理评价

经过治疗和护理,评价患儿皮肤完整性是否良好,疼痛是否减轻或消失,营养状况是否改善,家长和患儿情绪是否稳定,能否积极配合治疗和护理,是否出现并发症,若出现并发症是否得到及时处理。

第六节 川崎病

一、疾病概要

川崎病(Kawasaki disease,KD)又称皮肤黏膜淋巴结综合征(mucocutaneous lymph node syndrome,MCLS),是一种以变态反应性全身小血管炎为主要病理改变的结缔组织疾病。临床以急性发热、皮肤黏膜病损和淋巴结肿大为主要特点,最严重的危害是在病变中后期出现中、大动脉损伤,特别是冠状动脉损害的发生率高达15%~20%,而冠状动脉瘤破裂和心肌梗死可引起心源性休克甚至猝死。发病年龄以婴幼儿多见,80%的患儿小于5岁,男女发病比例为1.5∶1。四季均可发病,以每年4~5月和11月至次年1月发病率较高。

(一)病因与发病机制

病因不明,通常认为本病是一定易患宿主对多种感染病原触发的一种免疫介导的全身性血管炎。相关资料表明可能与以下因素有关。

1. 感染因素　可能与逆转录病毒、EB病毒、支原体、链球菌、丙酸杆菌、立克次体等多种病原体的感染有关,但尚未得到证实。

2. 免疫反应　多项研究表明机体对感染原的免疫反应参与了本病的发病过程。

3. 其他因素　药物、环境污染、化学剂、清洁剂等的使用。

(二)病理

本病的基本病理变化是全身性血管炎,好发于冠状动脉,病理过程分为四期。

一期　1~9天,小动脉周围炎症,冠状动脉主要分支血管上的小静脉和动脉受到侵犯。心肌间质、心包及心内膜炎症浸润,包括嗜酸性粒细胞、中性粒细胞和淋巴细胞。

二期　12~25天,冠状动脉主要分支全层血管炎,血管内皮水肿、血管壁平滑肌层及外膜炎性细胞浸润。肌层和弹力纤维断裂,形成动脉瘤和血栓。

三期　28~31天,动脉炎症逐渐消退,肉芽组织和血栓形成,纤维组织增生,内膜显著增厚,导致冠状动脉部分或完全阻塞。

四期　数月至数年,病变渐愈合,心肌斑痕形成,阻塞的动脉可能再次通畅。

(三)临床表现

1. 主要表现

(1)发热:是最早出现的症状,通常持续7~14天或更长时间,体温达39~40℃,呈弛张或稽留热,抗生素治疗无效。

(2)皮肤表现:在发热同时或发热后出现多形性弥漫性红斑和猩红热样皮疹,无水疱或结痂,躯干多见。肛周皮肤发红、脱皮。

(3)唇及口腔表现:唇充血、干燥、皲裂,口腔粘膜弥漫充血,舌乳头突起呈杨梅舌。充血症状持续整个发热期。

(4)手足症状:急性期手足皮肤硬性水肿和掌跖红斑,伴疼痛和关节强直,恢复期指、趾端和皮肤交界处出现膜状脱皮,严重者指、趾甲脱落,是本病的特征性变化。

(5)球结合膜充血:于起病3~4天出现,无流泪或脓性分泌物,热退后消散。

(6)颈淋巴结肿大:发热同时或发热后3天出现颈淋巴结非化脓性肿大,单侧或双侧,坚硬有触痛,局部皮肤不发红,热退后消散。

2. 心脏表现 是本病最严重的表现。于发病1~6周出现心肌炎、心包炎、心律失常、心内膜炎。发生冠状动脉狭窄或冠状动脉瘤者,可无临床表现,少数可有心肌梗塞症状。冠状动脉损害多发生于病程2~4周,但也可发生于疾病恢复期。冠状动脉瘤破裂和心肌梗死可引起心源性休克甚至猝死。

3. 其他症状 可有无菌性脑膜炎、间质性肺炎、关节痛、关节炎以及呕吐、腹痛、腹泻、肝大、黄疸及麻痹性肠梗阻等消化系统症状。

(四)辅助检查

1. 血液检查 轻度贫血,外周血白细胞增高,以中性粒细胞为主,伴核左移。血小板早期正常,第2~3周时增多。血沉加快,C反应蛋白、免疫球蛋白、血浆纤维蛋白原和血浆黏度增高,血清转氨酶升高。

2. 心血管系统检查 心电图检查可见ST段抬高、T波倒置、P-R间期、Q-T间期延长心律失常等变化;超声心动图检查是心脏检查和随访的最佳方法,急性期可见心包积液、二尖瓣、主动脉瓣或三尖瓣返流、动脉扩张或形成动脉瘤等。

3. 其他检查 尿沉渣可见白细胞数增多,轻度蛋白尿;脑脊液检查白细胞增多,以淋巴细胞增多为主。

(五)治疗原则

主要采取支持治疗和对症处理,关键是减轻血管炎症和对抗血小板凝集,预防动脉栓塞和冠状动脉瘤。

1. 阿司匹林 首选药物,具有抗凝和抗炎作用。早期与免疫球蛋白同时使用可以控制急性炎症,减少冠状动脉病变。每日30~50 mg/kg,分2~3次服用,退热后三天逐渐减量,约两周左右减至每日3~5mg/kg,维持6~8周。若有冠状动脉病变时,应持续用药至症状消失、血沉正常。

2. 丙种球蛋白 在病程10天内静脉滴注丙种球蛋白可显著减少冠状动脉病变的发生,特别适用于具有发生动脉瘤高危因素的患儿。剂量为1~2 g/kg,用8~12小时静脉缓慢滴注。

3. 糖皮质激素 对于丙种球蛋白治疗无效的患儿可以使用糖皮质激素,但由于该药物促进血栓形成,容易导致冠状动脉瘤和阻碍冠脉病变修复,不宜单独使用,可以与阿司匹林和潘生丁合并使用。

4. 对症治疗 根据病情给予对症处理,采取保护肝脏、补充液体、纠正心律失常、控制心力衰竭等措施,有心肌梗死时应及时溶栓治疗;对于严重冠状动脉病变的患儿需进行冠状动脉搭桥术治疗。

二、护 理

(一)护理评估

1. 健康史 评估患儿起病前是否存在病原体感染,患儿口腔卫生习惯是否良好,口腔黏膜有无病损,患儿生活环境是否受到污染,患儿家庭中是否有患川崎病的家族史。

2. 身体状况 评估患儿是否有发热、皮疹、口腔黏膜充血、手足脱皮、球结膜充血、颈淋巴结肿大等表现,是否伴有心脏表现、胃肠道症状和神经精神症状。评估患儿心电图、超声心动图检查以及实验室检查结果。

3. 心理社会状况 评估家长对疾病的认识程度,家长是否由于患儿的病情加重出现焦虑、恐惧的心理,患儿的家庭经济状况等。

(二)护理诊断/问题

1. 体温过高 与感染和免疫反应等因素有关。
2. 皮肤完整性受损 与小血管炎有关。
3. 潜在并发症 心脏受损。
4. 焦虑 与高热不退、病情迁延有关。

(三)护理目标

1. 患儿体温维持正常。
2. 患儿皮肤、黏膜完整性恢复正常。
3. 患儿住院期间未出现心脏损害。
4. 家长和患儿情绪稳定,积极配合治疗和护理。

(四)护理措施

1. 降低体温 急性期应绝对卧床休息,保持病室合适的温度和湿度。密切监测体温的变化,当温度超过38.5℃应进行有效的物理降温。鼓励患儿多饮水,给予高热量、高维生素、高蛋白质清淡的流质或半流质饮食。

2. 皮肤护理 保持皮肤清洁,衣着宽松柔软;勤剪指甲,防止抓伤皮肤;指(趾)端出现的膜状脱皮,勿强行撕脱,可用干净剪刀剪除,防止出血和继发感染;肛周红肿有脱皮者,每次大小便后用温水清洗。

3. 黏膜护理 观察患儿口腔黏膜的变化,当出现口腔黏膜充血、干燥、溃疡时,每日用3‰过氧化氢溶液清洗口腔两次,操作时动作轻柔,防止引起疼痛和出血;对于口唇干燥者可以涂擦石蜡油或润唇膏;教育患儿禁食辛辣等刺激性食物,进食前后用温水润唇,保持口腔清洁,促使创面愈合。对于结膜充血的患儿,每日用生理盐水洗眼1~2次,必要时使用眼药膏,保持眼的清洁,防止感染。

4. 观察病情 密切监测患儿的生命体征,注意有无心脏杂音、心律不齐、心动过速、心音低及心电图改变等心脏受损的表现,若出现异常情况立即心电监护及时处理。注意观察药物的疗效和副作用,阿司匹林和丙种球蛋白联合使用时会出现出血倾向和变态反应,应及时发现并处理。

5. 健康教育 及时告知家长患儿的病情,教会家长观察病情,定期带患儿复查。对于有冠状动脉病变的患儿应密切随访,无冠状动脉病变的患儿在出院后一个月、三个月、半年及一年各全面检查一次。

(五)护理评价

经过治疗和护理,评价患儿体温是否维持正常,皮肤、粘膜完整性是否恢复正常,营养状况是否改善,住院期间是否出现心脏损害,家长和患儿情绪是否稳定,能否积极配合治疗和护理。

本章小结

本章主要介绍了小儿免疫系统发育特点,以及原发性免疫缺陷病、风湿热、小儿类风湿病、过敏性紫癜和川崎病的病因和发病机制、临床表现、治疗原则、常见护理诊断和护理措施。重点强调了原发性免疫缺陷病和小儿常见几种结缔组织疾病护理诊断及护理措施。

本章关键词:免疫缺陷病;结缔组织病;免疫系统发育;原发性免疫缺陷病;风湿热;小儿类风湿病;过敏性紫癜;川崎病;护理措施

课后思考

1. 风湿热的主要表现包括哪几项?
2. 针对小儿类风湿病主要护理诊断应采取哪些护理措施?
3. 试述过敏性紫癜的主要护理诊断以及应采取的护理措施。
4. 简述皮肤粘膜淋巴结综合征患儿的护理要点。
5. 患儿,女,5岁,近两月来出现发热及关节肿痛,首先出现左膝关节痛,几天后又出现双肘、腕关节红肿、疼痛,到当地医院服用抗生素治疗后疗效不佳。近一月患儿自诉心慌、偶有胸闷。体格检查:T 38.2℃,R 24次/分,HR 136次/分。第一心音减弱,心尖区可闻及吹风样收缩期杂音,偶可闻及早搏。左膝、双肘、腕关节红肿、有触痛。实验室检查:外周血白细胞 $12×10^9/L$,中性粒细胞0.8,血沉40mm/h。心电图示Ⅰ度房室传导阻滞,ST段下移,T波平坦。

问题:1. 该患儿的医疗诊断是什么?
  2. 该患儿主要的护理诊断有哪些?
  3. 应为该患儿采取哪些护理措施?

(梁蓓蓓)

第十四章 遗传性疾病

案例

王女士,38岁,现妊娠12周,第二胎。已有一个5岁的男孩,智力低下,确诊为21-三体综合征。王女士非常担忧第二胎会不会出现这种情况,故前来进行遗传咨询。

问题:
1. 该病会不会遗传?
2. 目前可以做哪些检查进行产前诊断?

本章学习目标

1. 掌握21-三体综合征、苯丙酮尿症、糖原累积病患儿的护理评估、护理诊断、护理措施。
2. 熟悉21-三体综合征、苯丙酮尿症、糖原累积病治疗要点,21-三体综合征的预防、遗传咨询,苯丙酮尿症的预防。
3. 了解遗传的物质基础,遗传病的分类、基因诊断、基因治疗和预防,21-三体综合征、苯丙酮尿症、糖原累积病的病因、发病机制。
4. 在护理患儿过程中关心和爱护患儿,为患儿提供及时有效的护理。

第一节 概 述

遗传性疾病是指生殖细胞或受精卵的遗传物质在结构、数量或功能上发生改变所导致的疾病,简称遗传病(genetic disease)。遗传病种类繁多,涉及全身各个系统,分散在临床各专业,可导致畸形、代谢异常、神经和肌肉功能障碍,病死率和残疾率较高。由于多数疾病无有效治疗方法,存活患儿常伴有智力和体格残疾,因此疾病的预防极为重要。

一、遗传的物质基础

遗传物质包括细胞中的染色体(chromosome)及基因(gene)。染色体是遗传信息的载体,每一种生物都有数目和形态稳定的染色体。人类细胞染色体数为 23 对(46 条),其中 22 对为常染色体,1 对为性染色体,女性为 XX,男性为 XY。细胞的遗传信息几乎都储存在染色体的 DNA 分子的长链上,DNA 分子是由两条多核苷酸链组成的双螺旋结构。核苷酸是由脱氧核糖、磷酸和碱基构成,脱氧核糖和磷酸排列在链的外侧,碱基在链的内侧。碱基有四种即腺嘌呤(A)、鸟嘌呤(G)、胸腺嘧啶(T)和胞嘧啶(C)。两条多核苷酸链上的碱基互补成对(A 和 T,C 和 G),由氢键相连形成双螺旋 DNA。在 DNA 长链上,每三个相邻的核苷酸碱基组成的特定顺序(密码子)即代表一种氨基酸,即 DNA 分子贮存的遗传信息。能够编码一条蛋白质肽链的一个 DNA 分子片段即是基因。基因负载着一定的遗传信息,并在一定的条件下表达产生特定的生理功能。人类细胞中的全部基因称为基因组,由 30 亿个碱基对组成,约有 10 万个基因。每个基因在染色体上都有特定的位点。

基因的表达是 DNA 分子贮存的遗传信息经过转录,形成 mRNA,释放入细胞浆作为合成蛋白质的模板,由 tRNA 按照密码子选择相应的氨基酸,在核蛋白体上合成蛋白质。基因突变即 DNA 分子中的碱基顺序发生改变时,必然导致组成蛋白质的氨基酸发生改变,遗传表型亦因此不同,临床上就有可能出现遗传性疾病。

二、遗传性疾病的分类

根据遗传物质改变和传递方式的不同,可将遗传性疾病分为五类。

(一)染色体病

是由于人类染色体数目异常或结构畸变所引起的疾病,可分为常染色体病和性染色体病两大类。目前已确认的人类染色体异常综合征已达 100 余种,各种异常核型约 3000 种。常见的有 21-三体综合征、猫叫综合征和脆性 X 染色体综合征等。

(二)单基因遗传病

指一对主基因突变导致的疾病,其遗传符合孟德尔定律。包括以下几类:

1. 常染色体显性遗传病 致病基因位于常染色体上,杂合状态下即可发病。
2. 常染色体隐性遗传病 致病基因位于常染色体上,杂合状态下不发病,纯合状态下才发病。
3. X 连锁显性遗传病 致病基因位于 X 染色体上,杂合和半合时均可发病。
4. X 连锁隐性遗传病 致病基因位于 X 染色体上,纯合或半合时发病。
5. Y 连锁遗传病 致病基因位于 Y 染色体上,有致病基因即发病,这类病呈全男性遗传。

(三)多基因遗传病

由多对基因与环境因素共同作用产生的遗传病。这些基因单独对遗传形状的作用较小,称为微效基因。几种微效基因累加起来,就产生明显的表型效应,如高血压、糖尿病、先天性心脏病等。

(四)线粒体病

线粒体中所含有的DNA是独立于细胞核染色体外的遗传物质,称线粒体基因组,这些基因突变所导致的疾病称线粒体基因病,如帕金森病。

(五)体细胞遗传病

是体细胞中的遗传物质改变所引起的疾病。如各种肿瘤的发病都涉及特定组织细胞中的染色体和癌基因或抑癌基因的变化,所以是体细胞遗传病。有些先天性畸形属于体细胞遗传病。

三、遗传病的治疗

遗传病历来被认为是一类较难治疗的疾病,然而,随着医学遗传学的迅速发展,人们对遗传病的发病机制认识逐渐深入,分子生物技术在医学上的广泛应用,也使遗传病的治疗有了较大的进展。目前逐渐从传统的手术治疗、饮食治疗与药物治疗等发展到基因治疗,为遗传病的根治开辟了广阔前景。

(一)常规治疗

根据遗传病的类型及发病的严重程度,轻者采取饮食治疗、药物治疗及物理治疗等手段,重者则选择手术治疗或器官移植等手段。饮食及药物疗法主要是通过补充相应缺乏的物质,避免和去除有害物质而达到治疗目的。如给糖尿病病人注射胰岛素,苯丙酮尿症患者给予低苯丙氨酸饮食,各种先天畸形如多指畸形、先天性心脏病的患者可采取手术治疗。

(二)基因治疗

是指利用DNA重组技术,更换、修正或替代患者细胞中有缺陷的致病基因,恢复这些基因的正常功能,以达到治疗遗传病的目的。这是治疗遗传病的最理想方法,现已从理论研究、动物实验进入到临床实践阶段。基因治疗的步骤包括目标基因的转移、目标基因的表达、靶细胞的选择和安全措施。

四、遗传病的预防

(一)群体调查

是对某一地区的人群进行抽样普查,明确该地区危害严重的遗传病病种、危害程度及患者数量,并为制定预防措施提供科学依据。

(二)遗传筛查

是研究群体中各成员在某个特定座位的基因类型。通过筛查,可及时发现带有致病基因的个体,便于早日采取有效的预防措施,还能获得较完整的群体数据,以探讨遗传病的发病规律和流行特点。

1. 出生前筛查　对可能生育遗传性疾病患儿的孕妇做羊水细胞或绒毛膜细胞检查,进行染色体检查或生化测定,以确定胎儿有无染色体畸变,特别是21-三体综合征,如有异常则可终止妊娠。也可通过超声波、胎儿镜等筛查先天畸形胎儿。

2. 新生儿筛查　是新生儿时期预防和治疗遗传病的有效方法。在筛查后及时有效地采取措施可防止该病症状的出现。目前我国主要对苯丙酮尿症、先天性甲状腺功能低下症、半乳糖血症等患儿进行筛查。一般采取脐血或足跟血的血纸片进行筛查。

3. 携带者筛查　遗传携带者是指表型正常,但带有某种致病基因或异常染色体并能传递给子代的个体。用实验方法及时检出携带者,有利于对子代遗传病作出预测,并给予婚育指导,可以有效地预防遗传病患儿的发生。

(三)遗传保健及遗传咨询

1. 开展健康教育　以预防为主,开展遗传、生育咨询,宣传孕期保健,提高人们对遗传性疾病的认识,增强自我保护意识。提倡适龄生育,25～29周岁是妇女最佳的生育年龄,在这期间生育健康子女的可能性最大。教育孕妇避免使用化学药物、抗代谢药物,避免接触放射线、毒物,避免病毒感染等。

2. 加强婚前检查　避免近亲及两个同样隐性致病基因携带者婚配。对可疑生育过遗传病患儿的孕妇,做好产前诊断,便于做选择性流产。

3. 对可疑为遗传病的患儿应结合临床特征、生化检查、染色体核型分析、皮纹学检查及基因诊断等做出判断,确保早诊断早治疗。

第二节　21-三体综合征

一、疾病概要

21-三体综合征(21 trisomy syndrome)又称先天愚型或Down综合征,是人类最早发现且最常见的常染色体病。在活产婴儿的发病率约为1:800～1:600,发病率随孕母年龄增高而增加。本病主要特征是智能落后、特殊面容和生长发育迟缓,并可伴有多种畸形。

(一)病因及发病机制

1. 孕母年龄过大　孕母年龄愈大,子代发生染色体病的可能性愈大,可能与母体卵细胞老化有关。

2. 放射线　能诱发染色体畸变,畸变率随射线剂量的增高而增高,孕母接触放射线后,其子代发生染色体畸变的危险性增高。

3. 病毒感染　传染性单核细胞增多症、流行性腮腺炎病毒、风疹病毒和肝炎病毒等都可造成胎儿染色体畸变。

4. 化学因素　许多化学药物(如抗代谢药物、抗癫痫药物等)、农药、毒物(如苯、甲苯、砷等)可致染色体畸变增加。

5. 遗传因素　染色体异常的父母可将畸变的染色体遗传给下一代。

本病为常染色体畸变引起,第21号染色体呈三体型。其发生主要是生殖细胞在减数分裂时或受精卵在有丝分裂时发生不分离,致使体细胞内存在一条额外的21号染色体。

(二)临床表现

主要表现为智能落后、特殊面容和生长发育迟缓,并可伴有多种畸形。

1.特殊面容　出生时即有明显的特殊面容,表情呆滞。眼距宽,眼裂小,眼外眦上斜,内眦赘皮,鼻梁低平,外耳小,唇厚舌大,常张口伸舌,流涎不止。头小而圆,前囟大且关闭延迟。颈短而宽。

2.智能落后　绝大部分患儿有不同程度的智能低下,随年龄增长,其智能低下表现逐渐明显。

3.生长发育迟缓　生后体格发育、动作发育均迟缓,身材矮小,骨龄落后于实际年龄,出牙迟且顺序异常,四肢短,韧带松弛,关节可过度弯曲,肌张力低下,腹膨隆,可伴有脐疝,手指粗短,小指向内弯曲。

4.皮纹特点　可有通贯手,atd角增大,第五指有的只有一条指褶纹。

5.其他表现　约有50%患儿伴有先天性心脏病,其次是消化道畸形。白血病的发病率明显高于正常人群。免疫功能低下,易患各种感染性疾病。

(三)辅助检查

1.染色体核型分析　根据核型分析,分为标准型(约占患儿总数的95%)、易位型(占2.5%～5%)、嵌合体型(占2%～4%)等三型。

2.分子细胞遗传学检查　用荧光素标记的21号染色体的相应片段序列的探针,与外周血中的淋巴细胞或羊水细胞进行原位杂交(即FISH技术),在本病患儿的细胞中呈现3个21号染色体的荧光信号。

(四)治疗原则

尚无特殊有效的治疗方法。注意预防感染,对轻症患儿可以进行长期耐心教育训练以提高生活自理的能力。如伴有其他畸形,可考虑手术矫治。

二、护　理

(一)护理评估

1.健康史　了解孕母年龄是否过大;孕期尤其是孕早期是否接触大量放射线,是否有过病毒感染,是否应用过化学药物,家族中是否有类似疾病。

2.身体状况　观察患儿有无特殊面容、皮纹、生长发育迟缓、智力低下等,是否伴有其他畸形,是否易患感染性疾病。评估染色体核型分析、分子细胞遗传学检查结果。

3.心理社会状况　由于患儿智力低下以及特殊面容常被同龄伙伴歧视和嘲笑,患儿常感自卑、孤独,与同龄儿交往减少。家长常焦虑、自责、失望、忧伤。注意评估家长对本病的了解、认识程度以及训练患儿的能力。

(二)护理诊断及问题

1. 成长发展迟缓　与智力低下、生长发育迟缓有关。
2. 焦虑　与担心患儿预后的生长发育情况有关。
3. 知识缺乏　与家长缺乏对本病的认识有关。

(三)护理目标

1. 患儿能够逐渐自理生活,从事简单劳动。
2. 不发生感染,一旦发生能及时控制。
3. 患儿家长能够了解本病的有关知识,掌握对患儿教育训练的技巧。
4. 患儿家长达到良好的心理适应能力。

(四)护理措施

1. 培养自理能力　细心照顾患儿,协助吃饭、穿衣;定期洗澡,保持皮肤清洁;患儿经常流涎,要及时擦干下颌及颈部皮肤,以免发生糜烂。加强监护,防止发生意外事故。帮助家长制定教育训练方案并进行示范,使患儿逐步自理生活,能从事简单的劳动。

2. 预防感染　保持空气清新,避免接触感染者,传染病流行时期避免到人多的公共场合。注意个人卫生,勤洗澡,勤换衣,勤洗手,保持皮肤及口鼻清洁。

3. 心理支持　当家长得知孩子患有本病时,往往难以接受,继而忧伤自责、焦虑不安。护士应理解其心情并耐心开导,提供有关孩子教养、家庭照顾的知识,使家长尽快适应并掌握护理方法。

4. 遗传咨询及健康教育　标准型21-三体综合征的再发风险率为1%,母亲年龄越大,风险率越高。易位型患儿的双亲应进行核型分析,以便发现平衡易位携带者;如母方为D/G易位,则每一胎都有10%的风险率;如父方为D/G易位,则风险率为4%;绝大多数G/G易位病例为散发,父母亲核型大多正常,仅5%与遗传有关,但若母亲为21q21q易位携带者,其风险率为100%。

对高危孕妇(年龄在35岁以上,或子代有先天愚型者,或姨表姐妹中有此患者)可做羊水细胞或绒毛膜细胞染色体检查进行产前诊断。目前还可在孕中期筛查相关血清标记物,结合孕母年龄,可计算本病的危险度。孕期避免接受X线照射,勿滥用药物,预防病毒感染。

(五)护理评价

经过治疗和护理,评价患儿能否逐步自理生活,从事简单劳动;患儿家长是否能够了解本病的有关知识,掌握对患儿教育训练的技巧;患儿家长是否具有良好的心理适应能力。

第三节　苯丙酮尿症

一、疾病概要

苯丙酮尿症(phenylketonuria,PKU)是一种常见的氨基酸代谢病,是由于苯丙氨酸代谢过程中酶缺陷所致的遗传性代谢缺陷病，属常染色体隐性遗传。临床主要表现为智能低下，惊厥发作和色素减少。我国的发病率为 1/16500。

(一) 病因和发病机制

1. 典型苯丙酮尿症　绝大多数患儿为此型，约占 99%。由于患儿肝细胞中缺乏苯丙氨酸羟化酶 (PAH)，因而不能将苯丙氨酸转化为酪氨酸，导致大量苯丙氨酸在体内蓄积，使苯丙氨酸在血液、脑脊液、各种组织和尿液中浓度极高，同时经旁路代谢产生大量的苯丙酮酸、苯乙酸、苯乳酸等，并从尿中排出。高浓度的苯丙氨酸和旁路代谢产物导致脑损伤。同时由于酪氨酸生成减少，致使黑色素合成不足，患儿毛发、皮肤色素减少。

2. 非典型苯丙酮尿症　此型是四氢生物蝶呤 (BH_4) 缺乏所致。四氢生物蝶呤是苯丙氨酸、酪氨酸和色氨酸等芳香氨基酸在羟化过程中所必需的辅酶，BH_4 缺乏使苯丙氨酸不能转变成酪氨酸，造成多巴胺、5-羟色胺等重要神经递质缺乏，从而加重神经系统的损害。

(二) 临床表现

患儿出生时正常，3～6 个月时出现症状，后逐渐加重，1 岁时症状明显。

1. 神经系统表现　智能低下为突出表现。早期可有神经行为异常，如兴奋不安、多动或嗜睡、萎靡，少数肌张力增高、腱反射亢进，出现惊厥，继之智力低下逐渐明显。非典型苯丙酮尿症的神经系统症状出现较早且较严重，常见肌张力减低、嗜睡、惊厥，如不及时治疗，常在幼儿期死亡。

2. 外观　由于黑色素合成不足，生后数月毛发、皮肤和虹膜色泽变浅，常伴有湿疹。

3. 其他　由于尿和汗液中排出苯乙酸，呈特殊的鼠尿臭味。

(三) 辅助检查

1. 新生儿筛查　新生儿喂奶 3 日后，采集足跟末梢血，吸在厚滤纸上，晾干后寄至筛查中心。采用 Guthrie 细菌生长抑制试验半量测定新生儿血液苯丙氨酸浓度。当苯丙氨酸含量 ≥0.24mmol/L，即两倍于正常参考值时，应复查或采静脉血定量测定苯丙氨酸和酪氨酸。

2. 尿三氯化铁试验和 2,4-二硝基苯肼试验　用于较大婴儿和儿童的筛查。将三氯化铁滴入尿液，立即出现绿色反应则为阳性，表明尿中苯丙氨酸浓度增高。2,4-二硝基苯肼试验也可测定尿中苯丙氨酸，黄色沉淀为阳性。

3. 血浆氨基酸分析和尿液有机酸分析　可为本病提供生化诊断依据，同时也可鉴别其他的氨基酸、有机酸代谢病。

4. 尿蝶呤分析　应用高压液相层析测定尿液中新蝶呤和生物蝶呤的含量，用于鉴别各型苯丙酮尿症。

5. DNA 分析　该技术用于本病诊断、杂合子检出和产前诊断。

(四) 治疗原则

本病是少数可治的遗传代谢病之一，一旦诊断明确应立即给予低苯丙氨酸饮食，以避免神经系统的不可逆损害。对非典型苯丙酮尿症病例除饮食控制外，应给予 BH_4、5-羟色胺

第十四章 遗传代谢性疾病

和 L－DOPA 等药物治疗。

二、护　理

（一）护理评估

1. 健康史　询问父母是否为近亲结婚,家族中是否有类似疾病,患儿是否有智力低下、惊厥等表现,以及喂养情况、饮食结构以及尿的气味等。

2. 身体状况

（1）观察皮肤、毛发和虹膜的颜色有无变浅,尿液、汗液有无特殊的鼠尿臭味,测量体重、身高、头围大小,检查肌张力等。

（2）评估新生儿筛查结果,血液苯丙氨酸浓度有无异常;评估尿三氯化铁试验、2,4－二硝基苯肼试验、血浆氨基酸分析和尿液有机酸分析等结果。

3. 心理社会状况　评估家长对本病知识的了解情况,是否存在焦虑心理,是否掌握饮食治疗的方法。

（二）护理诊断及合作性问题

1. 有成长比例失调的危险　与高浓度的苯丙氨酸使脑损伤,导致智力低下有关。
2. 有皮肤完整性受损的危险　与皮肤受异常分泌物刺激有关。
3. 焦虑(家长)　与家长缺乏本病知识以及患儿患病有关。

（三）护理目标

1. 患儿神经系统损伤减轻。
2. 患儿皮肤保持完好。
3. 家长具有良好的心理适应能力,积极配合治疗。

（四）护理措施

1. 饮食护理　主要是供给低苯丙氨酸饮食。应尽早在 3 个月以前开始治疗,超过 1 岁以后治疗,虽可改善抽搐症状,但智力低下较难逆转。对婴儿可喂给特制的低苯丙氨酸奶粉,到幼儿期添加辅食时应以淀粉类、蔬菜、水果等低蛋白食物为主,忌添加肉、蛋、豆类等含蛋白质高的食物。饮食控制期间应根据年龄定期监测血中苯丙氨酸浓度,注意生长发育情况。饮食控制的原则是使摄入苯丙氨酸的量既能保证生长发育的最低需要又能使血中苯丙氨酸浓度维持在 0.12～0.61 mmol/L。饮食控制至少需持续到青春期以后。

2. 皮肤护理　勤换尿布,保持皮肤清洁干燥,尤其是皮肤皱褶处。有湿疹应及时处理。

3. 健康教育　向家长讲解本病的有关知识,强调饮食控制与患儿智力和体格发育的关系;协助家长制定饮食治疗方案;提供遗传咨询,对有本病家族史的孕妇必须采用 DNA 分析或检测羊水中的蝶呤等方法对胎儿进行产前诊断。避免近亲结婚,开展新生儿筛查以早发现早治疗。

(五)护理评价

经过治疗和护理,评价患儿神经系统损伤是否减轻,患儿皮肤是否保持完好,家长是否具有良好的心理适应能力,积极配合治疗。

第四节 糖原累积病

一、疾病概要

糖原累积病(glycogen stroage disease,GSD)是一组由于先天性酶缺陷所导致的糖原代谢障碍疾病。糖原合成和分解代谢中至少必须有8种酶参与,由于这些酶缺陷所造成的临床疾病有12型,其共同的生化特征是糖原贮存异常,绝大多数为糖原在肝脏、肌肉、肾脏等组织中贮量增加,仅少数糖原贮量正常,但糖原分子结构异常。以Ⅰ型最多见,约占总数的25%,系因缺乏葡萄糖-6-磷酸酶所致。Ⅰ型与Ⅲ、Ⅳ、Ⅵ、Ⅸ型以肝脏病变为主,Ⅱ、Ⅴ、Ⅶ型则以肌肉组织受损为主。除Ⅸ型为X连锁隐性遗传外,其余各型均为常染色体隐性遗传。本节主要介绍Ⅰ型糖原累积病。

(一)病因和发病机制

Ⅰ型糖原累积病是由于肝、肾组织中葡萄糖-6-磷酸酶活力缺陷所致。葡萄糖-6-磷酸酶的编码基因位于第17号染色体上,遗传因素可造成该酶系统活力受损。由于葡萄糖-6-磷酸酶系统的缺陷,6-磷酸葡萄糖不能进一步水解成葡萄糖,而造成机体低血糖。由于低血糖刺激分泌的胰高血糖素不仅不能提高血糖浓度,却使大量糖原分解产生的部分6-磷酸葡萄糖进入糖酵解途径。同时由于6-磷酸葡萄糖的累积,大部分的1-磷酸葡萄糖又重新再合成糖原。而低血糖又不断导致组织蛋白分解,向肝脏输送糖异生原料。这些异常代谢都加速了肝糖原的合成。糖代谢异常同时还造成脂肪代谢紊乱,亢进的糖异生和糖酵解不仅使血中丙酮酸和乳酸含量增高导致酸中毒,还产生大量乙酰辅酶A,为脂肪和胆固醇的合成提供原料,同时还产生合成脂肪和胆固醇所必需的辅酶。这些代谢改变最终造成脂质合成旺盛,临床表现为高脂血症和肝脂肪变性。Ⅰ型糖原累积病常伴有高尿酸血症,这是由于6-磷酸葡萄糖的累积促进了戊糖旁路代谢,使嘌呤合成代谢亢进从而使其终末代谢产物尿酸增加所致。

(二)临床表现

表现轻重不一,轻症仅表现为生长发育迟缓、腹部膨胀等,重症在新生儿期即可发生严重低血糖、酸中毒、呼吸困难和肝肿大等。因低血糖和酸中毒频繁发作,患儿生长迟缓,身材矮小,骨龄落后,骨质疏松,肌肉松弛,四肢伸侧皮下常见黄色瘤,但身材各部分比例和智能等正常。因低血糖可伴发惊厥。由于血小板功能不良,常有鼻衄等出血倾向。

(三)辅助检查

1. 血生化检查 空腹血糖降低,乳酸增高,血清丙酮酸、三磷酸甘油酯、磷脂、胆固醇和尿酸等增高。多数患儿肝功能正常。

2. 葡萄糖耐量试验呈典型糖尿病特征。

3. 胰高血糖素或肾上腺素试验不能使患儿血糖明显上升,且注射胰高血糖素后乳酸增高明显。

4. 血小板黏附和聚集功能低下。

5. X线检查　可见骨质疏松、骨龄落后和肾肿大。

6. 肝组织活体细胞检查和酶活力测定　肝组织糖原染色见糖原增多,葡萄糖-6-磷酸酶活性降低,此为Ⅰ型糖原累积病的明确诊断/确诊依据。

(四)治疗原则

本病无药物可用,主要是调整饮食,以维持正常血糖水平。现广泛采用日间多次少量进食和夜间使用鼻饲管持续点滴高碳水化合物液的治疗方案,以维持血糖水平在4～5mmol/L。这种治疗方案可预防低血糖发作,使肝脏缩小,消除临床症状,并且还可使患儿获得正常的生长发育。1岁后可用生玉米淀粉治疗,每4～6小时喂1.75～2.0g/kg,凉开水冲服,以防止低血糖和乳酸血症。饮食治疗需注意补充各种微量元素和矿物质。

二、护　理

(一)护理评估

1. 健康史　询问家族中有无类似病人,父母是否近亲结婚,既往有无低血糖发作(突然面色苍白、多汗、晕厥、心慌、抽搐),有无酸中毒(恶心、呕吐、烦渴、呼吸深快、口唇苍白或发绀、神萎、嗜睡)。询问生后体格、运动、智能发育情况。

2. 身体状况

(1)评估患儿有无低血糖和酸中毒发作,是否存在生长迟缓、身材矮小、肌肉松弛、肝肿大、腹部膨隆等表现,四肢伸侧皮下有无黄色瘤,身材各部分比例和智能发育是否正常,有无惊厥发作,有无鼻衄等出血倾向。

(2)评估患儿血生化、葡萄糖耐量试验、胰高血糖素等检查结果;评估肝组织活体细胞检查糖原是否增多,酶活力测定葡萄糖-6-磷酸酶活性是否降低,此为Ⅰ型糖原累积病的确诊依据。

3. 心理社会状况　评估家长对本病知识的了解情况,是否存在焦虑心理,是否掌握饮食治疗的方法。

(二)护理诊断/问题

1. 活动无耐力　与低血糖有关。

2. 成长发展迟缓　与糖代谢紊乱有关。

3. 有受伤的危险　与骨质疏松和血小板功能不良有关。

(三)护理目标

1. 合理饮食,防止低血糖发生。

2. 防止酸中毒发生。

3. 患儿适当锻炼,以增强体质,预防意外发生。

(四)护理措施

1. **饮食护理** 通过调整饮食,防止低血糖和酸中毒,保证正常的生长发育。给予高蛋白、低脂肪、丰富维生素的饮食,总热量不宜过高,同时注意补充各种微量元素和矿物质。常选各种谷类、蔬菜、瘦肉、蛋、鱼等食物,忌食含糖量高的食物如糖果、甜食等。日间多次少量进食和夜间使用鼻饲管持续点滴高碳水化合物液,以维持血糖水平在 4~5mmol/L。一岁后可用生玉米淀粉治疗,每 4~6 小时喂 1.75~2.0g/kg,凉开水冲服。根据不同年龄和血糖浓度及时调整食物种类,既防止低血糖,又保证必要的营养供给。避免剧烈运动,预防感染,以免诱发低血糖和酸中毒。

2. **注意安全** 护理操作时动作要轻柔,做好安全防护,避免碰撞、摔跤、创伤、坠床等,以免发生骨折和出血。

3. **健康教育** 向家长讲解本病的有关知识,强调饮食治疗的重要性,可预防低血糖和酸中毒,改善生长发育。指导家长在家进行饮食疗法,每 3~7 天用经皮血糖仪监测血糖一次,定期到医院随访。家庭中未发病的同胞兄妹,应定期检查,以便作出早期诊断。家庭如需生育第二胎,可进行遗传咨询,进行产前诊断。

(四)护理评价

经过治疗和护理,评价患儿有无低血糖发生,生长发育是否正常。

本章小结

遗传性疾病是指生殖细胞或受精卵的遗传物质在结构、数量或功能上发生改变所导致的疾病,病死率和残疾率较高。本章主要介绍了 21-三体综合征、苯丙酮尿症、Ⅰ型糖原累积病的疾病概要和护理。重点强调疾病临床表现、护理评估、护理诊断和护理措施。

本章关键词:遗传性疾病;21-三体综合征;苯丙酮尿症;糖原累积病

课后思考

1. 说出遗传性疾病的分类。
2. 简述 21-三体综合征的临床表现。
3. 试述苯丙酮尿症的饮食护理。

(陈晓红)

第十五章 常见心理行为疾病

案例

张女士最近很苦恼,她的儿子今年7岁,刚上小学一年级,可老师已多次找过家长,说孩子在教室坐不住,上课时常下位走动,好插话,有时大声喧哗,扰乱课堂秩序,还招惹同学,十分惹人厌烦。

问题:
1. 张女士的儿子行为上是否异常?
2. 作为一名护士,你应从哪几方面进行护理评估?

本章学习目标

1. 掌握注意力缺陷多动障碍、儿童多发性抽动障碍患儿的护理评估、护理诊断、护理措施。
2. 熟悉注意力缺陷多动障碍、儿童多发性抽动障碍的治疗原则。
3. 了解注意力缺陷多动障碍、儿童多发性抽动障碍的病因及发病机制。
4. 在护理患儿过程中同情和关爱患儿,为患儿提供及时有效的护理,促进患儿早日康复。

第一节 注意力缺陷多动障碍

一、疾病概要

注意力缺陷多动障碍(attention deficit hyperactivity disorder,ADHD)又称儿童多动综合征,简称多动症,是指智力正常或基本正常的小儿,表现出与年龄不相称的注意力不集中、不分场合的过度活动,情绪冲动并可有认知障碍和学习困难的一组综合征。该病多于学龄前起病,呈慢性过程。

（一）病因和发病机制

ADHD 的病因和发病机制至今尚不十分清楚。多数研究认为该病是由于多种因素如生物因素、社会心理因素等协同作用造成的一种综合征。

1. 生物学因素　如遗传因素、神经介质、神经解剖与代谢等因素。

2. 环境因素　经济条件差、严重的家庭不和、父母犯罪、父母有精神障碍等均为 ADHD 的易发因素。妊娠及分娩期轻微脑损伤可能也会导致该病的发生。含铅食品、添加剂和人工色素等可能会引起儿童过度活动、冲动和学习困难，特别是过敏体质者。

（二）临床表现

ADHD 的临床表现以注意力不集中、动作过多、易冲动为主。

1. 注意力不集中　患儿注意力短暂，易随环境转移，上课时不专心，东张西望或凝神发呆，老师布置的作业常记错或漏记。游戏或做事都不能全神贯注，粗心大意，有始无终。常遗失物品，丢三落四。

2. 活动过度　大多自婴幼儿时起就易兴奋，好哭闹，好动，学龄期因受到各种限制，表现得更为显著。上课时不守纪律，常坐立不安，好讲话，好做小动作，或离位走动，喧闹。喜欢招惹别人，争吵打架，讨人厌烦。喜欢跑动，做危险的事。

3. 情绪不稳、冲动任性　由于缺乏控制能力，患儿遇到一些不如意的事情时易冲动，以致伤人或破坏东西。情绪不稳，会无故叫喊或哄闹，没有耐心，做什么事都急急匆匆，常常不能完成任务。

4. 学习困难　患儿智力水平大都正常或接近正常，但由于注意力不集中、好动，给学习带来一定困难，学习成绩差。

5. 其他　部分多动症患儿存在知觉活动障碍，有 30%～60% 的患儿伴有对抗障碍，20%～30% 的患儿伴有品行障碍，20%～30% 的患儿伴有焦虑障碍，20%～60% 的患儿伴有学习技能障碍。

ADHD 诊断标准（见表 14-1）：根据美国精神协会精神疾病诊断手册第 4 版（1994）DSM－Ⅳ，需具备注意障碍（A）6 条以上或多动与冲动障碍（B）6 条以上，或 A 或 B 合计 6 条以上，至少持续 6 个月，与发育水平不相一致即可诊断。

表 14-1　ADHD 诊断标准

A　注意力不集中	B　多动与冲动
注意 　1. 常常不能仔细注意细节，或在做功课、工作或其他活动中出现漫不经心的错误。 　2. 在完成任务或在做游戏时常常无法保持注意力。 　3. 别人对他讲话时常常显得没在听。 　4. 常常无法始终遵守指令，无法完成功课、日常杂务或工作中的义务。	多动 　1. 双手或双足常常不安稳，或坐着时蠕动。 　2. 在课堂或其他要求坐在位子的场合离开位子。 　3. 常常在不适当的场合奔跑或登高爬梯。 　4. 游戏时常不适当地喧哗，难于安静地参与娱乐活动。

续表

A 注意力不集中	B 多动与冲动
5.表现出持久的活动过分,社会环境或别人的要求无法使患儿显著改观。 6.常常回避或极其厌恶需要持续用脑的任务,如家庭作业。 7.常常遗失某种任务或活动的必需品,如作业、铅笔、玩具或工具。 8.常常易被外界刺激吸引。 9.在日常活动过程中常常忘事。	5.组织任务或活动的能力常常受损。 6.常常说话过多。 冲动性 1.常常提问未完成时其答案即脱口而出。 2.在游戏或有组织的场合常不能排队或按顺序等候。 3.经常打扰或干涉别人。

(三)辅助检查

1. 实验室检查　脑脊液的肾上腺素更新率、多巴胺更新率降低。脑脊液3-甲氧基-4羟基苯乙二醇水平降低。

2. 特殊检查　头颅MRI检查可有胼胝体前顶鞘与后压部体积减小,尾状核、苍白球体积减小。可进行脑电图、头颅影像学检查排除器质性病变。

(四)治疗原则

应采取综合治疗措施,包括心理治疗、合理教育、认知行为治疗、社会技能训练、脑电生物反馈治疗以及必要的药物治疗等。目前主要应用的药物是中枢兴奋药。①哌醋甲酯:又名利他林,为治疗该病的首选药物。先从小剂量(每日0.3mg/kg)开始,每天早晨上课前半小时服一次。如2周后症状无改善,可加至每早0.5～0.8mg/kg,日服一次;实在必要时,如下午症状加重,可在早上服药3小时后再服0.3mg/kg。一般只在上学期间应用,周末及节假日停用。6岁以下儿童尽量不用。②匹莫林:每日2.25mg/kg,在上午1次服用。另外还可应用三环类抗抑郁药(如丙咪嗪每日25～50mg/kg,分两次服用)和单胺氧化酶抑制剂等。

二、护　理

(一)护理评估

1. 健康史　评估患儿有无宫内缺氧、先兆流产,出生时有无窒息,患儿有无接触污染的环境,是否爱咬铅笔、喜食爆米花、松花蛋,有无挑食、偏食及喂养困难。评估家族中有无癫痫、精神病、品行障碍、多动症、遗传性疾病。

2. 身体状况

(1)评估患儿有无活动过度、注意力不集中、情绪不稳、冲动任性、学习困难等。检查患儿有无神经系统体征。

(2)评估患儿脑脊液检查结果,肾上腺素更新率、多巴胺更新率、3-甲氧基-4羟基苯乙二醇水平是否降低;评估脑电图、头颅影像学检查结果,注意有无器质性病变。

3. 心理社会状况　由于一系列的行为问题,患儿常被别人所厌烦,受到歧视和责骂,人际关系差,被人疏远、孤立。家长亦因此焦虑不安。注意评估家长是否有情绪障碍及品行问题,对孩子的教养及关系如何。评估患儿所处的环境有无污染。

(二)护理诊断/问题

1. 思维过程紊乱　与遗传因素、脑部解剖结构异常、神经介质异常及环境因素等有关。
2. 社交障碍　与多动、冲动有关。
3. 潜在并发症　与意外伤害、药物副作用有关。
4. 焦虑　与患儿学习困难及家长缺乏相关知识有关。

(三)护理目标

1. 患儿能集中注意力,情绪稳定,行为基本正常。
2. 患儿交往逐渐正常,人际关系和谐。
3. 不发生意外伤害、生长缓慢等潜在并发症。
4. 家长能正确认识疾病,以积极的态度配合并参与患儿的行为矫正。

(四)护理措施

1. 认知行为训练　认知行为训练是通过语言的自我指导、角色排演、自我奖赏和自我表扬的方法,改善和矫正患儿的行为问题。训练过程中教患儿停下来、看一看、听一听、想一想,养成三思而后行的习惯,对控制多动、冲动行为是有效的。
2. 运动技能训练　多动儿童在团队的集体活动中交往有困难,可以指导他们从事一些个体运动如拳击、柔道、健身、举重、田径运动、游泳、网球等项目,在运动中使他们的躯体的外观和感觉处于良好的状态将改善躯体活动。不采用团队评定法,师生关系良好,会使患儿更主动地参与活动,更好地自我控制、自律和自尊。
3. 用药护理　向家长介绍用药的目的、方法及注意事项,注意观察药物的疗效及副作用。最有效的药物是中枢兴奋药(如哌醋甲酯、匹莫林),可控制多动和冲动行为,有促进认知的完成和注意力集中的作用。副作用有食欲下降、失眠、头痛、易怒、生长缓慢、抽动等,一般在治疗第四周消失,长期用药偶尔产生生长缓慢的问题。
4. 健康教育　向家长说明患儿的诸多表现是由疾病造成的,对患儿要耐心、关怀和爱护,避免歧视和责骂。对患儿的不良行为及违法举动要正面的给以纪律教育,但有些无关大雅的不良行为可有意忽视,避免造成患儿精神紧张,行为训练有效时要给予多次简短的评论,并加以鼓励和表扬,以提高自尊心和自信心。在有条件的情况下让患儿与有同情心的伙伴多接触,促进其社会交往,改善人际关系。父母可参加父母管理班培训,学习有效、正确的行为矫正方法。该病如长期合理治疗,到成人时一般预后是好的。但如不治疗,不少 ADHD 患儿至少年期仍有冲动行为和学习问题,约 1/3 的患儿至成年后仍有症状。

(五)护理评价

经过治疗和护理,评价患儿是否能集中注意力,情绪是否稳定,行为是否逐渐正常,与同伴交往是否正常,家长是否能以积极的态度配合并参与患儿的行为矫正。

第二节 儿童多发性抽动障碍

一、疾病概要

儿童多发性抽动障碍(Tourette syndrome,TS)是以一个或多个部位肌肉不自主的、反复的快速抽动,有时伴有不自主发声抽动为主的综合征,又称抽动-秽语综合征。常伴有多种精神、行为异常。由于该病可不同程度地干扰和损害儿童的认知功能,影响其社会适应能力,故受到广泛重视。患病率为0.1%~0.5%,近年有增多趋势。

(一)病因和发病机制

病因尚不明确,可能与遗传因素有关,主要病变部位可能在基底神经节,该部位功能障碍可导致脑内多巴胺含量异常。多巴胺的重要生理功能是调节运动功能。围生期因素、脑损伤、感染、创伤等可能是导致脑神经生化代谢异常的重要因素之一。此外可能还与环境因素有关,如家庭、同伴和社会因素。该病发生可能是遗传与环境因素共同作用的结果,从而使体内生物学物质发生改变。

(二)临床表现

起病于21岁之前,多在2~15岁起病。男性与女性的患病率之比约为3:1。抽动是不自主的、反复的、快速的、突然发生的、无目的的,方式固定,症状的强度在数周或数月内有变化。一日可发作多次,几乎日日如此。可有以下几种类型。

1.运动性抽动

(1)简单运动性抽动:突然的、短暂的、没有意义的运动。常表现为眨眼、挤眉、皱额、撅嘴、咬唇、露齿、张口、点头、摇头、伸脖、耸肩、踢腿等动作。

(2)复杂运动性抽动:稍慢一些的、持续时间稍长一些的、似有目的的动作行为,如弯腰、后仰、下蹲、拍手、顿足、跳跃、冲动性地触摸他人和物、闻自己或他人某部位、投掷动作、刺戳动作等。

2.发声性抽动

(1)简单发声性抽动:突发的、无意义的发声。表现为反复清嗓、咳嗽、吸鼻、哼声、吐痰声、尖叫声、呕吐声、吠叫声等。

(2)复杂发声性抽动:重复言语或无意义的语言、无聊的语调,模仿语言,或重复刻板的同一秽语(脏话)等。

3.发声与多种运动联合抽动 往往是复杂发声性抽动和复杂运动性抽动同时存在,症状频繁而严重,且交替出现。

除运动性抽动或发声性抽动外,部分患儿可有行为异常,最常伴发注意力不集中、多动、强迫动作、强迫思想、冲动、攻击行为、自伤行为、学习困难以及情绪障碍等。

(三)治疗原则

本病可采取心理治疗、行为治疗、药物治疗等。特别对情绪障碍患儿或家庭教育不良等社会心理问题应予以针对性的心理咨询或家庭治疗。药物治疗主要是控制症状,控制抽动症状目前较常用的是氟哌啶醇、泰必利、可乐定等。症状较轻,无需特殊治疗,随年龄的增长症状可自行缓解。

二、护 理

(一)护理评估

1. 健康史　评估患儿围生期有无异常,既往有无脑损伤、感染、创伤等,家庭教养及同伴关系如何,家族中有无类似疾病。

2. 身体状况　评估患儿有无不自主的、反复的抽动,有无重复的、无意义的发声或重复刻板的秽语等,有无注意力不集中、多动、强迫动作、强迫思想、冲动、攻击行为、自伤行为、学习困难以及情绪障碍等异常。

3. 心理社会状态　由于多发性抽动及行为异常,患儿常被周围人群歧视、嘲笑、指责,造成精神紧张,产生自卑心理。家长由于知识缺乏,对患儿出现的行为问题感到焦虑不安,常对患儿责骂、训斥,更加重了患儿的心理负担。注意评估患儿在校的全面情况,如学习成绩、学校老师、同学对患儿的态度,相处关系如何。

(二)护理诊断/问题

1. 社交障碍　与多发性抽动有关。
2. 焦虑　与患儿病情发展及家长缺乏相关知识有关。
3. 潜在并发症　与意外伤害、药物副作用有关。

(三)护理目标

1. 患儿交往逐渐正常,人际关系和谐。
2. 家长能正确认识疾病,以积极态度配合并参与患儿的行为矫正。
3. 不发生意外伤害、药物副作用等。

(四)护理措施

1. 心理护理　合理安排患儿日常生活,减少不良环境刺激,减轻学习上的压力,使患儿精神放松,不要过度兴奋和紧张。可以把疾病适当地告诉患儿,让患儿不要有自卑心理,帮助孩子树立战胜疾病的信心。当患儿出现抽动、秽语等表现时,不要直接制止、训斥,最好的方法是转移患儿的注意力。鼓励和引导患儿参加各种有兴趣的游戏和活动。当抽动行为有一点减轻,就及时给予适当的表扬和鼓励,以强化患儿逐渐消除抽动的行为。

2. 行为训练　要启发患儿从事适当的体育活动,体育活动会帮助患儿摆脱自己的封闭状态,振作精神,完全放松。包括离开刺激环境、自信心训练、认知治疗、放松治疗、自制力训练及相反习惯训练,如对运动性抽动患儿可进行闭口、有节奏缓慢地做腹式深呼吸,从而减少抽动症状。对有发声抽动的患儿可咀嚼口香糖,不停的咀嚼和吞咽动作,能减少咽喉的不自主发声,从而改善发声抽动的症状。另外,咀嚼口香糖还能减轻患儿的紧张,使面部肌肉的抽动得到控制。

3. 用药护理　向家长说明要规律用药,注意观察药物的疗效和副作用,告诉家长科室和医生的联系方式,如有副作用及其他异常情况发生,应及时与医生联系或及时就诊,决定是否减量或停药或采取其他的措施。

(1)氟哌啶醇:为首选药,主要作用于多巴胺受体,缓解运动抽动和发声抽动,约85%患儿可有明显的疗效。口服开始时0.25mg/次,每日二次,每周每天可增加0.25mg,直到症状减轻而又能耐受副作用为止。症状消失后继续服药二周,然后每周减药0.25mg,如症状反复或加重可增加药量。服用氟哌啶醇时可加服安坦、安定。氟哌啶醇常见副作用为锥体外系反应,如急性肌张力障碍、静坐不能、震颤麻痹等,发生不良反应时应停用或减少氟哌啶醇。

(2)泰必利:具有拮抗多巴胺的作用,剂量50～100mg/次,每日三次,连服一周或2周,在症状控制后改维持量150mg/天。副作用主要有头昏、无力、嗜睡。起始剂量过大,可产生恶心、呕吐反应。该药不像氟哌啶醇锥体外系的不良反应大。

4. 健康教育

(1)指导家长正确认识疾病,过分焦虑不安和对患儿过分的关注无形中对患儿造成一种紧张的气氛,这样反而对治疗不利。当抽动发作时,大人切不可过分注意,应鼓励他们多参加有节奏的体育活动,安排有规律的作息时间,避免过度紧张疲劳等。达有助于症状的消失。有的父母持一种相反的态度,认为患儿是故意的,为此采取打骂和恫吓的方法,要求患儿控制抽动,这实际上给患儿造成一种紧张不安、恐惧的心理,对减轻症状不利。

(2)在学校要使老师理解患儿疾病的性质和特征,从而正确引导同学,避免歧视,消除患儿不必要的思想顾虑,并鼓励患儿大胆与同学交往。了解患儿在校的全面情况、他们的感受和困难,根据实际情况计划学业和其他方面的要求,过高的不切实际的期望后缺乏具体帮助,对患儿的说教和一味的要求,反而会造成患儿的心理压力,对治疗是不利的。假若发现患儿在师生关系、伙伴关系上存在问题,应尽早帮助其消除隔阂和矛盾。

(五)护理评价

经过治疗和护理,评价是否达到:患儿交往逐渐正常,人际关系和谐;家长正确认识疾病,以积极态度配合并参与患儿的行为矫正;患儿不发生意外伤害、药物副作用等。

本章小结

本章介绍了注意力缺陷多动障碍、儿童多发性抽动障碍这两种常见的儿童心理行为疾病。重点强调了其患儿的护理评估、护理诊断、护理措施。其主要治疗和护理是做好患儿的心理护理和行为矫正,必要时应用药物。

本章关键词:心理行为疾病;注意力缺陷多动障碍;儿童多发性抽动障碍

课后思考

1. 注意力缺陷多动障碍的主要表现有哪些?
2. 治疗儿童多发性抽动障碍的首选药物的常见副作用有哪些?如何进行健康教育?

(陈晓红)

第十六章 小儿常见传染病

案例

患儿,女,3岁,因"发热9天,头痛呕吐1天"入院。患儿9天前出现不规则低热,伴轻咳、盗汗。1天前病情加重,烦躁哭闹,频繁呕吐呈喷射状。查体:T 39.5℃,精神萎靡,营养欠佳,颈有抵抗。两肺呼吸音粗糙,心率120次/分,腹平软,布氏征(+),克氏征(+),巴氏征右侧(±)。脑脊液检查:外观清,白细胞总数 $75×10^6$/L,氯化物减少,糖含量降低,蛋白定量增加。

问题:
1. 患儿目前存在的主要护理问题有哪些?
2. 如何对该患儿实施护理措施?

本章学习目标

1. 掌握麻疹、水痘、百日咳、手足口病、猩红热、流行性腮腺炎、中毒性细菌性痢疾、结核病患儿的护理评估、护理诊断、护理措施,结核菌素的试验方法、结果判断及临床意义。

2. 熟悉麻疹、水痘、百日咳、手足口病、猩红热、流行性腮腺炎、中毒性细菌性痢疾、结核病的流行病学特点、治疗原则。

3. 了解麻疹、水痘、百日咳、手足口病、猩红热、流行性腮腺炎、中毒性细菌性痢疾、结核病的病因、发病机制、护理目标及评价。

4. 在护理患儿过程中充分体现爱心、细心和关心,帮助患儿早日康复。

第一节 麻 疹

一、疾病概要

麻疹(measles)是由麻疹病毒引起的急性呼吸道传染病。临床上以发热、结膜炎、上呼吸道炎、口腔麻疹黏膜斑(又称柯氏斑 koplik's spots)及皮肤特殊性斑丘疹为特征。好发年龄为6个月～5岁,约占总发病数的80%。接种麻疹减毒活疫苗可预防其流行。麻疹是一种传染性很强的呼吸道传染病,严重威胁群众身体健康。我国通过开展一系列以提高儿童麻疹疫苗接种率、加强麻疹监测为主的活动,控制麻疹工作取得了一定进展。近年来,麻疹流行病学调查发现,发病年龄最小者为2月龄,最大者为63岁,其中5岁以上者占90%,出现8个月之前的婴儿发病和大年龄麻疹患者,给麻疹疫苗接种程序提出了新的问题。

(一)病因及发病机制

麻疹病毒属副黏液病毒,只有一个血清型,抗原性稳定。该病毒在外界生活能力不强,对日光和一般消毒剂均敏感,但在低温中能长期保存,加热至55℃、15分钟即被破坏。含病毒的飞沫,在室内空气中保持传染性一般不超过2小时,在流通空气中或日光下半小时失去活力。

1.传染源 患者为唯一传染源。出疹前5天(潜伏期末)至出疹后5天均有传染性,如合并肺炎可延长至出疹后10天。

2.传播途径 主要通过飞沫传播。病毒存在于鼻、咽、气管和眼分泌物内,患者咳嗽、喷嚏和说话时,病毒随飞沫排出,直接到达易感者的呼吸道或眼结膜而致感染。也可能通过衣物、玩具等间接传播。

3.易感人群 未患过麻疹、未接种麻疹疫苗或原发免疫失败者普遍易感。母体内的抗体可通过胎盘到达胎儿体内,故6个月以上婴儿易感。病后可获得持久的免疫力。活疫苗接种后抗体水平较低,持续时间短,感染后可能得隐性或轻型麻疹。

麻疹病毒侵入上呼吸道和眼结膜上皮细胞并在其内繁殖,引起局部炎症反应和发热。病毒侵入血液循环可形成第一次病毒血症,被单核吞噬细胞系统吞噬在其内繁殖后,再次侵入血液循环而引起第二次病毒血症,患者会出现高热和皮疹,此时传染性最强。病毒血症持续到出疹后第二日,以后渐愈。由于皮疹处红细胞裂解,皮疹消退后留有棕色色素沉着。目前认为麻疹发病机制是一种全身性迟发型超敏性细胞免疫反应。当人体感染麻疹病毒后,T淋巴细胞大量分化繁殖,形成致敏淋巴细胞,与麻疹病毒抗原发生免疫反应,释放出淋巴因子,病变处形成组织坏死和炎症反应。

(二)临床表现

潜伏期为6～18天,经被动或主动免疫者可延长3～4周。

1.典型麻疹 经过分三期:

(1)前驱期:又称出疹前驱期,一般持续3～4天,但体弱、重症或滥用退热剂者可延至7～8天。起病急,以急起发热、上呼吸道炎症、眼结膜炎和麻疹黏膜斑为主要症状。主要表现有:①发热:一般38～39℃,也可骤发高热。伴全身不适、食欲减退、精神不振等表现。②上呼吸道炎症和眼结膜炎:在发热同时出现咳嗽、喷嚏、鼻塞、咽部充血、流泪、眼结合膜充血、畏光、流泪、眼睑浮肿等症状。③麻疹黏膜斑:具有早期诊断价值,发生在病程2～3天,出现在第一臼齿相对应的颊黏膜上,为0.5～1mm针尖大小白色小点,周围有红晕,逐渐增多,互相融合。

(2)出疹期:于发热第3～4日左右开始出疹,一般持续3～5天。皮疹首先出现在耳后、发际,渐及前额、面颈、躯干及四肢,待手掌足底见疹时,则为"出齐"或"出透"。皮疹初为稀疏淡红色斑丘疹,直径2~4mm,大小不等,高出皮肤,呈充血性皮疹,压之褪色,后皮疹逐渐增多,融合呈卵圆形或不规则形,疹间皮肤正常,皮疹出透后转为深红棕色或暗棕色。皮疹高峰时全身症状加重,体温高达40℃,精神萎靡、嗜睡,有时谵妄抽搐,咳嗽频繁,呼吸急促,结膜红肿,眼分泌物增多,甚至粘连眼睑,不易睁开。全身表浅淋巴结及肝脾轻度肿大。肺部可闻及少量湿性啰音,X线胸片可有轻重不等弥漫性肺部浸润改变或肺纹理增多。

(3)恢复期:一般3~5天。皮疹按出疹顺序消退,疹退后皮肤有浅褐色色素沉着伴糠麸样细小脱屑。食欲、精神等全身症状明显好转,体温下降,1~2日降至正常。若无并发症者全程10~14天。

2.轻型麻疹 体温升高,多在39℃以下或热程短(2~5日),上呼吸道症状轻。出疹期1~2日,皮疹稀疏或无,麻疹黏膜斑无或不明显,无并发症,全病程多在1周左右。多见于对麻疹具有部分免疫力者,如近期接受过被动免疫或8个月以下有母亲被动抗体的婴儿。

3.重型麻疹 此型多见于并发严重感染或免疫力低下者,如营养不良或已患有其他疾病的儿童,其病死率高。表现有:

(1)中毒性麻疹:中毒症状重,起病即高热持续在40~41℃,早期出现大片紫红色融合性皮疹,伴气促、心率快、发绀,常有谵妄、昏迷、抽搐。

(2)休克性麻疹:出现循环衰竭或心力衰竭,有高热,面色苍白,肢端发绀、四肢厥冷、心音变弱、心率快,血压下降等。患儿皮疹色暗淡、稀少,出疹不透或皮疹刚出又突然隐退。

(3)出血性麻疹:此类型少见。皮疹为出血性,压之不褪色,伴高热等全身严重中毒症状,可有黏膜及消化道出血。

4.异型麻疹 多发生在接种麻疹灭活疫苗后6个月至6年,当再次接触麻疹病人或再接种麻疹灭活疫苗时出现,其原因不明,可能是一种迟发型变态反应。此型少见,多为年长儿。表现为急起高热,头痛肌痛,无麻疹黏膜斑,出疹顺序相反,从四肢远端开始,逐渐波及躯干和面部,皮疹为多形性。常伴手足背水肿与肺炎。恢复期麻疹特异性抗体强阳性但病毒分离阴性。

5.常见并发症

(1)肺炎:最常见,多见于5岁以下重度营养不良或免疫功能低下的患儿,占麻疹患儿死因的90%以上。表现为体温持续不退,咳嗽加剧伴气促、呼吸困难、发绀,肺部可闻及湿啰音。常为并发细菌感染所致,多为金黄色葡萄球菌、肺炎链球菌、流感嗜血杆菌等。临床症状较重,体征明显,预后较差。

(2)喉炎:并发细菌感染时喉部组织明显水肿,主要表现为声音嘶哑、犬吠样咳嗽,进食呛咳,吸气性呼吸困难与三凹征,严重者因喉梗阻而窒息死亡。

(3)心肌炎:多见于营养不良或并发肺炎的患儿。轻者仅心音低钝、心率增快,重者可出现心力衰竭、心源性休克。

(4)麻疹脑炎:发病率为0.1%~0.2%,大多发生在出疹后2~6天,其临床表现和脑脊液改变同一般病毒性脑炎。可导致智力障碍、瘫痪、癫痫等后遗症。

(5)亚急性硬化性全脑炎:麻疹的远期并发症,少见。主要为脑组织慢性退行性病变。大多在麻疹后2~17年发病,病初症状隐匿,仅表现为行为和情绪改变,而后出现进行性智能减退,病情逐渐恶化,出现共济失调、视、听障碍和肌痉挛等。

麻疹患儿应与其他出疹性传染病鉴别(见表16-1)。

表16-1 小儿出疹性传染病的鉴别

病名	病原	临床特征	皮疹特点	发热与皮疹关系
麻疹	麻疹病毒	全身症状重,呼吸道卡他性炎症,结膜炎,发热第2~3天口腔麻疹黏膜斑	红色斑丘疹,自耳后发际→头面部→颈→躯干→四肢,退疹后有色素沉着及米糠样细小脱屑	发热3~4天后出疹,出疹期为发热的高峰期,热退疹渐退
风疹	风疹病毒	全身症状轻,耳后、枕部淋巴结肿大并触痛	面部→躯干→四肢,淡红色斑丘疹,疹间有正常皮肤,退后无色素沉着及脱屑	发热半天至1天后出疹
幼儿急疹	人疱疹病毒6型	全身症状轻,高热时可有惊厥,耳后枕部淋巴结亦可肿大	红色斑丘疹,头面颈及躯干部多见,四肢较少,一天出齐,次日消退	高热3~5天,热退疹出
猩红热	乙型溶血性链球菌	全身症状重,咽峡炎,杨梅舌,口周苍白圈,扁桃体炎	皮肤弥漫充血,上有密集针尖大小丘疹,持续2~4天退疹,疹退后伴大片状脱皮	发热1~2天出疹,出疹时高热
水痘	水痘-带状疱疹病毒	典型水痘全身症状轻,表现为发热、全身不适、食欲不振等。重症水痘可出现高热及全身中毒症状	皮疹按红色斑疹、丘疹、疱疹、结痂分批出现。上述几种皮疹常同时存在	发热第一天可出疹

(三)辅助检查

1.一般检查 血白细胞总数减少,淋巴细胞相对增多。若白细胞数增多,尤其中性粒细胞增多,提示继发细菌感染。如淋巴细胞严重减少,常提示预后不良。

2.病原学检查 用免疫荧光方法检测鼻咽部脱落细胞中的麻疹病毒抗原,有助于早期快速地诊断麻疹。

3.血清学检查 皮疹出现1~2天内即可用酶联免疫吸附试验从血清中检出特异性IgM抗体,有早期诊断价值。

(四)治疗原则

无特殊治疗,重点在加强护理、对症处理和防治并发症。世界卫生组织(WHO)推荐给予麻疹患儿补充维生素A有助于麻疹的恢复,减少并发症的发生。有条件可加用中药治疗。

二、护 理

(一)护理评估

1.健康史 评估患儿有无麻疹接触史、麻疹疫苗接种史,有无麻疹病史,有无其他慢性疾病如结核病、营养不良等。

2.身体状况 评估患儿生命体征,观察口腔有无麻疹黏膜斑,注意评估出疹时间、出疹部位和出疹顺序以及皮疹形态,了解出疹与发热的关系,疹退后有无色素沉着、脱屑,有无咳嗽、呼吸困难和发绀等。评估麻疹特异性抗体和血常规检查结果。

3.心理社会状况 评估家长对疾病的性质、发展以及预防知识的了解程度,以及患儿家长的护理能力。

(二)护理诊断/问题

1.体温过高 与病毒血症、继发细菌感染有关。
2.皮肤完整性受损 与麻疹病毒感染有关。
3.营养失调,低于机体需要量 与消化功能紊乱、高热消耗增多有关。
4.有感染的危险 与呼吸道排出麻疹病毒有关。
5.潜在并发症 肺炎、喉炎、脑炎等。

(三)护理目标

1.患儿体温在出疹后逐渐下降直至正常。
2.患儿皮肤保持完整,无破损。
3.患儿能摄入足够的营养物质。
4.执行消毒隔离制度,不发生感染的传播。
5.患儿没有发生并发症,或及时发现和处理并发症。

(四)护理措施

1.维持正常体温

(1)一般护理:绝对卧床休息至皮疹消退、体温正常。室内空气新鲜,每日通风2次(避免患儿直接吹风以防受凉),保持室温于18℃~22℃,湿度50%~60%。衣服被褥适宜,忌捂汗,出汗后及时擦干并更换衣褥。

(2)监测体温,观察热型。高热时可予物理降温,如减少盖被、温水擦浴等,慎用退热剂,忌用乙醇擦浴、冷敷,以免影响透疹,导致并发症。

2.保持皮肤黏膜的完整性 保持床单整洁干燥和皮肤清洁,每日用温水擦浴更衣一次(忌用肥皂)。腹泻患儿注意臀部护理,防止臀红的发生。勤剪指甲防抓伤皮肤继发感染。及时评估透疹情况,如透疹不畅,可用鲜芫荽煎水服用并抹身,以促进血循环,使皮疹出齐、出透,平稳度过出疹期。加强口腔护理,多喂白开水,可用生理盐水或朵贝液含漱。保持室内光线柔和,常用生理盐水清洗双眼,再滴入抗生素眼液或眼膏,动作应轻柔,防止眼损伤,可加服维生素 A 预防干眼病。防止呕吐物或泪水流入外耳道发生中耳炎。及时清除鼻痂、翻身拍背助痰排出,保持呼吸道通畅。

3.提供充足的营养 给予患儿清淡易消化的流质饮食,如牛奶、蒸蛋、豆浆等,少量多餐,经常更换食物品种,以增加食欲利于消化。多喂温开水及热汤,利于排毒、退热、透疹。恢复期应添加高蛋白、高维生素的食物。指导家长作好饮食护理,无需忌口。

4.密切观察病情变化 麻疹并发症多且重,应密切观察病情,及早发现。出疹期如透疹不畅、疹色暗紫、持续高烧、咳嗽加剧、鼻扇喘憋、发绀、肺部啰音增多,为并发肺炎的表现,重症肺炎尚可致心力衰竭;患儿出现频咳、声嘶、甚至犬吠样咳嗽、吸气性呼吸困难、三凹征,为并发喉炎表现;患儿出现嗜睡、惊厥、昏迷为脑炎表现。病期还可导致原有结核病的恶化。如出现上述表现应予以相应护理。

4.预防麻疹的传播

(1)隔离传染源:为控制麻疹流行,一般对患儿采取呼吸道隔离直至出疹后 5 天,若发生并发症者延至出疹后 10 天。对接触传染源的易感儿应隔离检疫 21 天,并给予被动免疫。

(2)切断传播途径:病室要注意通风换气,进行空气消毒,患儿衣被及玩具曝晒 2 小时,减少不必要的探视预防继发感染。麻疹可通过中间媒介传播,如被患儿分泌物污染的玩具、书本、衣物,经接触可导致感染,医护人员接触患儿后,必须在日光下或流动空气中停留 30 分钟以上,才能再接触其他患儿或易感的健康儿童。流行期间不带易感儿童去公共场所,托幼机构暂不接纳新生。

(3)保护易感儿童:①主动免疫:为提高易感者免疫力,对未患过麻疹的 8 个月以上小儿可接种麻疹疫苗。接种后 12 天血中出现抗体,一月达高峰,18~24 个月复种一次。②被动免疫:对年幼、体弱的易感儿接触麻疹后 5 天内立即肌注入血丙种球蛋白或胎盘球蛋白,有效免疫期 3~8 周。

(五)护理评价

经过治疗和护理,评价患儿体温在正常范围内;皮肤保持完整无破损;患儿已摄入足够的营养物质;家属严格执行消毒隔离制度;未发生并发症,或发生后得到及时发现和处理。

第二节 水 痘

一、疾病概要

水痘(chickenpox,varicella)是由水痘-带状疱疹病毒引起的急性出疹性传染病。感染后可获得持久免疫,但成年以后可以发生带状疱疹。水痘的临床特征是全身症状轻微和分批出现皮肤黏膜的斑疹、丘疹、疱疹和结痂等各类皮疹。

(一)病因及发病机制

水痘-带状疱疹病毒只有一个血清型,在外界抵抗力弱,不耐热、不耐酸,对乙醚敏感,在痂皮中不能存活。

1.传染源　水痘患儿为唯一的传染源,自水痘出疹前1~2天至皮疹干燥结痂时,均有传染性。易感儿童接触带状疱疹患者,也可发生水痘,但少见。

2.传播途径　主要通过飞沫和直接接触传播,病毒存在于患儿上呼吸道分泌物及疱疹液中。在近距离、短时间内也可通过健康人间接传播。

3.易感人群　普遍易感,学龄前儿童发病最多。6个月以内的婴儿由于获得母体抗体,发病较少,妊娠期间患水痘可感染胎儿。

4.流行特征　全年均可发生,冬、春季多见。本病传染性很强,易感者接触患者后约92%发病,故幼儿园、小学等儿童集体机构内易引起流行。

水痘病毒经上呼吸道侵入机体,在呼吸道黏膜细胞中复制,而后进入血流,到达单核-巨噬细胞系统内再次增殖后释放入血流,引起病毒血症而发病。水痘的皮疹分批出现与病毒间歇性播散有关。水痘的皮损为表皮棘细胞气球样变性、肿胀,胞核内嗜酸性包涵体形成,临近细胞相互融合形成多核巨细胞,继而有组织液渗出形成单房性水泡。疱液内含大量病毒。由于病变浅表,预后不留疤痕。

(二)临床表现

潜伏期14~16日,有时达3周。

1.前驱期　婴幼儿常无症状或症状轻微。年长儿可有低热、头痛、乏力、食欲不振、咽痛等上呼吸道感染症状。本期持续1~2天。

2.出疹期　发热同时或发热后1~2天出疹,皮疹以红斑疹、丘疹、疱疹、脓疱、结痂顺序演变。疱疹呈椭圆形,3~5mm大小,周围有红晕,经24小时疱液由透明变混浊,壁薄易破,2~3天迅速结痂,常伴瘙痒,预后多不留疤痕。皮疹连续分批出现,每批历时1~6日,同一时间可见不同性状的皮疹。皮疹呈向心性分布,首发于躯干,后至面部、头皮,四肢远端较少。部分患儿疱疹亦可发生于口腔、咽喉、眼结膜和生殖器等处,破溃后形成浅表性溃疡。

水痘为自限性疾病,一般10日左右自愈。少数不典型病例为播散型水痘,表现为持续高热和全身中毒症状明显,皮疹多可融合为大疱型或出血性,病死率高。先天性水痘能引起胎儿畸形,接近产前孕妇感染水痘可导致新生儿发病,新生儿水痘病情严重,病死率高达25%~30%。水痘患儿可继发皮肤细菌感染、肺炎、水痘脑炎等,水痘脑炎一般于出疹后1周左右发生。

(三)辅助检查

血常规检查,白细胞总数正常或稍高,继发细菌感染时白细胞总数增高;疱疹刮片可发现多核巨细胞及核内包涵体;可做血清特异性抗体IgM检查、病毒分离、疱疹液细胞培养、电镜检查。

(四)治疗原则

主要是抗病毒治疗与对症支持治疗。阿昔洛韦是目前首选的抗水痘—带状疱疹病毒药物,应及早使用,发病2天内即开始使用效果好。对免疫功能受损或应用免疫抑制剂治疗的患儿,给予人血丙种球蛋白免疫治疗及血浆支持,以减轻症状和缩短病程。激素可导致病毒播散,应禁用。高热时给予退热剂;皮肤瘙痒时可局部应用炉甘石洗剂及口服抗组胺药;加强皮肤护理防止疱疹破溃感染,继发皮肤感染者应适当选用抗生素。

二、护 理

(一)护理评估

1.健康史　评估患儿有无水痘接触史,有无应用糖皮质激素及免疫抑制剂,有无低热、不适、厌食等前驱症状。

2.身体状况　检查皮疹形态、分布部位,有无同时出现各期皮疹,有无继发皮肤细菌感染、肺炎和脑炎等。评估血常规检查情况,白细胞总数是否增高,疱疹刮片是否发现多核巨细胞及核内包涵体等。

3.心理社会状况　评估患儿父母对疾病性质、治疗护理及预防知识的了解程度,评估其对水痘的护理和隔离消毒的知识水平。

(二)护理诊断/问题

1.皮肤完整性受损　与水痘病毒引起的皮疹和继发细菌感染有关。
2.体温过高　与病毒血症有关。
3.潜在并发症　肺炎、心肌炎、脑炎。
4.有感染的危险　与呼吸道及疱液排出病毒有关。

(三)护理目标

1.患儿皮肤恢复完整、光洁。
2.患儿体温恢复正常。
3.患儿无并发症发生或发生时得到及时处理。
4.患儿及家长能配合执行消毒隔离制度,传播感染的可能性降至最低。

(四)护理措施

1.一般护理
(1)隔离和消毒:采取呼吸道隔离至疱疹全部结痂或出疹后7日止。保持室内空气新鲜,托幼机构可采用紫外线空气消毒。避免患儿与易感儿接触。
(2)日常护理:加强皮肤、黏膜的清洁卫生。给予清淡易消化饮食,嘱患儿多喝水,注意休息。
(3)病情观察:密切注意有无并发症。水痘临床过程一般顺利,偶可发生播散性水痘、并发肺炎及脑炎,应注意观察及早发现,并予以相应的治疗及护理。

2.恢复皮肤完整　室内温度适宜,衣服宽大柔软,被褥整洁不宜过厚、勤换洗,以免造成患儿不适增加痒感。保持手的清洁,剪短指甲,婴幼儿可戴并指手套,以免抓伤皮肤,继发感染或留下疤痕。一般无合并症的水痘皮疹,不需做特殊处理,仅对症治疗。患儿皮肤瘙痒吵闹时,设法分散其注意力,或用温水洗浴,局部涂0.25%冰片炉甘石洗剂或5%碳酸氢钠溶液,或口服抗组胺药物。疱疹破溃时继发感染者局部用抗生素软膏,或口服抗生素控制感染。有报道用麻疹减毒活疫苗 0.3～1mL 皮下注射 1 次,48 小时内疱疹全部结痂,不再出现新疹,疗效明显。皮疹处用治疗仪照射有止痒、防止继发感染、加速疱疹干涸及结痂脱落的效果。

3. 保持正常体温　患儿多仅有中、低度发热,不必用降温药物,控制室温、多饮水、卧床休息有助体温下降。如有高热,可用物理降温或给予适量退热剂,忌用阿司匹林,以免增加 Reye 综合征的危险。同时给予易消化的饮食,做好口腔护理。

4. 避免使用肾上腺皮质激素类药物(包括激素类软膏)　因可使病毒在体内增殖和扩散,使病情恶化。应用激素治疗其他疾病的患儿一旦接触了水痘病人,应立即肌注较大剂量的丙种球蛋白 0.4～0.6mL/kg 或带状疱疹免疫球蛋白 0.1mL/kg,以期减轻病情。如已发生水痘,应争取在短期内递减,逐渐停药。

5. 预防感染的传播　对高危人群的接触者可用丙种球蛋白或带状疱疹免疫球蛋白肌注。近年来国外试用水痘－带状疱疹病毒减毒活疫苗来免疫易感者。

6. 家庭护理　一般无并发症者可在家治疗护理。护士应上门做好隔离消毒、皮肤护理、防止继发感染以及病情观察的指导,并提醒家属,病程中禁用肾上腺皮质激素。

(五)护理评价

经过治疗和护理,评价患儿皮肤是否恢复完整、光洁,体温是否恢复正常,有无并发症发生或发生时是否得到及时处理,患儿及家长能否配合执行消毒隔离制度,有无传播感染。

第三节　百日咳

一、疾病概要

百日咳(pertussis, whooping cough)是由百日咳嗜血杆菌引起的急性呼吸道传染病,以阵发性痉挛性咳嗽及阵咳终末出现鸡鸣样吸气性吼声为特征。因咳嗽症状可持续 2～3 月之久,故名"百日咳"。四季都可发生,特别是冬、春季多见。婴幼儿多见,年龄越小,病情越重。

(一)病因及发病机制

百日咳杆菌为革兰氏阴性染色的短杆菌,需氧,无鞭毛及芽孢,需要含有血液的培养基才能生长。该菌抗原结构极其复杂,能产生多种毒素物质。本菌对外界抵抗力弱,56℃时 30 分钟或干燥数小时即死亡,对紫外线和一般消毒剂敏感。

1. 传染源　患者是唯一的传染源。自潜伏期末至病后 6 周均有传染性,以发病第一周卡他期传染性最强。

2. 传播途径　主要通过空气飞沫传播。

3. 易感人群　人群普遍易感,但幼儿发病率最高。母体无足够的保护性抗体传给胎儿,故 6 个月以下婴幼儿发病较多。病后可获持久免疫力,第二次发病者罕见。

百日咳杆菌侵入易感者呼吸道后,黏附于呼吸道上皮细胞纤毛上,繁殖并产生毒素而致病。细菌产生的毒性物质可调动淋巴细胞促进因子将脾、胸腺及淋巴结释放出大量淋巴细胞动员到血液循环,致血液中白细胞数和淋巴细胞分类增高;外毒素使呼吸道上皮细胞纤毛麻痹和细胞坏死,呼吸道产生黏稠的分泌物并排出受阻,潴留的分泌物不断刺激呼吸道神经末梢,通过咳嗽中枢引起痉挛型咳嗽;痉咳时患儿处于呼气状态,同时声门痉挛,痉咳停止时吸入大量气体快速通过痉挛的声门出现高调鸡鸣样吼声;长期痉咳使咳嗽中枢形成"优势兴奋灶",致使患儿在受到其他刺激时,甚至病愈后一段时间亦可因上感而诱发痉咳。

(二)临床表现

潜伏期平均约7～10日(2～20日)。典型临床经过分三期:

1.前驱期(卡他期) 从起病至阵发性痉咳的出现,7～10日。患儿出现咳嗽、流涕、打喷嚏、低热、乏力等上呼吸道感染症状,2～3日后热退,但咳嗽日益加重,尤以夜间为甚。

2.痉咳期 病人出现典型痉咳状态时为进入本期的标志,病期2～4周或更长。痉咳表现为突发几十声急促的咳嗽,咳至终末伴深长吸气及高音调鸡鸣样吼声,伴随黏液痰咳出或胃内容物呕出而告终。如此反复发作每日数次至数十次,日轻夜重。痉咳常因冷空气刺激、进食、烟熏或情绪波动而诱发。痉咳频繁者出现颜面浮肿、球结膜下出血(或鼻衄)、舌系带溃疡等百日咳面容。

3.恢复期 痉咳逐渐减轻至停止、咳嗽消失,此期2～3周。有并发症者迁延数周。

4.并发症

(1)呼吸系统:肺炎最常见,常继发其他细菌或病毒感染所致,百日咳杆菌也可导致肺炎,表现为:持续高热、呼吸急促、两肺可闻及中细湿啰音。黏稠的呼吸道分泌物阻塞支气管可引起肺气肿或肺不张。剧烈咳嗽有时可造成肺泡破裂引起气胸、纵隔气肿或皮下气肿。

(2)神经系统:百日咳脑病,病情严重。多发生在痉咳后期,因脑血管痉挛,脑组织缺氧、水肿、出血或颅内高压等所致。表现为反复抽搐、意识障碍、甚至出现脑疝而危及生命。

(3)其他:百日咳可使原有的结核病灶恶化甚至引起血行播散,发生粟粒性肺结核或结核性脑膜炎。因剧烈咳嗽,腹腔内压力增高可发生脐疝、腹股沟斜疝或直肠脱垂等。

(三)辅助检查

1.血常规检查 白细胞总数增高可达$(20～40)\times10^9/L$,淋巴细胞分类一般在0.60以上,继发细菌感染者中性粒细胞数增高。

2.起病初期可用鼻咽吸出物或鼻咽拭子进行病原体检查。

3.血清学检测特异性IgM有利于早期诊断。

(四)治疗原则

主要是抗生素治疗和对症治疗。卡他期应用抗生素可减轻或阻断痉咳,缩短病程;痉咳期使用抗生素,只能缩短排菌期及预防继发感染,应首选红霉素,疗程为14～21天。重症幼婴可加用肾上腺皮质激素,以减轻症状,疗程为3～5日。

二、护 理

(一)护理评估

1. 健康史　评估患儿有无百日咳接触史和预防接种史,当地有无百日咳流行。有无流涕、咳嗽、发热,热退后有无咳嗽加重,有无典型的阵咳及鸡鸣样吼声。

2. 身体状况　评估患儿的生命体征,观察痉咳情况,注意有无呼吸暂停、紫绀、窒息;检查肺部有无阳性体征。评估外周血白细胞总数及淋巴细胞有无升高,特异性抗体、病原学检查是否阳性。

3. 心理社会状况　评估患儿父母对疾病性质、治疗护理及预防措施的了解程度。评估患儿有无由于隔离治疗而出现焦虑。

(二)护理诊断/问题

1. 清理呼吸道无效　与分泌物黏稠、不易咳出有关。
2. 营养失调,营养低于机体需要量　与呕吐有关。
3. 潜在并发症　肺炎、百日咳脑病。
4. 有感染的危险　与患儿排除的病原体有关。

(三)护理目标

1. 患儿呼吸道保持通畅。
2. 患儿营养状况逐步改善。
3. 患儿不发生并发症或发生时得到及时发现和处理。
4. 严格隔离,未发生感染传播。

(四)护理措施

1. 保持呼吸道的通畅　保持室内空气流通,室内温度和湿度要适宜,避免各种刺激诱发痉咳。白天安排患儿在室内或户外活动,保持心情舒畅,分散注意力。保证充足的休息,护理操作尽量集中进行。鼓励患儿多饮水,以利于痰液稀释排出。夜间痉咳影响睡眠可适当应用镇静剂。早期给予抗生素、止咳祛痰剂。痰液黏稠咳嗽频繁者用蒸气或雾化吸入,严重病例可用激素治疗。痉咳发作时,协助患儿侧卧、坐起,或抱起,轻轻拍背,以利于排痰,及时清除口鼻分泌物,保持呼吸道通畅。对于痉咳频发伴窒息或抽搐者,安排专人守护,准备急救物品,必要时给予吸痰、给氧、人工呼吸等治疗护理。

2. 提供充足的营养　患儿频繁痉咳可导致呕吐,若病程长可引起营养不良。给予患儿营养丰富、无刺激性、易消化、黏稠的食物,如面条、米粥、蒸蛋等,以增进患儿食欲,食物品种要多样化。注意少量多餐,宜在痉咳后进食,喂食不要过急,食后少动以免引起呕吐。呕吐后及时清洗口腔、耳道或颈部残留的呕吐物。有舌系带溃疡者,局部涂甲紫。

3. 及早发现并处理并发症　密切观察病情变化,对有并发症者应给予相应的治疗及护理。患儿若表现为持续高热、气促、肺部啰音而阵发性痉咳停止,提示患儿出现肺炎,这是最常见的并发症。患儿若表现表现为意识障碍、惊厥、瞳孔和呼吸的改变,提示出现百日咳脑病,这是最严重的并发症,如不及时处理可危及生命。

4. 加强隔离、预防感染的传播　无并发症者应采取在家呼吸道隔离至痉咳后3周。加强室内通风换气,每日紫外线空气消毒1次,患儿的呼吸道分泌物、呕吐物及其污染的物品应进行消毒处理,衣服、被褥日光曝晒。避免与患儿接触,对接触者医学观察21天,并口服红霉素预防,每日30～50mg/kg,10～14天,亦可肌注高价免疫球蛋白2～4mL,5天后重复1次。我国小儿计划免疫常选用白百破(白喉、百日咳、破伤风)三联疫苗进行主动免疫。

5. 健康教育　指导家长了解疾病的表现、治疗与护理,学会观察病情,出现并发症相应的表现时及时就医。

(五)护理评价

经过治疗和护理,评价患儿呼吸道是否通畅,患儿营养状况是否得到改善,有无发生并发症或发生时是否得到及时发现和处理,有无发生感染的传播。

第四节　手足口病

一、疾病概要

手足口病(hand－foot－mouth disease,HFMD)是由多种肠道病毒(以柯萨奇A组16型,肠道病毒71型多见)引起的一种儿童(特别是5岁以下小儿)常见传染病,是我国法定报告管理的丙类传染病。主要临床表现为发热和手、足、口腔等部位的疱疹,大多数患者症状轻微,预后良好。少数患儿可出现脑膜炎、脑炎、脑脊髓膜炎、神经源性肺水肿和循环障碍等,个别重症患儿病情进展快,可导致死亡。手足口病常出现暴发或流行,一年四季都可能发病,但以夏秋季节患病最多。

(一)病因及发病机制

引起手足口病的病毒有数种,最常见的是柯萨奇病毒A16(CVA16)型,此外CVA16型的其他株或肠道病毒71(EV71)型也可引起手足口病,其他如脊髓灰质炎病毒、埃可病毒等。

肠道病毒适合在湿、热的环境下生存与传播,56℃以上高温会失去活性,75%酒精和5%来苏儿对其没有作用,对乙醚不敏感;对紫外线及干燥敏感,各种氧化剂(高锰酸钾、漂白粉等)、甲醛及碘酒可以灭活病毒。病毒在4℃可存活1年,－20℃可长期保存,在外环境中可长期存活。

1. 传染源　人是人肠道病毒的唯一宿主,现症患儿和隐性感染者均为本病的传染源,隐性感染者难以鉴别和发现。发病前数天,感染者咽部与粪便就可检出病毒,病后一周内传染性最强,疱疹液中含大量病毒。

2. 传播途径　肠道病毒可经粪－口途径传播,也可经飞沫传播。接触患者口鼻分泌物、皮肤或黏膜疱疹液及被污染的手及物品等也可造成传播,也可经水及食物传播。

3. 易感人群　婴幼儿和儿童普遍易感,以5岁及以下儿童为主,尤以3岁以下儿童发病率最高。显性感染和隐性感染后均可获得特异性免疫力,产生的中和抗体可在体内存留较长时间,对同血清型病毒产生比较牢固的免疫力,但不同血清型间少有交叉免疫。

4. 流行特征　该病流行无明显的地区性,全年均可发生,一般5~7月为发病高峰。托幼机构等易感人群集中单位可发生暴发。肠道病毒传染性强,隐性感染比例大,传播途径复杂,传播速度快,控制难度大,容易出现暴发和短时间内较大范围流行。

肠道病毒通过人与人之间粪-口途径进入消化道,在小肠淋巴结及肠系膜淋巴结内繁殖并产生毒素,也可经呼吸道传播,在扁桃体或咽部淋巴结内繁殖,产生毒素。毒素侵入血液循环形成毒血症,出现手足口病、神经系统感染。

(二)临床表现

手足口病潜伏期为2~10天,平均3~5天,没有明显的前驱症状,病程一般为7~10天。

急性起病,体温升高多在38℃以上,体温持续不退,体温越高,病程越长,病情越重。在发热的同时或发热1~2天后,口腔黏膜出现散在疱疹,周围有红晕,疱疹破溃后会形成溃疡,疼痛感较重,患儿常表现出烦躁、哭闹、流涎、拒食等。口腔疱疹后1~2天,手、足和臀部出现斑丘疹、疱疹,疱疹周围可有炎性红晕,疱内液体较少。可伴有咳嗽、流涕、食欲不振、恶心、呕吐等症状。部分患儿无发热,仅表现为皮疹或疱疹性咽峡炎。皮疹较少出现在躯干及面部,一般7天左右就能消退,不会造成斑痕。

一般预后良好。少数患儿(尤其是3岁以下小儿)可出现脑膜炎、脑炎、脑脊髓炎、神经源性肺水肿、循环障碍等,病情凶险,可致死亡或留有后遗症。

重症病例表现:

1. 神经系统　精神萎靡、嗜睡、头痛、呕吐、谵妄甚至昏迷,肌阵挛、眼球震颤、共济失调、眼球运动障碍,无力或急性弛缓性麻痹,惊厥。查体可见脑膜刺激征,腱反射减弱或消失,巴氏征等病理征阳性,甚至出现昏迷、脑水肿、脑疝。

2. 呼吸系统　呼吸浅促、呼吸困难或呼吸节律改变,口唇发绀,咳嗽、咳白色、粉红色或血性泡沫样痰液;肺部可闻及湿啰音。

3. 循环系统　面色苍灰、皮肤花纹、四肢发凉,指(趾)发绀;出冷汗;毛细血管再充盈时间延长;心率增快或减慢,脉搏浅速或减弱甚至消失;血压升高或下降。

(三)辅助检查

1. 血常规　白细胞计数正常,重症病例白细胞计数可明显增高。
2. 病原学检查　咽、气管分泌物、疱疹液或粪便分离出肠道病毒。
3. 血清学检查　患儿血清中特异性IgM抗体阳性,或血清IgG抗体有4倍以上的升高。

(四)治疗原则

目前无特异性治疗方法,以支持疗法为主,绝大多数患者可自愈。目前尚无特异性的疫苗。

1. 一般治疗　注意隔离,避免交叉感染。适当休息,清淡饮食,做好口腔和皮肤护理。
2. 对症治疗　控制颅内高压,静脉注射免疫球蛋白,适当选用糖皮质激素治疗,降温、镇静、止惊,保持呼吸道通畅,保护重要脏器功能等。

二、护　理

(一)护理评估

1. 健康史　评估患儿有无手足口病患儿接触史,当地有无手足口病流行。
2. 身体状况　评估患儿有无体温升高,有无手、足、口腔等部位的疱疹,有无意识障碍、呼吸改变,有无面色苍白、心率加快等。评估血常规结果,进行咽、气管分泌物、疱疹液或粪便的病原学检查。患儿血清中特异性 IgM 抗体阳性或血清 IgG 抗体有 4 倍以上升高,有诊断意义。
3. 心理社会状况　由于疾病流行和病情危重,患儿和家长常焦虑和恐慌,应给予心理疏导,以得到信任和配合治疗护理。评估疾病流行情况及消毒隔离措施。

(二)护理诊断/问题

1. 体温过高　与肠道病毒感染有关。
2. 皮肤完整性受损　与疾病所致皮疹有关。
3. 潜在并发症　脑膜炎、肺水肿、心肌炎等。
4. 有感染的危险　与病原体排出有关。

(三)护理目标

1. 患儿体温逐渐降至正常。
2. 患儿皮肤恢复完整。
3. 患儿无潜在并发症发生或发生后得到及时处理。
4. 严格隔离,不发生感染的传播。

(四)护理措施

1. 维持体温正常　嘱患儿多饮水、多休息,注意通风换气、降低环境温度,汗湿衣物要及时更换。监测体温,对体温持续超过 38.5℃ 者应给予物理降温或药物降温,防止小儿高热惊厥。
2. 保持口腔清洁及提供充足营养　嘱患儿多喝温开水,少食多餐。给予流质、半流质食物,避免辛辣、酸、咸食物,以减少对口腔黏膜的刺激。进食前后嘱患儿用温水或生理盐水清洁口腔 2~3 次。已有溃疡者,予以西瓜霜或锡类散涂擦患处,以消炎止痛保护口腔黏膜及促进溃疡愈合。对疼痛拒食患儿应适当予静脉营养。
3. 保持皮肤完整　床单整洁、干燥,保持皮肤清洁,穿柔软、棉质、宽松的衣服,洗澡时不宜使用肥皂、沐浴液等刺激性化学用品,温水沐浴。修剪指甲,防止抓破疱疹。对抓破疱疹者及时涂安尔碘,有疱疹者皮肤涂阿昔洛韦软膏。进行各种注射或贴胶布时要避开皮损灶。

4.并发症的观察护理　在患儿入院时均做血常规、血生化、心肌酶谱、心电图、胸片和脑电图等检查,以便及时发现并发症的先兆,及时治疗和护理,将手足口病的高危因素降低到最低限度。另外,应及时巡视病房,密切观察患儿神志及生命体征的变化,如患儿出现持续高热、精神萎靡或嗜睡、血压升高或降低、肢体抖动、惊厥、恶心、呕吐、呼吸急促等症状时,应警惕脑膜炎或肺水肿等并发症的发生。

5.消毒隔离　患儿一旦被确诊后,应立即予以消毒隔离治疗,防止疾病蔓延扩散。应将患儿安置在空气流通、温湿度适宜的隔离室内,用紫外线定时消毒病房。护理不同患儿前要严格消毒双手,防止交叉感染,患儿的用具、呕吐物、粪便等用含氯消毒液浸泡消毒处理。待患儿体温恢复正常,皮疹基本消退和水疱结痂脱落后解除隔离。患儿出院后,应用紫外线消毒病室,床位等室内用具用含氯消毒液擦拭。

(五)护理评价

经过治疗和护理,评价患儿体温是否恢复正常,皮肤是否完整,有无潜在并发症发生或发生后是否得到及时处理。

第五节　猩红热

一、疾病概要

猩红热(scarlet fever)是由A组β型溶血性链球菌感染引起的急性呼吸道传染病。临床表现为发热、咽峡炎、全身弥漫性鲜红色皮疹和疹退后明显的脱屑。少数患者患病后由于变态反应而出现心、肾、关节的损害。本病一年四季都有发生,尤以冬春之季发病为多。多见于5~15岁小儿。

(一)病因及发病机制

主要病原菌为A组β型溶血性链球菌,其在热和干燥的环境中抵抗力较弱,加热至56℃30分钟或一般消毒剂可被杀灭,在痰液或脓液中可以生存数周。

1.传染源　主要是患儿和带菌者。A组β型溶血性链球菌引起的咽峡炎,排菌量大且不被隔离,是重要的传染源。

2.传播途径　主要经呼吸道空气飞沫传播。少数经被污染的日用品及食物等间接传播,亦可经皮肤伤口感染。

3.易感人群　普遍易感,尤其以3~7岁儿童为主要的易感人群。病原菌可产生致热性外毒素(又称红疹毒素),有较强的侵袭力。感染后人体可产生抗菌免疫和抗毒免疫。患猩红热后产生对红疹毒素的免疫力,且较持久,但抗菌免疫有型特异性,且型间多无交叉免疫,再感染A组链球菌亦不发疹,但仍可引起咽峡炎等。由于红疹毒素有5种血清型,其间无交叉免疫,加之早期应用抗生素使病后免疫不充分,故患猩红热后仍可再患。

链球菌侵入机体后,主要产生3种病变:

1.化脓性病变　病原菌侵入咽部后,A组菌的M蛋白能保护细菌不被机体的白细胞吞噬。病原体产生的多种毒素和酶则可导致血栓形成和化脓过程,因而可在局部产生化脓性炎症反应引起组织坏死,表现为咽峡炎、化脓性扁桃体炎等。

2. 中毒性病变　病原菌产生红疹毒素,被吸收入血后,引起发热、食欲不振等全身中毒症状。红疹毒素使皮肤和黏膜血管充血、水肿、上皮细胞增殖与白细胞浸润,以毛囊周围最明显,出现典型的猩红热皮疹。肝、脾、淋巴结等有充血和脂肪变性。

3. 变态反应性病变　仅发生于少数病例,病程2～3周。主要为心、肾及关节滑膜等处变态反应型病变。

(二)临床表现

潜伏期一般为2～3天。典型病例起病急骤,表现为发热、咽峡炎和典型的皮疹。

1. 发热　大多骤起发热,呈持续性,重者体温可达39～40℃,伴头痛、咽痛、食欲减退,全身不适,恶心呕吐等一般中毒症状。婴儿可有谵妄和惊厥等症状。

2. 咽峡炎　咽部红肿,扁桃体上可见点状或片状分泌物。软腭充血水肿,并可有米粒大的红色斑疹或出血点,即黏膜内疹,可出现于皮疹之前。

3. 皮疹　多数自发热的第2天出疹。从耳后,颈部及上胸部开始,24小时内即蔓延全身,少数需经数天。典型的皮疹为在弥漫性充血的皮肤上出现分布均匀的针帽大小的点状充血性红疹,手压全部消退,去压后复现。偶呈"鸡皮样"丘疹,中毒重者可有出血疹,伴有瘙痒。少数患儿出现带有黄白色脓头并且不易破溃的皮疹,称"粟粒疹"。在皮肤皱褶处如腋窝、肘窝、腹股沟部可见皮疹密集呈线状,称为"线状疹"。面部充血潮红,口鼻周围充血不明显,称"口周苍白圈"。病初起时,舌面被覆白苔,肿胀的舌乳头突出于白苔之上,以舌尖及边缘处为显著,称为"草莓舌"。2～3天后白苔开始脱落,舌面光滑呈绛红色,并可有浅表破裂,乳头仍突起,称"杨梅舌"。皮疹一般在48小时内达到高峰,继之依出疹顺序开始消退,2～4天可完全消失。重症者可持续5～7天甚至更久。退疹后一周内开始皮肤脱屑,皮疹越多越密脱屑越明显,以粟粒疹为重。躯干多为糠状脱皮,手足掌、指(趾)处由于角质层较厚,片状脱皮常完整呈手足、指(趾)套状。甲端皲裂样脱皮是典型表现。脱皮持续2～4周,严重者可有暂时性脱发。

4. 常见并发症

(1)化脓性:扁桃体周围脓肿、颈淋巴结炎、鼻窦炎、中耳炎、乳突炎等。

(2)中毒性:心肌炎、心内膜炎、肝炎等。

(3)变态反应性:在病后2～3周出现,如急性肾小球肾炎、风湿热和关节炎等。近年来,由于早期应用抗生素控制病情,并发症少见。

(三)辅助检查

1. 血常规　白细胞数增多,在$10×10^9$～$20×10^9$/L,中性粒细胞占80%以上,严重者可出现中毒颗粒。

2. 细胞学检查　咽拭子培养可见有溶血性链球菌生长。

3. 免疫荧光法　检测咽拭涂片,进行快速诊断。

(四)治疗原则

控制感染灶,首选青霉素,每日10～20万 U/kg,2～4次,根据病情选择肌注或静脉给药,疗程为7～10天。对青霉素过敏者可改用红霉素,每日3次,每次20～240mg/kg,疗程同青霉素。中毒症状明显者,给予肾上腺糖皮质激素。发生休克者给予抗休克治疗。

二、护　理

(一)护理评估

1. 健康史　评估患儿有无接触史,是否居住于阴暗潮湿、空气不流通、拥挤的环境,有无发热、咽峡炎等病史。
2. 身体状况　评估患儿有无发热、咽峡炎、皮疹的表现。评估分析血常规、咽拭子培养和免疫荧光检查结果。
3. 心理社会状况　根据患儿年龄,对本病能正确认识并积极配合治疗护理。当出现患病部位的皮肤大片脱皮,患儿可能会担心外表形象,引起恐惧、焦虑。

(二)护理诊断/问题

1. 体温过高　与链球菌感染有关。
2. 有皮肤完整性受损的危险　与皮疹有关。
3. 潜在并发症　化脓性感染、急性肾小球肾炎、风湿热。
4. 有感染的危险　与呼吸道排出病原菌有关。

(三)护理目标

1. 患儿体温逐渐降至正常并维持。
2. 患儿皮肤完整性无受损。
3. 患儿无潜在并发症发生或发生后得到及时处理。
4. 严格隔离,不发生感染的传播。

(四)护理措施

1. 维持体温正常　室温维持16～18℃,湿度60%左右,注意通风换气。卧床休息,给予稀饭、豆浆、蒸蛋等高热量、高蛋白、高维生素、易消化的流质或半流质饮食,多饮水,必要时给予静脉输液。高热的患儿给予物理降温,不可使用乙醇擦浴,避免对皮肤的刺激。持续高热而物理降温效果不明显者可按医嘱药物降温,辅以物理降温。
2. 保持皮肤完整　出疹期患儿皮肤有瘙痒感,可用炉甘石洗剂涂抹,保持皮肤清洁。穿着棉质衣服,避免穿绒布或化纤衣服,以免加重痒感。皮疹消退后会有皮肤脱屑,不可以用手剥皮屑,若有大片脱皮可剪去,以免皮肤损伤感染,脱皮局部涂凡士林或液状石蜡。
3. 密切观察病情变化　观察患儿体温变化、咽痛的情况、咽部分泌物变化及皮疹的变化,观察有无其他部位化脓性病灶,警惕并发症的发生。为防止猩红热引起肾炎、心肌炎,应绝对卧床休息2~3周。在病程的2~3周时要特别观察患儿尿液颜色的变化,定时到医院检查尿常规,了解是否出现肾损害。

4. 注意隔离和消毒　应对患儿进行隔离治疗,隔离至临床症状消失后1周,咽拭子培养连续3次阴性,方可解除隔离。患儿如有化脓性并发症者,应隔离至炎症痊愈。轻型患儿可以在家中隔离。对猩红热接触者医学观察1周,并用肌注苄星青霉素进行预防,若有咽痛、扁桃体炎的表现应给予隔离观察治疗。在儿童机构中若有本病流行,对咽峡炎和扁桃体炎的患儿亦按猩红热进行隔离治疗。

(五) 护理评价

经过治疗和护理,评价患儿体温是否正常,皮肤是否完整,有无并发症发生或发生后是否得到及时处理。

第六节　流行性腮腺炎

一、疾病概要

流行性腮腺炎(epidemic parotitis,mumps)是由腮腺炎病毒引起的急性呼吸道传染病,其临床特征为腮腺非化脓性肿大、疼痛、发热、咀嚼受限,亦可累及其他腺体组织或脏器。患儿主要是学龄儿童,1岁以下婴幼儿可从母体获得抗体而很少发病。也可见于成人。本病一年四季均可发病,以冬春季为主。

(一) 病因及发病机制

腮腺炎病毒属副黏液病毒,是单股核糖核酸病毒,只有一个血清型,自然界中人是该病毒唯一宿主,存在于患儿唾液、血液、尿液及脑脊液中。腮腺炎病毒在外界抵抗力弱,福尔马林或紫外线照射均可将其杀灭,加热至56℃、20分钟,能使其灭活,一般在室温2~3日内即可失去传染性。

1. 传染源　早期患者和隐性感染者均为传染源。腮腺肿大前6日至消肿后9日,能从唾液中分离出病毒,其传染期则约自腮腺肿大前1日至消肿后3日。有脑膜炎表现者能从脑脊液中分离出病毒,无腮腺肿大的其他器官感染者亦能从唾液和尿液中排出病毒。

2. 传播途径　主要通过飞沫传播、直接接触传播,也可以通过唾液污染的食具和玩具等传播。

3. 易感人群　普遍易感,特别是儿童,90%患儿年龄在5~15岁,2岁以内婴幼儿少见。病后有较持久的免疫力。

腮腺炎病毒从呼吸道侵入人体后,在局部黏膜上皮细胞和淋巴结中繁殖,引起局部炎症和免疫反应并进入血液循环,发生病毒血症,经血液播散至腮腺、颌下腺、舌下腺、胰腺和中枢神经系统等器官引起炎症。病毒在此再次繁殖后再次侵入血液循环,并侵犯其他尚未受累的器官,临床上出现不同器官的相继病变,因此流行性腮腺炎实质上是一种多器官受累的疾病。腮腺由于非化脓性炎症而发生肿胀,腮腺导管被炎性渗出物阻塞,致使唾液淀粉酶贮留并经淋巴管入血流,使血、尿中淀粉酶增高。睾丸、卵巢、胰腺甚至脑等器官也可产生非化脓性炎症改变。

(二)临床表现

潜伏期平均为18日(14～25日)。

部分患儿有发热、头痛、肌痛、乏力、纳差等前驱症状。1～2日后一侧腮腺逐渐肿大,体温上升可达40℃。2～4日后累及对侧,也有双侧同时肿大或始终限于一侧。肿大的腮腺以耳垂为中心,向前、后、下发展,边缘不清,表面发热不红,触之有弹性感并有触痛,进食时疼痛加重。腮腺管口早期有红肿,压之无脓液流出。腮腺肿大2～3日达高峰,持续4～5日后逐渐消退。

可出现颌下腺肿大,颈前下颌处明显肿胀并触及椭圆形腺体;舌下腺肿大时舌下及颈前下颌肿胀并有吞咽困难。

易累及中枢神经系统和其他腺体。表现有:

1. 脑膜脑炎　有15%的病例可发生脑膜炎和脑炎。在腮腺肿大前后2周左右出现,60%～70%左右可出现脑脊液异常。在疾病早期,脑脊液中可以分离出腮腺炎病毒。主要表现为发热、头痛、呕吐、表情淡漠和颈项强直等。脑膜炎一般预后良好,脑炎可能遗留神经系统后遗症甚至死亡。

2. 睾丸炎或卵巢炎　睾丸炎是男孩最常见的并发症。多为单侧,也可双侧。患侧睾丸疼痛明显、肿胀、触痛,甚至发生萎缩,双侧萎缩可导致不育症。少数青春期后女性患者合并卵巢炎,主要表现为发热、呕吐、下腹疼痛和压痛。

3. 胰腺炎　轻度或亚临床型胰腺炎较常见。主要表现为上中腹疼痛、压痛,伴发热、寒战、呕吐、腹胀和腹泻等。血清淀粉酶活力增高。

4. 其他　心肌炎、肾炎、甲状腺炎、乳腺炎、视神经乳头炎和泪腺炎等。

(三)辅助检查

外周血白细胞数正常或稍降低,淋巴细胞可以增多。病程早期血清和尿液淀粉酶增高,其增高程度与腮腺肿大的程度成正比。血清或脑脊液检测特异性IgM抗体增高。患儿唾液、脑脊液、尿液及血液中可以分离出病毒。

(四)治疗原则

无特殊治疗,主要是对症治疗。腮腺肿痛者应用中药局部湿敷;睾丸胀痛者应用棉花垫或丁字带托起;发生脑膜脑炎者可短期用肾上腺皮质激素及脱水剂。在发病早期可给予利巴韦林、干扰素或板蓝根等抗病毒治疗。

二、护　理

(一)护理评估

1. 健康史　评估患儿病前2～3周有无流行性腮腺炎病人密切接触史,既往有无腮腺炎史,患儿有无腮腺炎疫苗接种史。

2. 身体状况　评估患儿腮腺肿大的程度,疼痛与张口、进食的关系,腮腺管口有无红肿,其他腺体如颌下腺、睾丸等有无肿大,有无腹痛、腹胀、恶心呕吐等胰腺炎的表现,有无发热、头痛、恶心呕吐及意识改变、抽搐等中枢神经系统受累的表现。评估分析血常规、血清和尿淀粉酶以及特异性抗体的检查结果。

3. 心理社会状况　评估患儿父母对疾病的性质及预防知识的了解程度。了解本地有无腮腺炎流行。

(二) 护理诊断／问题

1. 急性疼痛　与腮腺非化脓性炎症有关。
2. 体温过高　与病毒感染有关。
3. 潜在并发症　脑膜脑炎、胰腺炎、睾丸炎。
4. 有感染的危险　与患儿排出病原体有关。

(三) 护理目标

1. 患儿疼痛逐渐减轻。
2. 患儿体温降至正常。
3. 患儿无潜在并发症发生或发生后得到及时处理。
4. 严格进行呼吸道隔离,不发生感染的传播。

(四) 护理措施

1. 减轻疼痛　保持口腔清洁,预防继发感染。经常用温盐水漱口清除口腔内残留食物,抑制细菌繁殖。不会漱口的幼儿应帮助其多饮水。腮腺局部冷敷,使血管收缩,可减轻炎症充血程度及疼痛。亦可用如意金黄散调茶水或食醋敷于患处,保持局部药物湿润以发挥药效,防止干裂引起疼痛。

2. 提供营养丰富的饮食　患儿常因张口及咀嚼食物使局部疼痛加重,应给予富有营养、易消化的半流质或软食。避免给予酸、辣、冷、硬而干燥的食物,否则可引起唾液分泌增多,排出受阻,腺体肿痛加剧。

3. 降低体温　保证充足的休息,防止过度劳累。维持室内空气新鲜。鼓励患儿多饮水。监测体温,高热可采用头部冷敷、温水浴进行物理降温或服用适量退热剂。在发热早期可给予利巴韦林、干扰素或板蓝根等抗病毒治疗。

4. 密切观察病情变化　患儿多于腮腺肿大后 1 周左右发生脑膜脑炎。若患儿出现持续高热、剧烈头痛、呕吐、颈强直、嗜睡、烦躁或惊厥,需给予相应脱水治疗和护理。若患儿出现睾丸肿大、触痛、鞘膜积液和皮肤水肿,给予丁字带托起睾丸或用冰袋局部冷敷止痛并采用药物治疗。若在腮腺肿胀后 1~7 天出现呕吐、不规则发热、中上腹疼痛和腹泻,血、尿淀粉酶增高等,应给予暂禁食禁水和补液处理。

5. 隔离和消毒,预防感染传播　对患儿进行呼吸道隔离至腮腺肿大完全消退后 3 天。对患儿呼吸道的分泌物和污染的物品(如餐具及口杯等)进行消毒。患儿的房间要通风换气,减少不必要的探视。在流行期间对托幼机构进行晨检。对易感儿可接种腮腺炎减毒活疫苗,刺激机体产生抗体,进行主动免疫。

6. 家庭护理指导　对于单纯腮腺炎患儿可以在家进行隔离治疗,指导家长作好隔离、用药、饮食、退热等护理,并学会观察病情,一旦出现发热或其他异常表现,及时到医院就诊。

(五) 护理评价

经过治疗和护理,评价患儿疼痛是否减轻,体温是否恢复正常,有无并发症发生或发生后是否得到及时处理。

第七节　中毒性细菌性痢疾

一、疾病概要

中毒型细菌性痢疾(bacillary dysentery,toxic type)是急性细菌性痢疾的危重型。临床特征为急起高热、反复惊厥、嗜睡、昏迷,迅速发生循环衰竭或(和)呼吸衰竭,病死率高,必须积极抢救。早期肠道症状可很轻或缺如。多见于2~7岁体质较好的儿童。本病全年均可发生,但有明显季节性,夏秋季有利于苍蝇孳生及细菌繁殖,且人们喜食生冷食物,故夏秋季多发。

(一) 病因及发病机制

病原菌为痢疾杆菌,属于肠杆菌的志贺菌属,革兰氏染色阴性。按其抗原性不同可分为4群(志贺菌、福氏菌、鲍氏菌、宋内氏菌),我国以福氏志贺菌多见。痢疾杆菌对外界环境抵抗力较强,在水果、蔬菜及10℃水中能生存1~2周,但不耐热和阳光,对一般消毒剂敏感。

1. 传染源　为细菌性痢疾病人及带菌者,其中非典型病人、慢性病人及带菌者由于症状轻或无症状而易被忽略,所以是重要的传染源。

2. 传播途径　通过粪-口消化道传播,病原菌随病人粪便排出,污染食物、水、生活用品或手,经口使人感染;亦可通过苍蝇污染食物而传播。在流行季节则可因食入污染食物或引用粪便污染的水源,而引起爆发流行。

3. 易感人群　普遍易感,感染后所获得的免疫力短暂,且不同菌群及血清型之间无交叉免疫,故易复发和重复感染。

痢疾杆菌致病性很强,经口进入结肠后,侵入肠黏膜上皮细胞和固有层中迅速繁殖并裂解,可释放内毒素和少量外毒素。内毒素可引起肠黏膜的炎症反应和固有层小血管循环障碍,使局部黏膜出现炎症、坏死和溃疡,发生腹痛、腹泻和脓血便。内毒素还可引起周身和(或)脑的急性微循环障碍,产生休克和(或)脑水肿,甚至脑疝。外毒素具有细胞毒性(可使肠黏膜细胞坏死)、神经毒性(吸收后产生神经系统表现)和肠毒性(使肠内分泌物增加)。

(二) 临床表现

潜伏期为1~2天,短者数小时,长至7天左右。起病急骤,体温升高可达40℃以上(少数患儿体温不升)。早期肠道症状多不明显,常被误诊为其他发热疾病。中毒型细菌性痢疾可以一起病即有严重的全身中毒症状,亦可在普通菌痢的基础上转化而来。根据临床主要表现分为四型。

1.休克型　以皮肤、内脏微循环衰竭为主。患儿精神萎靡、面色苍白、四肢厥冷、脉搏细速、呼吸急促、血压下降、唇指发绀、皮肤花斑,可伴有心功能不全、少尿或无尿及不同程度的意识障碍。

2.脑型　以脑循环障碍为主。大多数患儿无肠道症状而突然起病,早期即出现嗜睡、头痛、呕吐、反复惊厥、血压正常或偏高。随病情发展很快昏迷,继之呼吸节律不整、双瞳孔不等大、对光反射迟钝或消失,常因呼吸骤停而死亡。

3.肺型　以肺循环障碍为主,可由休克型和脑型发展而来。患儿突然呼吸加深加快,呈进行性呼吸困难,直至呼吸停止,又称为呼吸窘迫综合征(RDS)。

4.混合型　兼有以上两型或三型的征象,同时或先后出现,病情最严重。

(三)辅助检查

周围血白细胞总数升高,以中性粒细胞增加为主;黏液脓血样大便,镜检有大量的脓细胞和红细胞,如发现巨噬细胞诊断价值更大;大便培养可有痢疾杆菌生长;快速早期诊断还可对粪便采用免疫学检测技术,但检测的敏感性及特异性尚待进一步提高。

(四)治疗原则

1.抗生素治疗　选用对痢疾杆菌敏感的抗生素(如阿米卡星、头孢噻肟钠等)静脉用药,病情好转后改口服,疗程不短于5～7天。

2.防治脑水肿及呼吸衰竭　高热时采取降温措施;颅高压时使用甘露醇脱水降颅压治疗;反复惊厥者可用地西泮(安定)或水合氯醛止惊;必要时用东莨菪碱改善脑微循环。保持呼吸道通畅,若出现呼吸衰竭,使用呼吸兴奋剂或辅以机械通气等。

3.改善微循环　扩充血容量,维持水、电解质平衡,用东莨菪碱、酚妥拉明、多巴胺等改善微循环;纠正酸中毒;根据心功能情况使用西地兰。

二、护　理

(一)护理评估

1.健康史　评估发病季节、患儿年龄、平时健康状况,有无不洁饮食史、腹泻史及与痢疾病人接触史。

2.身体状况　评估患儿大便的性质、次数、是否排黏液脓血便,有无高热、惊厥表现。重点评估患儿神志、肤色、皮肤温度及弹性、瞳孔、呼吸节律和血压等。评估分析血常规、大便常规、大便培养和免疫学检查结果。

3.心理社会状况　评估患儿家庭居住条件、饮食卫生习惯及经济状况,患儿及其家长的心理状态,对疾病知识的了解程度,家长对住院有无顾虑、对现实的态度及对患儿护理的要求。

(二)护理诊断/问题

1.体温过高　与痢疾杆菌感染有关。
2.组织灌流无效　与微循环障碍有关。
3.潜在并发症　脑水肿、呼吸衰竭。
4.有感染的危险　与痢疾杆菌排出有关。

(三)护理目标

1.患儿体温在短时间内恢复正常。
2.患儿重要器官的组织灌流量维持正常,表现为血压正常、抽搐停止、神志恢复。
3.患儿不发生潜在并发症或发生后得到及时处理。
4.患儿及家长能说出饮食卫生及消毒隔离制度的重要性与方法,并自觉遵守、密切配合。

(四)护理措施

1.降低体温至正常范围　保持室内空气流通、温度适中,患儿应绝对卧床休息,保持安静。监测体温变化,高热者可使用物理降温、药物降温甚至亚冬眠疗法,警惕因高热惊厥导致脑缺氧、脑水肿加重。

(1)物理降温:可用低于皮温 2~3℃的温水擦浴、酒精擦浴;回流灌肠(既可以降温又可以清除毒素),取生理盐水 2000~5000mL,选用较粗的肛管,直至肠道洗出液彻底清除肠道内容物为止。如需作大便培养,应在灌肠前取大便标本做培养。

(2)药物降温:遵医嘱给药,常用复方阿司匹林、对乙酰氨基酚。

(3)对持续高热不退甚至惊厥不止者可采用亚冬眠疗法,用冬眠灵、异丙嗪每次各 1mg/kg,肌内注射或静脉给药,每 4~6 小时 1 次,并于头额部放置冰袋,使体温在短期内降至 37℃左右。同时注意加强皮肤护理。

2.控制惊厥,维持有效呼吸　使用地西泮、苯巴比妥钠或水合氯醛保留灌肠镇静止惊,必要时使用亚冬眠疗法。密切监测患儿生命体征,保持呼吸道通畅,吸氧。遵医嘱静脉注射 20%甘露醇,配合呋塞米及肾上腺皮质激素以改善脑水肿降低颅内压。记录出入液量。若出现呼吸衰竭,选用大剂量东莨菪碱加尼可刹米或洛贝林治疗,必要时行气管插管或气管切开,使用人工呼吸机维持呼吸。

3.改善微循环　患儿取平卧位,注意保暖,密切监测生命体征及病情变化。遵医嘱静脉使用抗生素,选用氨苄青霉素、头孢哌酮等,注意观察药物的副作用。对明显少尿者,不宜使用肾毒性药物。用 2:1 溶液或低分子右旋糖苷扩容,待血压回升后继续补液以维持水、电解质平衡,用 5%碳酸氢钠溶液纠正酸中毒。注意调节好输液速度,速度过慢则休克难纠正,过快导致心衰、肺水肿。不能维持正常心功能者可加用西地兰,记录好出入水量。选用山莨菪碱解除微血管痉挛,若呼吸衰竭伴微循环障碍者可选用东莨菪碱,必要时可用多巴胺或间羟胺。有 DIC 者,用肝素抗凝治疗。

4.消毒隔离、避免感染传播　向家属解释消毒隔离的重要性,积极配合好医院的各项消毒隔离制度。具体指导消毒方法,尤其要加强患儿粪便、便器及尿布的消毒处理,嘱其自觉遵守。肠道隔离至临床症状消失后1周或2次粪培养阴性为止。

5.心理护理　经常巡视病房,主动向患儿和家长解释病情,及时解决患儿的问题,使之配合治疗,消除心理紧张和顾虑。保持环境安静,护理患儿时冷静、耐心,使患儿得到充分的休息。

6.健康教育　对家长及患儿进行卫生教育,指导其注意饮食卫生,养成饭前便后洗手的良好卫生习惯,提高防病意识。

(五)护理评价

经过治疗和护理,评价患儿体温是否恢复正常,重要器官的组织灌流量是否正常,血压是否正常,大便是否恢复正常,患儿及家长能否说出饮食卫生及消毒隔离制度的重要性与方法。

第八节　小儿结核病

一、结核病概述

结核病(tuberculosis)是由结核杆菌引起的一种慢性传染病,全身各个脏器均可受累。小儿结核病以原发型肺结核最常见,严重病例可引起血行播散并发生粟粒型结核或结核性脑膜炎,后者是结核病致死的主要原因。自从推广卡介苗接种以来,其发病率已明显降低。但近年来由于艾滋病的出现和多种耐药结核菌株的增多,许多国家结核病发病率有所回升,目前结核病仍为我国常见的慢性传染病之一,也是危害儿童健康和生命的严重疾病,我国已重点防治结核病。

(一)病因及发病机制

结核杆菌属分枝杆菌,革兰染色阳性,具有抗酸性。结核杆菌有人型、牛型、鸟型、鼠型四型,对人具有致病性的主要是人型和牛型结核杆菌,在我国主要是人型。结核杆菌含有类脂质、蛋白质和多糖体,结核蛋白质能使机体致敏,产生变态反应,引起结核病。结核类脂质对细菌具有保护性,使其对酸、碱、消毒剂的耐受力较强。冰冻1年半仍保持活力,经65℃、30分钟才可以灭活,痰液内结核菌用5%石炭酸或20%漂白粉须经24小时处理才能被杀灭。

1.传染源　主要是排菌的肺结核病人(开放性肺结核患者),尤其未经治疗者。

2.传播途径　呼吸道传播是最主要的传播途径。开放性肺结核患者通过咳嗽、喷嚏、大笑、大声谈话等方式将带菌的飞沫排到空气中,或随地吐痰,含菌痰随尘土飞扬,被易感者吸入引起肺内感染。其次,也可通过饮用未经消毒的牛奶或污染了结核分枝杆菌的其他食物经消化道传染。

3.易感人群　儿童特别是婴幼儿,由于免疫力较差,如多次接触大量毒力较强的结核菌后可直接发展为原发型肺结核,甚至粟粒型结核。

小儿对结核菌及其代谢产物具有较高的敏感性,机体初次感染结核菌4~8周后,通过致敏的T淋巴细胞产生迟发型变态反应,此时如用结核菌素做皮肤试验可出现阳性反应,同时出现组织超敏反应。在发生变态反应的同时,机体获得一定免疫力,免疫力能将结核菌杀灭或使病灶局限。若再次接触结核杆菌或其代谢产物时,致敏淋巴细胞释放一系列细胞因子,激活巨噬细胞并使其在病灶处汇集,产生足够的水解酶和杀菌素,吞噬和杀灭大部分结核杆菌。若感染的结核菌毒性较弱,可不发病。若小儿免疫力低下或感染了毒力较强的结核菌则可致病。在结核的发病中,变态反应的强弱起重要作用。变态反应弱时如细胞免疫缺陷病,则结核病发病较多,病情较重,死亡率高;变态反应中等强度,病变局限;病灶内结核菌多、毒性强,变态反应过分强烈时,表现为干酪坏死或结核播散。

(二)辅助检查

1. 结核菌素试验

方法:常选的抗原制剂是结核菌纯蛋白衍生物(PPD)。取0.1mL内含结核菌素5个单位的PPD,在左前臂掌侧中下1/3交界处皮内注射,形成直径6~10mm的皮丘。若患儿患有疱疹性结膜炎、结节性红斑或一过性多发性结核过敏性关节炎等则结核变态反应强烈,宜用1个结核菌素单位,防止局部过度反应及可能引起的病灶反应。

结果判断:接种后48~72小时观察,测量局部硬结的直径,先量横径,后量纵径,取两者的平均值。若硬结平均直径小于5mm为"-"(阴性),5~9mm为"+"(阳性);10~19mm为"++"(中度阳性);≥20mm,为"+++"(强阳性);除硬结外还可见水疱、溃疡、淋巴管炎等,为"++++"(极强阳性)。记录时均应标记所测硬结直径的实际数值。

临床意义:

(1)阳性反应:①接种过卡介苗后,人工免疫所致;②儿童无明显临床症状而呈阳性反应,表示曾经感染过结核杆菌,但不一定有活动病灶;③3岁以下,尤其是1岁以下且未接种过卡介苗者,阳性反应多表示体内有新的结核病灶,且年龄愈小,活动性结核可能性越大;④强阳性反应,表示体内有活动性结核病灶;⑤两年之内由阴转阳,或反应强度从原先<10mm增至>10mm,且增加的幅度为6mm,表示新近有结核感染。

(2)阴性反应:①从未受过结核感染;②初次感染结核后4~8周内;③机体免疫功能低下或反应受抑制呈假阴性反应,如重症结核病、麻疹等;④检测技术误差或结核菌素效价不足。

2. 实验室检查

(1)结核菌检查:从患儿痰、胃液、脑脊液、浆膜腔液中找到结核菌即可确诊。采用厚涂片法或荧光染色法阳性率较高。

(2)免疫学及生物学基因诊断:可用酶联免疫吸附试验(ELISA)、聚合酶链反应(PCR)等方法对病人血清、脑脊液、浆膜腔液进行结核杆菌检测。

(3)血沉:结核病活动期血沉增快,是判断结核病活动性依据之一,缺乏特异性。

3. 影像学检查 胸片检查可对结核病进行筛查。可确定结核病的范围、性质和病灶发展情况,复查可了解疗效,必要时进行CT检查。

4. 其他检查 包括纤维支气管内窥镜检查、淋巴结活组织检查、眼底镜检查等。

(三)预防

1. 控制传染源,切断传播途径 预防小儿结核病的根本措施是对托幼机构及小学的教职员工定期体检,早期发现并隔离治疗结核菌涂片阳性的病人,可有效地减少小儿感染结核的机会。

2. 普及卡介苗(BCG)接种 接种卡介苗可以有效预防小儿结核病。我国计划免疫要求在全国城乡普及新生儿卡介苗接种,结核菌素试验阴性的小儿也要接种卡介苗。

3. 药物预防 使用异烟肼(INH)可以预防儿童活动性肺结核、肺外结核病发生和青春期结核病复燃等。方法为 INH 每日 10mg/kg,不超过 300mg,疗程 6~12 个月。给药对象:①密切接触家庭内开放性肺结核者;②3 岁以下婴幼儿未接种卡介苗且结核菌素试验阳性者;③结核菌素试验新近由阴性转为阳性者;④结核菌素试验阳性伴结核中毒症状者;⑤结核菌素试验阳性、新患麻疹或百日咳者;⑥结核菌素试验阳性而需较长时间使用肾上腺皮质激素或其他免疫抑制剂者。

(四)治疗原则

应用抗结核药物治疗(简称化疗),遵循早期、联合、全程、规律、适量的原则。

1. 全效杀菌药物

(1)异烟肼(INH):为必选药,能杀灭细胞内外处于生长繁殖期的细菌和干酪病灶内代谢缓慢的细菌。口服或肌内注射、静脉点滴给药。副作用有末梢神经炎,可用维生素 B_6 预防;可引起精神兴奋,癫痫儿慎用;少数患儿可有肝毒性。

(2)利福平(RFP):是对耐药菌感染和短程化疗的主要药物。口服给药。可致胃肠反应,与 INH 合用增加肝损害,偶可引起过敏反应,如发热、皮疹等。饭后服药,服药期间排泄物呈橘红色。

2. 半效杀菌药物

(1)链霉素(SM):能杀灭在碱性环境中活跃的细胞外结核菌。肌内注射给药。对前庭、听力和肾功能有损害。

(2)吡嗪酰胺(PZA):是短程化疗的主要药物之一。口服给药。可以引起肝损害、胃肠症状,少数有高尿酸血症等。

3. 抑菌药物 常用的有乙胺丁醇(EMB),对耐药的结核菌同样有抑菌作用。口服给药。可以引起球后视神经炎、周围神经炎、胃肠反应及肝损害等。

4. 化疗方案

(1)标准疗法:比较少用。见表 16-2。

(2)两阶段疗法:见表 16-2。

(3)短程疗法:是结核病的现代疗法,疗程 6 个月,可选则下列几种方案的任一种:①2HRZ/4HR;②2SHRZ/4HR;③2EHRZ/4HR(说明:方案中数字表示月数,H=INH、R=RFP、Z=PZA、S=SM、E=EMB)。若无 PZA,则将疗程延长 9 个月。

表 16-2 不同类型结核病化疗方案

方案	适用病例	用药方案	使用方法	疗程(月)
标准疗法	轻症原发型肺结核	1. INH+RFP 2. INF+EMB	INH 10~20mg/kg·天 严重结核开始治疗1~2周内全日半量静脉用药,余量口服。病情好转后改全量口服。	9~12
两阶段疗法	活动性原发型肺结核	强化治疗 1. INH+REP+SM 2. INH+RFP+PZA 巩固疗法 1. INH+RFP 2. INH+EMB	RFP 10~15mg/kg·天 EMB 15~20mg/kg·天 SM 15~20mg/kg·天 PZA 20~30mg/kg·天	2~3 6~12
	严重结核病(粟粒型结核、结核性脑膜炎)	强化治疗 INH+RFP+PZA+SM 巩固治疗 INH+RFP,INH+EMB		3~4 9~12

二、原发型肺结核

(一)疾病概要

原发型肺结核(primary pulmonary tuberculosis)是结核杆菌初次侵入肺部后发生的原发感染,是小儿肺结核的主要类型。包括原发综合征(由肺原发病灶、局部淋巴结炎和两者之间的淋巴管炎组成)和支气管淋巴结结核(指胸腔内局部肿大的淋巴结)。大多呈良性,但亦可进展为干酪性肺炎、结核性胸膜炎等,或发生血行播散导致急性粟粒型结核或结核性脑膜炎。

1. 临床表现 症状轻重不一。轻症可无临床表现,仅作胸部X线检查时可以发现。大多缓慢起病,有食欲不振、低热、盗汗、疲乏等结核中毒症状,婴幼儿或症状较重者可以急性高热起病,2~3周后转为低热,并伴有明显的结核中毒症状。胸内高度肿大的淋巴结可产生不同的压迫症状,如压迫气管分叉处可出现类似百日咳样痉咳;压迫支气管可引起喘鸣;压迫喉返神经可导致声音嘶哑。体检可见周围淋巴结有不同程度肿大,婴儿可伴肝脾肿大,而肺部体征不明显。部分患儿可有疱疹性结膜炎、皮肤结节性红斑等结核变态反应表现。

2. 辅助检查 X线检查是诊断小儿肺结核的主要方法。原发综合征X线胸片表现为典型哑铃状"双极影"。支气管淋巴结结核X线表现为肺门淋巴结肿大,其中炎症型表现为边缘模糊,结节型表现为边缘清晰。

3. 治疗原则 症状不明显者选用标准疗法,疗程9~12个月。活动性原发型肺结核采用直接督导下短程化疗(DOTS)。强化治疗阶段宜用3~4种杀菌药。常选用的方案为2HRZ/4HR。

(二)护理

1.护理评估

(1)健康史　评估患儿是否接种过卡介苗,有无与结核病患者接触史,特别注意家庭中有无结核患者,患儿发病前有无患过其他急性传染病,如麻疹、百日咳等。

(2)身体状况　评估患儿有无盗汗、午后低热、咳嗽、乏力,有无营养不良、疱疹性结膜炎、结节性红斑;有无周围淋巴结肿大,肺部有无阳性体征。评估结核菌素试验和胸部X线检查结果。

(3)心理社会状况　评估患儿父母对疾病的病因、性质、治疗、预后、隔离方法的认识程度。

2.护理诊断/问题

(1)营养失调,低于机体需要量　与食欲下降、疾病消耗过多有关。

(2)活动无耐力　与结核杆菌感染中毒有关。

(3)有感染的危险　与呼吸道排出结核杆菌有关。

(4)焦虑　与需要长期治疗、隔离有关。

3.护理目标

(1)患儿的营养状况得到逐步改善。

(2)患儿活动耐力增加,能维持日常活动,生活需要得到满足。

(3)患儿家长能够严格执行消毒隔离制度。

(4)患儿及其家长情绪逐渐稳定,能够积极配合治疗和护理。

4.护理措施

(1)提供充足的营养:给予患儿高热量、高蛋白、高维生素、富含钙质的食物,以提高机体抵抗力,促进机体修复能力,使病灶尽早愈合。指导家长正确选择患儿每天的食品种类和量数,尽量提供患儿喜爱的食品。注意变换食物制作的花样,以增加食欲。

(2)安排日常生活:建立合理的生活制度,保证充足的睡眠时间,室内空气新鲜、阳光充足。根据病情适当进行户外活动,避免过度劳累。患儿出汗多,注意皮肤清洁。患儿呼吸道抵抗力差,应注意避免受凉引起上呼吸道感染。避免患儿与开放性结核病人接触而导致重复感染。积极防治其他各种急性传染病,如麻疹、百日咳等,防止加重病情。

(3)隔离和消毒,预防感染的传播:原发型肺结核患儿一般在家治疗护理,对活动性原发型肺结核患儿严格进行呼吸道隔离。对患儿呼吸道的分泌物、餐具、痰杯等用物应及时进行消毒处理。对小儿原发型肺结核力求早诊断、早治疗、合理化疗。在化疗期间应密切观察抗结核药物的副作用。

(4)心理护理:护士应多与患儿及家长沟通,因患儿及家长介绍病情及用药情况,使其了解结核病病程长,治疗用药时间长,应了解患儿常惧怕服药、打针,担心受到同龄小朋友的冷遇或担心学业受到影响;家长担心疾病威胁小儿生命和自身的经济承受力等。应给予支持和鼓励,使他们消除顾虑,树立战胜疾病的信心。

5. 护理评价　经过治疗和护理，评价患儿营养状况是否改善，日常生活是否正常，能否满足生活需要，家长是否能够严格执行消毒隔离制度，情绪是否稳定，是否能够积极配合治疗和护理。

三、急性粟粒型肺结核

（一）疾病概述

急性粟粒型肺结核（acute military tuberculosis）又称为血行播散性肺结核，是由结核杆菌经血行播散而引起，常由原发综合征发展而来。其发病须具备以下两个条件：结核菌菌血症及机体免疫状态发生改变，如急性传染病、营养不良等造成机体免疫力降低，并存在高敏状态，特别是血管的高敏状态。本病可发生于任何季节，以婴幼儿多见。常在原发感染后3～6个月内发病，约38%同时存在原发型肺结核。

原发灶或胸腔内淋巴结干酪坏死病变破坏血管，致大量结核菌进入肺动脉引起粟粒型肺结核。如结核菌进入肺静脉经血行或经淋巴播散至全身可引起脑、脑膜、肝、脾、腹膜、肠、肾等全身粟粒结核病。

1. 临床表现　多在原发感染后6个月内发生，常继发于麻疹、百日咳、营养不良者。多数起病急，患儿突然高热伴盗汗、食欲不振、面色苍白，可有咳嗽、气促和发绀等。早期肺部体征不明显，晚期可闻及细小湿啰音，浅表淋巴结、肝、脾肿大。约50%以上的患儿在病初出现脑膜炎征象。6个月以下婴儿发病急、症状重且不典型，累及多个器官，可出现黄疸，胸背部皮肤偶见粟粒疹，伴发结核性脑膜炎者居多。

2. 辅助检查

(1) 血液检查：血沉增快，部分病人血象可出现类白血病样反应。

(2) 特殊检查：①PPD试验：呈阳性，严重病人也可假阴性。②胸部X线检查：早期常呈阴性，起病1～2周后可见大小一致、分布均匀的粟粒状阴影，密布于两侧肺野，或仅有弥散性网状结构阴影，病变急剧进展可形成空洞、肺气肿、肺大泡、自发性气胸。经合理化疗，病灶可于2～10周后开始吸收，6～7个月完全消失。③眼底检查：可发现脉络膜结核结节，分布于视网膜中心动脉分枝周围。

3. 治疗原则　应用抗结核药物，分两个阶段治疗，总疗程1年半以上。伴严重中毒症状和结核性脑膜炎时，在应用足量抗结核药物的同时可加用肾上腺皮质激素4～8周。

（二）护理

1. 护理评估

(1) 健康史　评估患儿有无密切接触过开放性肺结核患者，有无卡介苗接种史，有无原发型肺结核病史，是否接受正规治疗，患儿居住环境，身体情况，发病前有无患过其他急性传染病，如麻疹、百日咳等。

(2) 身体状况　评估患儿体温情况，有无寒战、盗汗、食欲不振、咳嗽、和气促发绀等，有无肝、脾、淋巴结肿大等。评估辅助检查结果。

(3) 心理社会状况　评估患儿及其家长对疾病的了解程度，情绪是否稳定，能否积极配合治疗、隔离和护理。

2.护理诊断/问题

(1)体温过高　与结核杆菌感染有关。

(2)气体交换受损　与肺部广泛粟粒结核病灶有关。

(3)营养失调,低于机体需要量　与疾病消耗有关。

3.护理目标

(1)患儿体温维持在正常范围。

(2)患儿无气促发绀,呼吸正常。

(3)患儿得到充足的营养。

4.护理措施

(1)维持体温正常：密切监测患儿体温,体温升高时应予以降温处理,以物理降温为宜,可采取头部放置冰帽冷敷、温水擦浴、冰盐水加消炎痛药物灌肠等一系列措施。超过38.5℃时给予药物降温。体温突然过高要警惕高热惊厥的发生。嘱患儿多饮水,保证充足的睡眠,保持病室内空气新鲜、流通,环境温度适中,若出汗较多,及时更换干净的衣服。

(2)保持呼吸道通畅,必要时吸氧：保持病室温度在18~22℃,湿度在50%~60%。各项护理操作尽量集中进行,避免过多打扰患儿,使患儿保持安静,降低机体氧耗量。保持呼吸道通畅,定时帮助患儿翻身变换体位,拍背助排痰,及时清除口、鼻腔内的分泌物。若患儿出现呼吸困难、口唇发绀及喘憋等表现,应立即给予吸氧。

(3)供给丰富的营养：给予高热量、高蛋白、高维生素的饮食,促进机体修复能力和病灶愈合。尽量提供患儿喜欢的食品,注意食物的搭配和花样,以增进患儿的食欲。

(4)密切观察病情变化：定时测生命体征,如出现烦躁不安、嗜睡、头痛、呕吐、惊厥等脑膜炎症状及时通知医生。

(5)预防感染的传播：应给予相应的隔离消毒。具体措施参见本节"原发型肺结核"。

5.护理评价　经过治疗和护理,评价患儿体温是否维持在正常范围,症状有无改善,营养是否充足。

四、结核性脑膜炎

(一)疾病概要

结核性脑膜炎(tuberculous meningitis)简称结脑,是小儿结核病中最严重的一型,多见于婴幼儿,病死率及后遗症发生率较高。常在结核原发感染后1年以内,尤其3~6个月内易发生。结脑常由结核菌经血行播散所致,为全身粟粒型结核的一部分;少数由脑内结核病灶破溃引起;极少数经脊柱、中耳或乳突结核病灶直接蔓延引起。

1.临床表现　多缓慢起病,婴儿可见有骤起高热、惊厥起病,典型临床表现分三期。

(1)早期(前驱期):1~2周,患儿出现性格改变,如精神呆滞、喜哭、易怒、睡眠不安等,同时有低热、食欲不振、消瘦、不明原因的呕吐、便秘,年长儿可诉头痛。

(2)中期(脑膜刺激症期):1~2周,因颅高压出现剧烈头痛、喷射性呕吐、嗜睡或惊厥。脑膜刺激征明显,出现颈强直,克匿格征、布鲁金斯基征阳性。巴彬斯基征及划痕试验阳性。

小婴儿则以前囟饱满为主要表现。此期还可出现颅神经受损的表现,如面神经、动眼神经、外展神经瘫痪,以面神经瘫痪最常见。部分患儿出现肢体瘫痪。

(3)晚期(昏迷期):1~3周,上述症状逐渐加重,由意识朦胧、半昏迷进入完全昏迷。频繁惊厥甚至呈强直状态。极度消瘦,常伴水、电解质代谢紊乱。明显颅高压及脑积水时,呼吸不规则或变慢,婴儿则前囟膨隆、颅缝裂开、头皮静脉怒张等。最终可因脑疝致呼吸、循环衰竭而死亡。

2.辅助检查

(1)脑脊液检查:压力增高,外观透明或呈毛玻璃样,静置12~24小时后,可有蜘蛛网状薄膜形成,取之涂片检查,可查到结核菌。白细胞总数$(50~500)\times 10^6/L$,淋巴细胞占0.70~0.80,糖和氯化物含量均降低(为结脑典型改变),蛋白定量增加。脑脊液结核菌培养或涂片查到结核菌是诊断结脑的可靠依据。也可对脑脊液进行聚合酶链反应和抗结核抗体测定,其结果有助于结脑的诊断。

(2)结核菌素试验:阳性对诊断有帮助,但约一半患儿可呈假阴性。

(3)其他检查:X线胸片见结核病改变,眼底镜见脉络膜粟粒状结核结节对确诊结脑很有意义。

3.治疗原则　主要是抗结核治疗和降低颅内压。

(1)抗结核治疗:强化治疗阶段联合使用INH、RFP、PZA及SM,疗程为3~4个月;巩固治疗阶段继续应用INH、RFP或EMB9~12个月。总疗程不少于12个月或脑脊液恢复正常后继续治疗6个月。

(2)降低颅内压:脱水剂20%甘露醇快速静脉滴注降颅压。利尿剂乙酰唑胺可减少脑脊液产生而降低颅内压。应用肾上腺皮质激素减轻结核中毒症状,改善毛细血管通透性,降低颅内压,并可减少粘连,防止或减轻脑水肿。常选用泼尼松,疗程为8~12周。对药物降颅压无效或疑有脑疝者,可行侧脑室穿刺引流术。

(二)护理

1.护理评估

(1)健康史　评估患儿是否按时接种过卡介苗,既往有无结核病史,是否有结核病接触史,近期有无其他急性传染病史,早期有无性格改变、呕吐、消瘦等表现。

(2)身体状况　评估患儿全身状况,有无神志改变、频繁惊厥,有无颅高压表现,小婴儿前囟是否饱满,有无脑膜刺激征及颅神经受损与瘫痪的表现。评估脑脊液检查情况,了解X线胸片、结核菌素试验等检查结果。

(3)心理社会状况　评估患儿的生活习惯,家长及患儿对疾病的了解程度,有无治愈疾病的信心;评估患儿家长的护理能力以及对护理的要求及对疾病的承受能力和配合程度。

2.护理诊断/问题

(1)潜在并发症　颅内压增高。

(2)营养失调,低于机体需要量　与消耗增多、摄入不足有关。

(3)有皮肤完整性受损的危险　与长期卧床、呕吐物刺激有关。

(4)有感染的危险　与机体免疫力下降、误吸呕吐物等有关。

(5)焦虑　与病情危重、预后差有关。

3.护理目标

(1)患儿不发生颅高压,或发生时能及时发现、及时处理。

(2)患儿能够获得充足的营养。

(3)家长能了解褥疮发生的原因和预防方法,配合护理,患儿皮肤保持完整。

(4)患儿住院期间无感染表现。

(5)患儿及家属情绪稳定,积极配合治疗和护理,信心增强。

4.护理措施

(1)密切观察病情变化,协助降低颅内压:患儿应绝对卧床休息,保持室内安静,护理操作尽量集中进行,避免过多打扰患儿。密切观察患儿生命体征、神志、瞳孔大小等,备好抢救物品,若出现颅内压增高、脑疝征兆及时采取抢救措施。按医嘱正确地使用降颅压的药物,如肾上腺皮质激素、20%甘露醇、利尿剂等,必要时配合医生行腰椎穿刺术或侧脑室引流术。做好术后护理,腰椎穿刺后应嘱患儿去枕平卧4～6小时。合理使用抗结核药物,有效控制颅内感染并注意药物副作用。

(2)保持呼吸道通畅:对存在呼吸功能障碍的患儿,应保持呼吸道通畅。患儿取侧卧位,以免仰卧舌根后坠堵塞喉头阻碍呼吸。解松衣领,及时清除口鼻分泌物及呕吐物,防止误吸导致窒息或发生吸入性肺炎。吸氧,改善呼吸功能,必要时吸痰或进行人工呼吸。若患儿惊厥发作应在齿间放置牙垫,以避免舌咬伤。

(3)保证营养供给:为患儿提供足够热量、高蛋白及维生素的流质及半流质饮食。能够自行进食者,宜少量多餐,耐心喂养。对昏迷不能进食者,可行鼻饲或静脉营养,鼻饲时速度不宜过快,以避免呕吐。

(4)保护皮肤、黏膜,避免褥疮及继发感染:保持被褥床单干燥、整洁。大小便后及时清洗臀部,更换清洁尿布。呕吐后及时清除颈部、耳部等残留的呕吐物。对于昏迷或瘫痪患儿,给予每2小时翻身、拍背1次。骨隆突处放置气垫或棉圈,以避免局部血循环不良,产生褥疮和坠积性肺炎。对于昏迷,眼不能闭合患儿,可涂眼膏或用纱布覆盖,保护角膜。加强口腔护理,每日清洁口腔2～3次,以避免口腔不洁致细菌繁殖。

(5)预防感染的传播:注意隔离消毒。具体措施参见本节"原发型肺结核"。

(6)心理护理:结脑病情重、病程长,疾病和治疗给患儿带来不少痛苦。家长对患儿的预后尤为担心,护理人员应予以耐心解释和心理上的支持,帮助其克服焦虑心理,配合治疗护理。医护人员对患儿应和蔼可亲,关怀体贴。护理操作时动作要轻柔,及时解除患儿不适,为其提供生活方面的周到服务。

(7)健康教育:向患儿及家长解释结脑病程长、治疗时间长以及正规治疗的重要性。病情好转出院后,要有接受长期治疗的准备,并能坚持全程、合理用药。指导家长密切观察疗效及抗结核药物的毒副作用,定期门诊复查,了解治疗效果。为患儿建立良好的生活制度,保证充足的休息时间,适当地进行户外活动,提高机体抵抗力。安排合理饮食,供给充足的营养。避免与开放性结核病人接触,防止发生重复感染。部分留有后遗症的患儿,指导家长掌握对瘫痪肢体进行理疗、被动活动等功能锻炼的方法,帮助肢体功能恢复,防止肌挛缩。若患儿有失语和智力低下,应及时进行语言训练和适当教育,促进患儿康复。

5. 护理评价 经过治疗和护理,评价患儿有无发生颅内高压,或发生时能得到及时处理,是否能获得充分的营养需要,家长能否了解发生的原因及预防方法,患儿皮肤是否完整,患儿住院期间有无感染表现,家属情绪是否稳定。

本章小结

本章介绍麻疹、水痘、百日咳、手足口病、猩红热、流行性腮腺炎、中毒性细菌性痢疾和结核病等小儿常见传染病的疾病概要和护理,重点强调了麻疹、水痘、结核病等疾病的护理措施。

本章关键词:传染病;传染源;传播途径;易感人群;麻疹;水痘;百日咳;手足口病;猩红热;流行性腮腺炎;中毒性细菌性痢疾;结核病

课后思考

1. 麻疹患儿的主要临床表现有哪些?
2. 手足口病患儿的护理措施有哪些?
3. 结核菌素试验结果的意义有哪些?
4. 结核性脑膜炎患儿有哪些临床表现?
5. 患儿,女,1岁,发热、咳嗽、流涕三天,体温39.5℃,呼吸40次/分,脉搏130次/分,口腔有柯氏斑,发际可见稀疏不规则的红疹,疹间皮肤正常,初步诊断为麻疹。
   (1)该患儿的护理要点是什么?
   (2)对该患儿应立即采取何种处理措施?
6. 患儿,男,7岁,发热、头痛、左耳下疼痛3天,体温39℃,左侧腮腺部位肿胀,触痛明显。
   (1)该患儿诊断为何种疾病?
   (2)该患儿的护理要点是什么?

(芮 芳)

第十七章 常见急症及危重症

案例

患儿，女，1岁。因"发热1天，抽搐一次"急诊入院。患儿1天前无明显诱因出现发热（体温未测），伴流涕，无咳嗽。半小时前突然出现两眼上翻，四肢抽搐，来院途中出汗、抽搐停止。患儿既往无特殊病史。体检：体重10kg，体温39℃，神志清楚，精神萎靡，呼吸急促，心率150次/分，四肢肌张力不高，双侧巴氏征（±）。急查血象：WBC $10×10^9$/L，N40%。

问题：
1. 该患儿最可能的医疗诊断是什么？
2. 如何针对该患儿首优的护理诊断实施护理措施？

本章学习目标

1. 掌握小儿常见急症（小儿惊厥、急性颅内压增高、急性呼吸衰竭、充血性心力衰竭、急性肾衰竭）的概念和急救处理、护理评估和护理措施。
2. 熟悉小儿常见急症的治疗原则、护理诊断。
3. 了解小儿常见急症的病因、发病机制。
4. 在护理患儿过程中认真负责，关爱患儿，为患儿提供及时有效护理。

第一节 小儿惊厥

一、疾病概要

惊厥（convulsions）是小儿常见危急重症，以全身或局部骨骼肌群突然发生不自主收缩为主要表现，常伴意识障碍，可发生于许多疾病的过程中。发作时间长短不等，有时反复发作，甚至呈持续状态。小儿惊厥的发生率高，约是成人的1015倍，以婴幼儿多见，反复发作可引起脑组织缺氧性损害。

(一)病因和发病机制

1. 感染性疾病

(1)颅内感染:如细菌、病毒、原虫、真菌等引起的脑膜炎、脑炎及脑脓肿。

(2)颅外感染:如高热惊厥、其他部位感染引起的中毒性脑病、败血症、破伤风等。

2. 非感染性疾病

(1)颅内疾病:原发癫痫、脑占位性病变(如肿瘤、囊肿、血肿)、先天脑发育异常、脑外伤等。

(2)颅外疾病:窒息、缺血缺氧性脑病、各类中毒、各类内分泌代谢紊乱性疾患及严重的心、肺、肾疾病。

惊厥是一种暂时性神经系统功能紊乱。由于婴幼儿大脑发育尚未完善,大脑皮层神经细胞分化不全,加之神经元的树突发育不全,轴突髓鞘未完全形成,因此较弱的刺激也能在大脑皮层形成强烈兴奋灶并迅速泛化,导致神经细胞突然大量、异常、反复放电而引起惊厥。

(二)临床表现

1. 惊厥

(1)典型表现:惊厥发作时表现为突然意识丧失,头向后仰,面部及四肢肌肉呈强直性或阵挛性收缩,眼球固定、上翻或斜视,口吐白沫,牙关紧闭,面色青紫,部分患儿有大小便失禁。惊厥持续时间为数秒至数分或更长,发作停止后多入睡。惊厥典型表现常见于癫痫大发作。

(2)局限性抽搐:多见于新生儿或小婴儿。惊厥发作不典型,多为微小发作,如呼吸暂停、两眼凝视、反复眨眼、咀嚼、一侧肢体抽动等,一般神志清楚。如抽搐部位局限而固定,常有定位意义。

2. 惊厥持续状态 惊厥持续状态(status epilepicus)是指惊厥持续30分钟以上,或两次发作间歇期意识不能完全恢复者。惊厥持续状态为惊厥危重型,多见于癫痫大发作、破伤风、严重的颅内感染、代谢紊乱、脑瘤等。由于惊厥时间过长,可引起缺氧性脑损害、脑水肿甚至死亡。

3. 高热惊厥 由单纯发热诱发的惊厥,是小儿惊厥最常见的原因。多见于1~3岁的小儿,一般发生于上呼吸道感染的初期,当体温骤升至38.5~40℃或更高时,突然发生惊厥。根据发作特点和预后分为两型:

(1)单纯性高热惊厥:多呈全身强直-阵挛性发作,持续数秒至10分钟,可伴有发作后短暂嗜睡;除原发病的表现外,一切如常,无神经系统异常体征;在一次热性疾病中,大多只发作一次,个别有两次发作;约有50%的患儿在以后的热性疾病中再次或多次发作。

(2)复杂型高热惊厥:惊厥形式呈局灶性发作,持续15分钟以上;体温中、低热时即可出现惊厥,发作后有暂时性麻痹,清醒慢;24小时以内发作1次以上,初次发作年龄可小于6个月或大于6岁以上,热性惊厥反复频繁发作累计总数5次以上;可有高热惊厥家族史。

多数高热惊厥的患儿随年龄增长而停止发作,2%~7%转变为癫痫,其转为癫痫的危险因素包括原有神经系统发育异常、有癫痫家族史、首次发作有复杂型高热惊厥的表现。

(三)辅助检查

根据病情需要做血常规、大便常规、尿常规、血糖、血钙、血磷、尿素氮及脑脊液检查。必要时可做眼底检查、脑电图、心电图、B超、CT、MRI等。

(四)治疗原则

迅速控制惊厥发作,保持呼吸道通畅,防止因缺氧引发脑水肿;寻找和治疗病因,预防惊厥复发。

1. 镇静止惊

(1)针刺法:急性发作时,在缺乏急救药物的紧急情况下,可针刺人中、百会、涌泉、十宣、合谷、内关等穴位。在2~3分钟内不能止惊时,应迅速选用止惊药物。

(2)止惊药物:①地西泮:为首选药,剂量按每次0.1~0.3mg/kg缓慢静脉注射,半小时后可重复一次。对各型发作都有效,尤其适合于惊厥持续状态,其作用快(大多在1~2分钟内止惊),较安全。缺点是作用短暂,过量可致呼吸抑制、血压降低,需观察病人呼吸及血压的变化。②苯巴比妥钠:是新生儿惊厥首选药物(但新生儿破伤风应首选地西泮)。其负荷量为10mg/kg静脉注射,每日维持量为5mg/kg。本药抗惊厥作用维持时间较长,也有呼吸抑制及降低血压等副作用。③10%水合氯醛:每次0.5mL/kg,一次最大剂量不超过10mL,由胃管给药或加等量生理盐水保留灌肠。④苯妥英钠:用于癫痫持续状态,当地西泮无效时,可按每次15~20mg/kg静脉注射,速度为每分钟0.5~1.0mg/kg,应在心电监护下应用。维持量每日5mg/kg,静注,可用三日。

2. 对症治疗 高热者给予物理降温或药物降温,脑水肿者可静脉应用甘露醇、呋塞米或肾上腺皮质激素。

3. 病因治疗 针对引起惊厥不同的病因,采取相应的治疗措施。

二、护 理

(一)护理评估

1. 健康史 详细了解患儿的分娩史、喂养史、疾病史和既往史。

2. 身体状况 注意评估患儿惊厥发作时是否出现典型表现如意识丧失、四肢全身肌肉抽搐、口吐白沫等(新生儿或小婴儿症状不典型),以及惊厥持续的时间;注意评估单纯性高热惊厥还是复杂性高热惊厥。评估血常规、血液生化以及各种辅助检查情况。

3. 心理社会状况 评估家长的心理状态,以及家长对于本病相关知识的掌握程度;评估父母的文化程度、家庭环境和经济状况等。

(二)护理诊断/问题

1. 有窒息的危险 与惊厥发作、咳嗽和呕吐反射减弱、呼吸道堵塞有关。

2. 有受伤的危险 与抽搐、意识障碍有关。

3. 体温过高 与感染或惊厥持续状态有关。

4.焦虑　与缺乏惊厥相关知识有关。

(三)护理目标

1.患儿呼吸道保持通畅,生命体征正常。
2.患儿住院期间没有发生伤害。
3.患儿体温维持正常。
4.患儿及家长情绪稳定,惊厥发作时得到紧急处理。

(四)护理措施

1.预防窒息
(1)惊厥发作时应就地抢救,立即让患儿平卧,头偏向一侧,在头下放些柔软的物品。解开衣领,松解衣服,清除患儿口鼻腔分泌物、呕吐物等,保证气道通畅。将舌轻轻向外牵拉,防止舌后坠阻塞呼吸道造成呼吸不畅。备好急救用品,如开口器、吸痰器、气管插管用具等。
(2)按医嘱给予止惊药物,如地西泮、苯巴比妥等,观察并记录患儿用药后的反应。

2.预防外伤　惊厥发作时,将纱布放在患儿手中和腋下,防止皮肤摩擦受损。在已长牙患儿上下臼齿之间放置牙垫,防止舌咬伤。牙关紧闭时,不要用力撬开,以避免损伤牙齿。床边放置床挡,防止坠床,在床栏杆处放置棉垫,防止患儿抽搐时碰到栏杆,同时将床上硬物移开。若患儿发作时倒在地上应就地抢救,移开可能伤害患儿的物品,勿强力按压或牵拉患儿肢体,以免骨折或脱臼。对有可能发生惊厥的患儿要有专人守护,以防发作时受伤。

3.维持体温正常　卧床休息,多饮水,每4小时测量一次体温。如为超高热或有高热惊厥史者1～2小时测量一次,退热处理1小时后复测体温。体温超过38.5℃时,给予物理降温或药物降温。

4.密切观察病情变化　各种刺激均可使惊厥加剧或时间延长,故应保持患儿安静,避免刺激。密切观察体温、血压、呼吸、脉搏、意识及瞳孔变化,惊厥较重或持续时间较长可引起脑缺氧,导致脑水肿或脑损伤,应及时吸氧,若出现脑水肿早期症状应及时通知医生,并按医嘱用脱水剂。

5.健康教育　向家长详细交代患儿病情,解释惊厥的病因和诱因,指导家长掌握预防惊厥的措施。因高热惊厥患儿在今后发热时还可能发生惊厥,故应告诉家长及时控制体温是预防惊厥的关键,教给家长在患儿发热时进行物理降温和药物降温的方法。演示惊厥发作时急救的方法,如按压人中、合谷穴,保持镇静,发作缓解时迅速将患儿送往医院。癫痫患儿应按时服药,不能随便停药。经常和患儿及家长交流,解除其焦虑和自卑心理,建立战胜疾病的信心。同时强调定期门诊随访的重要性,根据病情及时调整药物。对惊厥发作时间较长的患儿应指导家长今后采用做游戏的方式观察患儿有无神经系统后遗症,如耳聋、肢体活动障碍、智能低下等,如有应及时给予治疗和康复锻炼。

(五)护理评价

经过治疗和护理,评价患儿是否达到:呼吸平稳,生命体征正常;体温维持正常;没有发生意外;患儿及家长掌握相关知识。

第二节 急性颅内压增高

一、疾病概要

急性颅内压增高(acute intracranial hypertension)简称颅内高压,是多种原因引起的脑实质及其液体量增加所致的一种临床综合征,重者可迅速发展成脑疝而危及生命。

(一)病因

1. 感染 如各种脑膜炎、脑炎、脑脓肿、颅内寄生虫、中毒型痢疾、重症肺炎和败血症等。
2. 脑缺血缺氧 如呼吸衰竭、窒息、溺水、CO中毒、休克和癫痫持续状态等。
3. 颅内占位性病变 如颅内出血、外伤所致硬膜下或硬膜外血肿、神经胶质瘤、髓母细胞瘤等。
4. 脑脊液动力学障碍 如脑外伤、脑积水和先天性颅脑畸形所致脑脊液产生过多或循环受阻。

(二)发病机制

颅内容物包括脑组织、脑脊液和血液,由于颅内容量几乎不可压缩,其中任何一种成分的增加均会占用另外两种成分的空间,并出现颅内压增高。颅内压为颅内容物对密闭、容量固定的颅腔所施加的压力。在正常情况下颅内压保持相对恒定($60\sim160\text{mmH}_2\text{O}$),当脑脊液压力超过$180\text{mmH}_2\text{O}(1.76\text{kPa})$,即为颅内高压。小儿囟门或颅缝未闭合时,对颅内压增高具有一定的缓冲作用,可暂时避免颅内高压对脑的损伤,但也会在一定程度上掩盖颅内压增高的临床表现而延误诊断,应引起足够的重视。

缺氧、感染、中毒等可使血管通透性增加或脑细胞内能量代谢障碍、钠泵失活而致细胞内、外液量增多,使脑组织体积增大,颅内占位病变使颅腔内容物体积增加,脑脊液循环障碍致脑积水和脑脊液量增加,均可致颅内压增高。颅内压持续上升,会使脑血流量下降而造成脑损伤,严重时迫使部分脑组织嵌入孔隙,形成脑疝,导致中枢性呼吸衰竭,甚至呼吸骤停危及生命。

(三)临床表现

1. 头痛 呈广泛性或局限性疼痛,晨起为甚,为颅内高压时硬脑膜、血管及神经受挤压或炎症刺激所致。当咳嗽、用力大便或头部位置改变时头痛加剧。婴幼儿表现为烦躁不安、尖叫、拍打头部,新生儿表现为睁眼不睡和尖叫。
2. 呕吐 由于延髓呕吐中枢受刺激所致,常为喷射性,与进食无关。呕吐常在剧烈头痛时发生,呕吐后头痛减轻。
3. 意识改变 早期出现表情淡漠、反应迟钝、嗜睡或躁动,严重者可发生惊厥、昏迷。
4. 头部体征 婴儿可见前囟紧张、隆起,失去正常搏动,前囟迟闭,颅缝裂开等。
5. 眼征 患儿可由于第Ⅵ对颅神经麻痹、上丘受压、第Ⅲ脑室和视交叉受压产生复视、落日眼、视觉模糊、偏盲甚至失明等。眼底多有双侧视乳头水肿,但前囟未闭的婴儿不一定发生。

6.生命体征改变　多发生在颅内压急剧增高时。一般血压先升高(收缩压升高为主),继而脉搏变慢,呼吸变慢且不规则,若不能及时治疗,可发生脑疝。下丘脑体温调节中枢受累可致高热。

7.脑疝　小脑幕切迹疝表现为四肢肌张力增高,意识障碍加深,同侧瞳孔先缩小继而扩大,对光反射减弱或消失,两侧瞳孔不等大。其中两侧瞳孔不等大是早期诊断小脑幕切迹疝的一项可靠依据。另外,可出现对侧肢体瘫痪,锥体束征阳性,呈去大脑强直,频发惊厥。枕骨大孔疝表现为患儿颈项强直,逐渐出现四肢强直性抽搐,突然出现中枢性呼吸衰竭或呼吸骤停,双侧瞳孔先缩小后扩大、眼球固定、昏迷加深。

(四)辅助检查

1.血、尿、便常规检查和肝、肾功能等血液生化检查及脑脊液检查。

2.脑脊液检查　疑有颅内高压者腰椎穿刺应谨慎,以免诱发脑疝。需进行腰穿以明确诊断者,应术前给予甘露醇,术中控制脑脊液滴速和量。

3.B型超声波检查　可发现脑室扩大、脑血管畸形及占位性病变。

4.CT、MRI成像、脑血管造影　有助于颅内占位性病变的诊断。

5.眼底检查　可见视神经乳头水肿、视网膜水肿、视神经萎缩等改变。

(五)治疗原则

1.降低颅内压　首选甘露醇 0.5～1g/kg 快速静脉注入,每 6～8 小时重复一次。重症者可使用利尿剂如呋塞米 0.5～1mg/kg 静脉注射,可在两次应用脱水剂之间或与脱水剂同时应用,也可给予肾上腺皮质激素如地塞米松 0.2～0.4mg/kg,每日 2～3 次,连用 2～3 天。

2.对症治疗　如抗感染、改善通气、纠正休克与缺氧、消除颅内占位性病变等。对躁动或惊厥者,给予地西泮 0.3mg/kg 静脉推注以止惊。为减少惊厥对脑细胞的继续损害可采用亚冬眠疗法或头置冰帽,使体温控制在 33℃～34℃。应用脱水剂时应注意补充白蛋白、血浆,以维持血浆胶体渗透压。补液时注意液体的供给量要入量略少于出量。

二、护　理

(一)护理评估

1.健康史　了解患儿有无感染史,有无各种原因造成的缺血缺氧病史以及颅内占位性病变。

2.身体评估　严密监测生命体征,评估患儿是否有头痛、呕吐、意识障碍的临床表现,是否有脑疝的发生。评估辅助检查结果。

3.心理社会状况　评估家长的心理状态,评估家长对于本病相关知识的掌握程度,尤其是用药方法和副作用的观察,评估父母的文化程度、家庭环境和经济状况等。

(二)护理诊断/问题

1. 急性疼痛 与颅内压增高有关。
2. 有窒息的危险 与意识障碍有关。
3. 潜在并发症 脑疝、呼吸骤停。
4. 恐惧 与患儿病情危重有关。

(三)护理目标

1. 患儿颅内压降至正常,头痛减轻。
2. 患儿无窒息、受伤和意识障碍的发生。
3. 患儿未发生脑疝、脑水肿或发生后得到及时处理。
4. 患儿或家长能了解相关知识,积极配合治疗。

(四)护理措施

1. 避免颅内压增高加重 保持患儿绝对安静,避免躁动、剧烈咳嗽,检查和治疗尽可能集中进行,护理患儿时要动作轻柔,不要猛力转动患儿头部和翻身;抬高床头30°左右,使头部处于正中位以利颅内血液回流,疑有脑疝时以平卧为宜,但要保证气道通畅。疑有颅内高压者腰穿应慎重,术前应给予甘露醇,术中控制脑脊液滴速及量,术后去枕平卧6小时,以免诱发脑疝。

2. 气道管理 根据病情选择不同方式供氧,保持呼吸道通畅,及时清除气道分泌物,以保证血氧分压维持在正常范围。备好呼吸器,必要时人工辅助通气。

3. 用药护理 按医嘱要求调整输液速度,按时应用脱水剂、利尿剂等以减轻脑水肿。静脉使用镇静剂时速度宜慢,以免发生呼吸抑制。注意观察药物的疗效及不良反应。

4. 病情观察 严密观察病情变化,定时监测生命体征、瞳孔、肌张力、意识状态等。若发生脑疝,应立即通知医生,并配合抢救。

5. 健康教育 向家长介绍患儿的病情及预后,安慰、鼓励他们树立信心。解释保持安静的重要性及头肩抬高的意义,以取得家长的合作。根据原发病的特点,作好相应的保健指导。

(五)护理评价

经过治疗和护理,评价患儿是否达到:颅内压降至正常,头痛减轻;无窒息、受伤和意识障碍的发生;未发生脑疝、脑水肿或发生后得到及时处理。

第三节 急性呼吸衰竭

一、疾病概要

急性呼吸衰竭(acute respiratory failure,ARF)简称呼衰,是指由于呼吸中枢和(或)呼吸器官的原发或继发病变,引起呼吸功能障碍,导致缺氧和(或)二氧化碳潴留而引起一系列生理功能和代谢紊乱的临床综合征。是小儿时期常见的危重急症之一。本症预后较差,死亡率高,但随着医疗水平的提高、呼吸机的使用,治愈率有所提高。

(一)病因和发病机制

1.病因 急性呼吸衰竭是由多种因素引起的,分中枢性和周围性两大类。

(1)中枢性呼吸衰竭:是因为病变累及呼吸中枢而引起的通气和(或)换气功能障碍,例如各种颅内感染、颅内出血、脑水肿、脑损伤、颅内肿瘤、电击、药物麻醉或中毒等疾病。

(2)周围性呼吸衰竭:是因为呼吸器官或神经肌肉系统的严重病变所致的通气和(或)换气功能障碍,例如早产儿肺透明膜病(NRDS)、急性喉炎、喉痉挛、喉软骨发育不良、异物梗阻、支气管哮喘及重症肌无力、脊髓灰质炎伴呼吸肌麻痹等疾病。

2.发病机制

(1)通气障碍:肺泡与外界气体交换发生障碍。①呼吸道梗阻导致气道阻力和肺泡生理无效腔增加,肺泡通气量减少;②呼吸中枢抑制或呼吸肌运动障碍使呼吸动力减弱,肺泡不能正常膨胀,导致外界进入肺泡的氧气减少,二氧化碳排出亦减少;③胸部疾患或肺实质病变使肺顺应性下降,导致通气不足。此时的血气分析为 $PaO_2 < 6.65kPa(50mmHg)$,$PaCO_2 > 6.65kPa(50mmHg)$。

(2)换气障碍:指肺泡与血液间气体弥散障碍。①肺部炎症、肺实变、肺不张等病变,使肺泡膜的弥散面积减少;②肺水肿、肺间质纤维化则可使肺泡膜厚度增加。两者均可影响弥散功能,使从肺泡进入毛细血管内的氧气减少,故此时的血气分析为 $PaO_2 < 6.65kPa(50mmHg)$,而 $PaCO_2$ 正常。

(3)肺泡通气与血流比例(V/Q)失调:正常人在静息状态下,通气血流之比(V/Q)为0.8。当部分肺泡通气不足时,V下降,Q正常,则V/Q下降,导致肺内一部分静脉血未经充分氧合即进入体循环,形成肺内静动脉短路,导致缺氧,见于支气管哮喘、肺炎、肺纤维化、肺透明膜病等;当部分肺泡血流不足时,V正常,Q减少,则V/Q升高,导致部分进入肺泡的气体不能与血流接触进行交换,形成无效腔样通气,导致缺氧,见于休克、肺动脉炎、肺血管收缩、栓塞、破坏等。

(二)临床表现

除有原发病的表现外,主要是呼吸系统表现和低氧血症及高碳酸血症引起的多脏器功能紊乱。

1.原发疾病的临床表现:如肺炎、脑炎等症状和体征。

2.呼吸系统的临床表现:

(1)中枢性呼吸衰竭:主要表现为呼吸节律和频率的改变,多为潮式呼吸、抽泣样呼吸、叹息样呼吸、呼吸暂停和下颌式呼吸。

(2)外周性呼吸衰竭:最早、最突出的表现为呼吸困难。上呼吸道梗阻可导致吸气性呼吸困难,下呼吸道梗阻可致呼气性呼吸困难,重症肺脏病变可致混合性呼吸困难。

3.低氧血症的临床表现

(1)发绀:缺氧的典型表现,$SaO_2<80\%$时,可见口唇、口周、指(趾)甲等处发绀。但伴有严重贫血者发绀不明显或不出现。

(2)中枢神经系统:早期头痛、烦躁、易激惹、视力模糊;继之出现中枢神经系统抑制症状,如神志淡漠、嗜睡、意识模糊等;严重者可有惊厥、昏迷及颅内压增高和脑疝表现。

(3)循环系统症状:早期血压升高,心率加快,晚期心率减慢、血压下降、心律失常甚至心脏停搏。皮肤红润、温暖多汗,与二氧化碳潴留引起外周血管扩张有关。

(4)其他:食欲下降、上消化道出血、少尿、无尿、蛋白尿、红细胞尿、尿素氮升高。若治疗及时,随着缺氧、二氧化碳潴留的改善,上述症状可消失。

4.高碳酸血症的临床表现 轻度者患儿出现烦躁不安、皮肤多汗温暖潮红、瞳孔缩小、脉速、血压升高,严重者惊厥、昏迷、视神经乳头水肿等。

(三)辅助检查

血气分析测定 PaO_2、$PaCO_2$、SaO_2、pH、SB、BE、BB等,以判定呼吸衰竭的类型和程度以及酸碱平衡紊乱的程度。

I型呼吸衰竭:即低氧血症型呼吸衰竭,$PaO_2<6.65kPa(50mmHg)$,$PaCO_2$正常。常见于呼吸衰竭早期或轻症。

II型呼吸衰竭:又称高碳酸血症性呼吸衰竭,$PaO_2<6.65kPa(50mmHg)$,$PaCO_2>6.65kPa(50mmHg)$。常见于呼吸衰竭晚期或重症。

(四)治疗原则

保持呼吸道通畅,改善呼吸功能,合理用氧,正确使用支气管扩张剂和呼吸兴奋剂。除张力性气胸、大量胸腔积液或多发性肺大疱等禁忌症外如有严重通气不足,难以自行维持气体交换时,行机械通气,促进二氧化碳的排出。去除病因,积极治疗原发病;纠正水电解质及酸碱平衡紊乱;维持心、脑、肾等重要脏器功能。

二、护 理

(一)护理评估

1.健康史 评估患儿呼吸困难发生的原因、时间,了解患儿年龄、生长发育状况,询问近期患儿有无呼吸道梗阻、胸肺部疾病、颅内感染、中毒等病史。

2.身体评估 评估患儿有无呼吸困难、缺氧的表现,有无神经系统、循环系统、消化系统等系统的低氧血症表现;评估有无高碳酸血症的表现等;评估血气分析测定结果。

3.心理社会状况 评估患儿及家长是否因疾病、舒适改变而产生情绪反应;评估家长对预后的了解程度,对治疗和护理操作的理解能力;了解家庭经济状况,是否能积极配合治疗。如因病情需要行气管切开、机械通气时,有无产生沮丧和恐惧,是否有放弃治疗的可能。

(二)护理诊断/问题

1.自主呼吸受损 与呼吸肌麻痹或呼吸中枢功能障碍有关。

2. 清理呼吸道无效　与痰液黏稠、咳嗽无力、疲乏有关。
3. 潜在并发症　多器官功能衰竭。
4. 焦虑/恐惧　与患儿病情危重、缺乏相关知识有关。

(三)护理目标

1. 患儿呼吸困难减轻,呼吸平稳,动脉血气分析正常。
2. 患儿保持呼吸道通畅,痰液稀少且能排出。
3. 患儿无并发症发生或发生能得到及时治疗。
4. 患儿或家长能表达自己感受,了解急性呼吸衰竭的相关知识。

(四)护理措施

1. 改善呼吸功能

(1)休息:嘱患儿绝对卧床休息,并保持舒适体位,如半卧位或坐位,以利于呼吸。

(2)超声雾化吸入:可用40℃加温湿化器,也可用超声雾化器,湿化呼吸道,同时加入解痉、化痰、抗感染药物,有利于通气和排痰,一般每次15分钟,每日数次。必要时吸痰,操作时动作要轻柔、避免吸引时间过长、负压过大,以免损伤呼吸道黏膜或引起继发感染。

(3)遵医嘱给氧:吸氧时注意加热湿化,如将60℃左右的温水放入湿化瓶内。以低流量持续给氧效果为佳,氧浓度一般为30%～50%,流量2～3 L/分钟,可采用鼻导管、头罩或面罩法。缺氧严重紧急抢救时,可用100%纯氧吸入,但持续时间不应超过6小时,防止氧中毒。

(4)严密监测病情:如出现呼吸困难和发绀减轻、心率减慢、面色红润,表明缺氧缓解;如出现呼吸过缓或意识障碍加重,提示二氧化碳潴留加重。应及时通知医生或遵医嘱用支气管扩张剂或呼吸兴奋剂,注意观察药物的疗效和副作用。

(5)严重通气不足时,立即配合气管插管或气管切开,行机械通气。使用人工呼吸机时应注意以下几点:①明确使用机械通气的指征,对患儿及家长做好解释工作,根据患儿血气分析结果调整各项参数;②专人监护,观察患儿胸廓起伏、神态、面色、周围循环等,防止通气不足或通气过度(通气不足时患儿自主呼吸和呼吸机呼吸同步,通气过度时有血压下降,抽搐等碱中毒表现),及时进行调整,同时要注意防止导管脱落和堵塞;③防止继发感染,应做好空气、地面和呼吸机各管道的消毒工作,接触患儿前后洗手;④注意翻身、轻叩背部,以改善肺部循环和痰液引流;⑤当患儿病情改善、呼吸循环系统功能稳定,能够维持自主呼吸2～3小时,吸入50%氧后PaO_2>6.65kPa(50mmHg)、$PaCO_2$<6.65kPa(50mmHg),以及在间歇指令通气等辅助通气条件下能维持血气正常时,可考虑撤离呼吸机;⑥撤离呼吸机前要准备好吸氧设备、解痉药品及气管插管的物品,撤离呼吸机后密切观察患儿呼吸、循环等生命体征,防止发生意外。

2. 保持呼吸道通畅　病室要清洁舒适,空气新鲜,有适宜的温湿度,及时清理呼吸道分泌物。定时为患儿更换体位、翻身、拍背,鼓励意识清醒的患儿咳嗽。痰液黏稠者予超声雾化吸入,雾化液中可加入解痉、化痰、抗感染药物,湿化气道,有利于排痰和通气,一般每次15分钟,每日3～4次。必要时吸痰,操作时动作要轻柔、避免吸引时间过长、负压过大,以免损伤呼吸道黏膜或引起继发感染。

3.病情观察 监测患儿的呼吸及循环功能,注意呼吸频率、节律、类型,监测心律、心率、血压和血气分析,注意患儿的意识状态,是否有烦躁不安、嗜睡或昏迷,观察患儿全身情况,黏膜有无发绀,末梢循环状态,有无少尿或无尿、血尿等发生。如有异常,及时报告医生,并做抢救、治疗的准备。

4.减轻焦虑、恐惧 向家长或患儿解释病情、目前的治疗和护理操作,指导家长如何与医护人员配合,减轻紧张、焦虑情绪。根据不同年龄的患儿,采取不同的安慰措施,如言语鼓励、触摸、转移注意力等,减轻其恐惧感。

5.健康教育

(1)呼吸衰竭缓解后,应指导家长或患儿做好预防措施,积极治疗原发病,并针对不同病因进行健康指导。

(2)指导家长对患儿加强营养和休息,注意保暖,避免受凉,预防呼吸道或其他系统感染。

(五)护理评价

经过治疗和护理,评价患儿是否能维持有效的自主呼吸,血气分析是否正常,患儿痰液是否变稀且容易咳出,有无发生其他脏器功能衰竭,患儿及家长是否能表达自己的感受,积极配合治疗。

第四节 充血性心力衰竭

一、疾病概要

充血性心力衰竭(congestive heart failure,CHF)简称心衰,是指在静脉回流正常的前提下,心肌收缩力下降使心排血量不能满足机体代谢的需要,导致组织器官灌流不足,同时出现肺循环和/或体循环淤血的一种临床综合征。充血性心力衰竭是小儿时期常见的危重急症之一。

(一)病因及发病机制

1.心血管因素 包括容量负荷过重如左向右分流型先心病,心肌收缩力减弱如心肌炎、心内膜弹力纤维增生症、心糖原累积症,梗阻性病变如心瓣膜狭窄、主动脉狭窄、肥厚性心肌病等。

2.非心血管因素 包括:①呼吸系统疾病:小儿时期常见支气管肺炎、毛细支气管炎、支气管哮喘等;②泌尿系统疾病:多见于急性肾小球肾炎急性期严重循环充血;③其他:如严重贫血、脓毒败血症、婴儿期严重电解质紊乱和酸中毒、甲状腺功能亢进、维生素B_1缺乏、低血糖等。

心脏的主要功能是向全身组织输送足够的血液,来满足机体的正常代谢活动和生长发育的需要。当心肌发生病变或心脏长期负荷加重,可使心肌收缩逐渐减退。早期机体通过加快心率、心肌肥厚和心脏扩大进行代偿,以调整心排血量来满足机体需要,这个阶段临床上无症状,为心功能代偿期。心功能进一步减退后,以上代偿机制不能维持足够的心排血量,而出现静脉回流受阻、组织间液过多、脏器瘀血等,即发展为充血性心力衰竭。

(二)临床表现

1. 年长儿心衰的临床表现　症状与成人相似,主要表现为:①心排血量不足:乏力、多汗、食欲减退、心率增快、呼吸浅快等;②体循环瘀血(右心衰竭的表现):颈静脉怒张,肝肿大、压痛,肝颈静脉回流征阳性,尿少和水肿;③肺静脉瘀血(左心衰竭的表现):呼吸困难、气促、咳嗽、端坐呼吸、肺底部闻及湿啰音、心脏听诊常可闻及第一心音减低和奔马律。

2. 婴幼儿心衰的临床表现　不典型,常出现喂养困难、烦躁多汗、哭声低弱,而颈静脉怒张、水肿和肺部湿啰音等体征不明显。

3. 心力衰竭的临床诊断指征　包括:①安静时心率增快,婴儿＞180次/分,幼儿＞160次/分,不能用发热或缺氧解释者;②呼吸困难,青紫突然加重,安静时呼吸＞60次/分;③肝在短时间内较前肿大,而不能以横膈下移等原因解释者,或肝脏肿大,超过肋缘下3cm以上;④心音明显低钝或出现奔马律;⑤突然烦躁不安,面色苍白或发灰,而不能用原有疾病解释者;⑥尿少和下肢浮肿,除外其他原因造成者。上述前4项为主要临床诊断依据,也可根据其他表现和1～2项辅助检查综合分析。

4. 心功能的分级

(1)儿童心功能的分级:

Ⅰ级:仅有心脏病体征,无症状,活动不受限。

Ⅱ级:活动量较大时出现症状,活动轻度受限,亦称心衰Ⅰ度。

Ⅲ级:活动稍多即出现症状,活动明显受限,亦称心衰Ⅱ度。

Ⅳ级:安静休息时也有症状,活动完全受限,亦称心衰Ⅲ度。

(2)婴儿心功能的分级:

0级:无心衰的表现。

Ⅰ级:即轻度心衰。特点为:每次哺乳量＜105mL,或哺乳时间需30分钟以上,呼吸困难,心率＞150次/分,可有奔马律,肝脏肋下2cm。

Ⅱ级:即中度心衰。特点为每次哺乳量＜90mL,或哺乳时间需40分钟以上,呼吸＞60次/分,呼吸形式异常,心率＞160次/分,肝大肋下2～3cm,有奔马律。

Ⅲ级:即重度心衰。特点为每次哺乳量＜75mL,或哺乳时间需40分钟以上,呼吸＞60次/分,呼吸形式异常,心率＞170次/分,肝大肋下3cm以上,有奔马律,并有末梢灌注不良。

(三)辅助检查

1. 胸部X线检查　心影增大,心脏搏动减弱,肺纹理增多,肺瘀血。

2. 心电图检查　不能表明有无心力衰竭,但可有助于病因诊断和指导洋地黄的应用。

3. 超声心动图检查　可见心房和心室腔扩大,M型超声显示心室收缩时间延长,射血分数降低。

（四）治疗要点

治疗除祛除病因、积极治疗原发病外，还要改善心功能，消除水、钠潴留，降低氧的消耗和纠正代谢紊乱。

1. 一般治疗　患儿应卧床休息，以减轻心脏的负担。烦躁、哭闹的患儿可适当给予镇静剂。限制钠和水的入量。对呼吸困难的患儿及时给予吸氧。

2. 洋地黄类药物　应用洋地黄制剂，如地高辛、毛花甙丙能增强心肌的收缩力、减慢心率，从而增加心搏出量，有效地改善心脏的功能。地高辛为小儿时期最常用的洋地黄制剂，可口服或静脉注射，作用时间快，排泄迅速，可通过监测血药浓度来调节剂量，药物中毒时处理也比较容易。

3. 利尿剂　应用利尿剂如呋塞米，促使水、钠排出，减轻心脏负荷，以利心功能的改善。

4. 血管扩张剂　小动脉和小静脉扩张可降低心脏的前后负荷，从而增加心搏出量，使心室充盈下降，肺充血的症状得到缓解。常用的药物有卡托普利、硝普钠等。

二、护　理

（一）护理评估

1. 健康史　了解患儿的病史，发病过程，原发疾病的情况，有无咳嗽、气喘、呼吸困难、心悸、胸闷、浮肿、尿少等。询问发现心脏杂音、青紫时间，发病后饮食、睡眠及活动情况以及就医情况。

2. 身体状况　观察患儿的精神状态、面色，检查患儿的心音、心率、心律、血压、呼吸，肝脏大小，有无浮肿和腹水。评估患儿的心功能状态。了解辅助检查X线胸片、心电图、超声心动图等检查结果和临床意义。

3. 心理社会状况　评估患儿和家长对本病的知识、预后及治疗、护理情况。家庭对患儿住院的反应和要求，家庭的经济情况和承受能力。

（二）护理诊断/问题

1. 心输出量减少　与心肌收缩力降低、心室负荷过重或心室充盈障碍有关。
2. 体液过多　与心功能下降、微循环淤血、肾灌注不足、排尿减少有关。
3. 气体交换受损　与肺循环淤血有关。
4. 潜在并发症　与药物副作用或肺水肿有关。
5. 焦虑　与疾病的痛苦、病情危重及环境改变有关。

（三）护理目标

1. 患儿有效循环血流量恢复至正常。
2. 患儿浮肿减轻、尿量增多、肝脏逐渐缩小。
3. 患儿气促、紫绀消失，呼吸平稳。
4. 患儿住院期间不发生并发症或发生时及时被发现，得到及时处理。

5.患儿及家长得到相关知识,获得心理支持。

(四)护理措施

1.减轻心脏负担

(1)休息:以降低代谢率,减少耗氧,减轻心脏的负担。病室应安静舒适,避免各种刺激。体位宜取半卧位或坐位,使膈肌下降,有利于呼吸运动。休息的原则依心力衰竭的程度而定。Ⅰ度:可起床活动,增加休息时间;Ⅱ度:限制活动,延长卧床时间;Ⅲ度:绝对卧床休息,病情好转后逐渐起床活动,以不出现症状为限。

(2)限制水钠摄入:低盐饮食,每日不超过 0.5~1g,每日液体量宜控制在 60~80mL/kg 以下,输液速度宜慢,以每小时<5mL/kg 为宜。

(3)保持大便通畅:鼓励患儿多吃蔬菜、水果,必要时用开塞露通便或睡前服少量的食物油。避免用力排便。

(4)应用利尿剂:掌握利尿药的作用时间,尽量在清晨或上午给予,以免夜间多次排尿影响睡眠。观察水肿体征的变化,定时测体重及记录尿量。用药期间应鼓励患儿进食含钾丰富的食物,如牛奶、柑橘、菠菜、豆类等,以免出现低钾血症而增加洋地黄的毒性反应,同时应观察低血钾的表现,如四肢软弱无力、腹胀、心音低钝、心律紊乱等,一经发现,应及时处理。

2.给氧 呼吸困难、发绀、低氧血症患儿时应给氧气吸入。有急性肺水肿时,湿化瓶内加入 20%~30%乙醇,每次 10~20 分钟,间歇吸入,必要时重复 1 次。乙醇吸入后可使泡沫表面张力减低而致泡沫破裂,增加气体与肺泡壁的接触,改善气体交换。

3.密切观察病情 密切观察生命体征的变化,必要时进行心电监护;详细记录出入量,定时测量体重,了解水肿增减情况,病情变化时及时报告医生。

4.应用洋地黄类制剂药物的护理 洋地黄治疗量和中毒量接近,容易发生洋地黄中毒。

(1)注意给药方法、剂量,密切观察有无洋地黄的中毒症状:每次应用洋地黄前应测量脉搏,必要时听心率。婴儿脉率小于 90 次/分,年长儿小于 70 次/分时需报告医生决定是否暂停用药。

(2)严格按剂量给药:为了保证洋地黄剂量准确,当注射用药量少于 0.5mL 时要用生理盐水稀释后用 1mL 注射器吸药,口服药则要与其他的药物分开服用。如患儿服药后呕吐,要与医生联系,决定补服或用其他途径给药。

(3)当出现心率过慢、心律失常、恶心呕吐、食欲减退、黄绿视、视力模糊、嗜睡、头晕等毒性反应时,应停服洋地黄,并与医生联系及时采取相应措施。

5.健康教育 向患儿及家长介绍心力衰竭的病因、诱因及防治措施,指导家长及患儿根据病情不同适当安排休息,避免情绪激动和过度活动;注意营养,防止受凉感冒;教会年长儿自我检测脉搏的方法,教会家长掌握出院后的一般用药和家庭护理的方法。

(五)护理评价

经过治疗和护理,评价患儿是否达到:有效循环血流量恢复至正常;患儿浮肿减轻、尿量增多、肝脏逐渐缩小;患儿气促、紫绀消失,呼吸平稳;患儿住院期间未发生并发症或发生时及时被发现,得到及时处理;患儿及家长得到相关知识,获得心理支持,配合治疗和护理。

第五节 急性肾衰竭

一、疾病概要

急性肾衰竭(acute renal failure,ARF)简称急性肾衰,是指由于各种原因引起的短期内肾功能急剧进行性减退,导致氮质血症,水、电解质和酸碱平衡失调等一系列改变的临床综合征。

(一)病因及发病机制

1.肾前性 任何原因引起的血容量减少,都可导致肾血流量下降,肾小球的滤过率降低而出现少尿或无尿。如呕吐、腹泻、脱水、外科手术大出血、烧伤等。此型肾实质并无器质性病变。

2.肾性 是儿科肾衰最常见的原因,由肾实质损害引起。

(1)肾小球疾病:急性肾炎、急进性肾炎、紫癜性肾炎、狼疮性肾炎、溶血尿毒综合征等。

(2)肾小管疾病:由于长时间肾缺血或肾毒性物质(如汞、砷、氨基甙类药物)直接作用于肾小管,导致急性肾小管坏死。

(3)急性肾间质疾病:主要见于感染和药物过敏引起肾小管和间质损害,如急性间质性肾炎,急性肾盂肾炎等。

3.肾后性 各种原因引起的泌尿道梗阻所致。常见的因素有尿路结石、尿路梗阻致肾盂积水、先天性尿路畸形、双侧输尿管连接部狭窄、肾结核、肿瘤压迫输尿管等。肾后性的因素多为可逆性的,及时解除病因,肾功能常可恢复。

急性肾衰竭的发病机制因病因和病期不同而不同。新生儿期以围产期缺氧、败血症、严重溶血或出血引起者较常见;婴儿期以严重腹泻脱水、重症感染及先天畸形引起者多见;年长儿则多因肾炎、休克引起。

(二)临床表现

按尿量多少常分为少尿性肾衰及非少尿性肾衰,临床以前者多见。

1.少尿性肾衰 一般分为3期,但小儿常无明显分期界限。

(1)少尿期:尿量急剧减少,甚至无尿。少尿一般持续7~14天,持续2周以上或在病程中少尿与无尿间歇出现者预后不良,如不采取透析等治疗,大部分患儿死于少尿期。

少尿期主要表现是:①水潴留:全身水肿、胸水、腹水,严重者可发生心力衰竭、肺水肿、脑水肿,常为死亡的重要原因。心力衰竭、肺水肿时患儿出现呼吸困难、不能平卧、心率加快、肺底湿性啰音、下肢水肿等;脑水肿时患儿出现剧烈头痛、恶心、呕吐、复视或一过性失明,重者出现昏迷、惊厥。②电解质紊乱:高钾、高磷、高镁和低钠、低钙、低氯血症,其中以高钾血症最多见。③代谢性酸中毒:精神萎靡、乏力、嗜睡、呼吸深长、面色发灰、口唇樱桃红色,可伴心律不齐。④氮质血症:食欲减退、恶心、呕吐、腹部不适、意识障碍、躁动、谵语、抽搐、昏迷等。⑤高血压:长期少尿患者可出现不同程度高血压。⑥易合并感染:70%左右的患儿合并严重感染,以呼吸道及泌尿道感染为常见,约1/3患儿死于感染。

(2)多尿期:此期肾小管上皮细胞的功能已有一定程度的好转,但近端肾小管的重吸收功能尚未完全恢复,加之肾小球滤过功能有一定的改善,故此期出现进行性尿量增多。多尿持续时间不等,一般为1~2周,部分病人可长达1~2个月。此期血尿素氮和肌酐仍可上升、当肾小球滤过率明显增加时,氮质血症才逐渐好转。此期由于大量排尿,患儿可发生低钾血症、低钠血症及脱水。此外,易发生感染、心血管并发症和上消化道出血等。

(3)恢复期:多尿期后肾功能逐渐恢复,血尿素氮及肌酐逐渐恢复正常,而肾浓缩功能需数月才能恢复正常,少数患儿留有不可逆的肾功能损害。此期患儿体质仍较弱,多有消瘦、营养不良、贫血和免疫功能低下等。

2.非少尿性肾衰 无少尿或无尿,但肾功能受损,使尿内的溶质排除受限,形成进行性氮质血症。临床表现较少尿型急性肾衰症状轻,并发症少,病死率低。

(三)辅助检查

1.尿液 肾实质性的急性肾衰尿比重<1.016,渗透压<350mOsm/L,尿钠>40mmol/L,并可见到不同程度的蛋白、红细胞白细胞等。肾前性的急性肾衰尿比重>1.020,渗透压>500mmOsm/L,尿钠<20mmol/L,尿常规正常。

2.血生化 血尿素氮、肌酐升高;血尿酸先升高,严重肾衰时反而下降;可出现各种电解质紊乱特别是高钾血症;代谢性酸中毒以及原有疾病的生化免疫学改变。

3.超声波检查 双肾多弥漫性肿大,肾皮质回声增强。肾后性的急性肾衰竭在B超下可发现梗阻,表现为肾盂积水。

4.核素检查 有助于发现肾血管性病变(栓塞)所致的急性肾衰竭以及梗阻所致肾后性急性肾衰竭。

5.肾活体组织检查 对病因诊断价值极大可发现各种肾小球疾病、小管间质病变及小血管病变所致ARF,能改变50%病人的诊断及治疗。

(四)治疗要点

1.少尿期治疗 严格控制液体入量,限制钠盐的摄入,选择高糖、低蛋白、富含维生素的食物,尽可能提供足够的能量;采取利尿及降压措施;纠正水、电解质和酸碱平衡失调,控制氮质血症,必要时给予透析。

当血钾>6.5mmol/L,心电图表现异常时,应积极处理:①给5%碳酸氢钠每次2mL/kg静滴。②10%葡萄糖酸钙10mL稀释后静脉注射。③50%葡萄糖和胰岛素静滴。每3g~4g葡萄糖加1U胰岛素,每次用1.5g/kg葡萄糖可降低血钾1~2mmol/L。④透析:以上方法无效时,给予血液透析及腹膜透析均有效。

2.多尿期治疗 应注意监测尿量、电解质和血压的变化,及时纠正水、电解质紊乱。低血钾者可给氯化钾2~3mmol/(kg·天)口服,如低钾明显可静脉补充。应注意补充水分,但如尿量过多,应适当限制静脉补液,以缩短多尿期。

3.控制感染 约1/3的患儿死于感染。继发感染者选择敏感抗生素积极控制,但应注意避免使用肾毒性药物。

4.治疗原发病,防止并发症。

二、护 理

(一)护理评估

1.健康史　注意了解小儿健康史,有无肾脏本身或肾外的因素,以往有无类似疾病发生,以及用药情况。

2.身体状况　评估患儿有无钠水潴留表现,检查时注意水肿的部位、性质和程度,是否有电解质紊乱、代谢性酸中毒的表现,血压是否升高,有无感染的表现。评估尿液检查和血液生化检查情况,以及超声波检查、核素检查、肾活体组织检查情况。

3.心理社会状况　评估患儿和家长对本病的知识、预后及治疗、护理情况。了解患儿的心态,家长对本病的了解及对患儿健康的需求。评估家庭对患儿住院的反应和要求,家庭的经济情况和承受能力。

(二)护理诊断/问题

1.体液过多　与肾小球的滤过率降低有关。
2.营养失调,低于机体需要量　与摄入不足及丢失过多有关。
3.有感染的危险　与免疫力低下有关。
4.恐惧　与肾功能急剧恶化、病情危重有关。

(三)护理目标

1.患儿水肿消退,无心力衰竭、电解质紊乱等情况发生。
2.患儿能摄入足够的营养,保证机体营养的需要。
3.患儿住院期间不发生感染或发生时及时得到治疗和护理。
4.患儿及家长掌握相关知识,获得心理支持,有效配合治疗。

(四)护理措施

1.保证患儿休息　患儿应卧床休息,卧床时间视病情而定,一般少尿期、多尿期均应卧床休息,恢复期逐渐增加活动。

2.维持体液平衡　准确记录24小时出入量,根据病情控制液体的入量,每日定时测体重以了解有无水肿加重。按医嘱正确使用利尿剂。

3.保证营养供给　少尿期应限制水、钠、钾、磷和蛋白质的摄入量,供给足够的能量,以减少组织蛋白的分解;不能进食者经静脉补充营养。透析治疗时因丢失大量蛋白质,所以不需要限制蛋白质入量,长期透析时可输血浆、水解蛋白、氨基酸等。

4.预防感染　感染是少尿期死亡的主要原因,常见的感染部位为呼吸道、泌尿道、皮肤,应采取切实措施,防止感染的发生。尽量将患儿安置单人病室,作好病室的清洁和空气净化,避免不必要的检查。严格执行无菌操作,加强皮肤护理及口腔护理,保持皮肤清洁、干燥。定时翻身、拍背,保持呼吸道通畅。

5.密切观察病情 注意体温、脉搏、呼吸、心率、心律、血压、尿量、尿常规、肾功能等的变化。急性肾衰竭常以心力衰竭、心律紊乱、感染、水电解质紊乱等为主要死亡原因,应及时发现其早期表现,并随时与医生联系。

6.心理支持 急性肾衰是小儿时期危重病症之一,患儿及家长均有恐惧心理。应做好心理护理,给予患儿和家长精神支持。

7.健康教育 教育患儿及家长积极配合治疗,并告诉患儿家长肾衰竭各期的护理要点、早期透析的重要性,以取得他们的理解。指导家长在恢复期给患儿加强营养,增强体质,注意个人的清洁卫生,注意保暖,防止受凉;慎用氨基糖苷类抗生素等对肾脏有损害的药物。

(五)护理评价

经过治疗和护理,评价患儿住院期间有无心力衰竭、水电解质紊乱等情况发生,患儿能否摄入足够的营养,患儿住院期间有无发生感染或及时得到治疗和护理,患儿及家长是否得到相关知识,获得心理支持,能否有效配合治疗和护理。

本章小结

本章主要介绍了小儿常见急症的疾病概要及护理要点,重点强调了小儿惊厥、急性颅内压增高、急性呼吸衰竭、充血性心力衰竭、急性肾衰竭的护理评估及护理措施。

本章关键词:小儿惊厥;急性颅内压增高;急性呼吸衰竭;充血性心力衰竭;急性肾衰竭

课后思考

1.高热惊厥的临床特点有哪些?
2.如何防止惊厥患儿发生窒息及受伤?
3.临床上出现哪些情况提示患儿发生急性心力衰竭?
4.呼吸衰竭患儿应如何合理给氧?
5.颅内压增高患儿出现哪些表现提示可能发生脑疝?

(王国琴)

参考文献

1. 崔焱.儿科护理学.第4版.北京:人民卫生出版社,2008.
2. 沈晓明,王卫平.儿科学.第7版.北京:人民卫生出版社,2008.
3. 汪萍.儿科护理学.北京:人民军医出版社,2007.
4. 王茜.儿科护理学.合肥:安徽科技出版社,2010.
5. 叶春香.儿科护理.北京:人民卫生出版社,2007.
6. 胡雁.儿科护理学(中英文双语教材).北京:人民卫生出版社,2005.
7. 黄力毅.儿科护理学.北京:人民卫生出版社,2004.
8. 王明明.儿科护理学.第1版.北京:中国协和医科大学出版社,2004.
9. 杨锡强,易著文.儿科学.第6版.北京:人民卫生出版社,2006.
10. 范玲,林晓云.儿科护理学.第2版.北京:人民卫生出版社,2008.
11. 叶广俊,渠川琰等.儿童少年卫生与妇幼保健学.北京:化学工业出版社,2004.
12. 洪黛玲,张玉兰.儿科护理学.第2版.北京:北京大学医学出版社,2008.
13. 梅国建.儿童护理.第1版.北京:高等教育出版社,2005.
14. 徐淑秀,谢晖.护理学操作技术图解.合肥:安徽科学技术出版社,2010.
15. 刘小红.儿童行为医学.北京:军事医学科学出版社,2003.
16. 叶任高,陆再英.内科学.第5版.北京:人民卫生出版社,2002.
17. 陈京立.儿科护理学.北京:北京大学医学出版社,2008.
18. 薛辛东,杜立中.儿科学(八或七年制).北京:人民卫生出版社,2005.
19. 陈百合,谢巾英,廖秀宜.最新儿科护理学.第7版.人民军医出版社,2007.
20. 王敬华,王丽君.儿科护理学.长沙:中南大学出版社,2006.

中英文名词对照

A

奥本海姆 Oppenheim 征 249

B

百日咳 Pertussis whooping cough 47
白血病 leukemia 221
疱疹性咽峡炎 herpangina 143
苯丙酮尿症 phenylketonuria,PKU 39
病毒性脑炎 viral encephalitis 247
病毒性心肌炎 viral myocarditis 185
布鲁津斯基征 Brudzinski 征 249

C

差异性紫绀 differen－tial cyanosis 367
充血性心力衰竭 congestive heart failure 127
川崎病 Kawasaki disease,KD 292
喘息性支气管炎 asthmatic bronchitis 149

D

大于胎龄儿 large for gestational age,LGA 85
蛋白质－能量营养不良 protein－energy malnutrition,PEM 122
低出生体重儿 low birth weight infant,LBW 34
动脉导管未闭 patent ductus arteriosus,PDA 89

E

儿科护理学 pediatric nursing 1
儿童多发性抽动障碍 Tourette syndrome,TS 307
21－三体综合征 21 trisomy syndrome 296

F

发展性照顾 developmental care 91

法洛四联症　tetra logy of fallout，TOF　185
房间隔缺损　atria sepal defect，ASD　185
肺动脉狭窄　pulmonary stenos is，PS　188
肺泡表面活性物质　pulmonary surfactant，PS　89
肺炎　pneumonia　5
风湿热　rheumatic fever　144

G

戈登　Gordon 征　249
过期产儿　postterm infant　85
过敏性紫癜　anaphylactic purport　208

H

化脓性脑膜炎　purulent meningitis　112

J

计划免疫　planned immunizations　5
急性感染性喉炎　acute infectious laryngitis　146
急性呼吸衰竭　acute respiratory failure，ARF　103
急性颅内压增高　acute intracranial hypertension　348
急性上呼吸道感染　acute upper respiratory infection，AURI　140
急性支气管炎　acute bronchitis　149
急性肾衰竭　acuterenalfailure，ARF　114
急性肾小球肾炎　acute glomerulonephritis，AGN　200
急性粟粒型肺结核　acute military tuberculosis　343
基因　gene　9
结核病　Tuberculosis　33
结核性脑膜炎　Tuberculous meningitis　324
惊厥　convulsions　4
惊厥持续状态　Status epilepicus　255
巨大儿　macrosomia　85

K

卡道克　Haddock 征　249
凯尔尼格征　Kernig 征　248
口服补液盐溶液　oral rehydration salts，ORS 溶液　181
口炎　stomatitis　163

中英文名词对照索引

L

流行性腮腺炎 epidemic parotitis, mumps 188

M

麻疹 measles 4
泌尿道感染 urinary tract infections, UTI 169
免疫缺陷病 immunodeficiency, ID 276

N

脑性瘫痪 cerebral palsy 95

P

皮肤黏膜淋巴结综合征 mucocutaneous lymph node syndrome, MCLS 292
贫血 anemia 30

Q

青春期 adolescence 2

R

染色体 chromosome 188

S

肾病综合征 nephrotic syndrome, NS 68
生理性体重下降 physiological weight loss 14
生长激素缺乏症 growth hormone deficiency, GHD 21
12小时尿细胞正常计数 addis count 202
室间隔缺损 ventricular sepal defect, VSD 185
适于胎龄儿 approtriate for gestational age, AGA 85
手足口病 Hand－foot－mouth disease, HFMD 315
舒－亨综合征 Schooling－Hench syndrome 288
水痘 Vermicelli, chickenpox 68

T

胎儿期 fetal period 11
糖尿病 diabetes mellitus, DM 27
糖原累积病 glycogen stroage disease, GSD 296
特发性血小板减少性紫癜 idiopathic thrombocytopenic purport, ITP 236

W

围生期　perinatal period　11
维生素 D 缺乏性佝偻病　rickets of vitamin D deficiency　21
维生素 D 缺乏性手足搐搦症　titan of vitamin D deficiency　134

X

先天性甲状腺功能减低症　congenital hypothyroidism　21
先天性心脏病　congenital heart disease，CHD　14
小儿单纯性肥胖　childhood simple obesity　126
小儿腹泻　infantile diarrhea　163
小儿类风湿病　juvenile rheumatoid disease，JRD　286
小于胎龄儿　small for gestational age，SGA　85
锌缺乏症　zinc deficiency　122
新生儿　neonate，newborn　3
新生儿败血症　neonatal septicemia　84
新生儿低血钙症　neonatal hypocalcaemia　117
新生儿低血糖　neonatal hypoglycemia　89
新生儿期　neonatal period　4
新生儿肺炎　neonatal pneumonia　84
新生儿寒冷损伤综合征　neonatal cold injury syndrome　39
新生儿呼吸窘迫综合征　respiratory distress syndrome，RDS　84
新生儿黄疸　neonatal jaundice　67
新生儿颅内出血　intracranial hemorrhage of the newborn　84
新生儿缺氧缺血性脑病　hypoxic－ischemic encephalopathy，HIE　84
新生儿溶血病　hemolytic disease of the newborn　108
新生儿硬肿症　neonatal scleredema　96
新生儿窒息　asphyxia of the newborn　11
新生儿重症监护室　neonatal intensive care unit，NICU　39
性早熟　precocious puberty　21
猩红热　Scarlet fever　145
学龄期　school age　12
学龄前期　preschool age　11
血友病　hemophilia　221

Y

咽－结合膜热　pharyngo－conjunctival fever　143
遗传病　genetic disease　158

婴儿期　infancy　11
营养性缺铁性贫血　iron deficiency anemia, IDA　146
营养性巨幼红细胞性贫血　nutritional megaloblastic anemia, NMA　225
原发型肺结核　Primary pulmonary tuberculosis　338
幼儿期　toddler's age　4

Z

早产儿　preterm infant　39
足月儿　term infant　30
正常出生体重儿　normal weight infant　85
支气管肺炎　bronchopneumonia　5
支气管哮喘　asthma　140
中毒型细菌性痢疾　bacillary dysentery, toxic type　335
注意力缺陷多动障碍　attention deficit hyperactivity disorder, ADHD　307